U0377016

Cranial Neuroimaging and Clinical Neuroanatomy
Atlas of MR Imaging and Computed Tomography

颅脑影像与临床神经解剖
MRI 与 CT 图谱

（原著第 4 版）

主　编　[德] Heinrich Lanfermann
　　　　[德] Peter Raab
　　　　[德] Hans-Joachim Kretschmann
　　　　[德] Wolfgang Weinrich

主　审　贺世明　邓剑平　林　宏
主　译　陆　丹　石剑宽　高　伟
副主译　许　斌　马　涛　李明霞
译　者　（按姓氏笔画排序）
　　　　王乃冰　邓齐奇　刘柏麟　李　颖
　　　　李张珂　李雪亮　陈　博　陈　磊
　　　　岳　亮　郑　涛　胡帅兵　袁　兴
　　　　葛芳芳　靳俊功

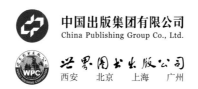

中国出版集团有限公司
China Publishing Group Co., Ltd.

世界图书出版公司
西安　北京　上海　广州

图书在版编目（CIP）数据

颅脑影像与临床神经解剖：MRI 与 CT 图谱（原著第 4 版）/（德）海因里希·兰弗曼（Heinrich Lanfermann）主编；陆丹，石剑宽，高伟主译 . —西安：世界图书出版西安有限公司，2023.2
书名原文：Cranial Neuroimaging and Clinical Neuroanatomy：Atlas of MR Imaging and Computed Tomography
ISBN 978-7-5192-9099-3

Ⅰ.①颅… Ⅱ.①海… ②陆… ③石… ④高… Ⅲ.①脑病 – 影像诊断②神经系统疾病 – 影像诊断 Ⅳ.① R740.4

中国版本图书馆 CIP 数据核字（2022）第 228809 号

本书插图来自：Ingeborg Heike, Isernhagen, Germany.　　Dr. Rudolf Mutschall, Hatten, Germany.
　　　　　　　　Barbara Gay, Bremen, Germany.　　　　Dr. Peter Raab, Hannover, Germany.
封面图片来自原著：图 6.6b（P$_{207}$）、图 7.45f（P$_{319}$）、图 7.32a（P$_{286}$）和图 4.2c（P$_{98}$）
封底图片来自原著：图 7.39（P$_{304}$）

书　　名	**颅脑影像与临床神经解剖 MRI 与 CT 图谱（原著第 4 版）**
	LUNAO YINGXIANG YU LINCHUANG SHENJING JIEPOU MRI YU CT TUPU
主　　编	［德］Heinrich Lanfermann　　　　［德］Peter Raab
	［德］Hans-Joachim Kretschmann　［德］Wolfgang Weinrich
主　　译	陆　丹　石剑宽　高　伟
策划编辑	马可为
责任编辑	杨　莉
装帧设计	新纪元文化传播
出版发行	**世界图书出版西安有限公司**
地　　址	西安市雁塔区曲江新区汇新路 355 号
邮　　编	710061
电　　话	029-87214941　029-87233647（市场营销部）
	029-87234767（总编室）
网　　址	http://www.wpcxa.com
邮　　箱	xast@wpcxa.com
经　　销	新华书店
印　　刷	西安雁展印务有限公司
开　　本	889mm×1194mm　　1/16
印　　张	35.25
字　　数	540 千字
版次印次	2023 年 2 月第 1 版　2023 年 2 月第 1 次印刷
版权登记	25-2022-181
国际书号	ISBN 978-7-5192-9099-3
定　　价	428.00 元

医学投稿　xastyx@163.com　‖　029-87279745　029-87279675
☆如有印装错误，请寄回本公司更换☆

Heinrich Lanfermann, MD

Professor and Director

Department of Diagnostic and Interventional Neuroradiology

Hannover Medical School

Hannover, Germany

Peter Raab, MD

Senior Staff, Head of Neuroradiological Oncologic Imaging

Institute of Diagnostic and Interventional Neuroradiology

Hannover Medical School

Hannover, Germany

Hans-Joachim Kretschmann, MD

Professor and former Director

Department of Neuroanatomy

Hannover Medical School

Hannover, Germany

Wolfgang Weinrich, MD

Professor and former Head

Neurological Clinic

Nordstadt Hospital

Hannover, Germany

原著作者 / Contributors

Eva Bültmann, MD
Senior Staff, Head of Neuroradiological Pediatric Imaging
Department of Diagnostic and Interventional Neuroradiology
Medical University Hannover (MHH)
Hannover, Germany

Anja Giesemann, MD
Department of Diagnostic and Interventional Neuroradiology
Medical University Hannover (MHH)
Hannover, Germany

Dina Wittfoth, MSc, PhD
Department of Diagnostic and Interventional Neuroradiology
Medical University Hannover (MHH)
Hannover, Germany

主译简介 /Main Translators

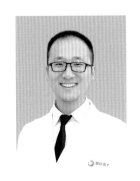

陆 丹 医学博士，副主任医师。陕西省神经系统疾病微创联盟秘书，陕西省非公立医疗机构协会神经外科专业委员会常务委员，陕西省保健学会脑疾病防治专业委员会委员。长期从事神经血管疾病的诊疗工作，擅长颅内各种脑血管病的诊治，如颅内动脉瘤、脑动静脉畸形、硬脑膜动静脉瘘、颈内动脉海绵窦瘘、颈动脉狭窄、烟雾病等的介入和手术治疗。参与完成多项国际及国内多中心临床研究项目。拥有国家实用新型专利 2 项。发表 SCI 论文 6 篇，作为主译或主编出版专著 5 部，参编专著 1 部。

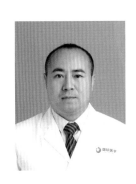

石剑宽 医学硕士，副主任医师。陕西省医师协会神经介入专业委员会委员，陕西省非公立医疗机构协会神经内科专业委员会常委，陕西省保健学会高血压分会委员，西安市医学会神经内科分会青年委员会秘书长。擅长脑血管疾病的神经介入治疗，以及神经肌肉疾病、中枢神经系统感染、脑炎等疾病的诊治。参与国家自然科学基金项目 2 项，主持空军军医大学国家重点实验室课题 1 项。拥有国家实用新型专利 3 项。发表学术论文 10 余篇，其中 SCI 论文 4 篇，参编专著 2 部。

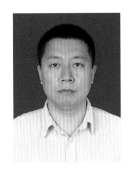

高 伟 在读医学博士，副主任医师。陕西省医师协会耳鼻咽喉头颈外科分会青年委员会副主任委员，陕西省医师协会耳鼻咽喉头颈外科分会耳科组副组长，陕西省医师协会耳鼻咽喉颅底外科分会委员，中国听力发展基金会儿童听力保健分会委员。长期从事耳及侧颅底外科诊疗工作，擅长耳聋、耳鸣、面瘫、眩晕及侧颅底肿瘤等疾病的诊治。主持陕西省重点研发计划项目 1 项，以分中心负责人身份参与完成 1 项国内多中心临床研究项目。发表 SCI 及核心期刊论文 10 余篇，参编专著 3 部。

神经科学之所以如此有魅力，在于它是一门探索未知规律的学科。人的身体功能和认知判断早已置于大规模神经网络的精妙协作之中。但是，目前我们对复杂神经网络运行规律的理解依然停留在初级阶段。在我看来，翻译这本书的目的并不是帮助你成为一名神经科学家，而是帮助神经科医生在实际工作中做个"明白人"。"得解剖者，得天下"，读者需要的是能够学以致用的知识体系，本书的内容值得反复揣摩，举一反三。通过阅读本书，读者可以一步一个脚印地扎实学习，最终用一块块"石头"筑成"城堡"。

本书讲解了非常必要的神经解剖学知识，你会发现它比任何一本现有的解剖书都描述得更深入、更生动、更直观；通过930幅图片帮你理解复杂的神经核团和传导束，并且与磁共振影像相结合，让你能将其作为工具解决遇到的任何临床问题；帮你构筑临床解剖学思维。神经解剖学知识不难理解，也不难背诵，难在一刻不忘地运用。本书采用不同角度的切面分析具体的细节，能使读者学习时融会贯通，最终达到像呼吸、走路、骑车那样，自然而然地用解剖学的思维方式应对临床疾病的目的。

本书的译者均为国内大型三甲医院的专家和学者，他们都是神经疾病治疗领域最活跃、最富有激情且长期奋战在临床一线、拥有丰富临床经验的医生，同时他们也代表着不同年资医生对该领域各具特色的认知。

学术研究和医疗技术发展迅速，神经科学方面的研究也会不断深入，书中所译可能存在疏漏或欠妥之处，敬请各位读者批评指正。

陆　丹

原序 /Preface

有没有可能重塑"经典"？这是 Kretschmann 教授和 Weinrich 教授提出要编写本书新版本时，我们给自己提出的问题。

我们的答案是，在新版本中我们进行了许多审慎的修改和有意义的补充，纳入了一些新的章节，例如，大脑发育成熟过程与颞骨岩部图像；对原有内容如脑血管和神经功能系统进行了更详细的阐述；重要的是，书中的轴位图像与实际临床应用中的 CT 角度一致。图中的解剖结构编号在每双码页面中进行标准化，以方便读者快速定位。对横断面成像技术的描述根据其发展已进行修改，由于目前由大型设备制造商制造的产品种类繁多，因此对其综合评价本书不再讨论。读者阅读本书时可以看到我们为新版本付出的巨大努力：这些精美的插图均来自 Kretschmann 教授和 Weinrich 教授基于头颅切片解剖结构转化的高分辨率图片。

Thieme 公司出版的新的电子版本图书是为未来数字化铺路。虽然过程很复杂，但互联网是必然之路，当然，这需要改变插图的引用方式。

我们要感谢汉诺威医学院诊断与介入神经放射科的同事们，他们一直在激励并协助我们的工作，尤其是 Paulo Roberto Dellani 博士，他负责计算和创建了分数各向异性图形；还要感谢纽约康奈尔大学的 T. Liu 博士在定量磁化率图计算方面的慷慨合作。

此外，我们也要感谢 Thieme 出版公司，特别是 Christian Urbanowicz 博士、Susanne Huiss（MA）、Martina Dörsam 女士和 Anja Jahn 女士，以及编辑 Doris Kliem 博士和平面设计师 Barbara Gay 女士提供的帮助。

感谢 Thieme 出版公司的 Stephan Konnry 先生、Gabriele Kuhn-Giovannini 女士、Joanne Stead 女士、Sarah Winters 女士、Rohit Dev Bharadwaj 先生和 Apoorva Goel 女士对本书第 4 版英文版的大力支持，以及 Renee Kulkami 博士的翻译工作。

我们向本书第 4 版英文版的所有编写人员表示衷心的感谢！

Heinrich Lanfermann, MD

Peter Raab, MD

Hans-Joachim Kretschmann, MD

Wolfgang Weinrich, MD

第 3 版序言 / Preface

《神经解剖学与颅脑 CT》（*Neuroanatomy and Cranial Computed Tomography*）第 1 版于 1984 年出版，当时 CT 技术彻底改变了医学领域，特别是神经病学和神经外科学。这本书的插图和文字以解剖断层影像为基础，提供了必要的神经解剖学信息。当时我们编写本书的目的是使读者能够在电脑上识别复杂的大脑结构以用于临床诊断，并且可以将功能丧失与大脑病变定位联系起来。

MRI 技术可以多维呈现所有需要的解剖层面。本书第 2 版《脑神经成像与临床神经解剖学》（*Cranial Neuroimaging and Clinical Neuroanatomy*）于 1992 年出版，并在 3 个标准层面显示了解剖图解示例。

第 3 版图谱将之前的 MRI 和 CT 图像完全用大型插图取代，图片数量增加了近 1 倍，因此所描述的大脑结构数量显著增加。另外，我们听取了旧版本读者朋友的建议，在新版本中增加了幕下动脉的介绍。本书是临床实践参考工具书，可以帮助医生将患者的症状与神经影像学表现联系起来，不仅有利于疾病的诊断，而且对治疗方法的选择具有重要意义。本书适合神经专家、神经外科医生、神经儿科医生、神经病理医生、解剖专家、内科医生、创伤专家、肿瘤专家，以及对神经组织学感兴趣的学生和希望在临床神经病学方面获得进一步培训的内科学生阅读和参考。

第 3 版致谢 / Acknowledgments

首先我们要感谢汉诺威医学院相关院系密切合作的同事，特别是神经放射学院的 H. Becker 教授，核医学科的 G. Berding 博士，动物实验中心实验室的 K. Gartner 教授，神经解剖学院的 Claudia Grothe 教授，H. Lippert 教授，R. Pabst 教授，以及功能和应用解剖学院的 U. Thorns 博士。

感谢 M. Samii 教授，是他给了我们在汉诺威最近开放的国际神经科学研究所（International Neuroscience Institute，INI）工作的机会，同时要感谢国际神经科学研究所的 U. Piepgras 教授、T. Liebig 博士和 C. Dalle Feste 博士，以及 B. Gehrmann 女士、M. Houbolt 女士和 A. Hohensee 女士，他们为本书提供了 MRI 和 CT 图像。

感谢汉诺威神经科诊所的 A. Schwartz 教授和 P. Brunotte 教授，他们对本书文字部分提出了重要的建议和有价值的临床见解，以及慕尼黑大学解剖研究所的 Jean A. Buettner-Ennever 教授对前庭神经和动眼神经系统部分文字提供的极大帮助。

感谢汉诺威医学院神经解剖学院的前同事 C. Buhmann 博士、Andrea Gloger 博士、S. Gloger 博士、Anja Schmidt 博士、Britta Vogt 博士、H. Vogt 博士和 D. Weirich 博士提供的功能系统和大脑动脉系统三维重建方面的优秀专题论文，这些论文的结论在本书中均有阐述。感谢 Nicola van Dornick 女士、Ingeborg Heike 女士和 K. Rust 先生提供的技术支持，Anja Schmidt 博士和 C. Schrader 博士对插图手稿的修改，以及 Claudia Loock 女士、Riem Hawi 女士和 Zuleyha Demir 女士付出了大量时间和心血对手稿进行的最终审核。

感谢以下专家在专业和临床方面提供的帮助，他们是不来梅中心医院磁共振研究所（Institute for Magnetic Resonance Diagnostics，Zentralklinikum Bremen）的 B. Terwey 教授，放射学、肿瘤学和核医学科的 W. Ruempler 博士，汉诺威 MRT 操作中心的 A. Majewski 博士和 R.-H. Prawitz 博士。

感谢德国马克斯·普朗克研究所（Max Planck Insitute，Cöttingen）的 J. Frahm 教授在功能磁共振方面提供的建设性意见和建议。感谢德国汉堡西门子公司（Simens Hamburg）的 J. Graessner 给我们介绍 MRI 呈现方面新的专业技术概念和在工作中给予的极大帮助。感谢萨克森州区域数据中心（Regionales Rechenzentrum Niedersachsen）、汉诺威大学的 H. Mahramzadeh 在编排过程中帮助进行计算机图形处理。

感谢汉诺威 Bult 儿童医院（Kinderkrankenhaus auf der Bult，Hannover）放射科的 Gabriele Engelcke 博士以及拉岑 / 汉诺威 Agnes-Karll 医院 (Agnes-Karll-Krankenhaus, Laatzen/Hannover) 的 G. Glinzer 博士和 R. Metz 博士在文本润饰方面提供的帮助。

感谢 Nicola van Dornick 女士对本书新章节的翻译和润色，Angela Krönauer 博士对本书内容的审校。感谢 Susanne Kretschmann 女士和 Anja Schmidt 博士为进一步完善本书内容所做的工作。感谢 Kretschmann 博士，他独自承担了剩余部分的翻译工作。

感谢爱尔兰戈尔韦大学（University of Galway, Ireland）解剖学名誉教授 M. J. T. FitzGerald，2002 年他出版了内容丰富的《临床神经解剖学与相关神经解剖学》（*Clinical Neuroanatomy and Related Neuroscience*）并获得图书奖（Saunders，2002），他为本书的进一步完善提出了重要意见。感谢以下人员对完善本书提供的建议，他们是 V. Beckmann 博士，埃朗根西门子股份公司（Siemens. AG, Erlangen）的 Louise McKenna 博士和 H. Requardt 博士，芝加哥卫生服务部门医疗主任 Ruth G. Ramsey，卡尔斯鲁厄大学生物医学技术学院（Institute of Biomedical Technics, University of Karlsruhe）的 G. Vossius 教授。

感谢我们的家庭成员，他们在我们编写本书期间给予了极大的耐心和理解，尤其是 Britta Kretschmann 博士和 Frauke Weinrich 女士。

感谢 Thieme 出版公司的制作总监 G. Krüger 先生，自 1984 年以来，他一直在默默监管本书质量，并负责教学汇编和协助我们的编写工作。最后，我们要感谢 Thieme 出版公司的 C. Bergman 博士、T. Pilgrim 博士和 O. Schneider 博士，感谢他们在本书文本和插图策划方面的精诚合作。

Hans-Joachim Kretschmann

Wolfgang Weinrich

缩写	英文	中文
2D/3D	2-/3-dimensional	二维 / 三维
A	Anterior	前方
ACC	Anterior cingulate cortex	扣带回皮质前部
ACTH	Adrenocorticotropic hormone	促肾上腺皮质激素
AEP	Auditory evoked potential	听觉诱发电位
AICA	Anterior inferior cerebellar artery	小脑前下动脉
BA	Brodman's area	大脑 Brodman 分区
BERA	Brainstem evoked response audiometry	脑干诱发电位测听法
BOLD	Blood oxygenation level dependent	血氧水平依赖法
CD-ROM	Compact disc read-only memory	光盘只读存储器
CHARGE-syndrome	Coloboma, heart defects, atresia choanae（also known as choanal atresia）, growth retardation, genital abnormalities, and ear abnormalities	眼器官缺损、心脏缺损、后鼻孔闭锁、生长迟缓、生殖系统异常、耳异常综合征
CNS	Central nervous system	中枢神经系统
CSF	Cerebrospinal fluid	脑脊液
CT	Computed tomography	计算机断层扫描
CTA	Computed tomographic angiography	计算机断层扫描血管造影
DAB	Diaminobenzidine	二氨基联苯
DH	German horizontal	German 平面
DLPFC	Dorsolateral prefrontal cortex	背外侧前额叶皮质
DMPFC	Dorsomedial prefrontal cortex	背内侧前额叶皮质
DSA	Digital subtraction angiography	数字减影血管造影
DTI	Diffusion tensor imaging	MR 扩散张量成像
DTPA	Diethylenetriaminepentaacetic acid	二乙烯三胺五乙酸
EEG	Electroencephalography	脑电图
FCAT	Federative Committee on Anatomical Terminology	解剖学术语联邦委员会
FEF	Frontal eye field	额叶眼动区
FFA	Fusiform face area	梭状回面部区
FISP	Fast imaging with steady preces	稳态进动快速成像
FLAIR	Fluid attenuated inversion recovery	体液衰减反转恢复序列
FLASH	Fast low-angle shot	快速小角度激发
fMRI	Functional magnetic resonance imaging	功能磁共振成像

缩写	英文	中文
FSH	Follicular stimulating hormone	卵泡刺激素
GABA	Gamma-aminobutyric acid	γ 氨基丁酸
GH	Growth hormone	生长激素
I	Inferior	下方
IFG	Inferior frontal gyrus	额下回
IOG	Inferior occipital gyrus	枕下回
IPC	Inferoparietal cortex	顶叶下皮质
IPL	Inferior parietal lobule	顶下小叶
IPS	Intraparietal sulcus	顶内沟
IV	Intravenous	静脉注射
L	Left	左侧
LH	Luteinizing hormone	黄体生成素
LO	Lateral occipital complex	枕外侧复合体
M	Median plane	正中矢状平面
MA	Meynert axis	Meynert 轴
MCC	Middle cingulate cortex	中央扣带回皮质
MEDI	Morphology-enabled dipole inversion	形态学偶极子反演法
MEDIC	Multiple-echo data image combination	多回波合并成像
MEG	Magnetoencephalography	脑磁图
MIP	Maximum-intensity projection	最大密度投影法
MPFC	Medial prefrontal cortex	前额叶内侧皮质
MR	Magnetic resonance	磁共振
MRA	Magnetic resonance angiography	磁共振血管成像
MRI	Magnetic resonance imaging	磁共振成像
MRS	Magnetic resonance spectroscopy	磁共振波谱
MST	Medial superior temporal	颞叶上内侧
MT	Middle temporal	颞叶中部
MTG	Middle temporal gyrus	颞中回
OCT	Optical coherence tomography	光学相干断层成像
OFA	Occipital face area	枕叶面部区
OFC	Orbitofrontal cortex	眶额皮质
P	Posterior	后方
pACC	Paracingulate cortex	扣带回旁皮质
PC	Personal computer	私人电脑
PCC	Posterior cingulate cortex	扣带回后部皮质
PET	Positron emission tomography	正电子发射计算机断层扫描

缩写	英文	中文
pgACC	Perigenual anterior cingulate cortex	扣带回膝周部皮质
PICA	Posterior inferior cerebellar artery	小脑前下动脉
PMA	Premotor area	运动前区
PPA	Parahippocampal place area	海马旁区域
PPRF	Paramedian pontine reticular formation	脑桥旁正中网状结构
PRL	Prolactin	催乳素
QSM	Quantitative susceptibility mapping	定量磁化率图
R	Right	右侧
rs-fMRI	Resting-state functional magnetic resonance imaging	静息态功能磁共振成像
S	Superior	上方
sACC	Subgenual anterior cingulate cortex	扣带回膝下部皮质
SEP	Somatosensory evoked potential	体感诱发电位
SMA	Supplementary motor area	辅助运动区
SOM	Supraorbito-meatal	眶上－耳道
SOSO	Supraorbito-suboccipital	眶上－枕下
SPACE	Sampling perfection with application optimized contrasts using different flip angle evolutions	完美采样可变翻转角优化对比序列
SPECT	Single-photon emission computed tomography	单光子发射计算机断层扫描
SPL	Superior parietal lobule	顶上小叶
STG	Superior temporal gyrus	颞上回
STH	Somatotropin hormone	促性腺激素
STS	Superior temporal sulcus	颞上沟
SWI	Susceptibility-weighted imaging	磁敏感加权成像
T1w	T1-weighted	T1 加权
TOF	Time of flight	飞行时间
TSE	Turbo-spin echo	快速自旋回波
TSH	Thyrotropic hormone	促甲状腺激素
VEP	Visual evoked potential	视觉诱发电位
VIP	Vasoactive intestinal polypeptide	血管活性肠多肽
VLPFC	Ventrolateral prefrontal cortex	腹外侧前额叶皮质
VMPFC	Ventromedial prefrontal cortex	腹内侧前额叶皮质
VRT	Volume rendering technique	容积再现技术

郑重声明

由于医学是不断更新和拓展的学科，因此相关实践操作、治疗方法及药物都有可能改变，希望读者审查书中提及的信息资料及相关手术的适应证和禁忌证。作者、编辑、出版者或经销商不对书中的错误或疏漏以及应用其中信息产生的任何后果负责，关于出版物的内容不作任何明确或暗示的保证。作者、编辑、出版者和经销商不就由本出版物所造成的人身或财产损害承担任何责任。

目　录 / Contents

第一部分 概 述

I

1.1 目的和目标

计算机断层扫描（computed tomography，CT）和磁共振成像（magnetic resonance imaging，MRI）可以快速而详细地诊断脑循环障碍、颅内出血、颅内占位性病变及脑脊液（CSF）循环障碍。因此，这些影像技术在医疗诊断中至关重要。

此外，现代**神经成像技术**还可用于**随访**，例如记录硬膜下血肿和积液的消退情况或手术需要的评估。MRI在多发性硬化的诊断、**治疗和随访**中是一个非常重要的临床工具，促进了新治疗理念的发展以及对治疗效果的监测评价。高灵敏度的MRI可以检测出微小的毫米级肿瘤（如垂体微腺瘤、血管内前庭神经鞘瘤），可以指导显微外科手术在保留神经功能的同时成功切除这些肿瘤。

除了影像诊断，**神经介入**治疗在临床上的地位也变得越来越重要。与开颅手术相比，采用神经介入治疗脑卒中和血管畸形（如动脉瘤和动静脉瘘）更加安全。

现代成像技术强大的诊断功能并不能完全解决患者的所有问题。CT或MRI并不能诊断或排除所有颅内、脑或脑膜疾病，单侧肢体症状并不一定起源于大脑，影像学上显示颅内病灶也并不一定是患者出现症状的直接原因。影像学上发现的病灶和患者症状之间的相关性需要以功能解剖学和局部解剖学的相关知识为依据，而这正是本书出版的目的。

神经放射学、神经病学、神经外科学、心理学、精神病学和神经科学知识的学习是一个持续的过程。本书插图没有描述和展示病理影像，读者需要参考相关的神经影像学书籍 [22,87,258,272,441,511,557,653,654,655]。每位临床医生和放射科医生都应该熟悉神经放射学技术的优点和局限性，避免在错误的时间和地点进行错误的检查。另外，每位临床医生和放射科医生都应了解与疾病发病机制（出血或梗死的年龄、炎症等）相关的具体知识。

神经影像学的发展是神经科学发展的重要组成部分，包括MRI、螺旋CT的发展，尤其是MRI波谱的应用。因此，本书中我们插入了大量**MRI和CT扫描图像，这些图像与切面图片的尺寸几乎相等**。我们通过检索新的文献或更精确的信息对部分图像的细节进行了修正。

人体断层图像是使用现代**数字成像技术**获得的。切面层厚通常为1~10mm。这些切面由小立方体组成（即所谓的体素，术语**体素**是"体积"和"元素"的简称）。其高度对应于切片厚度，其边缘长度对应于图像矩阵。CT和MRI可以通过每个体素来确定X线吸收程度和信号强度（参见▶第2.1节和▶第2.2节）。根据体素计算的测量值被指定为一个灰度值或色素，作为监视器或胶片底上的像素（术语**像素**是"图像"和"元素"的简称）。

横断面（轴位）通常在CT扫描中应用，因为探测器需要旋转运动。额面（冠状位）是通过计算机重建获得。MRI的优点之一是切面可以自由选择。现代**螺旋CT**无须先一层又一层地扫描物体再进行后处理来获得数据，而是当患者在扫描场中连续移动时，强有力的 X 线管不断围绕患者的身体旋转，从而重建得到物体的体数据，最后进行二次处理以获取图像。因此，可以从体数据集计算和选择任何切片位置和切片厚度。多层螺旋 CT 扫描时间远少于 1min。所检查部位的三维重建可以使用复杂的软件和强大的工作站获得。因此，静脉推注造影剂后能对脑血管进行高分辨率可视化（CTA），并进行多平面和三维重建。

数字断层成像技术需要**对脑解剖的描述进行重新定位**，并发展出图像定位法以供临床广泛应用。传统的**神经解剖学**是基于哺乳动物大脑的发育。人类前脑与脑干形成钝角，这是进化过程中大脑显著发育和直立姿势的结果。在许多教科书中，人脑至少可以在两个序列切面中进行描述：一个序列的图像（即冠状位序列）垂直于前脑的长轴排列（**Forel 轴**），而另一个序列图像垂直于脑干的长轴（**Meynert 轴**）。这种方法对于比较神经解剖学特别实用，可以更好地比较动物和人类的神经解剖学发现。大多数哺乳动物的前脑和脑干的轴几乎接近一条直线，而人脑中的两个长轴相互之间形成 110°~120°的钝角。人类的横断面不存在理想的参考平面，因此同时获得的前脑和脑干的图像符合传统的神经解剖学图像。

MRI 图像常采用平行于前后连合线（bicommissural line）的横断面，这条线穿过前后连合的中点。CT 图像常采用与眶顶相切的平面（眶上 – 耳道线，supraorbito-meatal line），其优点在于可保护对射线敏感的晶状体。然而，在临床工作中更快识别的是眶上 – 枕下线（supraorbito-suboccipital line；▶图 1.1），其与眶上 – 耳道线没有明显不同，并且有助于避免由于乳突气化造成的内耳道轮廓不良而导致的定位不准。

Ambrose[13] 更喜欢使用前后连合线平面作为 CT 的参考平面，其平行线连接眼睑的侧角（眼角）和耳道，在本书中没有考虑这条传统切面。▶第 1.2.2 节描述了这些横断面成像的特征。

不同于尸检的常规神经解剖成像，活体成像采用平行于额面、前后连合线（MRI）平面和眶上 – 枕下平面的切面（参见▶第 1.3 节）。只有获得充分的三维（3D）结构信息，才能充分利用横断面成像技术。因此，在过去的 30 年中出版了一系列专著，再现了横断面和多平面的宏观解剖学。然而，神经功能系统不能仅用宏观的方法来描述，因为神经系统是由宏观和微观组成的，特别是中枢神经通路学的发现。中枢神经通路学是对神经相互联系的研究，即使是大脑宏观和微观的最精细的成像技术也不能对单个神经功能系统突触电路进行成像。

本书内容包括：

（1）**通过展示三个传统平面的解剖切面来描绘大脑的解剖结构**。为了快速、精确地定位解剖结构，本书开发了一种绘图技术，使解剖结构与 CT 和 MRI 图像相对应。T1 加权 MRI（T1W，参见▶第 2.2 节）与切面图相对应，根据所选择的检查序列，这些图像有选择地显示相应的解剖结构。切面图对应的 CT 和 MRI（边缘有彩色条块）可供读者进行对照阅读。所有切面图都来自原始图像，见▶第 12 章（冠状位、矢状位和脑干序列），即来自受试者（轴位 MRI 序列）或患者的图像（轴位 CT 序列）。宏观成像能显示切面的表面，但 CT 和 MRI 图像能显示切面的内容，因为它们能将体素转换成像素。对照阅读非常重要，因为重要的神经解剖结构如神经束和神经核团位于切面内，在体表不可见，只能用虚线或阴影区域图形表示。显微镜下可识别的结构如某些皮质区不能用宏观成像单独描绘，本书图片中可以显示。本书图片（▶图 3.2~3.15，▶图 4.2~4.7，▶图 5.2~5.30）根据类似的原则在确定的坐标系中按照真实比例复制，例如立体定向图[6,16,63,514,573,574]，因此解剖学与神经解剖学的"大脑模型"结构可以通过一个确定的坐标呈现在患者的大脑上，详细分析见▶第 1.2 节。

（2）显示幕上区和幕下区主要动脉。在冠状位、矢状位和水平位中对血管及其区域进行了详细描述，并对照显示血管造影图像，为临床医生提供了简化的 CTA（computed tomography angiography，计算机体层摄影血管造影）和 MRA（magnetic resonance angiography，磁共振血管成像）图像，并描述了 CT 和 MRI 结果与 DSA（digital subtraction argiography，数字减影血管造影）的相关性。可以通过动脉自旋标记的体内 MRI 方法来诊断血管变异，本书对此并没有专门展开讨论。

（3）在多个平行切面成像中描述主要神经功能通路。神经系统的主要传导束可用横断面图像，以及重要的冠状位切面和矢状位切面显示。本书在直角坐标系中采用了等距切片。在脑干序列图中，冠状位切面、矢状位切面和前后连合线切面序列的两个平面之间的距离为 1cm 和 5mm。本书中切面的真实比例图以灰色展示，并通过前后连合线切面（MRI）和眶上 - 枕下线切面（CT）的平行轴位图像，以及冠状位切面图像和矢状位切面图像进行辅助展示。因此，读者可以通过真实比例的再现和在 3D 坐标系中的单个切面的最佳定位来想象解剖部位的 3D 结构（如▶第 6~9 章中的图）以及神经功能（如▶第 10 章中的图）。包含神经功能系统和所选断层图像上大脑动脉图解的书籍和光盘

已经出版，分为伪 3D 和 3D 形式，购买者可以使用红蓝眼镜在个人电脑上获得不同投影和组合中的真实 3D 重建。

（4）阐明神经系统的形态学和病变部位与临床症状的关系。本书详细描述了神经系统病变及其主要症状，能使临床诊断更加精确。临床症状是否与影像学断层扫描检测到的病变一致是诊断的重要依据。临床症状与 CT 或 MRI 结果不一致则需要重新评估临床结果或进一步检查。此外，病变部位与神经功能通路的空间关系可能有助于判断患者的预后。

（5）放大展示脑干切面图，并辅以 T1 和 T2 加权 MRI 图像。脑干中的核团和纤维束紧密交织在一起，因此需要放大展示脑干切面。在轴位前后连合线平面序列采用 5mm 间距，并用 Meynert 平面定位坐标系。CT 中的骨伪影会妨碍脑干细微结构的成像，MRI 可实现脑干的清晰成像，但在 MEDIC 序列中，斜坡和蝶窦会引起核磁信号丢失。

本书描述了与临床相关的解剖结构及其变异。本书内容严格遵循循证医学理念，对近年来神经功能系统的研究成果进行归纳总结，未描述推测性信息和尚未被普遍接受的研究结果。

本图谱中的文本和插图重点展示和描述了大脑及其神经解剖学，以及颅脑和颅颈交界区正常解剖结构。颅颈交界区病变可能会侵及大脑，反之亦然。最重要的是，本书以 CT 和 MRI 视角展示了常规的横断面内部解剖关系及神经功能通路。虽然本书对特殊成像、给造影剂、特定区域或结构（垂体、血管等）的局部成像仅简略提及，也未展示病理状态下的 CT 和 MRI 图像，但是提供了部分与临床相关的病理知识，可供医生诊断时参考，从而在考虑检查结果和神经生理学

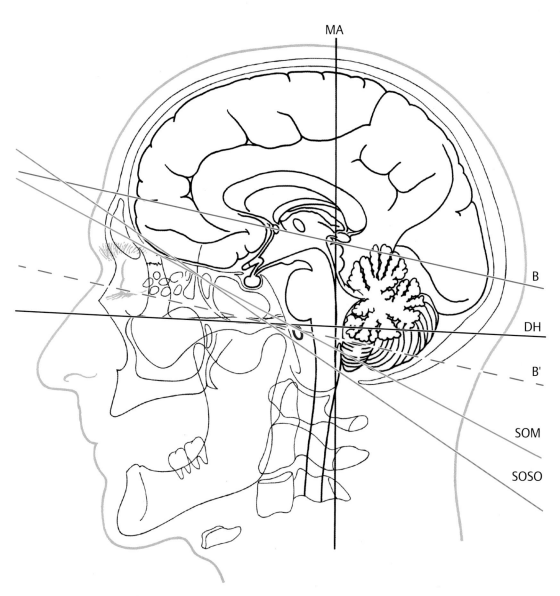

图 1.1 现代和传统轴位切片角度的位置。B= 前后连合线（蓝色）；B'= 前后连合线衍生线（蓝色虚线）；
DH=Reid 基线（黑色）；MA= Meynert 轴；SOM= 眶上－耳道平面（绿色）；SOSO= 眶上－枕下平面（红色）；外耳道（棕色）

数据的同时，选择合适的影像学检查方法简化临床工作，从而优化治疗。

跨学科是现代断层成像技术优化应用和综合评价的重要前提。神经放射科医生必须掌握功能解剖学知识，才能更好地处理临床问题；神经科医生、神经外科医生、放射治疗师、内科医生、儿科医生等必须了解现代断层成像技术，才能具备较高的诊断能力。本书正是采用一种简化的、能被普遍理解的方式帮助神经放射科医生及其他专科医生了解和掌握神经解剖学知识。

1.2 大脑结构定位的三维坐标系

1637 年哲学家和数学家 Descartes（拉丁语：Cartesius）描述了三维坐标系的分析几何基础概念。坐标系是点和数字之间的中介。空间中的每个点都可以由直角坐标系或笛卡尔坐标系（Cartesian coordinate）指定。数字代表从 x 轴、y 轴或 z 轴到原点的距离。

1906 年，Clarke 和 Horsley 在实验动物的大脑研究中引入了用于大脑结构定位的笛卡尔坐标系。Clarke 使用黄铜制造了一种仪器，其坐标系沿头颅的中间平面，并且与外耳道平面和眼眶上缘对齐，这种定位为实验研究定位和检查个体大脑结构奠定了基础，这种立体定向技术在 40 年后才应用于临床。1947 年 Spiegel 和 Wycis 对患者的大脑进行了第一次立体定向手术，此后，颅外或颅内的坐标系就开始使用了。

1.2.1 矢状面

人体头颅坐标系的一个重要定位平面是正中平面，它将"双侧对称"的头颅分成相等的两半。Clarke 和 Horsley 推断，人类的头颅与猫和恒河猴相比不对称性更明显。正中平面通常被定义为坐标系的 yz 平面。与其他平面相比，这种平面易于设置，因为双侧对称有助于定向。与正中平面相平行的平面为矢状面。

1.2.2 横断面

神经科学中采用了各种角度的横向平面。**German 平面**（=Frankfurt 平面）连接眼眶下缘和外耳道上缘（▶图 1.1；▶图 5.1，以 DH 标记）。Reid 平面（基线）是眼眶下缘和外耳道中点的连线。

前后连合线平面序列向下衍生可将眼睑外侧角与外耳道口的中心连接起来（以 B′ 标记）。Ambrose 把该平面描述为"听眦平面"，又称为 German 平面。为了避免混淆，本书优先使用术语"前后连合线平面"。

CT 检查常常采用眶顶和枕骨大孔后边缘下壁相切的切面（**眶上 – 枕下线**）。由于该切面在临床上的广泛应用，本书增加了该角度的断层扫描切面（▶图 5.16）。该切面的优点是可以通过倾斜使平面沿轨道顶部快速对准，稳定性高，并且在大多数检查中将晶状体放在辐射场之外，这也方便检查颅后窝。与前后连合线平面序列图相比，中央沟和毗邻的中央前回位于脑室上区更靠前的位置。

MRI

将患者置于尽可能舒适的位置以避免进行颅脑 MRI 检查时产生运动伪影。先获得用于解剖定位的中间切面，然后获得横切面，最后根据需要补充冠状位或矢状位切面图像。

标准检查需要一个统一的参考平面，以避免由于不同的切面角度造成的图像误差。MRI 横断面图像是平行于**前后连合线平面获得**的（▶图 5.2~5.15），脑干图像是垂直于 Meynert 轴获得的（▶图 6.3~6.13，脑干序列图），脑干的 MRI 常采用这种角度。

Talairachis 定义的**前后连合线**是一条穿过前连合上边缘和前连合下边缘的线。对 50 个大脑的取样显示，前后连合线平面和前后连合线之间的平均角度误差 < 2°。极端偏差为 +9° 和 +5°（标准偏差 = 1.4）。

1.2.3 冠状面

本书冠状位序列图中选择的切面垂直于 German 平面（▶图 3.2~3.15）。German 平面可在头颅 X 线片上定位（▶表 12.1）并投射到体表上，如▶第 12 章所述，通过直角和特殊调整获得精确的冠状位切面，MRI 和 CT 常用这个角度。额面有时也被称为"冠状面"，但冠状面穿过冠状缝中点与 German 平面相交约 65°，而额面相交角度为 90°。孤立的大脑缺乏参考平面，冠状位切面图和横切面影像双侧对称，允许两侧比较，从而能够容易地识别占位性病变、局限性萎缩，以及密度和信号强度异常。由于参考平面角度的不同，一般图谱中大脑冠状位切面图往往有很大差异 [115,132,238,446,472]。本书中对大脑结构的图像进行修改，从而可以显示这种差异。

颅内坐标系

幕上区检查

立体定向治疗的经验表明，与颅内参考系统相比，利用颅骨和颅外参考进行大脑结构定位会出现更大的误差。神经外科医生最常使用的是起源于前后连合线平面的颅内定向平面。如前所述，Talairach 定义的双连合线穿过前连合的上缘和后连合的下缘，这些结构在脑室造影术中很容易识别。现代 MRI 技术能够做到精准确定前后连合线的中点平面。前连合的直径范围为 2~5mm。Talairach 定义的双连合线和双连合中点线之间的偏差可达 7°。以大脑额极和枕极之间的平均长度为 17cm 计算，这会导致大脑外表面出现 1cm 以上的偏差。因此，如果使用**双连合中点线**，可以避免大脑结构定位中的潜在误差，双连合中点线被定义为前连合和后连合中点之间的连线。此外，由于局部容积效应的影响，与前后连合的边缘相比，前后连合线的中点能被更精确地定位。将双连合线定义为穿过前后连合中点的双连合中点线已得到国际认可。前后连合线之间的中点可用作这种双连合坐标系的原点。

矢状位切面图不能进行双侧直接比较。平行于矢状切面的唯一参考平面是正中平面，其特殊优势在于能够识别和评估大脑中线结构，尤其是脑干。通过矢状位切面可以清晰地看到大脑表面的脑回和脑沟。旁正中切面的顶枕沟和距状沟清晰可见，而中央沟和外侧裂可以在相应的脑回凸面看到。颅内坐标系的基本参考平面（双连合线平面和 Meynert 平面）在正中矢状面很容易辨认。在本书矢状位切面章节中使用了双连合线平面和 German 平面。本书选定的双连合线穿过前后连合线的中点，并垂直于矢状面（▶图 4.2）。**双连合线平面**能够在不同实体图谱中进行比较 [16,514,573,574]，对脑神经、血管、骨骼和软组织结构等大脑外结构进行 3D 定向，这些在以前的图谱中都未提到。Steinmetz 等 [559] 认为，大脑皮质脑回和脑沟的巨大变异性限制了标准化定位系统的使用，例如 Talairach 立体定向系统 [573,574]。因此，神经放射学标记已应用于临床实践，从而可以识别临床上重要的脑回和脑沟（▶图 7.52）[23,642]。

幕下区检查

幕下区常使用 Cartesian 坐标系，其主平面是矢状位正中平面、Meynert 平面和顶平面。顶平面垂直于正中平面和第四脑室底部，并穿过第四脑室顶（▶图 6.3）。在正中平面上，与第四脑室底部相切的直线被称为"Meynert 轴"，它确定了垂直于正中平面的 Meynert 平面。Cartesian 坐标系的原点是上述三个平面的交点，本书脑干图谱部分（▶图 6.4~6.13）在此坐标系中绘制。脑干的放大图谱（▶图 6.4B~6.13B）中包含相应的核团和神经纤维束，并阐述了这些结构的临床意义。

坐标系

CT、MRI 和 PET 设备需要对解剖结构定位进行几何分析，因此需要使用坐标系进行描述。比例尺或字母 L（左）和 R（右）有助于在坐标系中定位。

实体图谱中常使用坐标十字或框架[16,63,514,573,574]，相对于一般图谱，其优势在于能借助坐标系或其定向平面更好地对复杂的脑结构（如尾状核、丘脑底核、内囊或中央沟）进行重建，以便在多层扫描中追踪病灶，从而判断病灶在解剖上和神经功能上是否存在联系。因此，本书分开描述 4 个切面序列，并在定义的坐标系中进行图解。

使用**坐标系**定位骨结构可以帮助医生对复杂颅骨区进行 3D 重建，例如颞骨岩部的面神经管或内耳。骨参考平面（如 German 平面，眶下或眶上平面）对外科医生来说仍然具有重要意义，外科医生必须在手术介入前进行颅骨定位，以便在手术过程中避开静脉窦和动脉。

颅骨和大脑位置关系的不一致可以通过 German 平面和耳道线来确定。耳道线垂直于 German 平面，并穿过外耳孔的中点。一项对 25 个尸体头颅的研究表明，14 个为额端型颅骨，11 个为枕端型颅骨[179]。

● **额端型**颅骨的侧面观：大脑位置较靠前；中央沟比枕端型更陡峭地向上延伸；大脑枕叶在 German 平面上方较远的位置。与枕端型颅骨相比，额端型的枕骨更短。

● **枕端型**颅骨的侧面观：大脑位置较靠后；中央沟不像额端型那样向上延伸得那么陡峭，但是向后延伸得更远；枕叶底部位于 German 平面的正上方或与之接触。

1.3 活体和尸体神经解剖学

随着 CT 和 MRI 技术的引入，发现人脑的活体和尸体解剖形态差异越加明显。在 CT 图像中，人死后空气会聚集在蛛网膜下腔，灰白质的差别变得模糊不清，而且血流信号和与血流相关的信号衰减在 MRI 上不可见。

标本固定的大脑 MRI 会显示很多伪影，更适合做实体解剖图谱，本书中我们更多地使用活体 MRI 代替生物标本的图像。

当解剖标本中观察到的结果向活体转化时，必须牢记人死后发生的变化和组织学技术诱导的变化。在活体和死后状态下，精准确定颅内腔、血液、**脑脊液**和脑组织的体积都很困难。脑脊液体积的测量结果显示，人死后脑脊液会部分渗入脑组织，脑脊液量会减少，在对 159 个病例的研究中，死后 3h 脑脊液体积平均为 100mL，约 21h 后仅为 49mL。人死后，颅腔容积和大脑体积的差异较小。由于脑脊液被吸收，人死后脑体积增加，脑脊液吸收量受死亡和切片之间时间间隔的影响，考虑到脑脊液的容积中位数为 100~150mL，成人大脑的容积中位数为 1 200~1 400mL，预计误差约为 5%，死后半数脑脊液会持续扩散至大脑。随着可能的非线性扩散，人死后大脑中相关区域的体积将相应增大。脑池在人死后的体积与活体接近。

脑干和前脑之间的比例通常在外固定过程中发生变化。在外固定过程中，大脑通常悬挂在基底动脉上。由于脑比重比福尔马林固定混合物稍高，悬浮在容器末端的大脑向下沉，特别是枕叶，从而改变其相对于脑干的位置和尺寸。因此，外固定的大脑部分会与活体大脑部分明显不同。比较脑解剖断层成像显示，内固定的大脑图像要优于外固定的大脑。本书中所有冠状位、矢状位和脑干序列图都是基于**内固定的大脑**，详细参数见▶第 12 章。

在**组织切片**制作过程中，以及石蜡切片或火棉胶包埋过程中，大脑会损失 40%~50% 的体积 [233,310]。脑组织在石蜡中不能均匀收缩。含水量比白质高的灰质会损失更多的体积。含有大约 84% 水分的额叶皮质的灰质平均收缩 51%，而含有大约 71% 水分的白质会收缩 42%，因此将组织标本中的脑结构大小和形状向活体转换会受到很大的限制。

1.4 术　语

采用国际标准解剖学术语能更好地展开国际交流。国家解剖学家协会（National Association of Anatomists；国际联合会解剖学家协会，International Federation of Association of Anatomists）上级机构的一个新的解剖术语委员会（Federative Committee on Anatomical Terminology，解剖学术语联邦委员会）包含国家解剖学会的代表。所有解剖学家都被允许使用他们建议的命名法进行交流讨论，最终版本于 1997 年确定，并于 1998 年作为**解剖学术语**出版 [162]。第一次对每一个解剖学名称使用了统一的英语术语，从而使全世界的科学家和医生使用统一的名称描述解剖学结构，这是国际医学交流的必要前提。本书也使用了国际统一的解剖学术语。

当在解剖学术语中提到头部的解剖方向时，方向性术语"头端"和"尾端"用"上（S）"／"下（I）"代替，"腹侧"／"背侧"用"前"／"后"替代。因此头部的解剖关系以"上"／"下"和"前（A）"／"后（P）"描述。

1.5 读者须知

本书的图片和序列图像按以下顺序描述：冠状面图像（▶图 3.2~3.15）从前到后（前后）排列，右半头颅的矢状面图像（▶图 4.2~4.7）从内到外排列，横断面图像（▶图 5.2~5.15，▶图 6.4~6.13）从下向上排列。由于全身 CT 的广泛使用，横断面图像也遵循其习惯采用从下向上的阅读方式，身体左侧（L）表现在图像上的右侧（R）。这种成像方法普遍存在于头颅 MRI 和 CT 中。对于横断面 CT 的注释，体素到像素的转换使得从上面观察等同于从下面观察，但是必须记住"左"、"右"方向。横断面的 MRI 和 CT 成像采用容积分析而非表面积分析。无论如何，对于解剖切面视图来说，重要的是了解图像是来自切面的上部还是下部。

切面编号对空间定位很重要，各切面图的指定编号如下：

- ▶图 3.1 中的 14 个冠状位切面图。
- ▶图 4.1 中的 6 个矢状位切面图。
- ▶图 5.1 中的 14 个横断面的 MRI 图像。
- ▶图 5.16 中的 14 个横断面的 CT 图像。
- ▶图 6.3 中的 10 个脑干切面图。

本书中的**切面编号**用特殊符号（圈码）显示。为了便于定位，可以根据提示查找切面编号。

本**图谱**页面外缘有彩色**标签**，以便于查找各个章节。图中用数字标明了各个**解剖结构**，这些**数字**代表脑组织结构。当图上不方便标注时，会使用参考线协助定位。图中的数字以从左到右、从上到下的顺序标注，这符合我们的阅读习惯。在编号密集的区域，相邻的结构连续标记，对称的成对结构只用一个编号标注一次，位于不同位置（例如在左右大脑半球）的成对结构用相同的编号标注了两次。在切面中重复出现的结构，如上矢状窦（▶图 5.14B，▶图 5.29A），保持其编号不变（例如"2"）。如果连续图像中同一个结构被分割，则给出两个不同的编号，如尾状核头部（▶图 10.28）。**本图谱中的双码页面都有单独的编号，相对应的单码页面上的编号与其一致，以便于检索**。MRI 图像上带有标签的缺失数字意味着相应的解剖结构只能在示意图中描绘，而不能在 MRI 图像中标记。将能在 MRI 图像上看到，但在切面图上看不到的解剖结构标记为蓝色数字，编号顺序遵循统一的规则，即从左到右和从上到下对应解剖结构。详细的技术参数见▶第 12 章。▶第 7.4 节和▶第 7.5 节中对显示的血管编号，包括血管区域和流向。神经功能传导系统也被依次标记。

本书中对形态学的描述已尽可能简化，也增加了一些**说明性提示**，读者阅读时可以将文字和图像联系起来。当一个解剖图有 9 条以上的文字说明时，读者可以选择性阅读。T1 和 T2 加权 MRI 在本书中仅展示一种图像建议读者阅读时对两种图示说明进行比较。

本图谱中的所有**解剖学图片来自 5 个不同的个体**。在冠状位、矢状位和脑干序列图（第 3 版中的第 1~3 个人）中补充了**第 4 个人**的 T1 和 T2 加权 MRI。双连合线平面的 T2 加权 MRI 也来自第 4 个人。

除了 MRI 图像之外，还增加了**第 5 个人**的横断面扫描序列图，具体参数见▶第 12 章。

本书中引用的**参考书目**见附录。

CT 和 MRI 是临床广泛使用的横断面成像方法，是头颅和脊柱重要的检查方式。

2.1 CT

现代 CT 设备采用螺旋或容积技术。可以从所测量检查容积的横向扫描获得的数据中重建所需三维方向和厚度的次级切片 [258,272,282,344,350]。

在测量检查容积中体素的 X 线吸收后显示图像。所需组织的 X 线密度以 HU 表示，这是根据某些默认值分配的。

部分容积效应可以通过高分辨率矩阵和最小切片厚度来最小化。在进行图像评估时，必须牢记部分容积效应、图像伪影和主要检查状态（给造影剂、躁动、定位）可导致的典型图像特征 [258,272,396,410,476,583]。通过设置成像平面，同时避免光束发散，以及在所需厚度的切片上添加几个薄片，可以减少伪影 [258]。

通过静脉注射**碘化造影剂**使生理（血管）和病理结构（许多肿瘤、炎症等）不透明，提高了检查的信息价值。可以使用静脉注射造影剂，更快的 CT 设备（采样时间短、连续螺旋成像或容积测量）和更短的检查时间来进行动脉血管成像（**CTA**）。因此可以通过螺旋技术中的数据采集，或者 3D 表面重建、最大密度投影或容积绘制过程来描绘大脑的细小血管 [258,272,275,499,583]。

2.2 MRI

具有奇数核子（质子和中子）原子核的磁有效角动量（自旋）用来产生 MRI 图像。氢原子核具有很大的磁矩，经常出现在生物体中。因此，含水组织以及具有高氢原子含量的脂质和蛋白质在 MRI 上特别清晰可见 [134,272,350,364,441,557,583,657]。

对于给定的磁场强度，**MR 信号**由质子密度、T1 弛豫时间（自旋 – 晶格弛豫或纵向弛豫时间）、T2 弛豫时间（自旋 – 自旋弛豫或横向弛豫时间）和测量容积中的质子运动决定。每个测量容积（即体素）的信号强度决定了显示屏上的灰度值。

可以使用各种**序列**来诱导氢原子核的激发，这些对图像对比度有影响，因此显著影响诊断值。自开始使用以来的前几年，**SE 技术**得到了广泛的认可。由于良好的信噪比，T1 加权图像和序列能够出色地描绘解剖细节。CSF 具有低 T1 信号，是暗的，而其在 T2 图像上显示高信号，是亮的。许多病理变化在 T2 加权图像上清晰可见。T1 和 T2 序列是 MRI 设备基本配置的一部分。因为它们的广泛使用和灰白质之间的良好对比，本书中将其选作参考序列。

梯度回波序列（Flash、FISP 等）能够缩短检查时间和减少运动伪影，同时能够以高时差分辨率和血管映射（**MRA**）来描绘血流和组织灌注。

亟需解决的诊断问题决定了 MR 检查测量标准的选择，包括要检查的容积、切片位置和测量参数，例如切片厚度和间隔、矩阵和要采用的顺序。关键的图像元素必须显影良好且没有伪影（即质量标准）。应该使用**T1 和 T2 加权序列**检查颅脑，从而获得灰质和白质的高对比度成像。附加的 T2* 加权序列或敏感性加权较大的序列（如 SWI）在某些情况下需要使用，例如脑血管疾病。由于存在大量可修改和相互依赖的测量参数，伪影和检查的不确切性所导致的**潜在误差**的可能性明显大于其他成像技术。因此，在决定MR 检查的指征、实施、评估和评价方面，不仅需要技术质量保证，相关医学知识同样起着至关重要的作用[273,563]。

几个参数（质子密度、弛豫时间等）在 MRI 中用于图像采集[156,516,557,657]。图像处理和重建在 MRI 中以类似于断层扫描的方式进行，检查者选择窗口中心（窗位）和窗口宽度（窗宽）。这决定了检查的信息价值，或者有助于图像解释，或者从图像中予以去除。

顺磁性物质（如钆–DTPA、钆–二酰胺、锰）用作**造影剂**时，在某些情况下提高了临床诊断水平。它们缩短了相应分布区域的 T1 弛豫时间，这反过来导致 T1 图像上的损伤信号强度与其周围相比增加[265,439,557,655]。应在之前进行非对比 T1 检查，使用相同的设置进行对比注射。给造影剂时通常需要提供以下信息：

- 病灶是否有**对比度增强**？
- 显示对比度增强的区域范围。
- 该区域的增强模式。
- 使用动态检查增加或减少病灶灌注。

由于较高的软组织对比度和缺乏骨伪影的干扰，对颅底、幕下区及椎管的结构显示，MRI 比 CT 更受欢迎。由于 MRI 对大脑和脊柱病理改变过程的高度敏感性，且具有非常好的对比度和分辨率[557]，现已被快速

接受。MRI 非常适用于显示幼儿中枢神经系统（CNS）的髓鞘形成，因此可用于评估髓鞘形成以及弥漫性或局灶性脱髓鞘疾病[30,31,211,272,296,441,558,590]。MRI 结合其形态学和功能数据在急性脑卒中的鉴别诊断和出血证据方面几乎等同于 CT，但在排除肿瘤方面更胜一筹。使用弥散加权序列可以在血管闭塞后的几分钟内显示梗死区。

尽管已经进行了一些有前景的观察研究[126,330,364]，但由于涉及复杂的技术，**在体磁共振波谱**（in vivo MRS）成像序列尚未得到普遍应用。由于检测到分子在磁场中的化学位移，波谱成像对测量体积中的组织具有高度特异性。它不仅适用于异常病变（包括肿瘤、炎症、坏死等）的识别，在中枢神经系统中也有助于肿瘤分级[230,232,330,331,419,420]。

功能 MRI（fMRI）多年来在神经科学中发挥了重要作用[18,129,214,294,398,425]。它有助于描绘血管神经偶联引起的局部脑灌注变化，如定向运动、视觉或感觉刺激，并可用于在定义的模式下定位**脑功能**的短期变化[272,563]。该技术耗时且信号产率低，因此迄今为止临床应用仅限于一些非常稳定的案例（运动、视觉、听觉和触觉案例，以及言语理解和生产）。使用更高场强和其他方法，包括静息态 fMRI，可以理解越来越高的认知功能（参见 ▶ 第 10.13 节）[25,58,118,207]。例如，fMRI 可以指导人工耳蜗植入，也可以帮助选择人工耳蜗植入的侧别[528]。

2.3 横断面成像的解剖标志

横断面成像的解剖标志是指在横断面影像上清晰可见并能持续显示的解剖结构，最适合进行局部定位。

骨结构与血管和脑脊液空间的形态关

系是**常规神经放射学**、血管造影术和脊髓造影术的主要解剖标志；颅内和椎管内的病理过程通过对比增强脑脊液空间的变形以及血管的移位或变化来识别；造影增强的脑脊液或血管系统用于特殊的成像过程；含气的空间（如鼻、鼻旁窦、咽和气管）使得能够在颅内区域之外进行局部定位。因此，解剖标志对于空间定位至关重要，也有助于在图像显示器上保持正确的对齐。

在检查区域同时显示几个不同的解剖结构是 CT 和 MRI 的优点，并且由于高软组织分辨率是可能实现的，而高软组织分辨率又基于各种物理参数，并且在某种程度上基于化学参数，从而允许**更好地识别结构的解剖细节**，并显著改善病理学发现的检测。解剖结构和区域的恒定成像特征简化了图像解释，而对横断面成像的发现进行局部分类则更加棘手。正确的相互解释和形态学描绘的先决条件是对所有切面进行概要观察，并尽可能使用几个切面进行多平面成像。数字矢状位和冠状位视图（侦察视角、飞行员视角、地形图等）对于横断面成像（CT 和 MRI），尤其是**脊柱的横断面成像**来说，是必要的和习惯的。因此，可以使用测量参数将断层图像映射到其空间方向。检查过程中的这种常见做法促使我们在每个解剖图和成像技术的原始插图中添加切片草图，从而实现每个切片的形态学描绘。

通过相应体素中的**辐射衰减**来确定CT 中像素的 2D **灰度映射**。吸收值的范围基于生物相关结构，它们被预定义为空气 –1 000HU、水 0HU 和致密骨骼 +1 000 HU 及以上[250,258,476]。根 据 Hosten、Liebig 和 Nadjmi 等的观点，可以在头颅扫描中确定以下数值[258,410]。

- **空气**：–1 000HU。

- **脂肪**：–100~–30HU。

- **脑脊液空间**：+5~+10HU。

- **脑组织**：+20~+40HU。

- **对比增强鼻窦**：+50~+200HU。

- **钙化**：+30~+1 000HU。

- **颅骨**：高达 +1 000HU 及以上。

头颅和脊柱的骨骼结构以及脑脊液腔和含气区域（鼻、鼻窦、咽和气管）有助于 CT 上的解剖定位。

MRI 是由几个复杂的物理和化学过程决定的。被测对象大量不同的激发序列和各种图像滤波过程导致解剖结构的灰度值变化。要解决的临床问题以及要展示的身体部位或器官决定了扫描序列的选择（如 T1、T2 加权和质子密度）。详细信息请参阅专业文献[272,363,441,590]。

2.3.1 面部骨骼

骨骼结构和充气区域 [鼻腔、鼻窦（▶图 3.16~3.20、▶图 5.31~5.36、▶图 4.8~4.13）、口] 能够在冠状位和横断面 CT 中实现解剖学定向，通过该区域几个结构的双边对称性得以简化，由此可以监控扫描场中磁头的正确轴向对准。与眦耳面成 10° 角是检查**横断面**轨道的首选角度，横断面接近眶下线，视神经和眼直肌因此可以看得更清楚。在正常的向前凝视中，看到的视神经在曲折的过程中会通过略微向上的凝视而变直。眶脂肪为眶骨的其余部分提供了良好的对比。此外，增加了冠状位切片检查[250,258,263,272]。

骨取向主要分布在 **MRI** 中。这种方法在面部区域评估中的优点包括多平面图像显示，可自由选择切面和较高的软组织对比度。牙齿的伪影通常仅限于局部，不会干扰图像。此外，颅底区域缺乏骨束硬化技术，会干扰

CT 图像的解读。**前后连合线**（又称双连合线，bicommissuyal line），用于 MRI 中的解剖定位。眶内球后脂肪在 T1 加权图像上产生高 MR 信号，可以清晰显示眼直肌和眼斜肌。脂肪抑制的近轴（矢状 – 倾斜）[263,364] 和冠状位切片检查可提供**视神经**（▶图 3.4B、▶图 3.5B、▶图 4.5D）至视交叉（▶图 4.2B、▶图 4.2D）的最佳成像，而冠状面和横断面是鼻旁窦和上颌后区域的成像首选。鼻甲（▶图 3.2B、▶图 3.3B、▶图 3.4B、▶图 4.3D）和肌肉组织提供良好的鼻内定向。通过鼻咽的横断面通常可用于区别更深切面的表面黏膜隔室分界，对于临床实践可能具有重要意义 [22,557]。

2.3.2 头颈部骨骼

椎骨的宽度最好用 CT 评估。侦察胶片（侦察视图、地形图）对于切片定向和定位是必要的。充满空气的区域 [咽（▶图 4.8）和喉（▶图 3.19）] 清晰可见。同样成像清楚的是枢椎齿突（▶图 4.8）、寰椎（▶图 4.8）、枕骨（▶图 5.18B、▶图 5.20B）和脊髓（▶图 5.17B）。颅底的骨质部分及其孔裂对定位非常重要。精细结构的成像需要特殊的切面方向，有时需要冠状位切面（▶图 3.16~3.25、▶图 5.31~5.36）[254,258]。内耳道及其开口通常通过眶上 – 枕下平面清晰可见，因此是重要的解剖标志。不同的作者描述了颅底精细结构成像的特殊序列 [178,254,258,306,395,568]。

除颈椎、脊髓、延髓外（▶图 4.2B、▶图 5.3B、▶图 6.4C），脊髓蛛网膜下腔、基底池是 MRI 的解剖标志。颈部大血管（颈内外动脉、颈内静脉）清晰可见。充气区域 [口腔和咽（▶图 3.6D、▶图 4.2B、▶图 5.2B、▶图 5.3B）] 可通过所有检查序列识别。颈部

软组织的解剖关系和其中的病理结构在未增强和脂肪抑制、对比增强的 T1 加权图像以及脂肪抑制的 T2 加权图像上显示最佳，技术细节可见相关文献 [21,441]。

2.3.3 颅 骨

基底部的骨质和骨孔是 CT 的参考结构，提供了所选切片及其位置信息。以下结构提供了大致的定位方向：

- 枕骨（▶图 5.18B、▶图 5.20B）。
- 岩骨（▶图 5.19B、▶图 5.20B）。
- 乳突（▶图 5.18B、▶图 5.21B）。
- 蝶窦（▶图 3.19、▶图 4.8）。
- 蝶鞍 / 垂体窝（▶图 5.35）。
- 筛窦（▶图 3.17、▶图 5.17B）。
- 颧弓（▶图 3.17）。
- 眶缘（▶图 3.17）。

舌下神经管（▶图 5.31）、颈静脉孔（▶图 6.5A）、外耳道及其孔（▶图 5.18B、▶图 5.19B）、鼓室、破裂孔、颈动脉管（▶图 5.32）、棘孔和卵圆孔（▶图 5.32）在颅底精细结构中显示比较困难。然而，一旦显示，它们可以作为颅内结构的解剖标志。薄层厚度和补充冠状位切片对于个体颅底结构的靶向成像是必要的。高分辨率 CT（high resolution CT，HRCT）可用于检查骨性结构。

2.3.4 脑池和脑室系统

脑脊液空间是 CT 的重要解剖标志（▶图 7.3）[185,250,545]。狭小的蛛网膜下腔可能由于部分容积效应或放射性致密结构而变得模糊。不成对的后小脑延髓池（▶图 5.18B）和脑桥池以及成对的桥小脑延髓池（▶图 5.20B）可在岩骨水平被识别，该平面大约平行于眶上 – 枕下线的参考平面。前基底池、小叶间池（▶图 5.22B）和小脑上池就位于

其正上方。所谓的五边形是中央前基底池，包括小叶间池。五边形通常出现在垂体柄、视神经和视交叉周围的 CT 图像上。五边形前面紧邻直回，侧面毗邻钩回和海马旁回，后面与脑桥相连。环池和四叠体池（大脑大静脉池；►图 5.23B）也是重要的解剖标志。年轻患者的大脑半球间裂和大脑外侧裂的脑池非常狭窄，老年患者和萎缩的大脑中各脑池明显变宽。在某些情况下，通过向腰椎滴注合适的水溶性造影剂，可以更好地显示脑外脑脊液空间造影增强的脑池。由于脑室系统宽度的巨大生理可变性及其容易因占位性病变而变形，因此无法获得单个脑室切片的标准化图像。双侧广泛出现时暗示脑积水。脑室系统的体积可以通过测量几个 CT 图像[72,389,502,646]上的脑室面积或通过分割 3D MRI 数据集来计算。

脑脊液间隙也有助于 MRI 的定位。这些图像不受骨伪影的干扰，这对颅底和从颅内到脊髓蛛网膜下腔的过渡区域特别重要[557]。下列脑池在 T1 加权图像上表现为低信号，在 T2 加权图像上表现为高信号：

●小脑延髓后池（小脑延髓池；►图 3.11B、►图 3.11D、►图 4.2B、►图 4.2D、►图 5.3B、►图 6.4C）。

●桥小脑池（►图 6.8B、►图 6.10B）。

●脑桥池（►图 7.12A）。

●大脑脚间池（►图 3.9B、►图 3.9D、►图 5.7B、►图 6.12C）。

●环池（►图 5.7B、►图 6.13C）。

●四叠体池（►图 5.7B、►图 5.8B、►图 7.12B）。

●大脑血管池（►图 7.12A、►图 7.12B）。

大脑外侧裂池（►图 4.6B、►图 5.9B、►图 5.23B）有助于定位额叶和顶叶，而不是颞叶岛盖。

2.3.5 血　管

CT 能够识别大动脉的截面，包括基底动脉（►图 5.20B、►图 5.21B）和颈内动脉（►图 5.19B、►图 5.21B）。静脉注射（IV）造影剂后动脉尤其清晰可见，外侧沟的大脑中动脉和 Willis 环（Circle of Willis）的一部分也逐渐显示。作为解剖标志的静脉窦包括大脑大静脉（Galen 静脉）、下矢状窦、直窦（►图 5.25B）和上矢状窦（►图 5.25B、►图 5.27B），以及不太恒定的横窦。

MRI 可以清楚地显示大血管。选定的检查序列决定信号强度。因此，血管是 MRI 图像评估中定位的重要辅助手段。MRI 图像比 CT 更容易发现脑血管畸形[22]。在不使用造影剂的情况下进行 MRA（►图 7.15、►图 7.27）已经越来越多地取代了数字减影血管造影诊断。使用 3T 场强的 MRI 优于在较低场强下进行的 MRI。尽管血流动力学也可以通过时间分辨 MRI 在 MRI 上显示，但是数字减影血管造影仍然需要作为显示小动脉和静脉以及评估血流动力学和小血管异常的补充检查手段[134,441,557]。

经颅多普勒超声（transcranial Doppler sonography）有助于无创评估通过大脑的动脉血流，诊断血管痉挛，并提供动脉狭窄的证据[139,421,618]。

2.3.6 硬脑膜结构

硬脑膜在 CT 断层扫描上常规不显影。造影后通常能清楚地识别硬脑膜，在使用造影剂后大脑镰密度增加，逐渐显示（►图 5.23B、►图 5.24B、►图 5.25B、►图 5.26B、►图 5.27B、►图 5.28B、►图 5.29B），造影剂使上矢状窦、下矢状窦、直窦、桥静脉变得不透明，从而划定大脑镰的边界。小脑幕及其下侧边界由窦汇、横窦和岩上窦的汇合处组成，其游离缘向前床突延伸，部分直窦清晰可见，通常仅在注射造影剂后显示 [439,441]。**幕切迹**的解剖位置与中脑有关，个体差异很大。穿过小脑幕和大脑镰的切片图像可能呈"Y"形（▶图 5.25），而穿过小脑幕的切片图像可能呈"V"形或"M"形。**幕切迹**在对比断层扫描上通过分叉带的前内侧来识别[418]。如果在横向未增强扫描中没有显示这种结构，发散带能够使用引导线双侧显示幕。这从环池的外侧（而不是四叠体池的内侧）延伸到颅穹隆的外侧，与矢状面成 45°角。该引导线外侧的结构位于幕上，内侧的结构位于幕下[418]。相反，小脑幕通常在冠状切面上清晰可见。

硬脑膜在 MRI 上几乎看不到，只有在注射造影剂后才能显示。与此相反，可以清楚显示由硬脑膜、半球间池（▶图 3.2D、▶图 3.14D、▶图 3.15D）和枕叶与小脑之间的区域（大脑横裂）界定的空间，因此可作为重要的解剖标志。硬脑膜钙化时通常看不到 MR 信号，骨化时可能显示为低或高信号。

2.4 CT 和 MRI 的临床意义

CT 和 MRI 重新定义了医学实践，对于涉及颅内和椎管内病变的诊断尤其如此。经典的脊髓造影由于其侵入性目前应用较少，仅在所有诊断措施无法明确诊断时才考虑使用。现代横断面成像方法是非侵入性的，可以在门诊进行，并且与住院检查的花费相比患者能负担得起，基于这些优点，**随访**中也可以使用。当然，脊髓造影和数字减影血管造影在特殊情况下仍然是必要的检查手段（参见▶第 2.3 节）。

目前各种横断面成像序列在诊断性医疗设备中已经确立。检查的重点取决于检查者的专业、需要解决的临床问题和要检查的器官。诊断序列的选择和实施需要临床经验和相关横断面成像模式的经验。功能性神经解剖学知识对于决定 CT 或 MRI 的适用范围很有必要，对于检查结果的解读和描述也很重要。本书旨在通过图像和文字向读者提供这些信息。

第二部分 颅脑切面图

II

第3章 冠状位切面图

本章描述了 14 个颅脑冠状位切面图，▶图 3.1 描述了各个冠状位切面的位置。▶图 3.2、▶图 3.3、▶图 3.4、▶图 3.5、▶图 3.6、▶图 3.7、▶图 3.8、▶图 3.9、▶图 3.10、▶图 3.11、▶图 3.12、▶图 3.13、▶图 3.14、▶图 3.15、▶图 3.16、▶图 3.17、▶图 3.18、▶图 3.19、▶图 3.20、▶图 3.21、▶图 3.22、▶图 3.23、▶图 3.24、▶图 3.25 展示了颅脑冠状位切面的前位图。

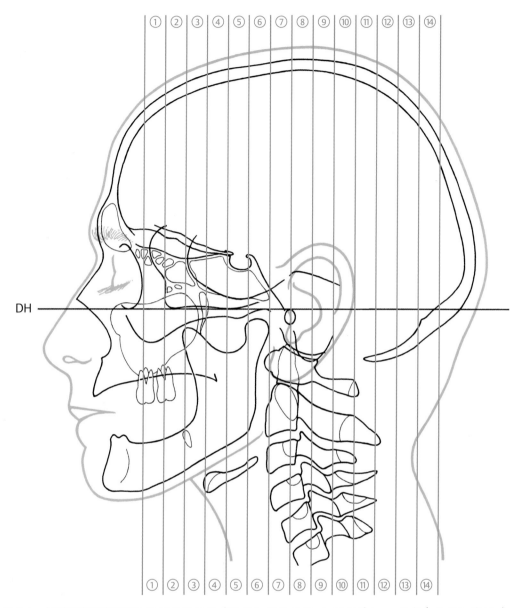

A

图3.1 颅脑冠状位切面图。圈码标明了从前至后切面的位置，切面层厚1cm。技术参数见▶第12章。
DH=German 平面

图3.1A 颅脑冠状位切面的侧视图。后文的颅脑冠状位切面图与此切面的数字序列相对应（指左
侧插图）

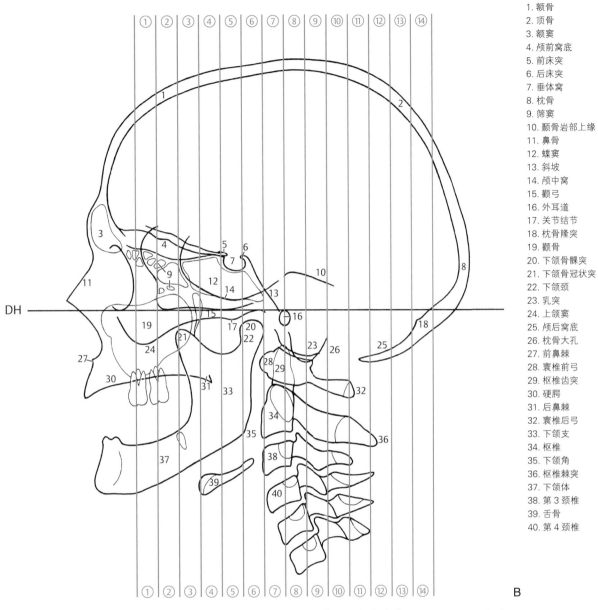

1. 额骨
2. 顶骨
3. 额窦
4. 颅前窝底
5. 前床突
6. 后床突
7. 垂体窝
8. 枕骨
9. 筛窦
10. 颞骨岩部上缘
11. 鼻骨
12. 蝶窦
13. 斜坡
14. 颅中窝
15. 颧弓
16. 外耳道
17. 关节结节
18. 枕骨隆突
19. 颧骨
20. 下颌骨髁突
21. 下颌骨冠状突
22. 下颌颈
23. 乳突
24. 上颌窦
25. 颅后窝底
26. 枕骨大孔
27. 前鼻棘
28. 寰椎前弓
29. 枢椎齿突
30. 硬腭
31. 后鼻棘
32. 寰椎后弓
33. 下颌支
34. 枢椎
35. 下颌角
36. 枢椎棘突
37. 下颌体
38. 第 3 颈椎
39. 舌骨
40. 第 4 颈椎

B

图 3.1B　颅脑定位 X 线片，将颅脑冠状位分为 14 个切面，从前至后依次编号。DH=German 平面

1. 中央旁小叶
2. 扣带沟
3. 扣带回
4. 楔前叶
5. 胼胝体干
6. 顶枕沟
7. 透明隔
8. 额极
9. 胼胝体膝
10. 穹隆
11. 脑室间孔
12. 胼胝体压部
13. 丘脑间黏合
14. 前连合
15. 第三脑室
16. 楔叶
17. 终板
18. 后连合
19. 松果体
20. 视交叉
21. 上丘
22. 乳头体
23. 距状沟
24. 嗅球
25. 嗅束
26. 视神经
27. 垂体
28. 漏斗
29. 动眼神经
30. 中脑导水管
31. 下丘
32. 小脑山顶（Ⅳ、Ⅴ）
33. 小脑原裂
34. 枕极
35. 小脑山坡（Ⅵ）
36. 颞极
37. 脑桥
38. 第四脑室
39. 蚓部小结（Ⅹ）
40. 蚓叶（ⅦA）
41. 蚓垂（Ⅸ）
42. 蚓结节（ⅦB）
43. 蚓锥体（Ⅷ）
44. 延髓
45. 小脑扁桃体（HⅨ）
46. 脊髓

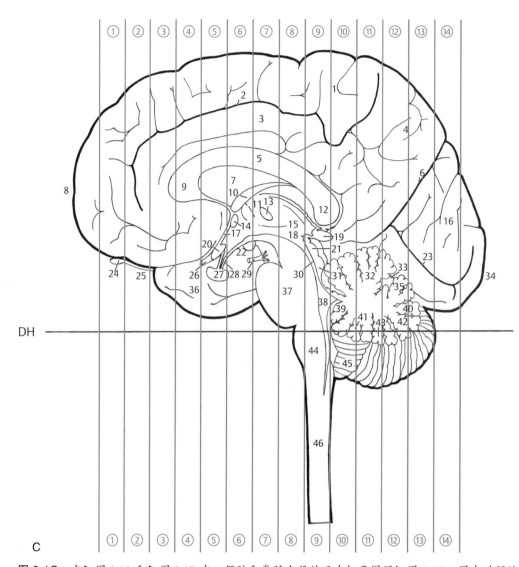

C

图 3.1C 在▶图 3.1A 和▶图 3.1B 中，颅脑和脊髓上段的正中切面图同▶图 3.1A。图中对颅脑冠状位切面进行组合和编号

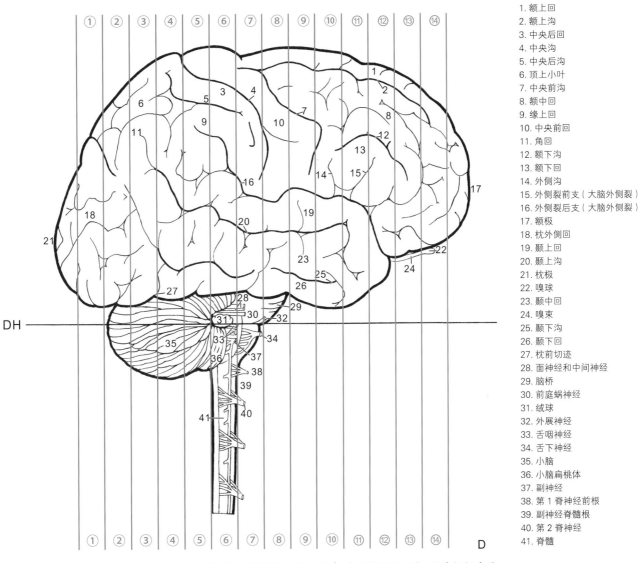

1. 额上回
2. 额上沟
3. 中央后回
4. 中央沟
5. 中央后沟
6. 顶上小叶
7. 中央前沟
8. 额中回
9. 缘上回
10. 中央前回
11. 角回
12. 额下沟
13. 额下回
14. 外侧沟
15. 外侧裂前支（大脑外侧裂）
16. 外侧裂后支（大脑外侧裂）
17. 额极
18. 枕外侧回
19. 颞上回
20. 颞上沟
21. 枕极
22. 嗅球
23. 颞中回
24. 嗅束
25. 颞下沟
26. 颞下回
27. 枕前切迹
28. 面神经和中间神经
29. 脑桥
30. 前庭蜗神经
31. 绒球
32. 外展神经
33. 舌咽神经
34. 舌下神经
35. 小脑
36. 小脑扁桃体
37. 副神经
38. 第 1 脊神经前根
39. 副神经脊髓根
40. 第 2 脊神经
41. 脊髓

图 3.1D　同 ▶ 图 3.1A ~ 3.1C，为大脑和脊髓上段的侧视图。图中对颅脑冠状位切面进行组合和编号

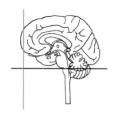

1. 大脑纵裂
2. 额上回
3. 大脑镰
4. 额中回
5. 硬脑膜
6. 眶上神经
7. 筛窦
8. 视神经盘
9. 视网膜中央凹
10. 筛泡
11. 眼球
12. 半月裂孔
13. 中央鼻泪管
14. 中鼻甲
15. 眶下神经
16. 鼻腔
17. 鼻中隔
18. 下鼻泪管
19. 上颌窦
20. 下鼻甲
21. 口腔
22. 舌
23. 舌下神经
24. 下牙槽神经

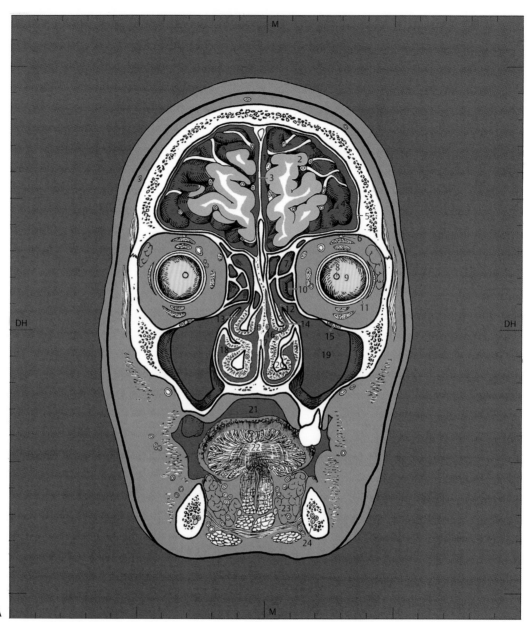

图 3.2　颅脑冠状位第 1 个切面。DH=German 平面；M= 正中矢状面

图 3.2A　颅脑冠状位第 1 个切面的前位图。左上方的蓝色线表示图截面从额叶前部穿过的位置（▶
图 3.1C）。图中显示了鼻腔、鼻旁窦、口腔、脑结构、视网膜和脑神经

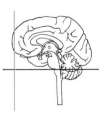

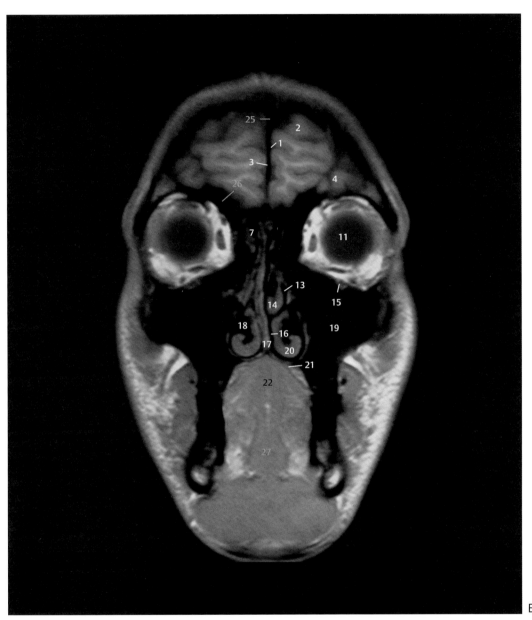

B

1. 大脑纵裂
2. 额上回
3. 大脑镰
4. 额中回
7. 筛窦
11. 眼球
13. 中鼻泪管
14. 中鼻甲
15. 眶下神经
16. 鼻腔
17. 鼻中隔
18. 下鼻泪管
19. 上颌窦
20. 下鼻甲
21. 口腔
22. 舌
25. 上矢状窦
26. 额窦
27. 颏舌肌

图 3.2B 颅脑冠状位 T1 加权 MRI 图像，与 ▶图 3.2A 和 ▶图 3.2C 的切面相对应。在 3T 磁场作用下，根据所选序列，大脑结构通过不同强度的信号显示。两个 MRI 图像来自同一位 33 岁的男性（▶图 3.2B、图 3.3B、▶图 3.4B、▶图 3.5B、▶图 3.6B、▶图 3.7B、▶图 3.8B、▶图 3.9B、▶图 3.10B，▶图 3.11B、▶图 3.12B、▶图 3.13B、▶图 3.14B、▶图 3.15B、▶图 3.2D、▶图 3.3D、▶图 3.4D、▶图 3.5D、▶图 3.6D、▶图 3.7D、▶图 3.8D、▶图 3.9D、▶图 3.10D、▶图 3.11D、▶图 3.12D、▶图 3.13D、▶图 3.14D、▶图 3.15D）

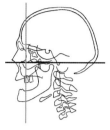

1. 上矢状窦
2. 额内侧中间动脉
3. 额内侧前动脉（额内前动脉）
4. 额骨
5. 额极动脉
6. 颞肌
7. 鸡冠
8. 额底内侧动脉
9. 眶上壁
10. 上睑提肌
11. 眶上静脉
12. 上斜肌
13. 上直肌
14. 泪腺
15. 内直肌
16. 眶板
17. 颧骨
18. 外直肌腱
19. 眼轮匝肌
20. 下直肌
21. 下斜肌
22. 眶下壁
23. 眶下动脉
24. 上颌骨（上颌）
25. 硬腭
26. 第 2 磨牙
27. 第 1 磨牙
28. 下颌腺管
29. 颊肌
30. 颏舌肌
31. 舌下动脉
32. 舌下腺
33. 下颌体
34. 颏舌骨肌
35. 下牙槽动脉和静脉
36. 颏下动脉
37. 下颌舌骨肌
38. 二腹肌前腹

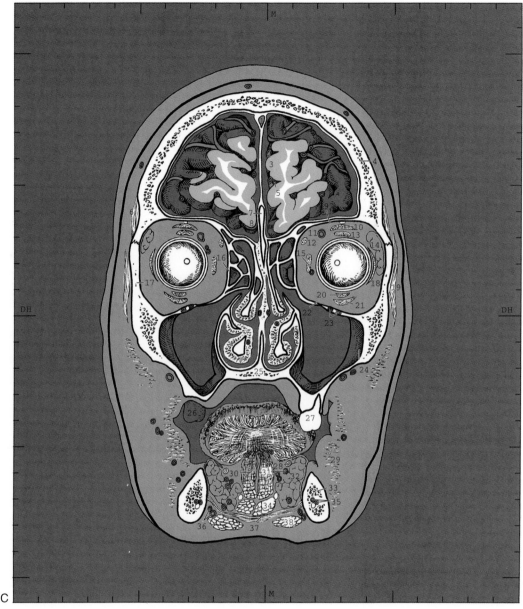

C

图 3.2C 颅脑冠状位第 1 个切面的前位图。左上方的蓝色线在鸡冠和眼眶水平，标明了切面的位置（▶图 3.1B）。图中显示了骨结构、肌肉和血管

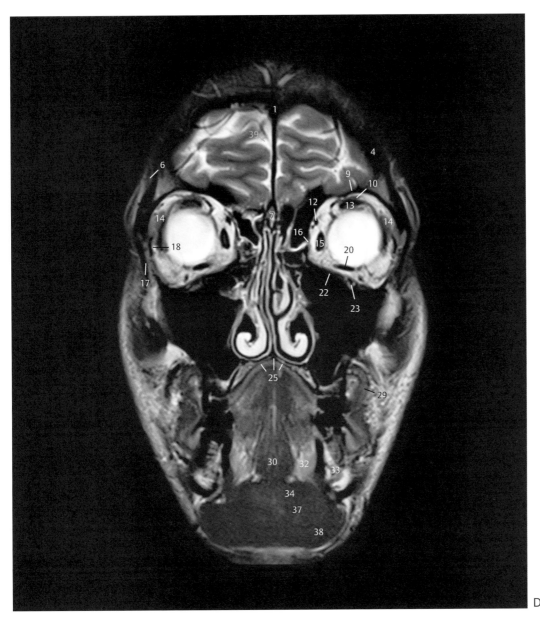

1. 上矢状窦
4. 额骨
6. 颞肌
7. 鸡冠
9. 眶上壁
10. 上睑提肌
12. 上斜肌
13. 上直肌
14. 泪腺
15. 内直肌
16. 眶板
17. 颧骨
18. 外直肌
20. 下直肌
22. 眶下壁
23. 眶下管及眶下动脉、静脉和神经
25. 硬腭
29. 颊肌
30. 颏舌肌
32. 舌下腺
33. 下颌体
34. 颏舌骨肌
37. 下颌舌骨肌
38. 二腹肌前腹
39. 纵裂池

D

图 3.2D　颅脑冠状位 T2 加权 MRI 图像，与 ▶图 3.2A 和 ▶图 3.2C 的切面相对应

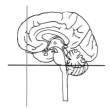

1. 额上回
2. 大脑镰
3. 额中回
4. 硬膜
5. 眶回
6. 额下回
7. 直回
8. 眶上神经
9. 鼻神经
10. 嗅球
11. 视神经
12. 筛窦
13. 半月裂孔
14. 眶下神经
15. 中鼻泪管
16. 中鼻甲
17. 鼻中隔
18. 鼻腔
19. 上颌窦
20. 下鼻甲
21. 下鼻泪管
22. 腭大神经
23. 口腔
24. 舌
25. 舌神经
26. 舌下神经
27. 下牙槽神经

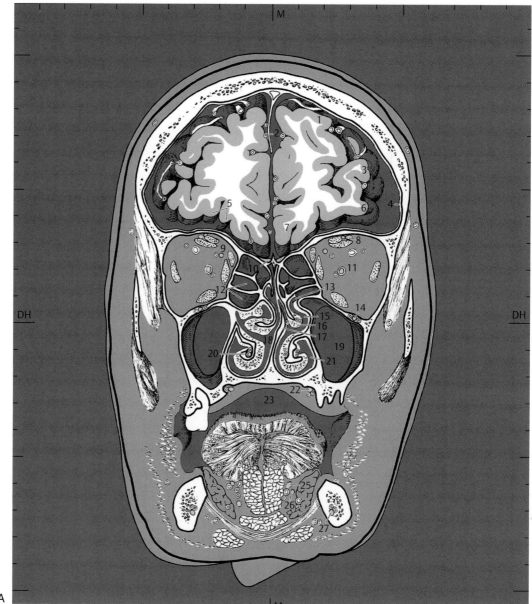

图 3.3 颅脑冠状位第 2 个切面。DH=German 平面；M= 正中矢状面

图 3.3A 颅脑冠状位第 2 个切面，切面位于额叶嗅球水平。图中显示了鼻腔、鼻旁窦和脑神经

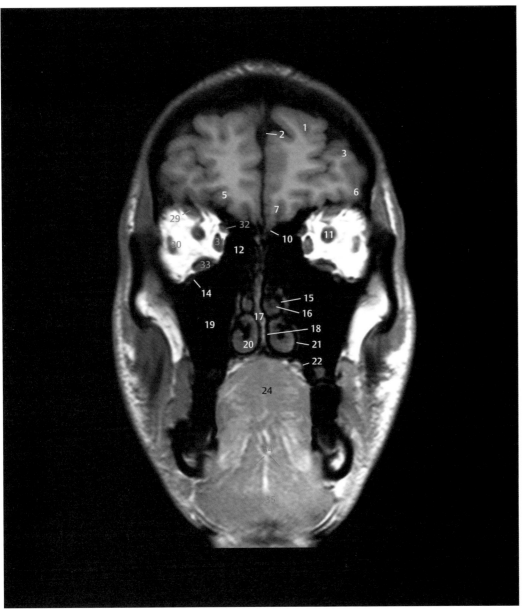

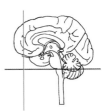

1. 额上回
2. 大脑镰
3. 额中回
5. 眶回
6. 额下回
7. 直回
10. 嗅球
11. 视神经
12. 筛骨窦
14. 眶下管内的眶下神经
15. 中鼻泪管
16. 中鼻甲
17. 鼻中隔
18. 鼻腔
19. 上颌窦
20. 下鼻甲
21. 下鼻泪管
22. 腭大神经
24. 舌
29. 上直肌
30. 外直肌
31. 内直肌
32. 上斜肌
33. 下直肌
34. 颏舌肌
35. 颏舌骨肌

B

图 3.3B　颅脑冠状位 T1 加权 MRI 图像，与 ▶图 3.3A 和 ▶图 3.3B 的切面相对应

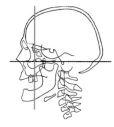

1. 上矢状窦
2. 额内侧前动脉
3. 额骨
4. 额内侧中间动脉
5. 额极动脉
6. 眶上壁
7. 额底内侧动脉
8. 上睑提肌
9. 上斜肌
10. 上直肌
11. 眼上静脉
12. 眼动脉
13. 筛骨筛板
14. 内直肌
15. 中鼻泪管
16. 颞肌
17. 眶板
18. 下直肌
19. 眶下动脉
20. 眶下壁
21. 下鼻泪管
22. 颊脂垫
23. 上颌骨的牙槽突
24. 硬腭
25. 咀嚼肌
26. 腭大动脉和静脉
27. 第2磨牙
28. 颊肌
29. 舌下腺
30. 下颌腺管
31. 下颌体
32. 颏舌肌
33. 舌下动脉
34. 下牙槽动脉
35. 颏下动脉和静脉
36. 颈阔肌
37. 颏舌骨肌
38. 下颌舌骨肌
39. 二腹肌前腹

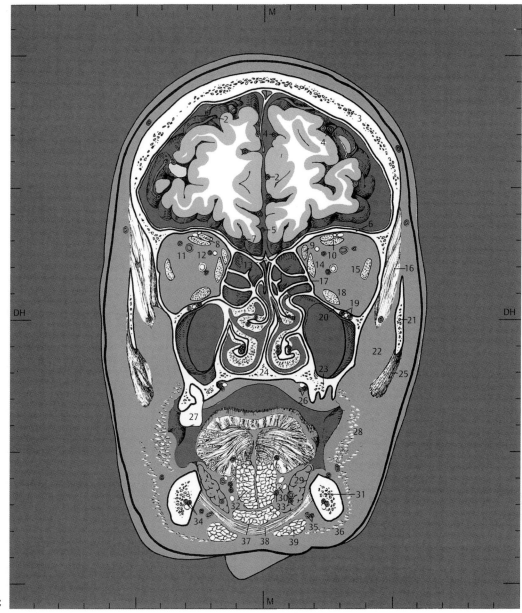

C

图 3.3C　颅脑冠状位第 2 个切面的前位图。切面位于眼球后 6mm，约位于额骨体中央。图中显示了骨结构、肌肉和血管

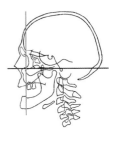

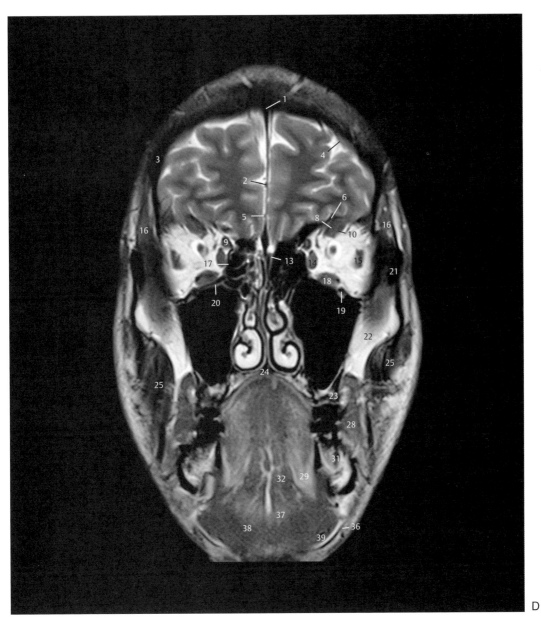

1. 上矢状窦
2. 额动脉的前内侧支
3. 额骨
4. 额动脉的中间内侧支
5. 额极动脉
6. 眶上壁
8. 上睑提肌
9. 上斜肌
10. 上直肌
13. 筛骨筛板
14. 内直肌
15. 外直肌
16. 颞肌
17. 眶板
18. 下直肌
19. 眶下管内的眶下动脉和
    静脉
20. 眶下壁
21. 颧骨
22. 颊脂垫
23. 上颌骨、牙槽骨
24. 硬腭
25. 咀嚼肌
28. 颊肌
29. 舌下腺
31. 下颌体
32. 颏舌肌
36. 颈阔肌
37. 颏舌骨肌
38. 下颌舌骨肌
39. 二腹肌前腹

D

图 3.3D 颅脑冠状位 T2 加权 MRI 图像，与 ▶图 3.3A 和 ▶图 3.3C 的切面相对应

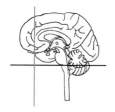

1. 大脑镰
2. 额上回
3. 额中回
4. 扣带沟
5. 扣带回
6. 硬脑膜
7. 额下回
8. 眶回
9. 直回
10. 滑车神经
11. 嗅束
12. 额神经
13. 鼻睫神经
14. 筛窦
15. 外展神经
16. 视神经
17. 动眼神经下支
18. 中鼻甲
19. 中鼻泪管
20. 眶下神经
21. 鼻中隔
22. 上颌窦
23. 下鼻甲
24. 鼻腔
25. 下鼻泪管
26. 腭神经
27. 口腔
28. 舌
29. 舌神经
30. 下牙槽神经
31. 舌下神经

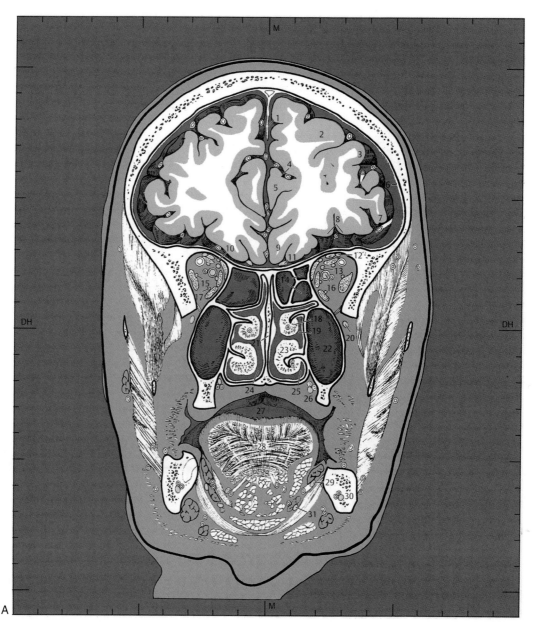

图 3.4 颅脑冠状位第 3 个切面。DH=German 平面；M= 正中矢状面

图 3.4A 颅脑冠状位第 3 个切面的前位图。切面穿过额叶，约位于胼胝体膝前 8mm（▶图 3.1C）。切面经视神经、三叉神经分支、舌下神经在面部骨骼区域。图中显示了鼻腔、鼻旁窦、口腔、脑结构和脑神经

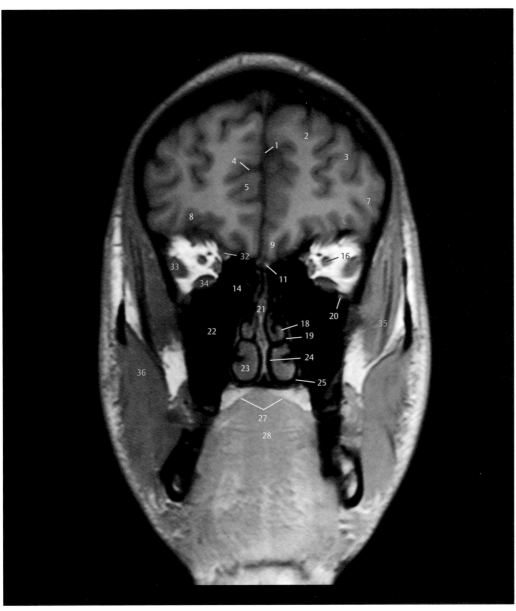
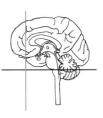

B

1. 大脑镰
2. 额上回
3. 额中回
4. 扣带沟
5. 扣带回
7. 额下回
8. 眶回
9. 直回
11. 嗅束
14. 筛骨窦
16. 视神经
18. 中鼻甲
19. 中鼻泪管
20. 眶下管内的眶下神经
21. 鼻中隔
22. 上颌窦
23. 下鼻甲
24. 鼻腔
25. 下鼻泪管
27. 口腔
28. 舌
32. 上斜肌
33. 外直肌
34. 下直肌
35. 颞肌
36. 咀嚼肌

图 3.4B　颅脑冠状位 T1 加权 MRI 图像，与 ▶ 图 3.4A 和 ▶ 图 3.4C 的切面相对应

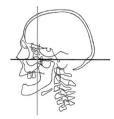

1. 上矢状窦
2. 额骨
3. 额内侧中间动脉
4. 额前动脉
5. 额内侧前动脉
6. 额底外侧动脉
7. 额极动脉
8. 额底内侧动脉
9. 眼上动脉
10. 上睑提肌
11. 上直肌
12. 上斜肌
13. 颞浅动脉额支
14. 蝶骨大翼
15. 内直肌
16. 眼动脉
17. 外直肌
18. 颞肌
19. 下直肌
20. 眼眶
21. 颧弓
22. 上颌骨
23. 硬腭
24. 下腭动脉和静脉
25. 喙突
26. 腮腺管
27. 咀嚼肌
28. 颊肌
29. 下颌体
30. 面动脉和静脉
31. 下牙槽动脉
32. 下颌腺管
33. 颏舌肌
34. 舌下动脉
35. 颏下动脉和静脉
36. 下颌下腺
37. 二腹肌前腹
38. 颏舌骨肌
39. 下颌舌骨肌
40. 颈阔肌

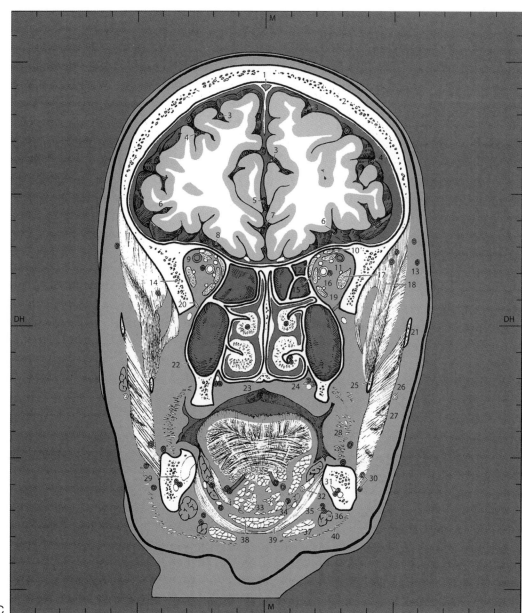

图 3.4C 颅脑冠状位第 3 个切面的前位图。切面穿过颅前窝中心的后部，依次通过眼眶和上颌骨。图中显示了骨组织、肌肉和血管

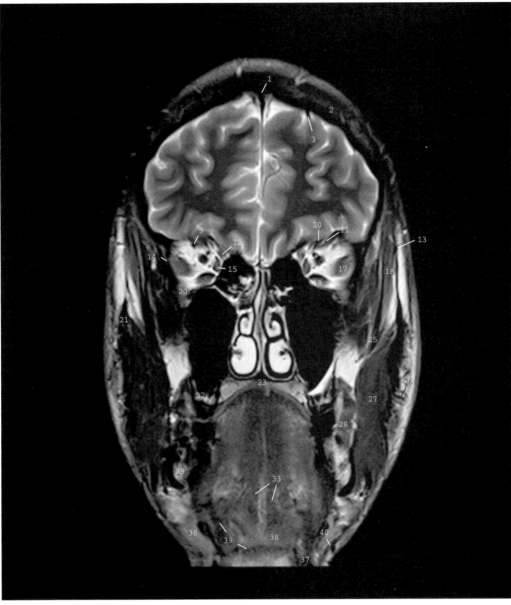

1. 上矢状窦
2. 额骨
3. 额内侧中间动脉
9. 眼上动脉
10. 上睑提肌
11. 上直肌
12. 上斜肌
13. 颞浅动脉额支
14. 蝶骨大翼
15. 内直肌
17. 外直肌
18. 颞肌
19. 下直肌
20. 眼眶
21. 颧弓
22. 上颌骨
23. 硬腭
25. 喙突
26. 腮腺管
27. 咀嚼肌
28. 颊肌
29. 下颌体
33. 颏舌肌
36. 下颌下腺
37. 二腹肌前腹
38. 颏舌骨肌
39. 下颌舌骨肌
40. 颈阔肌

图 3.4D 颅脑冠状位 T2 加权 MRI 图像，与 ▶图 3.4A 和 ▶图 3.4C 的切面相对应

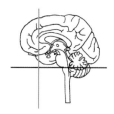

1. 大脑镰
2. 额上回
3. 扣带沟
4. 额中回
5. 扣带回
6. 胼胝体膝
7. 额下回
8. 硬脑膜
9. 大脑纵裂
10. 直回
11. 眶回
12. 嗅束
13. 视神经
14. 滑车神经
15. 动眼神经
16. 颞叶
17. 眼神经
18. 外展神经
19. 蝶窦
20. 上颌神经
21. 鼻中隔
22. 中鼻甲
23. 鼻腔
24. 下鼻甲
25. 口腔
26. 舌
27. 舌神经
28. 下牙槽神经
29. 舌下神经

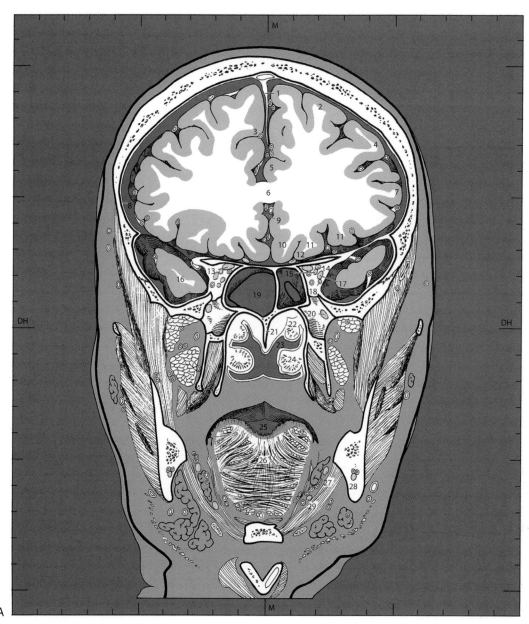

A

图 3.5 颅脑冠状位第 4 个切面。DH=German 平面；M= 正中矢状面

图 3.5A 颅脑冠状位第 4 个切面的前位图。切面穿额叶胼胝体水平，外展神经、动眼神经、滑车神经、视神经靠近眶尖处，舌下神经和下颌神经位于口腔下部。图中显示了口腔、鼻旁窦、脑结构和脑神经

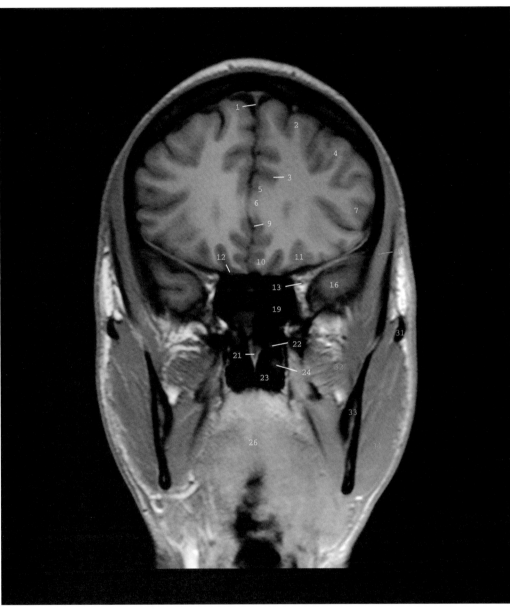

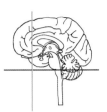

1. 大脑镰
2. 额上回
3. 扣带沟
4. 额中回
5. 扣带回
6. 胼胝体膝
7. 额下回
9. 大脑纵裂
10. 直回
11. 眶回
12. 嗅束
13. 视神经
16. 颞叶
19. 蝶窦
21. 鼻中隔
22. 中鼻甲
23. 鼻腔
24. 下鼻甲
26. 舌
30. 颞肌
31. 颧骨
32. 翼外肌
33. 下颌骨
34. 咀嚼肌

图 3.5B 颅脑冠状位 T1 加权 MRI 图像

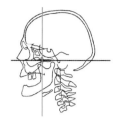

1. 上矢状窦
2. 额内侧中间动脉
3. 额前动脉
4. 胼周动脉
5. 大脑前动脉
6. 额底外侧动脉
7. 大脑中动脉的颞极动脉
8. 蝶骨小翼
9. 眼动脉
10. 眼上动脉
11. 眶下裂
12. 颞浅动脉额支
13. 翼腭窝
14. 颧弓
15. 颞肌
16. 上颌动脉
17. 翼突外侧板
18. 翼外肌
19. 翼内肌
20. 翼突内侧板
21. 软腭
22. 腭帆张肌
23. 喙突
24. 腮腺管
25. 翼突钩
26. 咀嚼肌
27. 下颌支
28. 下牙槽动脉和静脉
29. 舌下动脉
30. 下颌舌骨肌
31. 颏下动脉
32. 下颌下腺
33. 颈阔肌
34. 二腹肌腱
35. 舌骨
36. 甲状软骨

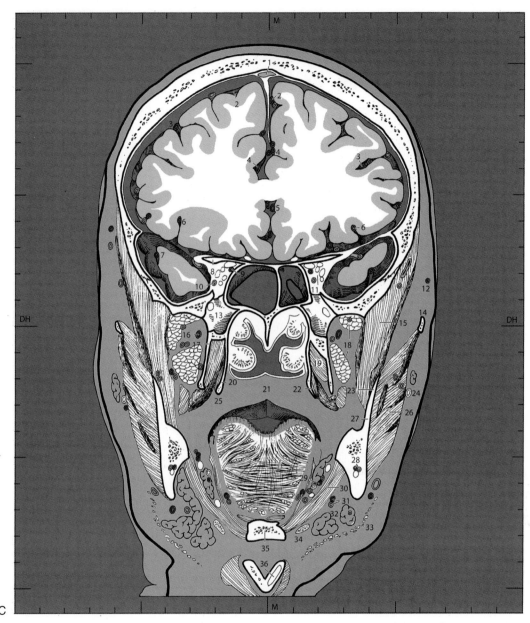

C

图 3.5C 颅脑冠状位第 4 个切面的前位图。切面穿颅中窝前极，位于蝶骨小翼下方，在该切面可以看到视神经管和眶上裂，切面经过舌骨水平。图中显示了骨结构、肌肉和血管

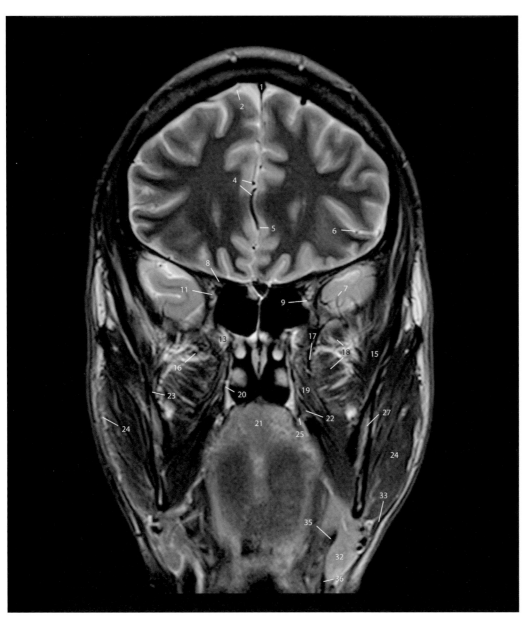

1. 上矢状窦
2. 额内侧中间动脉
4. 胼周动脉
5. 大脑前动脉
6. 额底外侧动脉
7. 颞极动脉
8. 蝶骨小翼
9. 眼动脉
11. 眶上裂
12. 颞浅动脉额支
13. 翼腭窝
14. 颧弓
15. 颞肌
16. 上颌动脉
17. 翼突外侧板
18. 翼外肌
19. 翼内肌
20. 翼突内侧板
21. 软腭
22. 腭帆张肌
23. 喙突
24. 腮腺管
25. 翼突钩
26. 咀嚼肌
27. 下颌支
32. 下颌下腺
33. 颈阔肌
35. 舌骨
36. 甲状软骨

图 3.5D 颅脑冠状位 T2 加权 MRI 图像

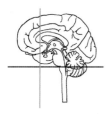

1. 额上回
2. 大脑镰
3. 额中回
4. 扣带沟
5. 扣带回
6. 额下回
7. 胼胝体膝
8. 侧脑室前角
9. 尾状核头部
10. 岛叶
11. 外侧裂
12. 豆状核
13. 颞上回
14. 直回
15. 嗅束
16. 视交叉
17. 视神经
18. 动眼神经
19. 滑车神经
20. 颞中回
21. 眼神经
22. 外展神经
23. 蝶窦
24. 上颌神经
25. 鼻咽
26. 悬雍垂
27. 下牙槽神经
28. 腭扁桃体
29. 舌神经
30. 咽峡部
31. 舌下神经

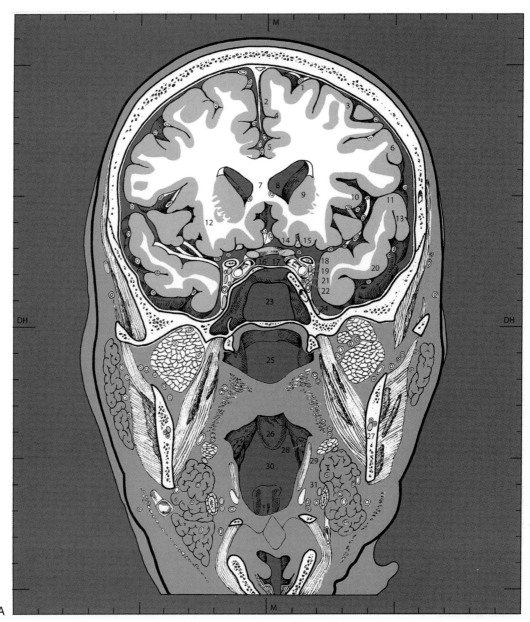

A

图 3.6 颅脑冠状位第 5 个切面。DH=German 平面；M= 正中矢状面

图 3.6A 颅脑冠状位第 5 个切面的前位图。切面中的侧脑室前角被切分，视交叉位于该切面，舌神经和舌下神经位于咽峡的侧面。图中显示了脑结构和脑神经

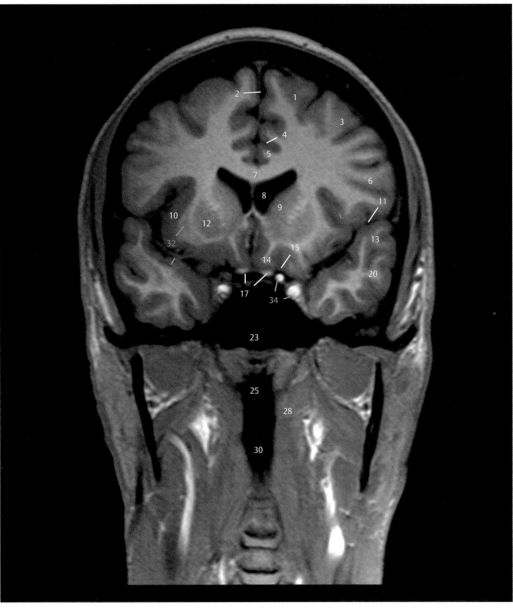

1. 额上回
2. 大脑镰
3. 额中回
4. 扣带沟
5. 扣带回
6. 额下回
7. 胼胝体
8. 侧脑室前角
9. 尾状核头部
10. 岛叶
11. 外侧裂
12. 豆状核
13. 颞上回
14. 直回
15. 嗅束
17. 视神经
20. 颞中回
23. 蝶窦
25. 鼻咽
28. 腭扁桃体
30. 咽峡
32. 屏状核
33. 大脑中动脉
34. 颈内动脉

图 3.6B　*颅脑冠状位 T1 加权 MRI 图像，与 ▶图 3.6A 和 ▶图 3.6C 的切面相对应*

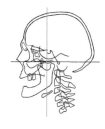

1. 上矢状窦
2. 顶骨
3. 额内侧后动脉（额内后动脉）
4. 桥静脉
5. 额内侧中间动脉
6. 额前动脉
7. 旁中央动脉
8. 胼周动脉
9. 岛动脉
10. 大脑前动脉
11. 基底静脉（Rosenthal 静脉）
12. 前床突
13. 颈内动脉
14. 大脑中动脉颞支
15. 海绵窦
16. 颞骨
17. 颞浅动脉额支
18. 颞肌
19. 蝶骨
20. 颧弓
21. 上颌动脉
22. 翼外肌
23. 鼻咽
24. 腮腺
25. 软腭
26. 翼内肌
27. 下牙槽动脉和静脉
28. 咀嚼肌
29. 悬雍垂
30. 茎突舌肌
31. 下颌支
32. 下颌下腺
33. 面动脉
34. 会厌
35. 茎突舌骨韧带
36. 舌动脉
37. 二腹肌和茎突舌骨肌
38. 舌骨大角
39. 颈阔肌
40. 前庭襞
41. 甲状软骨
42. 声带

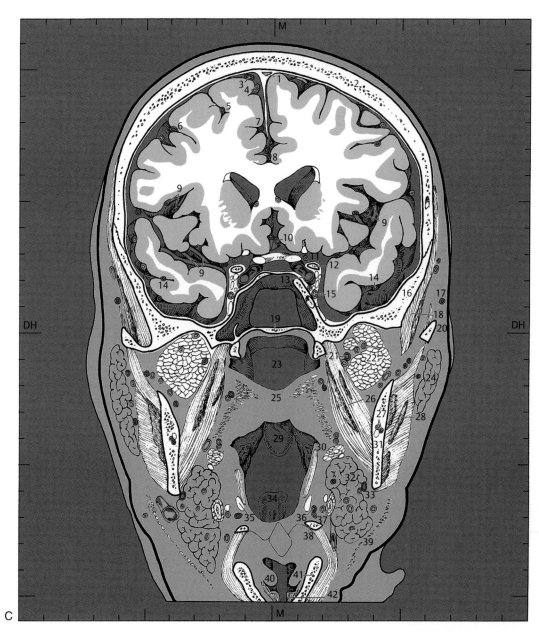

图3.6C 颅脑冠状位第5个切面的前位图。切面位于前床突水平和蝶骨中心位置，且位于颧弓中央，可见鼻咽、软腭和悬雍垂。图中显示了骨结构、肌肉和血管

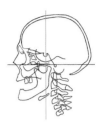

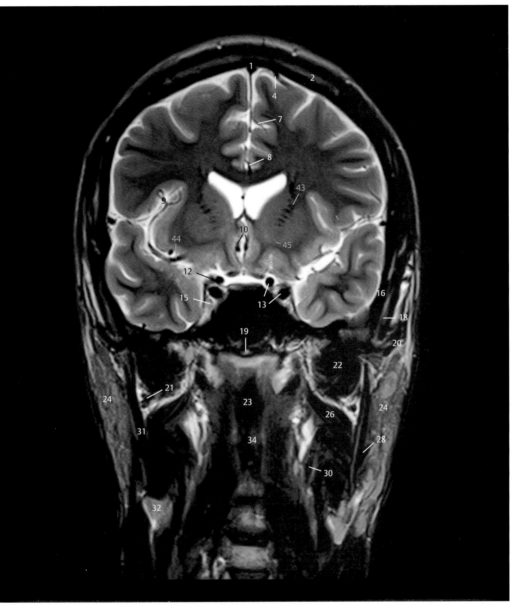

1. 上矢状窦
2. 顶骨
4. 桥静脉
7. 旁中央动脉
8. 胼周动脉
9. 岛动脉
10. 大脑前动脉
12. 前床突
13. 颈内动脉
15. 海绵窦
16. 颞骨
18. 颞肌
19. 蝶骨
20. 颧弓
21. 上颌动脉
22. 翼外肌
23. 鼻咽
24. 腮腺
26. 翼内肌
28. 咀嚼肌
30. 茎突舌肌
31. 下颌支
32. 下颌下腺
34. 会厌
43. 内囊前支
44. 大脑中动脉
45. 伏隔核
46. 视神经

D

图 3.6D 颅脑冠状位 T2 加权 MRI 图像，与 ▶图 3.6A 和 ▶图 3.6C 的切面相对应

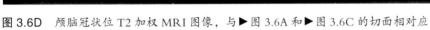

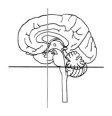

1. 额上回
2. 大脑镰
3. 额中回
4. 扣带沟
5. 扣带回
6. 室管膜层
7. 胼胝体干
8. 额下回
9. 侧脑室前角
10. 尾状核头部
11. 透明隔
12. 内囊前支
13. 外侧裂
14. 壳核
15. 外囊
16. 屏状核
17. 最外囊
18. 岛叶
19. 颞上回
20. 前连合（在切面内）
21. 前连合
22. 颞上沟
23. 第三脑室
24. 视束
25. 颞中回
26. 漏斗隐窝
27. 动眼神经
28. 滑车神经
29. 海马旁回
30. 外展神经
31. 三叉神经节
32. 颞下回
33. 颞下沟
34. 蝶窦
35. 枕颞外侧回
36. 下颌神经
37. 舌咽神经
38. 舌下神经
39. 伏隔核

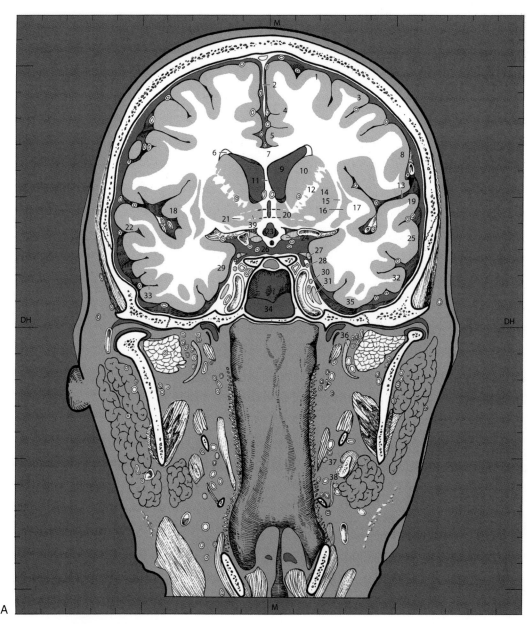

图 3.7　颅脑冠状位第 6 个切面。DH=German 平面；M= 正中矢状面

**图 3.7A　**颅脑冠状位第 6 个切面的前位图。该切面位于前连合线前 2mm 的中间区域。外展神经、动眼神经、滑车神经位于垂体的侧面。图中显示了脑结构和脑神经

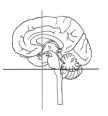

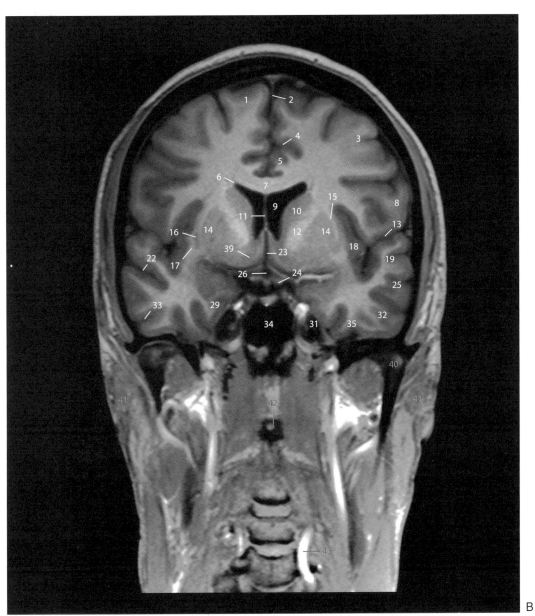

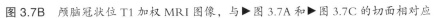

1. 额上回
2. 大脑镰
3. 额中回
4. 扣带沟
5. 扣带回
6. 室管膜层
7. 胼胝体干
8. 额下回
9. 侧脑室前角
10. 尾状核头部
11. 透明隔
12. 内囊前肢
13. 外侧裂
14. 壳核
15. 外囊
16. 屏状核
17. 最外囊
18. 岛叶
19. 颞上回
22. 颞上沟
23. 第三脑室
24. 视束
25. 颞中回
26. 漏斗隐窝
29. 海马旁回
31. 三叉神经节
32. 颞下回
33. 颞下沟
34. 蝶窦
35. 枕颞外侧回
39. 伏隔核
40. 下颌头
41. 腮腺
42. 寰椎前弓
43. 椎动脉

B

图 3.7B　颅脑冠状位 T1 加权 MRI 图像，与 ▶图 3.7A 和 ▶图 3.7C 的切面相对应

47

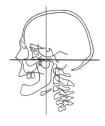

1. 上矢状窦
2. 额内侧后动脉
3. 顶骨
4. 旁中央动脉
5. 胼周动脉
6. 中央前沟动脉
7. 丘纹上静脉（终静脉）
8. 岛动脉
9. 大脑中动脉
10. 脉络膜前动脉
11. 基底静脉
12. 后床突
13. 海绵窦
14. 垂体
15. 颞肌
16. 大脑中动脉颞支
17. 颈内动脉
18. 蝶骨
19. 颧骨
20. 颞浅动脉
21. 下颌窝
22. 颞下颌关节的关节盘
23. 下颌头
24. 咽鼓管的软骨
25. 翼静脉丛
26. 腭帆提肌
27. 翼外肌
28. 上颌动脉
29. 咽后壁
30. 下颌支
31. 翼内肌
32. 茎突舌肌
33. 咽括约肌
34. 腮腺
35. 咽后壁
36. 面动脉
37. 咀嚼肌
38. 茎突舌骨韧带
39. 二腹肌后腹
40. 茎突咽肌
41. 舌动脉
42. 舌骨大角
43. 颈阔肌
44. 甲状腺上动脉
45. 胸锁乳突肌
46. 甲状软骨

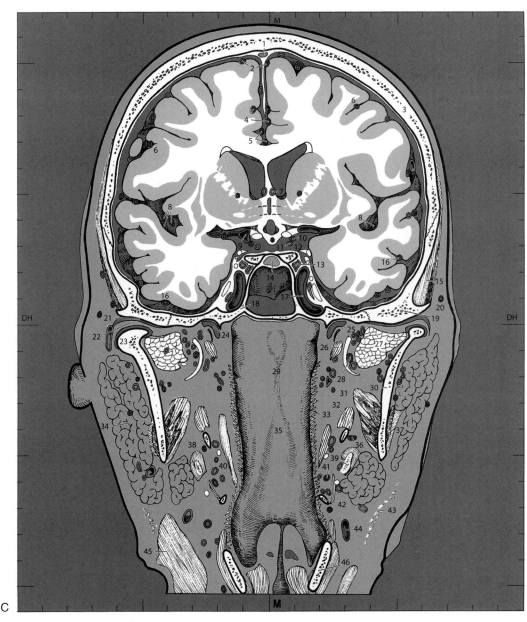

图 3.7C 颅脑冠状位第 6 个切面的前位图。该切面穿过后床突水平的垂体凹，经过颞下颌关节，咽后壁位于 1cm 层厚的前半部分。图中显示了骨结构、肌肉和血管

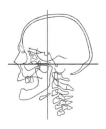

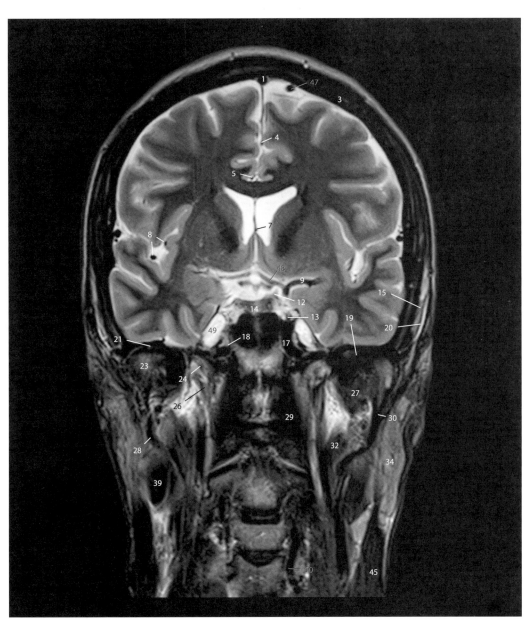

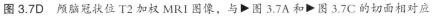

1. 上矢状窦
3. 顶骨
4. 旁中央动脉
5. 胼周动脉
7. 丘纹上静脉
8. 岛动脉
9. 大脑中动脉
12. 后床突
13. 海绵窦
14. 垂体
15. 颞肌
17. 颈内动脉
18. 蝶骨
19. 颞骨
20. 颞浅动脉
21. 下颌窝
23. 下颌头
24. 咽鼓管的软骨
26. 腭帆提肌
27. 翼外肌
28. 上颌动脉
29. 咽后壁
30. 下颌支
32. 茎突舌肌
34. 腮腺
39. 二腹肌后腹
45. 胸锁乳突肌
47. 桥静脉
48. 大脑前动脉
49. Meckel 腔
50. 椎动脉

图 3.7D 颅脑冠状位 T2 加权 MRI 图像，与▶图 3.7A 和▶图 3.7C 的切面相对应

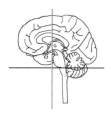

1. 额上回
2. 额中回
3. 大脑镰
4. 扣带回
5. 中央前回
6. 胼胝体干
7. 透明隔
8. 侧脑室前角
9. 尾状核体部
10. 穹隆
11. 脉络丛
12. 内囊膝
13. 脑室间孔（Monro 孔）
14. 丘脑前核
15. 苍白球
16. 壳核
17. 岛叶
18. 外侧裂
19. 颞上回
20. 外囊
21. 最外囊
22. 屏状核
23. 基底核（Meynert 核）
24. 第三脑室
25. 穹隆的乳头体
26. 视束
27. 杏仁体
28. 颞中回
29. 侧脑室下角
30. 海马
31. 动眼神经
32. 滑车神经
33. 前床突硬脑膜返折
34. 外展神经
35. 脑桥
36. 海马旁回
37. 三叉神经
38. 枕颞外侧回
39. 颞下回
40. 蝶窦后壁
41. 颈上神经节
42. 迷走神经（在切面内）
43. 交感神经干（在切面内）
44. 舌下神经
45. 喉上神经

A

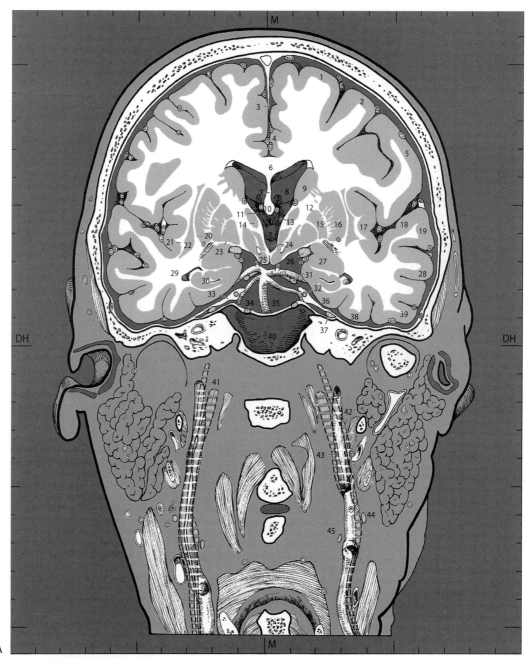

图 3.8 **颅脑冠状位第 7 个切面。**DH=German 平面；M= 正中矢状面

图 3.8A 颅脑冠状位第 7 个切面的前位图。室间孔、乳头体和侧脑室下角的前部位于此切面。图中显示了脑结构和脑神经

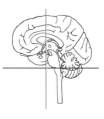

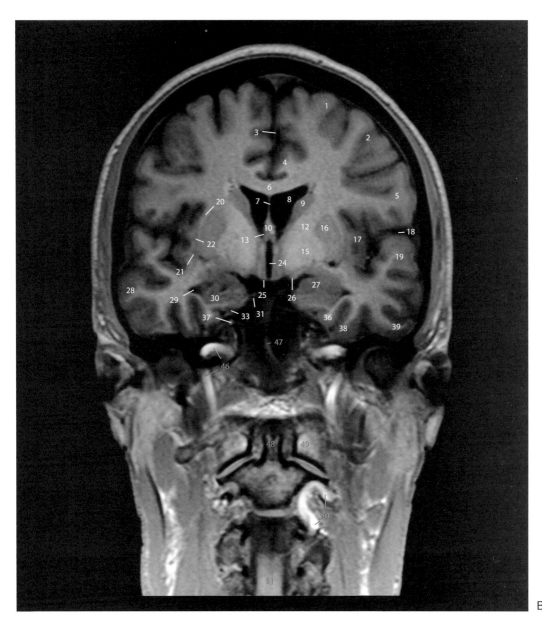

1. 额上回
2. 额中回
3. 大脑镰
4. 扣带回
5. 中央前回
6. 胼胝体干
7. 透明隔
8. 侧脑室前角
9. 尾状核体部
10. 穹隆
12. 内囊膝
13. 脑室间孔
15. 苍白球
16. 壳核
17. 岛叶
18. 外侧裂
19. 颞上回
20. 外囊
21. 最外囊
22. 屏状核
24. 第三脑室
25. 穹隆的乳头体
26. 视束
27. 杏仁体
28. 颞中回
29. 侧脑室下角
30. 海马
31. 动眼神经
33. 前床突硬脑膜返折
36. 海马旁回
37. 三叉神经
38. 枕颞外侧回
39. 颞下回
46. 颈内动脉
47. 基底动脉
48. 齿突
49. 第 1 颈椎
50. 椎动脉
51. 脊髓

B

图 3.8B 颅脑冠状位 T1 加权 MRI 图像,与 ▶图 3.8A 和 ▶图 3.8C 的切面相对应

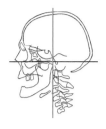

1. 上矢状窦
2. 额内侧后动脉
3. 旁中央动脉
4. 顶骨
5. 中央前沟动脉
6. 胼周动脉
7. 中央沟动脉
8. 丘纹上静脉
9. 岛动脉
10. 脉络膜前动脉
11. 后交通动脉
12. 基底静脉
13. 大脑后动脉
14. 动眼神经
15. 颞肌
16. 大脑中动脉颞支
17. 基底动脉
18. 小脑上动脉
19. 脑膜中动脉
20. 颞骨
21. 蝶骨
22. 外耳道
23. 颈内动脉
24. 下颌骨髁突
25. 耳郭
26. 寰椎前弓
27. 颈外动脉
28. 枕动脉
29. 茎突舌骨韧带（骨化）
30. 腮腺
31. 枢椎
32. 二腹肌后腹
33. 颈外动脉（切断）
34. 第3颈椎
35. 胸锁乳突肌
36. 咽括约肌
37. 环状软骨
38. 颈总动脉
39. 甲状软骨

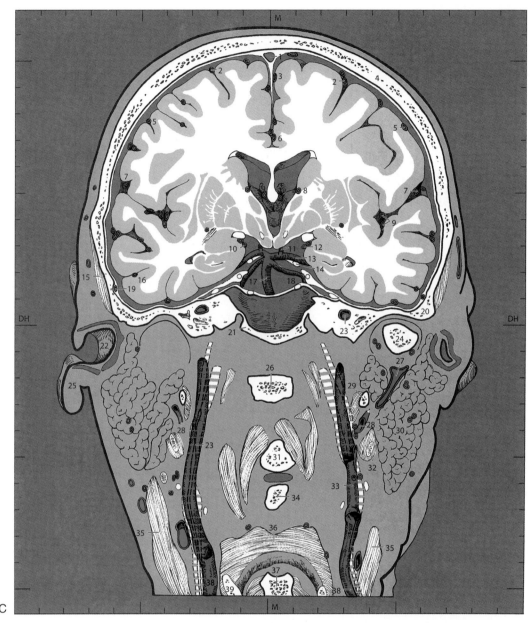

图 3.8C 颅脑冠状位第 7 个切面的前位图。切面位于外耳道软骨的前壁水平，椎体被平均切分，切面上方可以看到颈内动脉。图中显示了骨结构、肌肉和血管

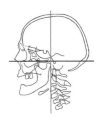

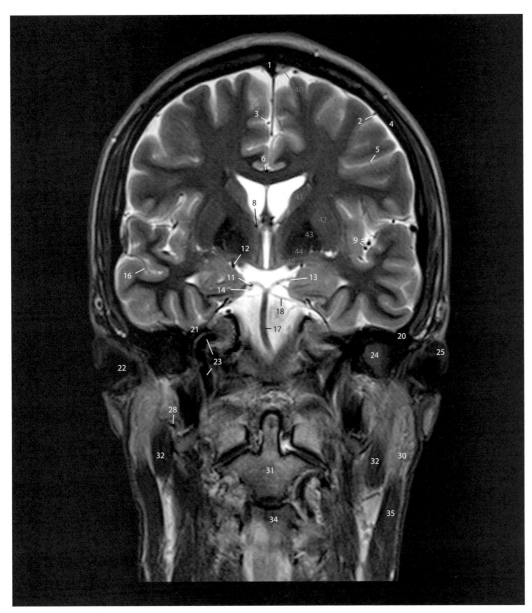

1. 上矢状窦
2. 额内侧后动脉
3. 旁中央动脉
4. 顶骨
5. 中央前沟动脉
6. 胼周动脉
8. 丘纹上静脉
9. 岛动脉
11. 后交通动脉
12. 基底静脉
13. 大脑后动脉
14. 动眼神经
16. 大脑中动脉颞支
17. 基底动脉
18. 小脑上动脉
20. 颞骨
21. 蝶骨
22. 外耳道
23. 颈内动脉
24. 下颌骨髁突
25. 耳郭
28. 枕动脉
30. 腮腺
31. 枢椎
32. 二腹肌后腹
34. 第 3 颈椎
35. 胸锁乳突肌
40. 蛛网膜颗粒
41. 尾状核
42. 壳核
43. 苍白球外侧部
44. 苍白球内侧部
45. 穹隆柱

D

图 3.8D　颅脑冠状位 T2 加权 MRI 图像，与 ▶ 图 3.8A 和 ▶ 图 3.8C 的切面相对应

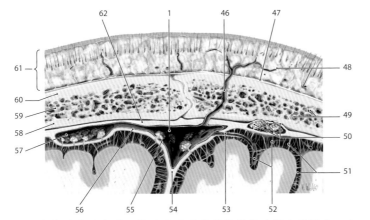

1. 上矢状窦
46. 导静脉
47. 帽状腱膜
48. 头皮的颅外静脉
49. 板障静脉
50. 颗粒小凹
51. 蛛网膜小梁
52. 大脑上静脉
53. 桥静脉
54. 大脑镰
55. 静脉窦
56. 硬脑膜
57. 有蛛网膜绒毛的外侧腔隙
58. 内板
59. 板障
60. 外板
61. 头皮
62. 硬脑膜骨膜层

E

图 3.8E　上矢状窦示意图，展示了蛛网膜颗粒结构（经允许引自 Schuenke, Schulte, Schumacher. Atlas of Anatomy, 2nd. New York：Thieme Publishers, 2014. 插图来自 Karl Wesker/Markus Voll.）

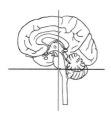

1. 额上回
2. 大脑镰
3. 中央前回
4. 中央沟
5. 扣带回
6. 胼胝体干
7. 中央后回
8. 侧脑室中央部
9. 尾状核
10. 侧脑室脉络丛
11. 丘脑外侧背核
12. 穹隆
13. 丘脑内侧核
14. 丘脑腹外侧核
15. 内囊后肢
16. 壳核
17. 岛叶
18. 颞横回（Heschl 回）
19. 外侧裂
20. 颞上回
21. 第三脑室
22. 丘脑底核
23. 苍白球
24. 侧脑室颞角（下角）
25. 红核
26. 视束
27. 颞中回
28. 黑质
29. 尾状核尾部
30. 脚间池
31. 海马
32. 海马旁回
33. 滑车神经
34. 枕颞外侧回
35. 颞下回
36. 小脑幕
37. 脑桥
38. 三叉神经
39. 面神经和中间神经
40. 前庭蜗神经
41. 外展神经
42. 迷走神经和舌咽神经
43. 舌下神经
44. 面神经
45. 副神经
46. 交感神经干

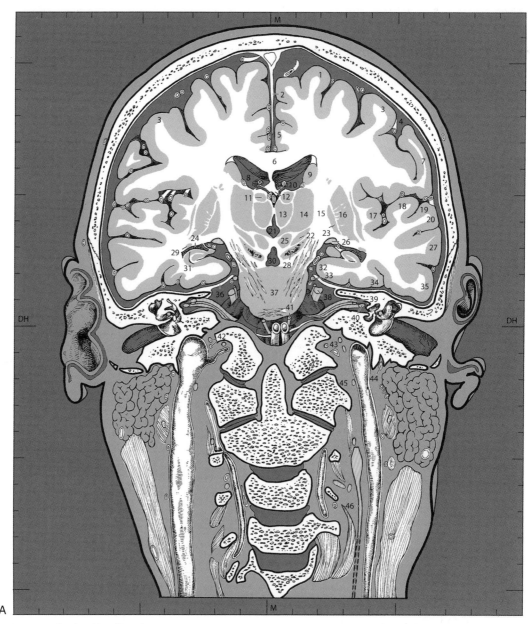

图 3.9 颅脑冠状位第 8 个切面。DH=German 平面；M= 正中矢状面

图 3.9A 颅脑冠状位第 8 个切面的前位图。切面穿过位于脚间窝水平的终脑、间脑、中脑和脑桥，可见颅腔内的第Ⅳ、Ⅴ、Ⅵ、Ⅶ、Ⅷ对脑神经，而第Ⅶ、Ⅷ、Ⅸ、Ⅺ、Ⅻ对脑神经在切面外可见。图中显示了脑组织和脑神经

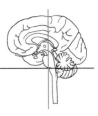

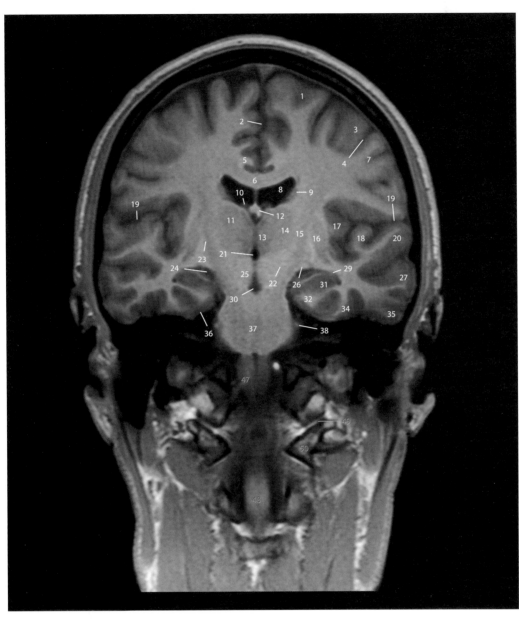

图 3.9B　颅脑冠状位 T1 加权 MRI 图像，与 ▶图 3.9A 和 ▶图 3.9C 的切面相对应

1. 额上回
2. 大脑镰
3. 中央前回
4. 中央沟
5. 扣带回
6. 胼胝体干
7. 中央后回
8. 侧脑室中央部
9. 尾状核
10. 侧脑室脉络丛
11. 丘脑外侧背核
12. 穹隆
13. 丘脑内侧核
14. 丘脑腹外侧核
15. 内囊后肢
16. 壳核
17. 岛叶
18. 颞横回
19. 外侧裂
20. 颞上回
21. 第三脑室
22. 丘脑底核
23. 苍白球
24. 侧脑室颞角（下角）
25. 红核
26. 视束
27. 颞中回
29. 尾状核尾部
30. 脚间池
31. 海马
32. 海马旁回
34. 枕颞外侧回
35. 颞下回
36. 小脑幕
37. 脑桥

B 38. 三叉神经

47. 橄榄
48. 脊髓
49. 寰枕关节
50. 第 1 颈椎外侧块

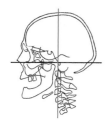

1. 上矢状窦
2. 桥静脉
3. 旁中央动脉
4. 中央前沟动脉
5. 顶骨
6. 楔前动脉
7. 中央沟动脉
8. 胼周动脉
9. 丘纹上静脉
10. 大脑内静脉
11. 岛动脉
12. 大脑中动脉颞支
13. 脉络膜后动脉
14. 基底静脉
15. 大脑后动脉
16. 大脑后动脉颞支
17. 小脑上动脉
18. 颞骨
19. 耳郭
20. 内耳道
21. 小脑后下动脉（PICA）
22. 鼓室腔
23. 鼓膜
24. 外耳道
25. 椎动脉
26. 枕骨髁
27. 茎突
28. 茎乳孔
29. 寰枕关节
30. 枢椎齿突
31. 寰椎外侧突
32. 二腹肌后腹
33. 枢椎
34. 寰枢外侧关节
35. 枕动脉
36. 椎间盘
37. 颈内静脉
38. 第3颈椎
39. 胸锁乳突肌
40. 第4颈椎
41. 第5颈椎

51~54. 海马的不同区域
（海马角，CA1~5）
55. 海马白质
56. 海马伞部
57. 齿状回
58. 下托
59. 前下托
60. 旁下托
61. 内嗅皮层
62. 新脑皮层
63. 侧副沟

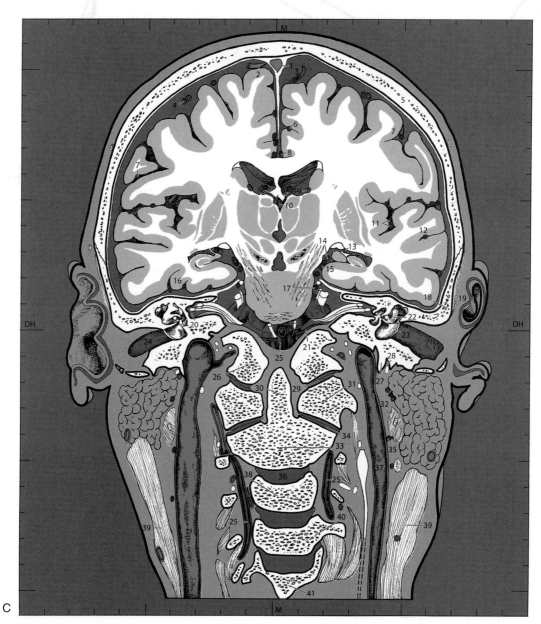

图 3.9C 颅脑冠状位第8个切面的前位图。外耳道、鼓室腔和内耳道位于该切面。颈内静脉穿过切面，并毗邻齿状突和颈椎体的外侧。图中显示了骨结构、肌肉和血管

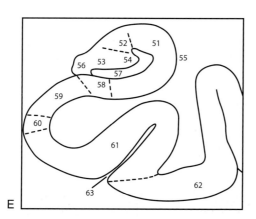

图 3.9E 海马体的解剖学结构简图[480]

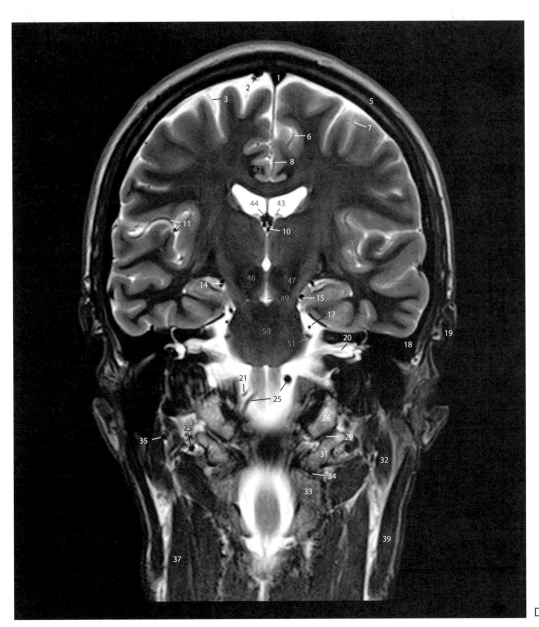

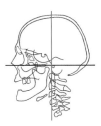

1. 上矢状窦
2. 桥静脉
3. 旁中央动脉
5. 顶骨
6. 楔前动脉
7. 中央沟动脉
8. 胼周动脉
10. 大脑内静脉
11. 岛动脉
14. 基底静脉
15. 大脑后动脉
17. 小脑上动脉
18. 颞骨
19. 耳郭
20. 内耳道、面神经（前上）
　　及前庭蜗神经（后下）
21. 小脑后动脉
25. 椎动脉
26. 枕骨髁
29. 寰枕关节
31. 寰椎外侧突
32. 二腹肌后腹
33. 枢椎
34. 寰枢外侧关节
35. 枕动脉
37. 颈内静脉
39. 胸锁乳突肌
42. 扣带回
43. 脉络丛
44. 穹隆
45. 岛叶
46. 红核
47. 黑质
48. 海马
49. 脚间池
50. 脑桥
51. 三叉神经

D

图 3.9D　颅脑冠状位 T2 加权 MRI 图像，与 ▶图 3.9A 和 ▶图 3.9C 的切面大致对应

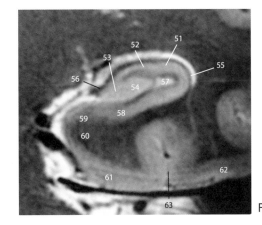

51~54. 海马的不同区域
　　（CA1~4）
55. 海马白质
56. 海马伞部
57. 齿状回
58. 下托
59. 前下托
60. 旁下托
61. 内嗅皮质
62. 新脑皮质
63. 侧副沟

图 3.9F　海马组织的高分辨率 7T-T2 加权 MRI
图像（经允许引自 Dr. J. Theysohn, University Hospital
Essen.）

F

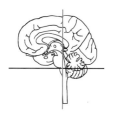

1. 额上回
2. 中央前回
3. 中央后回
4. 中央沟
5. 扣带回
6. 缘上回
7. 侧脑室中央部
8. 胼胝体干
9. 尾状核
10. 颞横回后断面
11. 颞横回前断面
12. 穹隆
13. 丘脑枕
14. 颞横回
15. 颞上回
16. 丘脑中央中核
17. 后连合
18. 内侧膝状体
19. 外侧膝状体
20. 尾状核尾部
21. 侧脑室下角
22. 颞中回
23. 中脑导水管
24. 导水管周围灰质
25. 滑车神经
26. 海马旁回
27. 枕颞外侧回
28. 颞下回
29. 小脑幕
30. 脑桥
31. 小脑前叶
32. 小脑中脚
33. 小脑原裂
34. 面神经和中间神经
35. 前庭蜗神经
36. 舌咽神经和迷走神经
37. 绒球（H X）
38. 下橄榄核
39. 副神经
40. 舌下神经
41. 椎体交叉
42. 第1脊神经前根（腹侧根）
43. 脊髓
44. 第2脊神经前根（腹侧根）
45. 第2脊神经节
46. 前正中裂
47. 第5脊神经前根（腹侧根）

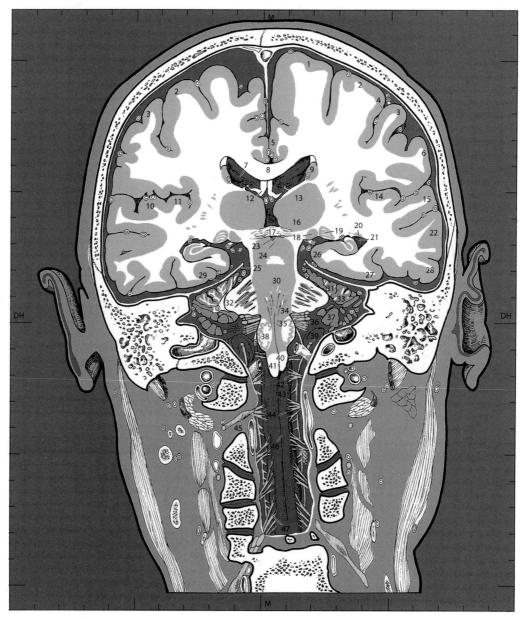

A

图 3.10　颅脑冠状位第 9 个切面。 DH＝German 平面；M＝正中矢状面

图 3.10A　颅脑冠状位第 9 个切面的前位图。后连合线位于该切面，显示侧脑室中央部、下角区及导水管的上部，第Ⅶ～Ⅻ对脑神经起源于脑干。四叠体在此切面不可见（▶图 3.1C）

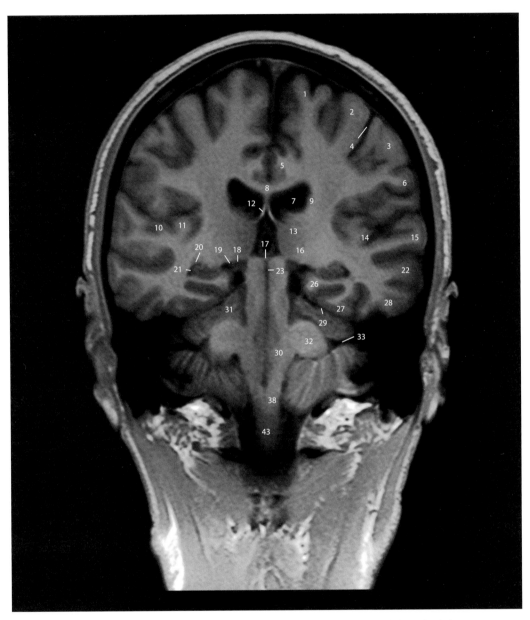

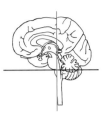

1. 额上回
2. 中央前回
3. 中央后回
4. 中央沟
5. 扣带回
6. 缘上回
7. 侧脑室中央部
8. 胼胝体干
9. 尾状核
10. 颞横回后断面
11. 颞横回前断面
12. 穹隆
13. 丘脑枕
14. 颞横回
15. 颞上回
16. 丘脑中央中核
17. 后连合
18. 内侧膝状体
19. 外侧膝状体
20. 尾状核尾部
21. 侧脑室下角
22. 颞中回
23. 中脑导水管
26. 海马旁回
27. 枕颞外侧回
28. 颞下回
29. 小脑幕
30. 脑桥
31. 小脑前叶
32. 小脑中脚
33. 小脑原裂
38. 下橄榄核
43. 脊髓

B

图 3.10B　颅脑冠状位 T1 加权 MRI 图像，与 ▶图 3.10A 和 ▶图 3.10C 的切面相对应

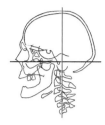

1. 上矢状窦
2. 旁中央动脉
3. 中央沟动脉
4. 楔前动脉
5. 顶叶前动脉
6. 顶骨
7. 胼周动脉
8. 丘纹上静脉
9. 内眦动脉
10. 大脑内静脉
11. 大脑中动脉颞支
12. 脉络丛后动脉
13. 枕叶内侧动脉
14. 基底静脉
15. 枕叶外侧动脉
16. 小脑上动脉
17. 耳郭
18. 颞骨
19. 乙状窦
20. 小脑后下动脉
21. 椎动脉
22. 枕骨
23. 乳突
24. 寰枕关节
25. 枕动脉
26. 二腹肌后腹
27. 椎静脉
28. 寰椎外侧块
29. 枢椎的关节突和椎弓
30. 第 3 颈椎的关节突和椎弓
31. 第 4 颈椎的关节突和椎弓
32. 胸锁乳突肌
33. 第 5 颈椎

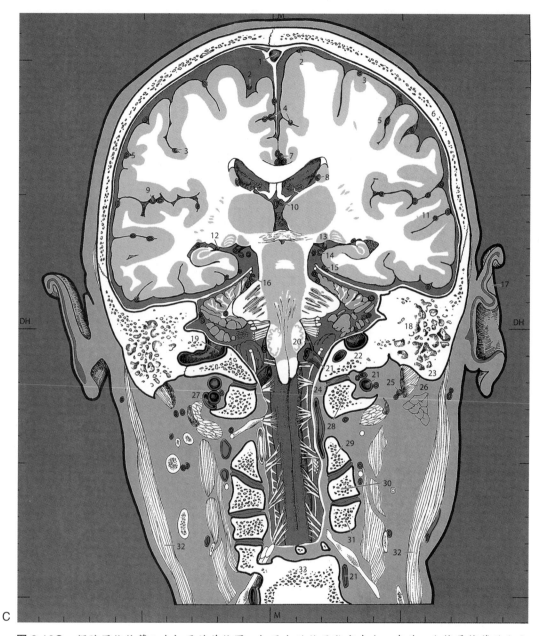

图 3.10C 颅脑冠状位第 9 个切面的前位图。切面大致位于乳突中央，在前 4 个椎骨椎管的上方可见颅后窝结构。图中显示了骨结构、肌肉和血管

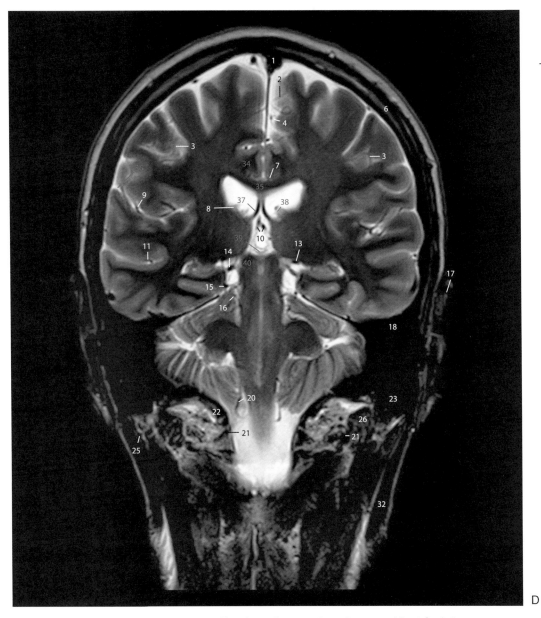
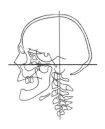

1. 上矢状窦
2. 旁中央动脉
3. 中央沟动脉
4. 楔前动脉
6. 顶骨
7. 胼周动脉
8. 丘纹上静脉
9. 内眦动脉
10. 大脑内静脉
11. 大脑中动脉颞支
13. 枕叶内侧动脉
14. 基底静脉
15. 枕叶外侧动脉
16. 小脑上动脉
17. 耳郭
18. 颞骨
20. 小脑后下动脉
21. 椎动脉
22. 枕骨
23. 乳突
25. 枕动脉
26. 二腹肌后腹
32. 胸锁乳突肌
34. 扣带回
35. 胼胝体干
36. 外侧裂
37. 穹隆
38. 脉络丛
39. 松果体
40. 上丘
41. 海马

图 3.10D 颅脑冠状位 T2 加权 MRI 图像，与 ▶图 3.10A 和 ▶图 3.10C 的切面相对应

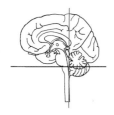

1. 中央前回
2. 大脑镰
3. 中央沟
4. 中央旁小叶
5. 中央后回
6. 扣带回
7. 缘上回
8. 外侧裂
9. 侧脑室三角区
10. 胼胝体压部
11. 尾状核尾部
12. 颞上回
13. 穹隆
14. 松果体
15. 海马
16. 颞中回
17. 小脑幕
18. 枕颞内侧回
19. 枕颞外侧回
20. 颞下回
21. 小脑前叶
22. 小脑原裂
23. 第四脑室顶
24. 第四脑室脉络丛
25. 小脑后叶
26. 菱形窝底
27. 小脑延髓池
28. 枕下神经
29. 枕大神经
30. 第 3 枕神经
31. 脊髓

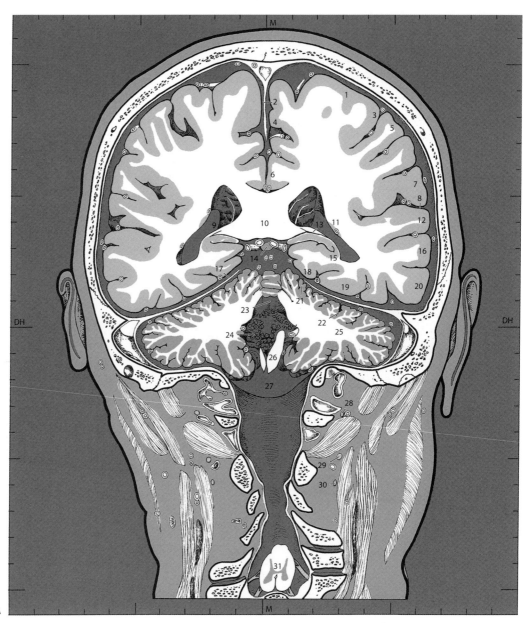

A

图 3.11 颅脑冠状位第 10 个切面。DH＝German 平面；M＝正中矢状面

图 3.11A 颅脑冠状位第 10 个切面的前位图。切面的胼胝体压部、侧脑室三角区、松果体、菱形窝底以及小脑和第四脑室底均被切分。图中显示了脑结构和脊神经分支

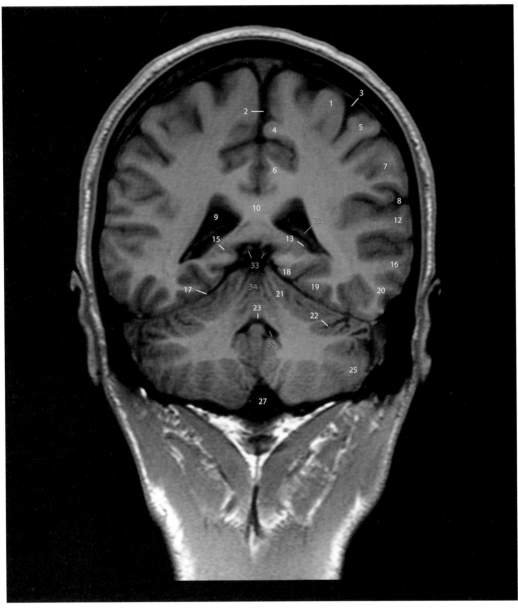

1. 中央前回
2. 大脑镰
3. 中央沟
4. 中央旁小叶
5. 中央后回
6. 扣带回
7. 缘上回
8. 外侧裂
9. 侧脑室三角部
10. 胼胝体压部
12. 颞上回
13. 穹隆
15. 海马
16. 颞中回
17. 小脑幕
18. 枕颞内侧回
19. 枕颞外侧回
20. 颞下回
21. 小脑前叶
22. 小脑原裂
23. 第四脑室顶
25. 小脑后叶
27. 小脑延髓池
32. 侧脑室脉络丛
33. 大脑内静脉
34. 小脑前叶蚓部
35. 第四脑室

B

图 3.11B　颅脑冠状位 T1 加权 MRI 图像，与 ▶ 图 3.11A 和 ▶ 图 3.11C 的切面相对应

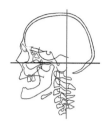

1. 上矢状窦
2. 旁中央动脉
3. 中央沟动脉
4. 顶骨
5. 楔前动脉
6. 顶叶前动脉
7. 内眦动脉
8. 丘纹上静脉
9. 大脑中动脉颞支
10. 大脑内静脉
11. 基底静脉
12. 枕叶内侧动脉
13. 小脑上动脉
14. 枕叶外侧动脉
15. 颞骨
16. 乙状窦
17. 小脑后下动脉
18. 耳郭
19. 枕骨
20. 椎静脉
21. 椎动脉
22. 头上斜肌
23. 枕骨下静脉丛
24. 寰椎后弓
25. 枕动脉
26. 头下斜肌
27. 胸锁乳突肌
28. 椎弓
29. 第3颈椎椎弓
30. 第4颈椎椎弓
31. 第5颈椎椎弓

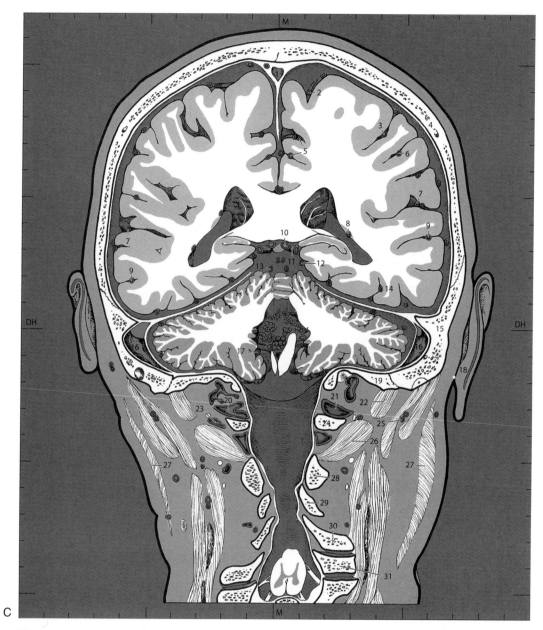

C

图 3.11C 颅脑冠状位第 10 个切面的前位图。切面位于颞骨岩部后方，并直接贯穿于枕骨大孔后方（▶图 3.1A），颈椎骨在椎弓水平被切分。图中显示了骨结构、肌肉和血管

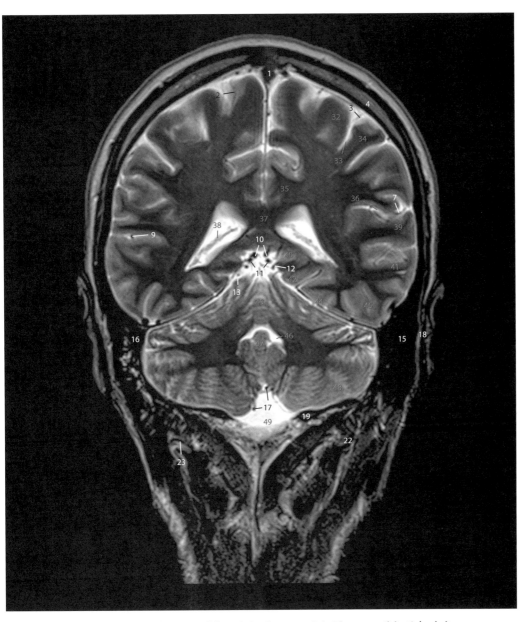

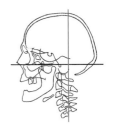

1. 上矢状窦
2. 旁中央动脉
3. 中央沟动脉
4. 顶骨
7. 角回动脉
9. 大脑中动脉颞支
10. 大脑内静脉
11. 基底静脉
12. 枕叶内侧动脉
13. 小脑上动脉
15. 颞骨
16. 乙状窦
17. 小脑后下动脉
18. 耳郭
19. 枕骨
22. 头上斜肌
23. 枕骨下静脉丛
32. 中央前回
33. 中央沟
34. 中央后回
35. 扣带回
36. 外侧裂
37. 胼胝体压部
38. 侧脑室脉络丛
39. 颞上回
40. 海马
41. 颞中回
42. 枕颞内侧回
43. 小脑前叶蚓部
44. 枕颞外侧回
45. 颞下回
46. 第四脑室
47. 蚓部小结（Ⅹ）
48. 小脑后叶
D
49. 小脑延髓池

图 3.11D　颅脑冠状位 T2 加权 MRI 图像，与▶图 3.11A 和▶图 3.11C 的切面相对应

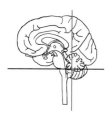

1. 中央前回
2. 中央后回
3. 中央旁小叶
4. 大脑镰
5. 缘上回
6. 侧脑室枕角（后角）
7. 颞上沟
8. 颞上回
9. 颞中回
10. 小脑前叶
11. 枕颞内侧回
12. 小脑幕
13. 枕颞外侧回
14. 颞下回
15. 小脑原裂
16. 蚓垂（Ⅸ）
17. 齿状核
18. 小脑后叶
19. 小脑延髓池
20. 枕大神经
21. 第 3 枕神经

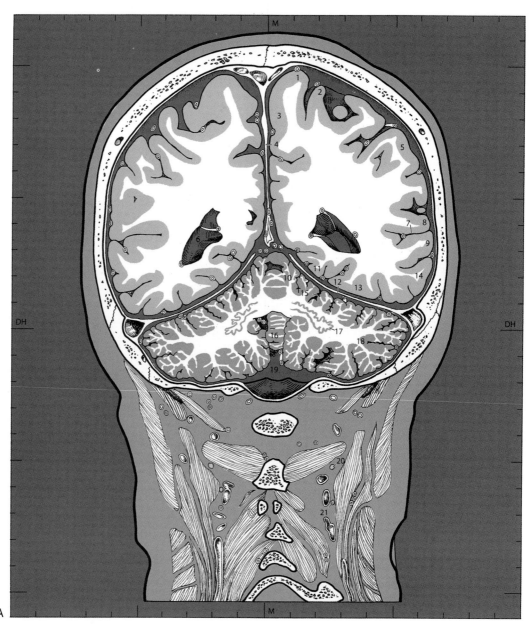

A

图 3.12 颅脑冠状位第 11 个切面。DH=German 平面；M= 正中矢状面
图 3.12A 颅脑冠状位第 11 个切面的前位图。在幕上区域，侧脑室后角形成了一个界标，小脑的
齿状核位于幕下。图中显示了脑结构和脊神经分支

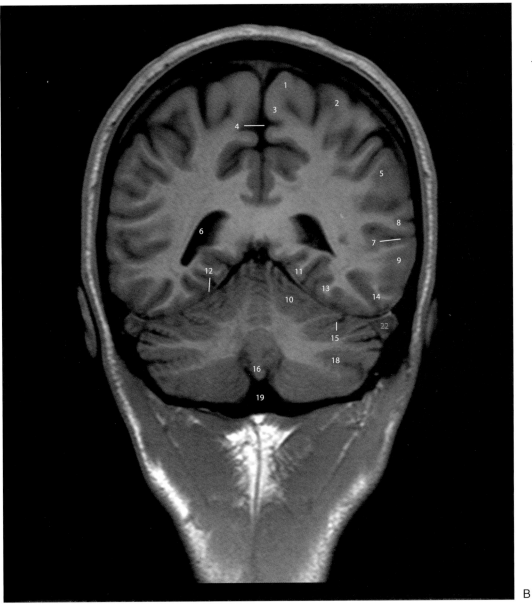

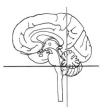

1. 中央前回
2. 中央后回
3. 中央旁小叶
4. 大脑镰
5. 缘上回
6. 侧脑室枕解（后角）
7. 颞上沟
8. 颞上回
9. 颞中回
10. 小脑前叶
11. 枕颞内侧回
12. 小脑幕
13. 枕颞外侧回
14. 颞下回
15. 小脑原裂
16. 蚓垂（IX）
18. 小脑后叶
19 小脑延髓池
22. 横窦

B

图 3.12B　颅脑冠状位 T1 加权 MRI 图像，与 ▶图 3.12A 和 ▶图 3.12C 的切面相对应

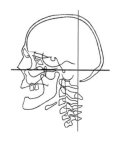

1. 上矢状窦
2. 楔前动脉
3. 顶叶前动脉
4. 顶骨
5. 顶叶后动脉
6. 内眦动脉
7. 直窦
8. 小脑上动脉
9. 枕叶内侧动脉
10. 枕叶外侧动脉
11. 横窦
12. 小脑后下动脉
13. 枕骨大孔
14. 枕骨
15. 头后小直肌
16. 头上斜肌
17. 寰椎后弓
18. 枕动脉
19. 头夹肌
20. 头下斜肌
21. 枢椎棘突
22. 枕骨下静脉丛
23. 第3颈椎棘突
24. 第4颈椎棘突
25. 第5颈椎椎弓
26. 第6颈椎椎弓

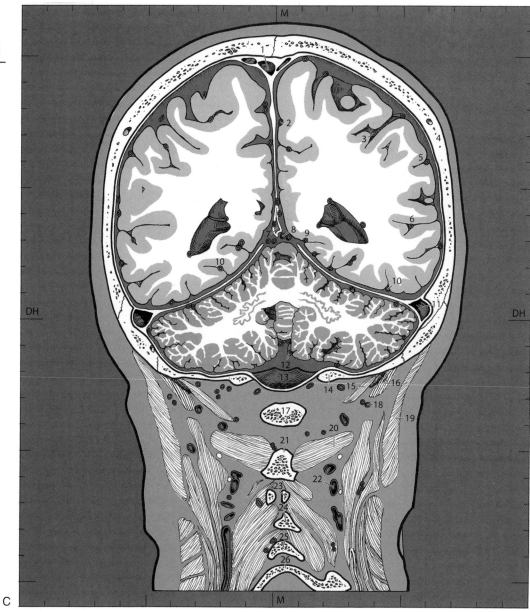

C

图 3.12C 颅脑冠状位第 11 个切面的前位图。枕骨大孔后部位于该切面。图中显示了骨结构、颈部肌肉和血管

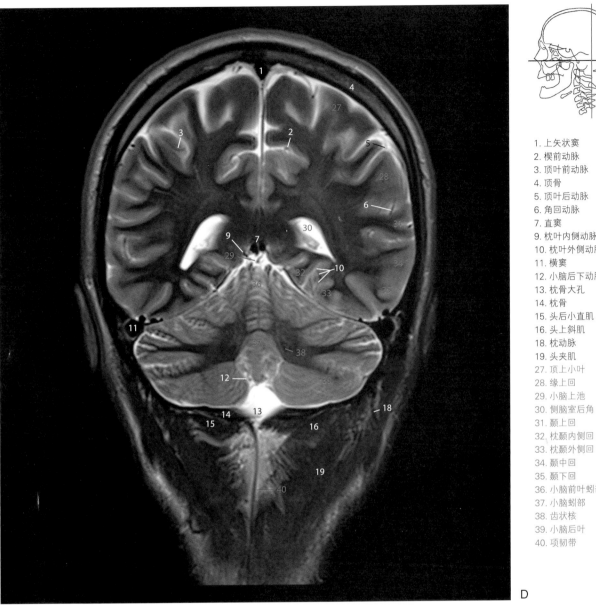

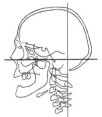

1. 上矢状窦
2. 楔前动脉
3. 顶叶前动脉
4. 顶骨
5. 顶叶后动脉
6. 角回动脉
7. 直窦
9. 枕叶内侧动脉
10. 枕叶外侧动脉
11. 横窦
12. 小脑后下动脉
13. 枕骨大孔
14. 枕骨
15. 头后小直肌
16. 头上斜肌
18. 枕动脉
19. 头夹肌
27. 顶上小叶
28. 缘上回
29. 小脑上池
30. 侧脑室后角
31. 颞上回
32. 枕颞内侧回
33. 枕颞外侧回
34. 颞中回
35. 颞下回
36. 小脑前叶蚓部
37. 小脑蚓部
38. 齿状核
39. 小脑后叶
40. 项韧带

D

图 3.12D　颅脑冠状位 T2 加权 MRI 图像，与 ▶图 3.12A 和 ▶图 3.12C 的切面相对应

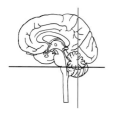

1. 顶上小叶
2. 大脑纵裂
3. 大脑镰
4. 楔前叶
5. 角回
6. 顶枕沟
7. 硬脑膜
8. 视皮质
9. 楔叶
10. 侧脑室后角
11. 颞中回
12. 距状沟
13. 小脑前叶
14. 枕颞内侧回
15. 枕颞外侧回
16. 颞下回
17. 小脑幕
18. 小脑原裂
19. 小脑后叶
20. 蚓锥体（Ⅷ）
21. 小脑延髓池
22. 枕大神经
23. 第3枕神经

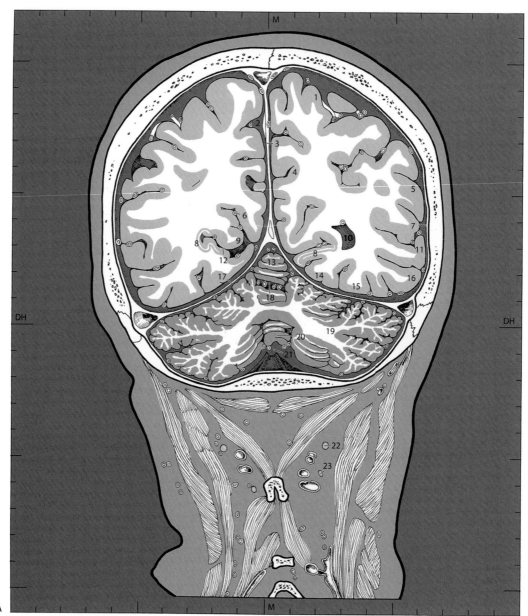

图 3.13 颅脑冠状位第 12 个切面。DH=German 平面；M= 正中矢状面

图 3.13A 颅脑冠状位第 12 个切面的前位图。切面仅切分左侧大脑半球的侧脑室后角，小脑幕完全将幕上和幕下区域分开。图中显示了脑结构和脊神经分支

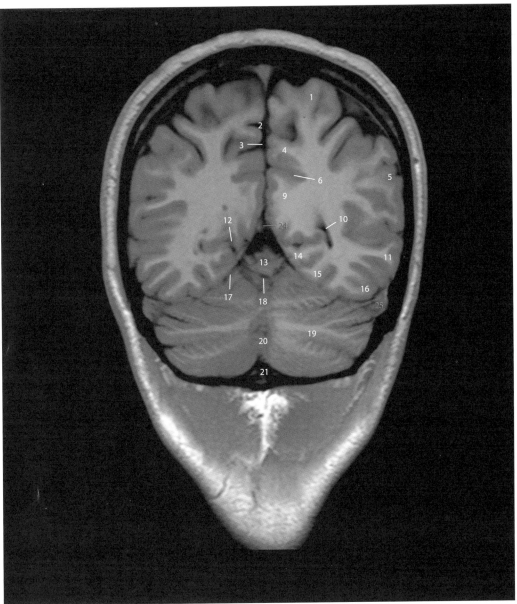

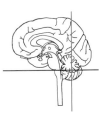

1. 顶上小叶
2. 大脑纵裂
3. 大脑镰
4. 楔前叶
5. 角回
6. 顶枕沟
9. 楔叶
10. 侧脑室后角
11. 颞中回
12. 距状沟
13. 小脑前叶
14. 枕颞内侧回
15. 枕颞外侧回
16. 颞下回
17. 小脑幕
18. 小脑原裂
19. 小脑后叶
20. 蚓锥体（Ⅷ）
21. 小脑延髓池
24. 直窦
25. 横窦

B

图 3.13B　颅脑冠状位 T1 加权 MRI 图像，与 ▶图 3.13A 和 ▶图 3.13C 的切面相对应

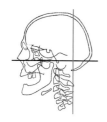

1. 上矢状窦
2. 顶叶前动脉
3. 顶骨
4. 楔前动脉
5. 顶叶后动脉
6. 大脑镰
7. 顶枕动脉
8. 内眦动脉
9. 直窦
10. 颞枕动脉
11. 距状沟动脉
12. 小脑上动脉
13. 枕叶外侧动脉
14. 小脑幕
15. 横窦
16. 小脑后动脉
17. 枕骨
18. 枕动脉
19. 头后小直肌
20. 头后大直肌
21. 头夹肌
22. 枢椎棘突
23. 枕骨下静脉丛
24. 第4颈椎棘突
25. 第5颈椎棘突

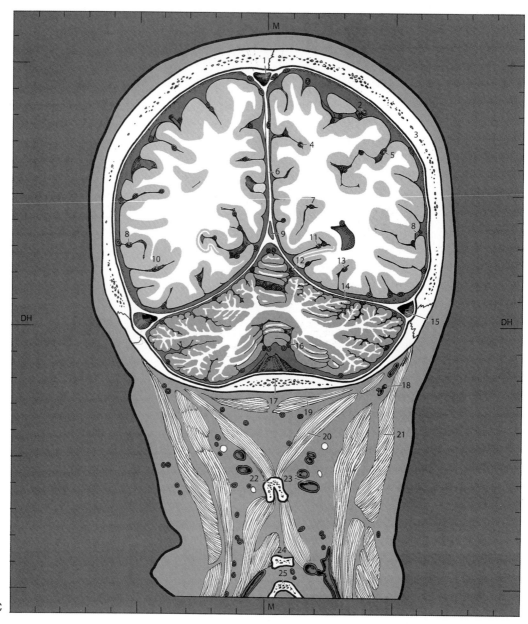

图 3.13C 颅脑冠状位第 12 个切面的前位图。切面位于枕骨大孔后部，仅穿过 3 个颈椎的棘突。图中显示了骨结构、颈部肌肉和血管

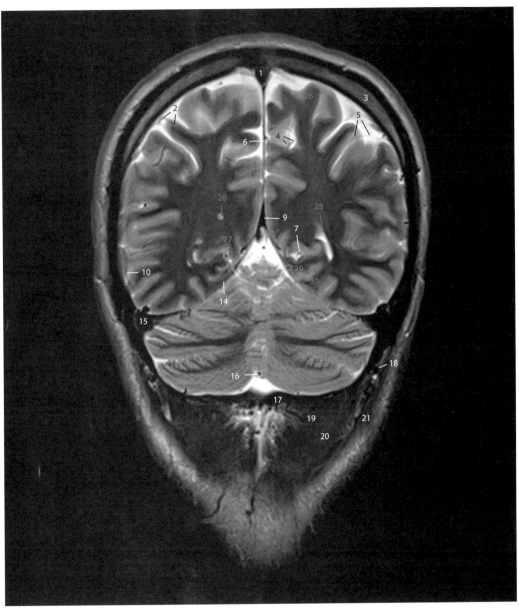

D

图 3.13D　*颅脑冠状位 T2 加权 MRI 图像，与 ▶ 图 3.13A 和 ▶ 图 3.13C 的切面相对应*

1. 上矢状窦
2. 顶叶前动脉
3. 顶骨
4. 楔前动脉
5. 顶叶后动脉
6. 大脑镰
7. 顶枕动脉
9. 直窦
10. 颞枕动脉
14. 小脑幕
15. 横窦
16. 小脑后动脉
17. 枕骨
18. 枕动脉
19. 头后小直肌
20. 头后大直肌
21. 头夹肌
26. 顶上小叶
27. 顶枕沟
28. 侧脑室后角
29. 枕颞内侧回
30. 枕颞外侧回
31. 小脑前叶蚓部
32. 小脑蚓部
33. 小脑后叶

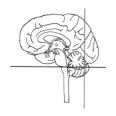

1. 顶上小叶
2. 大脑纵裂
3. 楔前叶
4. 角回
5. 大脑镰
6. 顶枕沟
7. 楔叶
8. 枕回
9. 距状沟
10. 视皮质
11. 硬脑膜
12. 枕颞内侧回
13. 枕颞外侧回
14. 小脑幕
15. 蚓叶（ⅦA）
16. 小脑后叶
17. 枕大神经
18. 第3枕神经

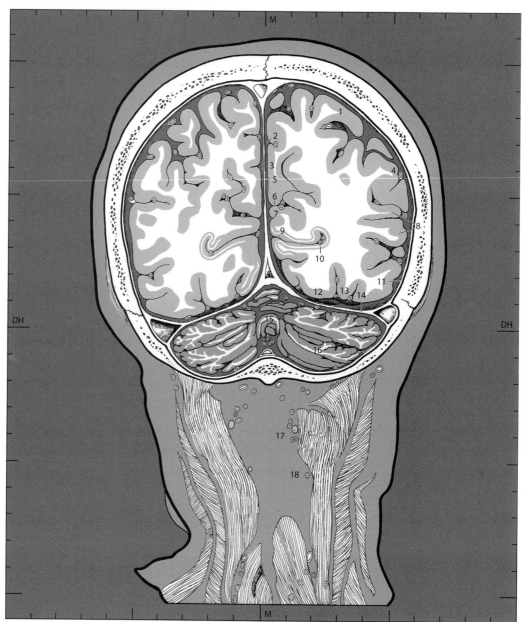

图 3.14 颅脑冠状位第 13 个切面。DH=German 平面；M= 正中矢状面

图 3.14A 颅脑冠状位第 13 个切面的前位图。切面在终脑水平仅穿过部分顶骨和枕叶，穿过小脑。图中显示了脑结构和脊神经分支

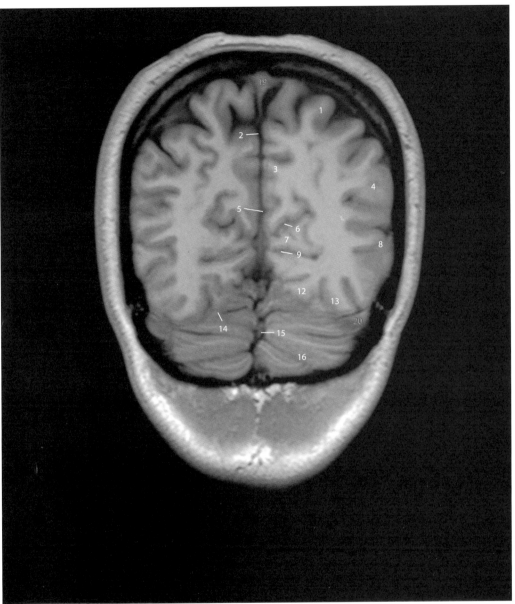

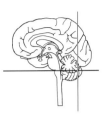

1. 顶上小叶
2. 大脑纵裂
3. 楔前叶
4. 角回
5. 大脑镰
6. 顶枕沟
7. 楔叶
8. 枕回
9. 距状沟
12. 枕颞内侧回
13. 枕颞外侧回
14. 小脑幕
15. 蚓叶（ⅦA）
16. 小脑后叶
19. 上矢状窦
20. 横窦

B

图 3.14B 颅脑冠状位 T1 加权 MRI 图像，与 ▶图 3.14A 和 ▶图 3.14C 的切面相对应

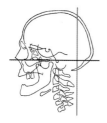

1. 上矢状窦
2. 楔前动脉
3. 顶叶后动脉
4. 顶骨
5. 大脑镰
6. 顶枕动脉
7. 内眦动脉
8. 距状沟动脉
9. 枕颞动脉
10. 直窦
11. 小脑幕
12. 枕叶外侧动脉
13. 横窦
14. 小脑后动脉
15. 枕骨
16. 枕动脉
17. 头半棘肌
18. 头夹肌
19. 项韧带
20. 斜方肌

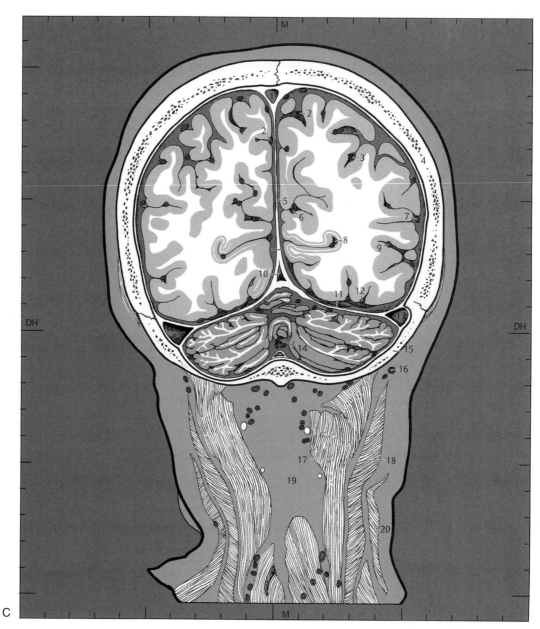

图3.14C 颅脑冠状位第13个切面的前位图。顶骨和枕骨形成了一个圆形骨环。图中显示了骨结构、颈部肌肉和血管

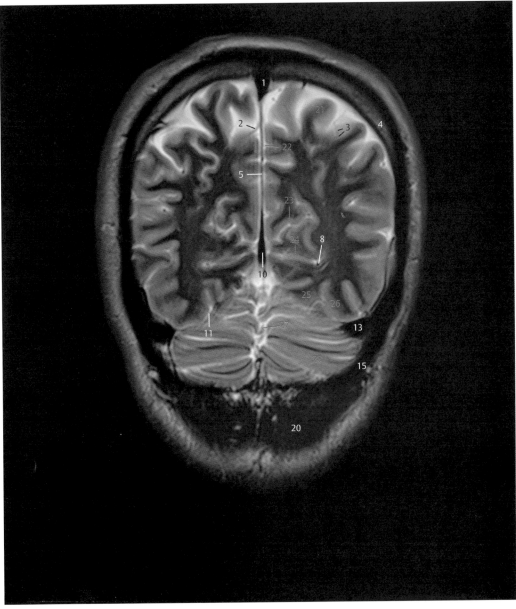

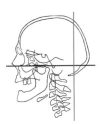

1. 上矢状窦
2. 楔前动脉
3. 顶叶后动脉
4. 顶骨
5. 大脑镰
8. 距状沟动脉
10. 直窦
11. 小脑幕
13. 横窦
15. 枕骨
20. 斜方肌
21. 顶上小叶
22. 纵裂池
23. 顶枕沟
24. 距状沟
25. 枕颞内侧回
26. 枕颞外侧回
27. 小脑后叶蚓部
28. 小脑后叶

D

图 3.14D 颅脑冠状位 T2 加权 MRI 图像，与 ▶图 3.14A 和 ▶图 3.14C 的切面相对应

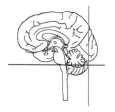

1. 楔前叶
2. 大脑纵裂
3. 顶枕沟
4. 大脑镰
5. 枕回
6. 楔叶
7. 视皮质
8. 距状沟
9. 硬脑膜
10. 枕颞内侧回
11. 枕颞外侧回
12. 枕大神经

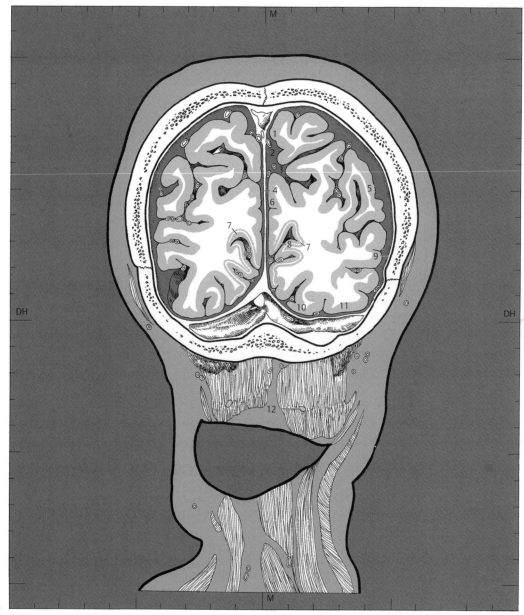

图 3.15 颅脑冠状位第 14 个切面。 DH=German 平面；M= 正中矢状面

图 3.15A 颅脑冠状位第 14 个切面的前位图。切面展现的大脑几乎完全由枕叶组成。图中显示了脑组织和第 2 脊神经分支

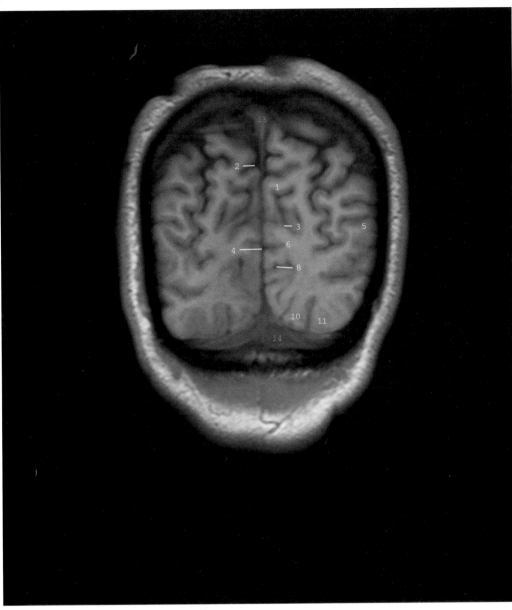

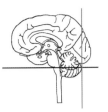

1. 楔前叶
2. 大脑纵裂
3. 顶枕沟
4. 大脑镰
5. 枕回
6. 楔叶
8. 距状沟
10. 枕颞内侧回
11. 枕颞外侧回
13. 上矢状窦
14. 横窦

B

图 3.15B　颅脑冠状位 T1 加权 MRI 图像，与 ▶图 3.15A 和 ▶图 3.15C 的切面相对应

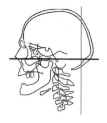

1. 上矢状窦
2. 顶枕动脉
3. 顶骨
4. 内眦动脉
5. 距状沟动脉
6. 颞枕动脉
7. 枕叶外侧动脉
8. 窦汇
9. 横窦
10. 枕骨
11. 枕动脉
12. 头半棘肌
13. 头夹肌
14. 项韧带
15. 斜方肌

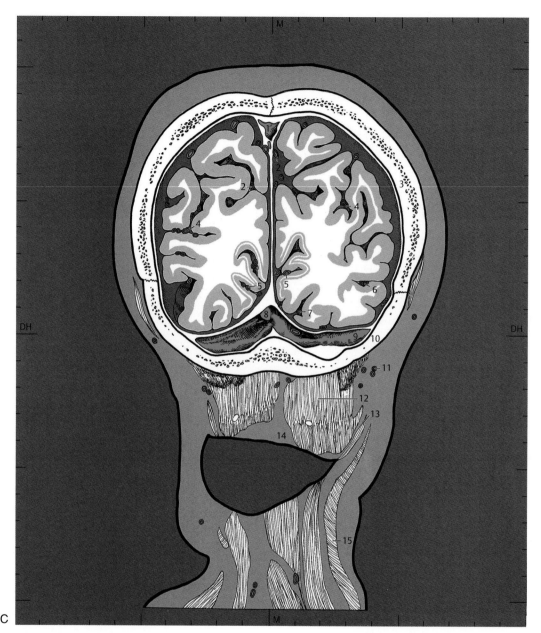

图 3.15C　颅脑冠状位第 14 个切面的前位图，包含窦汇。由于颈部曲度，该切面未能穿过颈椎。图中显示了骨结构、颈部肌肉和血管

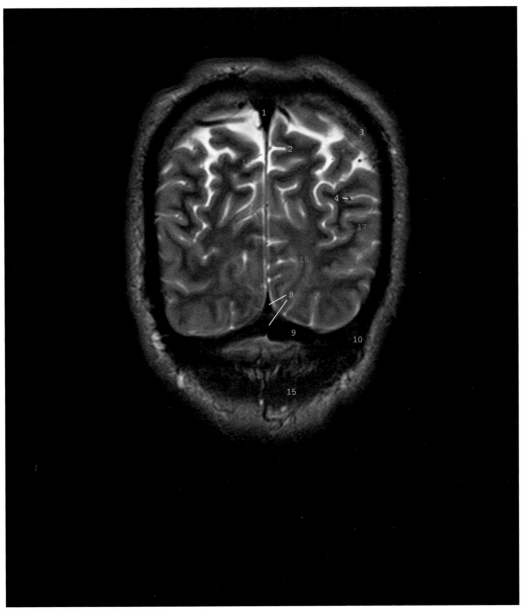

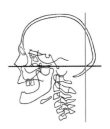

1. 上矢状窦
2. 顶枕动脉
3. 顶骨
4. 内眦动脉
8. 窦汇
9. 横窦
10. 枕骨
15. 斜方肌
16. 纵裂池
17. 枕回
18. 距状沟

图 3.15D　颅脑冠状位 T2 加权 MRI 图像，与 ▶图 3.15A 和 ▶图 3.15C 的切面相对应

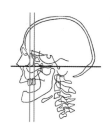

1. 额骨
2. 颅前窝
3. 眶顶
4. 鸡冠
5. 额颧缝
6. 眶板
7. 筛骨窦
8. 眶腔
9. 中鼻甲
10. 眶底
11. 眶下管
12. 颧骨
13. 鼻中隔
14. 下鼻甲
15. 上颌窦
16. 硬腭
17. 上颌骨
18. 第2磨牙
19. 第1磨牙
20. 下颌体
21. 下颌管

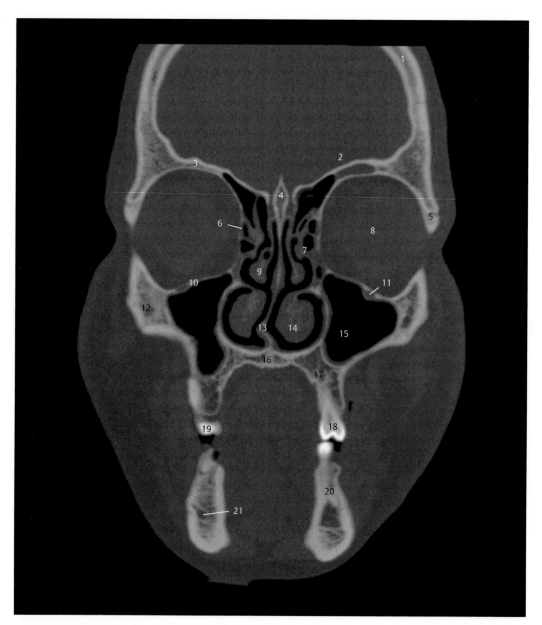

图 3.16 颅脑冠状位第 1 个切面的 CT 图像。位置大致与颅脑冠状位第 1 个切面的 MRI 相对应。CT 图像序列均来自同一个患者的诊断检查。颅脑冠状位成像是通过横断面薄层扫描重建获得，颅顶骨未能完全扫描。骨性标志包含颅前窝的鸡冠、眼眶、筛窦、鼻甲、上颌窦和下颌骨

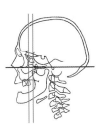

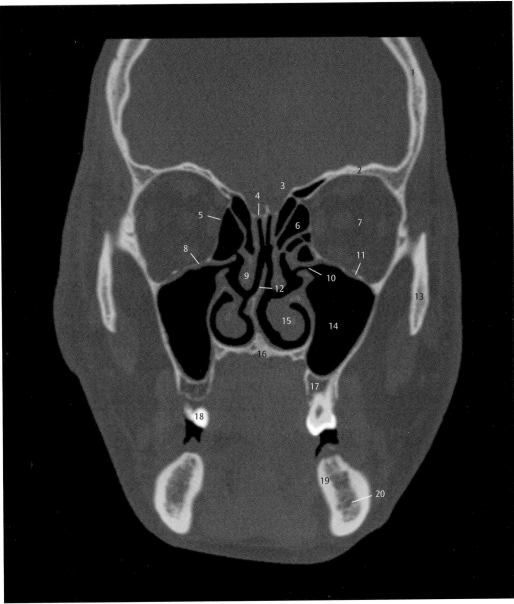

1. 额骨
2. 眶顶
3. 颅前窝
4. 筛板
5. 眶板
6. 筛骨窦
7. 眶腔
8. 眶底
9. 中鼻甲
10. 窦口鼻道
11. 眶下管
12. 鼻中隔
13. 颧骨
14. 上颌窦
15. 下鼻甲
16. 硬腭
17. 上颌骨
18. 第 2 磨牙
19. 下颌体
20. 下颌管

图 3.17　颅脑冠状位第 2 个切面的 CT 图像。位置大致与颅脑冠状位第 2 个切面的 MRI 相对应。骨性标志包含眶顶、眶底、鼻甲、上颌窦和下颌骨

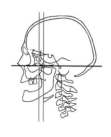

1. 额骨
2. 颅前窝
3. 视神经管
4. 前床突
5. 颅中窝
6. 眶上裂
7. 蝶骨
8. 蝶窦
9. 翼腭窝
10. 颧弓
11. 下鼻甲
12. 鼻中隔
13. 翼突
14. 软腭
15. 下颌支
16. 下颌管

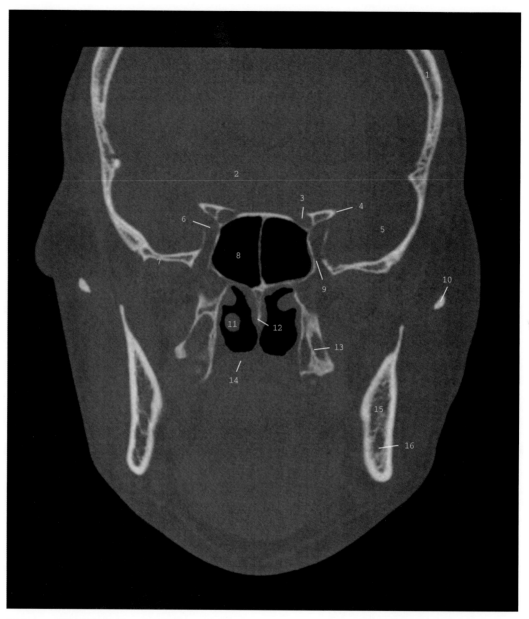

图 3.18　颅脑冠状位第 3 个切面的 CT 图像。 位置大致与颅脑冠状位第 4 个切面的 MRI 相对应。图中显示了蝶骨、翼腭窝和视神经管

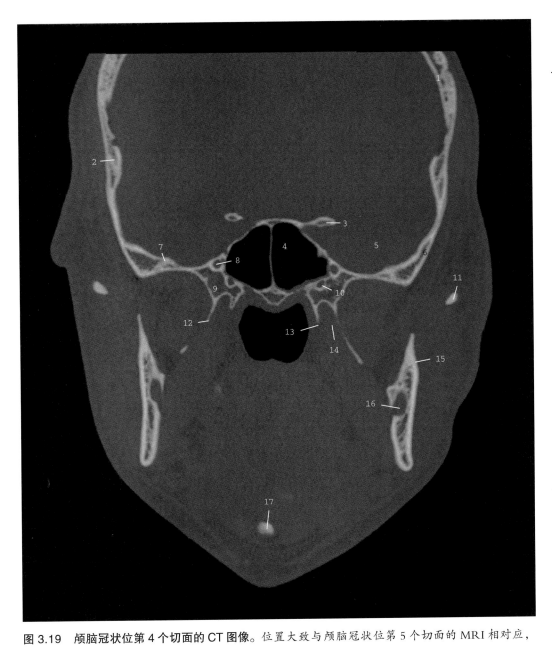

1. 顶骨
2. 鳞缝
3. 蝶骨小翼
4. 蝶窦
5. 颅中窝
6. 颞骨
7. 蝶鳞缝
8. 圆孔
9. 蝶骨
10. 翼管
11. 颧弓
12. 翼突外侧板
13. 翼突中板
14. 翼窝
15. 下颌支
16. 下颌管
17. 舌骨体

图 3.19　颅脑冠状位第 4 个切面的 CT 图像。位置大致与颅脑冠状位第 5 个切面的 MRI 相对应，包含圆孔和蝶骨翼突。图中显示了舌骨中央部

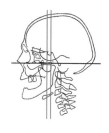

1. 顶骨
2. 后床突
3. 垂体窝，鞍底
4. 颈动脉沟
5. 颅中窝
6. 颞骨
7. 蝶窦
8. 蝶骨
9. 卵圆孔
10. 颈动脉管
11. 下颌支
12. 舌骨大角
13. 甲状软骨

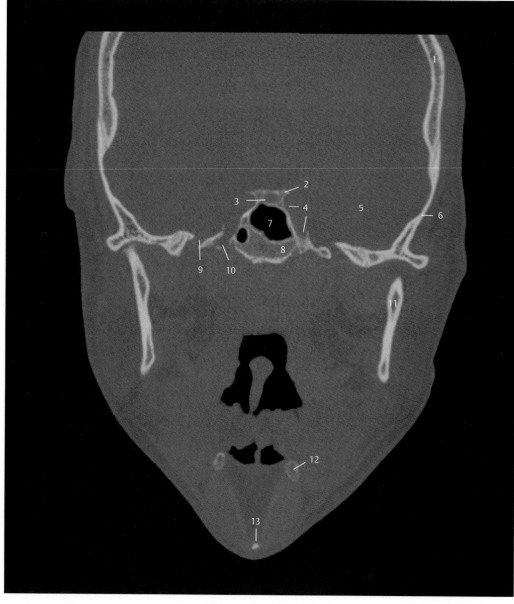

图 3.20 　颅脑冠状位第 5 个切面的 CT 图像。位置大致与颅脑冠状位第 6 个切面的 MRI 相对应。切面穿过颅中窝，经过后床突、蝶窦、下颌支和舌骨外侧

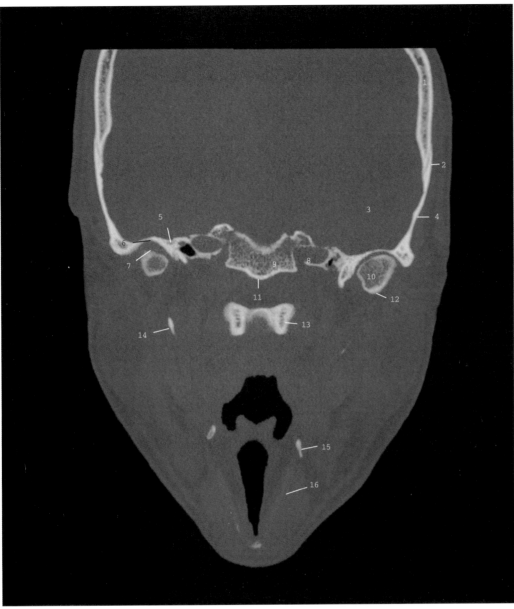

1. 顶骨
2. 鳞缝
3. 颅中窝
4. 颞骨
5. 蝶鳞缝
6. 下颌窝
7. 颞颌关节
8. 颈动脉管
9. 蝶骨
10. 下颌头
11. 咽结节
12. 下颌颈
13. 寰椎前弓
14. 茎突舌骨韧带
15. 舌骨大角
16. 甲状软骨

图 3.21 颅脑冠状位第 6 个切面的 CT 图像。位置大致与颅脑冠状位第 7 个切面的 MRI 相对应。切面穿过颅中窝，经过颞颌关节、舌骨外侧部和第 1 颈椎前弓

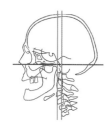

1. 顶骨
2. 鳞缝
3. 岩骨上缘
4. 颞骨
5. 耳蜗
6. 鼓室腔，听小骨
7. 外耳道
8. 茎突
9. 枕骨
10. 寰枕关节
11. 寰椎外侧块
12. 齿突
13. 寰枢外侧关节
14. 枢椎
15. 舌骨
16. 甲状软骨上角

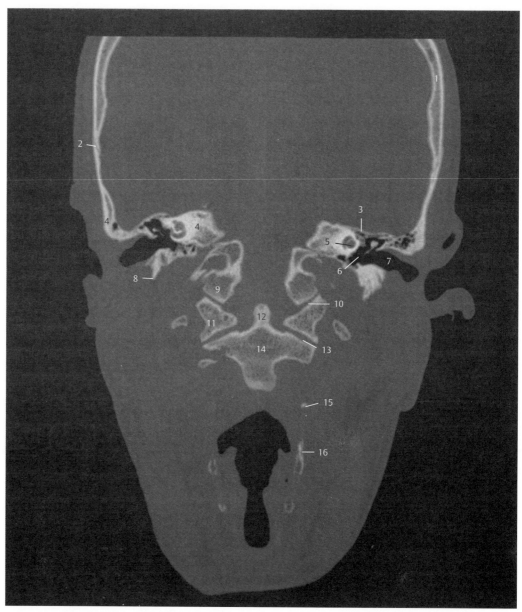

图 3.22　颅脑冠状位第 7 个切面的 CT 图像。位置大致与颅脑冠状位第 8 个切面的 MRI 相对应。图中显示了颞骨岩部、茎突和上颈椎前部

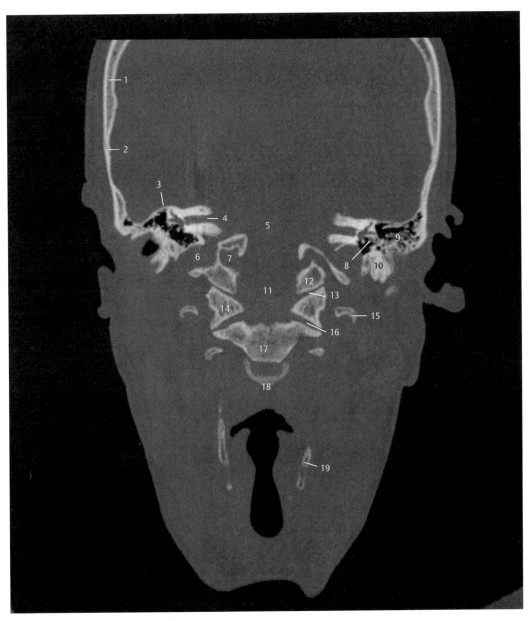

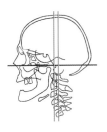

1. 顶骨
2. 鳞缝
3. 弓状隆起
4. 内耳道
5. 颅后窝
6. 颈静脉孔
7. 舌下神经管
8. 面神经管
9. 乳突小房
10. 颞骨
11. 枕骨大孔
12. 枕骨髁
13. 寰枕关节
14. 寰椎外侧块
15. 寰椎横突
16. 寰枢外侧关节
17. 枢椎
18. 第 3 颈椎
19. 甲状软骨

图 3.23　颅脑冠状位第 8 个切面的 CT 图像。切面可见内听道、面神经管和颞骨岩部的乳突气房，第 1~3 颈椎清晰可见

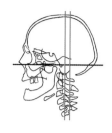

1. 顶骨
2. 鳞缝
3. 半圆管上部
4. 前庭迷路
5. 颅后窝
6. 颞骨
7. 面神经管
8. 颈静脉孔
9. 枕骨
10. 枕骨大孔
11. 枕乳突缝
12. 乳突
13. 寰枕关节
14. 寰椎外侧块
15. 椎管
16. 枢椎
17. 颈椎
18. 甲状软骨
19. 环状软骨

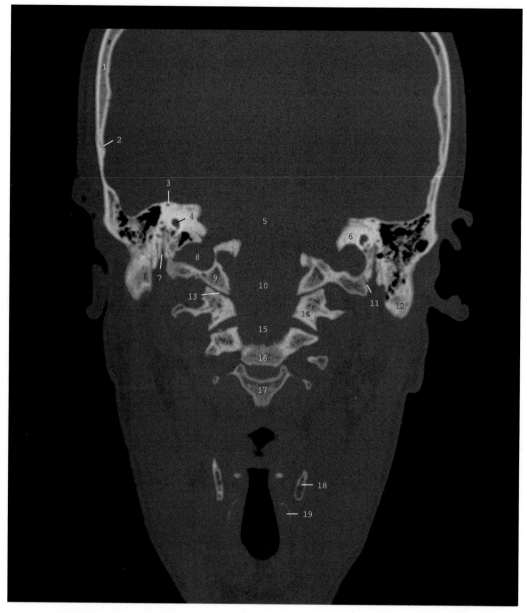

图 3.24　颅脑冠状位第 9 个切面的 CT 图像。位置大致与颅脑冠状位第 9 个切面的 MRI 相对应。颅后窝和颅颈交界位于颞骨岩部的内侧

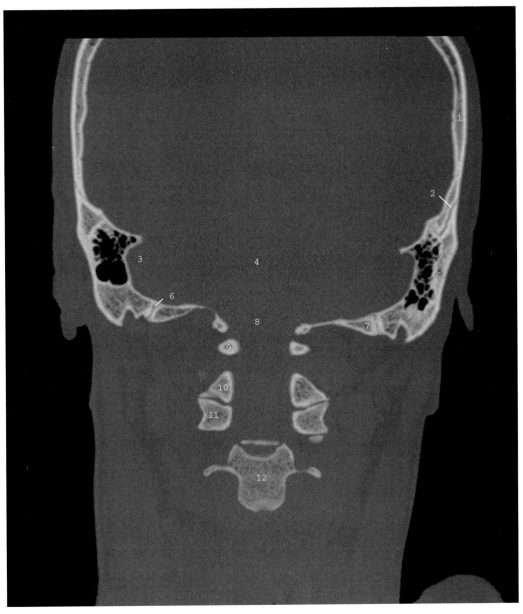

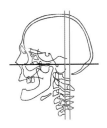

1. 顶骨
2. 鳞缝
3. 乙状窦，沟
4. 颅后窝
5. 颞骨
6. 枕乳突缝
7. 枕骨
8. 枕骨大孔
9. 寰椎后弓
10. 枢椎椎弓
11. 第 3 颈椎的关节突和椎弓
12. 第 4 颈椎

图 3.25　颅脑冠状位第 10 个切面的 CT 图像。 位置大致与颅脑冠状位第 10 个切面的 MRI 相对应。此图未显示完整的颅顶。图中显示了枕骨大孔开口

第4章　矢状位切面图

矢状位 MRI 的优点是可同时展示面颅和颅顶。

在大脑正中切面可清晰地观察到以下结构：

- 脑干（延髓、脑桥、中脑）。
- 小脑。
- 前脑（间脑、端脑）。

颅颈交界区延续至脊髓。在正中切面上可直观地看到胼胝体的典型形状及其病变，包括发育不全或萎缩。在正中及部分旁正中切面可清晰地显示脑垂体及其病变。在正中切面上也可看到前后连合线（▶图 1.1），因此在前后连合切面使用坐标系来确定方位，可将立体定向大脑解剖图与 MRI 相对应。在正中及侧方矢状位切面上，能很好地辨认端脑、脑沟和脑回。脑沟基本上垂直于切面走行，同时因局部容积效应，脑沟比斜行及切线走行的脑回更加直观。

MRI 的一个优点是能获得矢状位切面图像，CT 可通过重建获得矢状位切面图像。在矢状位切面上可以很容易地辨认大脑中线结构异常，也可诊断硬脑膜外占位性病变导致的椎管狭窄或创伤后遗症（参见▶第 9.2 节）。

▶图 4.1 展示了矢状位 6 个切面图，随后还展示了这些切面的内部影像（▶图 4.2、▶图 4.3、▶图 4.4、▶图 4.5、▶图 4.6、▶图 4.7、▶图 4.8、▶图 4.9、▶图 4.10、▶图 4.11、▶图 4.12、▶图 4.13）。

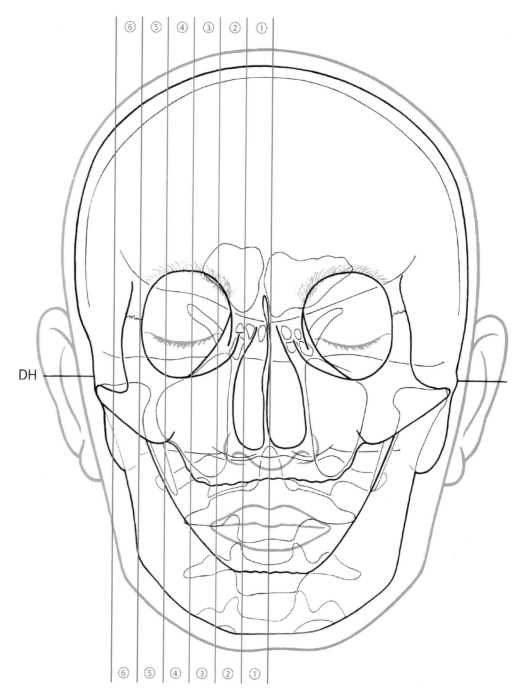

A

图 4.1   颅脑矢状位切面。圈码序号显示了切面数，层厚 1cm。技术参数见 ▶ 第 12 章。DH=German
平面

图 4.1A   颅脑矢状位 6 个切面的前位图。图中的切面对应于圈码序号内侧的切面

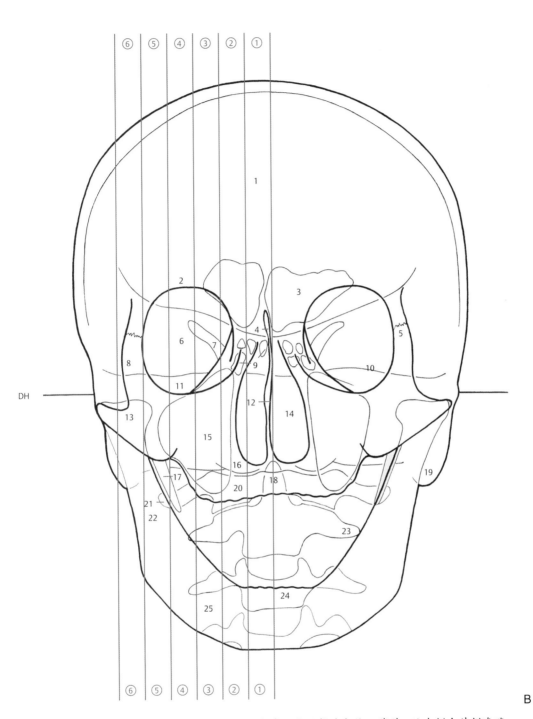

1. 额骨
2. 眶顶
3. 左侧额窦
4. 鸡冠
5. 额颧缝
6. 眼眶
7. 眶上裂
8. 颧骨
9. 筛骨窦
10. 颞骨岩部上缘
11. 眶底
12. 鼻中隔
13. 下颌头
14. 梨状孔
15. 上颌窦
16. 枕髁
17. 茎突
18. 枢椎齿突
19. 乳突
20. 寰椎
21. 寰椎横突
22. 下颌支
23. 枢椎横突
24. 第 3 颈椎
25. 下颌体

B

图 4.1B 在 ▶ 图 4.1A 的基础上，此图显示了颅脑前后位照射的定位 X 线片。从内侧向外侧准确、连续地绘出 6 个矢状位切面

1. 大脑纵裂
2. 额上沟
3. 额中回
4. 额上回
5. 额下沟
6. 额下回
7. 外侧裂
8. 颞上回
9. 颞上沟
10. 颞中回
11. 嗅球
12. 脚间窝
13. 动眼神经
14. 颞极
15. 脑桥
16. 三叉神经
17. 面神经和中间神经
18. 外展神经
19. 下橄榄核
20. 前庭神经
21. 绒球（HX）
22. 舌咽神经
23. 迷走神经
24. 延髓椎体
25. 小脑扁桃体
26. 副神经
27. 舌下神经
28. 第 1 脊神经前根（腹侧根）
29. 第 2 脊神经
30. 脊髓

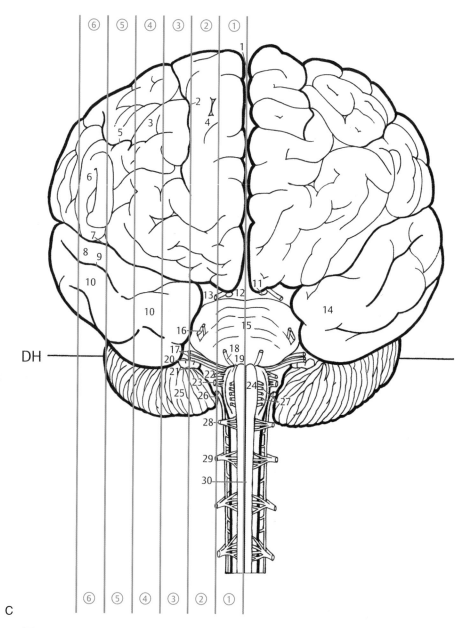

C

图 4.1C ▶图 4.1A 和▶图 4.1B 中颅脑的前位图。颅脑冠状位切面垂直于 German 平面。颅脑矢状位切面的组成及编号同▶图 4.1A

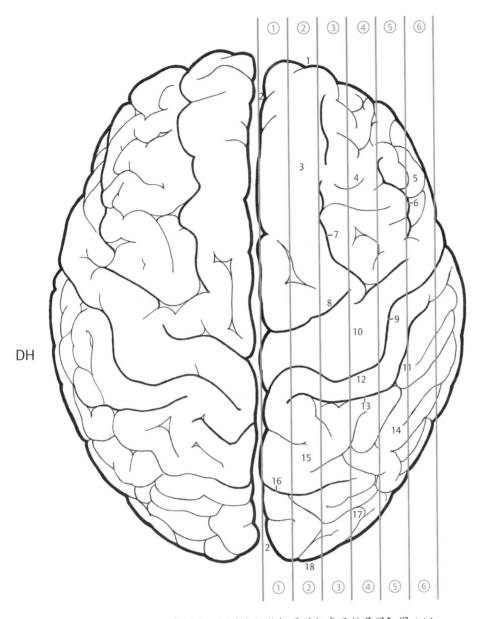

1. 额极
2. 大脑纵裂
3. 额上回
4. 额中回
5. 额下回
6. 额上沟
7. 额下沟
8. 中央前沟
9. 中央沟
10. 中央前回
11. 缘上回
12. 中央后回
13. 中央后沟
14. 角回
15. 顶上小叶
16. 顶枕沟
17. 枕回
18. 枕极

图 4.1D　从 ▶图 4.1A~4.1C 观察颅脑。颅脑矢状位切面的组成及编号同 ▶图 4.1A

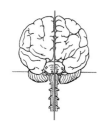

1. 扣带沟
2. 顶枕沟
3. 胼胝体膝
4. 透明隔
5. 穹隆
6. 胼胝体压部
7. 终板旁回
8. 前连合
9. 丘脑间黏合
10. 第三脑室
11. 后连合
12. 松果体
13. 左侧额窦
14. 终板
15. 乳头体
16. 动眼神经
17. 中脑被盖
18. 上丘
19. 下丘
20. 小脑山顶（IV, V）
21. 小脑幕
22. 嗅球和嗅束（在切面内）
23. 视神经
24. 视交叉
25. 漏斗
26. 小脑原裂
27. 垂体
28. 脑桥
29. 小脑山坡（VI）
30. 蚓叶（VII A）
31. 蝶窦
32. 第四脑室
33. 蚓部小结（X）
34. 鼻中隔
35. 外展神经（在切面内）
36. 延髓
37. 蚓垂（IX）
38. 蚓锥体（VIII）
39. 咽扁桃体
40. 延髓闩
41. 小脑扁桃体（H IX）
42. 鼻咽
43. 中央管
44. 口腔
45. 脊髓
46. 悬雍垂
47. 舌
48. 口咽

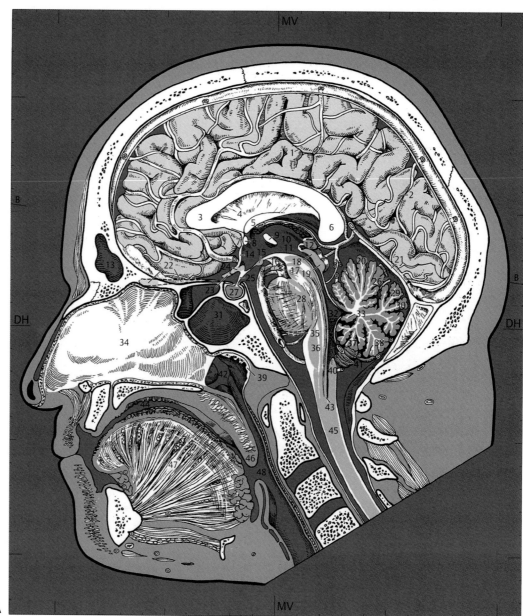

A

图 4.2　颅脑矢状位第 1 个切面。B= 前后连合线；DH=German 平面；MV= 双耳道垂直线

图 4.2A　颅脑矢状位第 1 个切面的内侧面观。已去掉大脑镰，可见端脑内侧面。第三脑室、导水管和第四脑室可作为识别间脑和脑干的标志。鼻中隔及鼻旁窦与口腔、大脑和脊髓结构相连。图中已将 I、II、III 和 IV 对脑神经形象地描绘出来，它们部分走行于切面内部

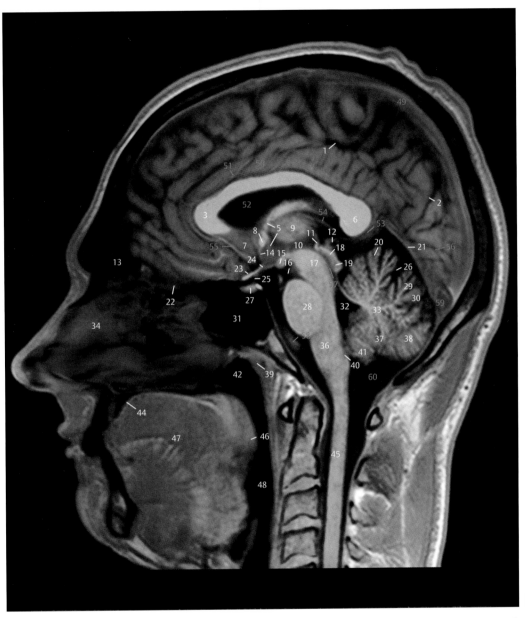

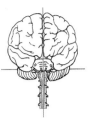

1. 扣带沟
2. 顶枕沟
3. 胼胝体膝
5. 穹隆
6. 胼胝体压部
7. 终板旁回
8. 前连合
9. 丘脑间黏合
10. 第三脑室
11. 后连合
12. 松果体
13. 额窦
14. 终板
15. 乳头体
16. 动眼神经
17. 中脑被盖
18. 上丘
19. 下丘
20. 小脑山顶 (Ⅳ、Ⅴ)
21. 小脑幕
22. 嗅球
23. 视神经
24. 视交叉
25. 漏斗
26. 小脑原裂
27. 垂体
28. 脑桥
29. 小脑山坡 (Ⅵ)
30. 蚓叶 (Ⅶ A)
31. 蝶窦
32. 第四脑室
33. 蚓部小结 (Ⅹ)
34. 鼻中隔
36. 延髓
37. 蚓垂 (Ⅸ)
38. 蚓锥体 (Ⅷ)
39. 咽扁桃体
40. 延髓闩
41. 小脑扁桃体 (Ⅸ)
42. 咽，鼻咽
44. 口腔
45. 脊髓
46. 悬雍垂
47. 舌
48. 咽，口咽
49. 上矢状窦
50. 扣带回
51. 胼周动脉
52. 侧脑室
53. 大脑大静脉 (Galen 静脉)
54. 大脑内静脉
55. 大脑前动脉
56. 距状沟
57. 中脑导水管
58. 基底动脉
59. 窦汇
60. 小脑延髓池后部

B

图 4.2B　颅脑矢状位第 1 个切面的 T1 加权 MRI 图像（T1 加权 FLASH 序列），与▶图 4.2A 的切面大致相对应。所有的矢状位图像（▶图 4.2B、▶图 4.3B、▶图 4.4B、▶图 4.5B、▶图 4.6B、▶图 4.7B、▶图 4.2D、▶图 4.3D、▶图 4.4D、▶图 4.5D、▶图 4.6D、▶图 4.7D）均来自同一名 33 岁的男性（志愿者）。技术参数见▶第 12 章

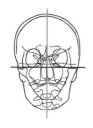

1. 冠状缝
2. 上矢状窦
3. 顶骨
4. 额骨
5. 额内侧后动脉
6. 旁中央动脉
7. 楔前动脉
8. 额内侧中间动脉
9. 胼周动脉
10. 人字缝
11. 额内侧前动脉
12. 大脑内静脉
13. 大脑大静脉
14. 顶枕动脉
15. 距状沟动脉
16. 鸡冠
17. 额极动脉
18. 前交通动脉起点
19. 额底内侧动脉
20. 大脑前动脉
21. 大脑后动脉
22. 小脑上动脉
23. 直窦
24. 鼻骨
25. 基底动脉
26. 窦汇
27. 枕内隆起
28. 斜坡
29. 小脑前下动脉（AICA）
30. 枕外隆凸
31. 椎动脉
32. 咽结节
33. 小脑后下动脉
34. 上颌骨切牙管
35. 寰椎前弓
36. 枢椎齿突
37. 寰椎横韧带
38. 寰椎后弓
39. 枢椎棘突
40. 椎间盘
41. 颏舌肌
42. 会厌
43. 第3颈椎
44. 下颌体
45. 颏舌骨肌
46. 下颌舌骨肌
47. 舌骨

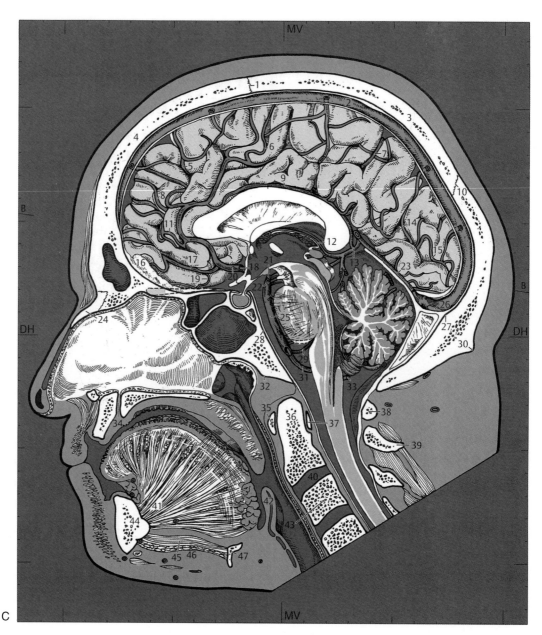

图 4.2C　右半侧颅脑矢状位第 1 个切面的内侧面观。在鸡冠和枕骨隆突水平穿过颅腔，在上颈椎水平将椎管一分为二。图中显示了骨性结构、肌肉和血管

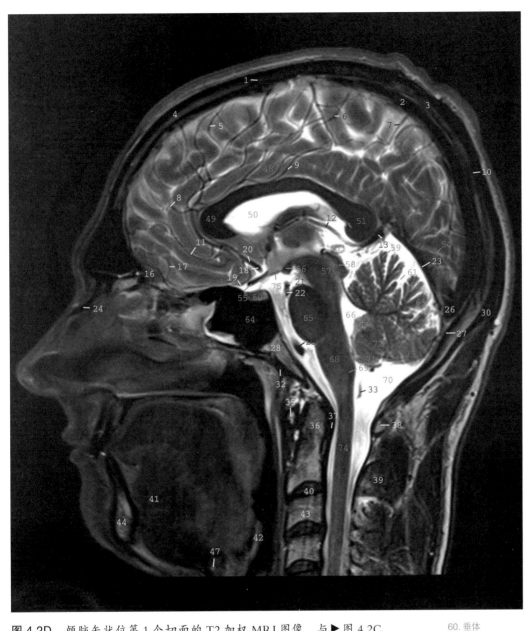

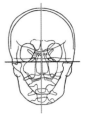

图 4.2D　颅脑矢状位第 1 个切面的 T2 加权 MRI 图像，与 ▶ 图 4.2C 的切面大致相对应

1. 冠状缝
2. 上矢状窦
3. 顶骨
4. 额骨
5. 额内侧后动脉
6. 旁中央动脉
7. 楔前动脉
8. 额内侧中间动脉
9. 胼周动脉
10. 人字缝
11. 额内侧前动脉
12. 大脑内静脉
13. 大脑大静脉
16. 鸡冠
17. 额极动脉
18. 前交通动脉起点
19. 额底内侧动脉
20. 大脑前动脉
21. 大脑后动脉起点
22. 小脑上动脉
23. 直窦
24. 鼻骨
25. 基底动脉
26. 窦汇
27. 枕内隆起
28. 斜坡
30. 枕外隆凸
32. 咽结节
33. 小脑后下动脉
35. 寰椎前弓
36. 齿突
37. 寰椎横韧带
38. 寰椎后弓
39. 枢椎棘突
40. 椎间盘
41. 颏舌肌
42. 会厌
43. 第 3 颈椎
44. 下颌体
47. 舌骨
48. 扣带回
49. 胼胝体膝
50. 侧脑室
51. 胼胝体压部
52. 第三脑室
53. 松果体
54. 距状沟
55. 视交叉
56. 乳头体
57. 中脑被盖
58. 中脑顶盖
59. 小脑山顶（Ⅳ，Ⅴ）

60. 垂体
61. 小脑原裂
62. 小脑山坡（Ⅵ）
63. 蚓叶（ⅦA）
64. 蝶窦
65. 脑桥
66. 第四脑室
67. 蚓部小结（Ⅹ）
68. 延髓
69. 延髓闩
70. 小脑延髓池后部
71. 小脑扁桃体（Ⅸ）
72. 蚓垂（Ⅸ）
73. 蚓锥体（Ⅷ）
74. 脊髓
75. 灰结节

101

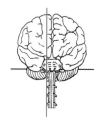

1. 中央前回
2. 中央后回
3. 额上回
4. 楔前叶
5. 扣带回
6. 顶枕沟
7. 尾状核
8. 丘脑内侧核
9. 侧脑室脉络丛
10. 丘脑枕核
11. 初级视皮质
12. 枕回
13. 额窦
14. 前连合
15. 丘脑底核
16. 距状沟
17. 嗅束
18. 视神经
19. 视束
20. 黑质
21. 小脑幕
22. 筛骨窦
23. 动眼神经
24. 脑桥
25. 蝶窦
26. 三叉神经
27. 齿状核
28. 半月裂孔
29. 面神经和中间神经
  （在切面内）
30. 前庭蜗神经（在切面
  内）
31. 外展神经
32. 中鼻甲
33. 小脑扁桃体（H IX）
34. 舌咽神经和迷走神经
35. 下鼻甲
36. 舌下神经和舌下神经
  管
37. 鼻前庭
38. 副神经脊髓根
39. 第1脊神经前根（腹
  侧根）
40. 第2脊神经后根（背
  侧根）和前根（腹侧
  根）
41. 口腔
42. 腭扁桃体
43. 舌
44. 舌神经
45. 口咽
46. 下牙槽神经
47. 舌下神经

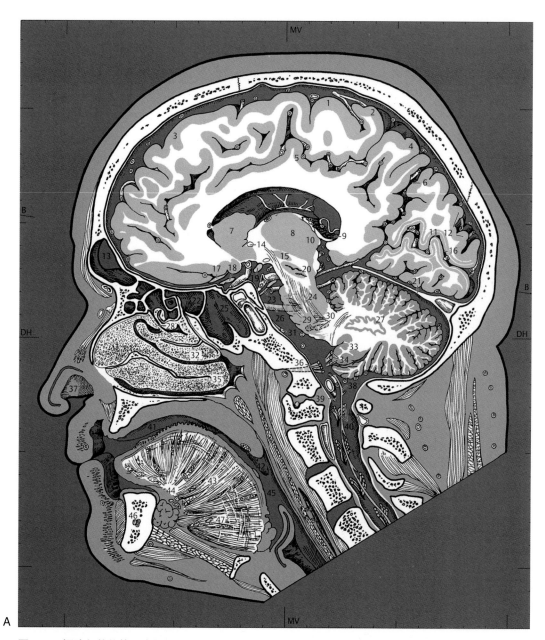

A

图 4.3　颅脑矢状位第 2 个切面。 B= 前后连合线；DH=German 平面；MV= 双耳道垂直线

图 4.3A　颅脑矢状位第 2 个切面的内侧面观。切面内可见右侧脑室前部和中部。该切面仅切到部分脑干中的中脑和脑桥侧面。可在椎管中辨识第 Ⅺ 对脑神经和第 1 脊神经的脊髓根。该切面将扩大的鼻甲在鼻腔中沿切线切开。图中显示了鼻旁窦、口腔、脑结构、脑神经和脊神经

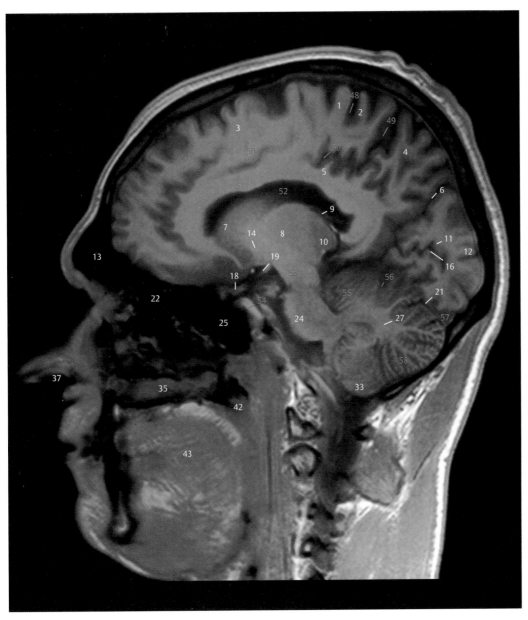

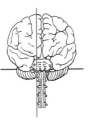

1. 中央前回
2. 中央后回
3. 额上回
4. 楔前叶
5. 扣带回
6. 顶枕沟
7. 尾状核
8. 丘脑内侧核
9. 侧脑室脉络丛
10. 丘脑枕核
11. 纹状区
12. 枕回
13. 额窦
14. 前连合
16. 距状沟
18. 视神经
19. 视束
21. 小脑幕
22. 筛骨窦
24. 脑桥
25. 蝶窦
27. 齿状核
33. 小脑扁桃体（H IX）
35. 下鼻甲
37. 鼻前庭
42. 腭扁桃体
43. 舌
48. 中央沟
49. 扣带沟边缘支
50. 扣带沟
51. 胼胝体干
52. 侧脑室
53. 中脑
54. 颈内动脉
55. 小脑前叶
56. 小脑原裂
57. 横窦
58. 小脑后叶

B

图4.3B 颅脑矢状位第2个切面的T1加权MRI图像，与▶图4.3A和▶图4.3C的切面大致相对应。技术参数见▶第12章

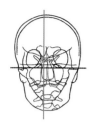

1. 冠状缝
2. 额内侧后动脉
3. 旁中央动脉
4. 顶骨
5. 额骨
6. 楔前动脉
7. 额内侧前动脉
8. 人字缝
9. 额内侧中间动脉
10. 顶枕动脉
11. 额极动脉
12. 距状沟动脉
13. 额底内侧动脉
14. 大脑前动脉
15. 脉络膜前动脉
16. 枕叶内侧动脉
17. 颈内动脉
18. 后床突
19. 大脑后动脉
20. 小脑上动脉
21. 海绵窦
22. 横窦
23. 枕骨
24. 咽鼓管咽口
25. 小脑后下动脉
26. 椎动脉
27. 上颌骨
28. 硬腭
29. 腭帆提肌
30. 头长肌
31. 寰椎
32. 头半棘肌
33. 斜方肌
34. 口轮匝肌
35. 咽缩肌
36. 舌腭肌
37. 枢椎
38. 头夹肌
39. 下颌体
40. 舌下腺
41. 会厌
42. 颏舌骨肌
43. 下颌舌骨肌
44. 二腹肌前腹
45. 颈阔肌
46. 舌骨

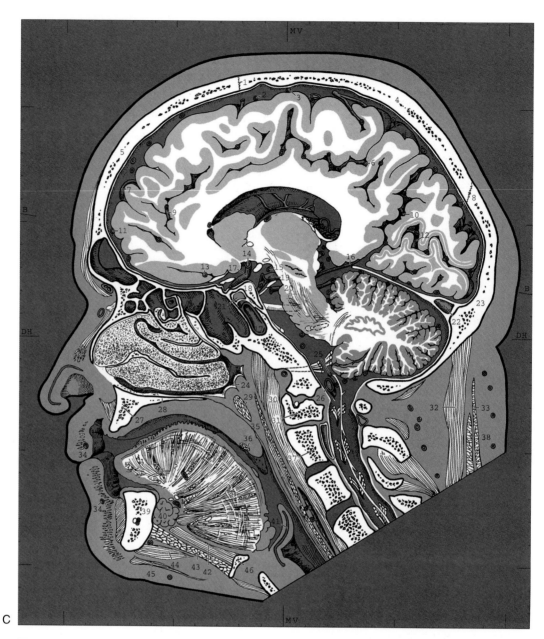

图 4.3C 颅脑矢状位第 2 个切面的内侧面观。该切面距正中切面 1cm，位于垂体窝外侧，贯穿海绵窦和枕骨大孔。眼眶位于切面侧方，因此未显示。图中显示了骨性结构、肌肉和血管

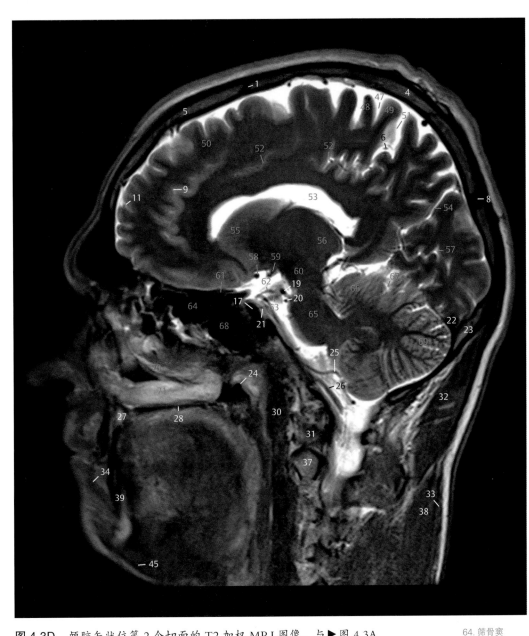
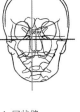

D

图 4.3D　颅脑矢状位第 2 个切面的 T2 加权 MRI 图像，与 ▶图 4.3A 和 ▶图 4.3C 的切面大致相对应。技术参数见 ▶第 12 章

1. 冠状缝
4. 顶骨
5. 额骨
6. 楔前动脉
8. 人字缝
9. 额内侧中间动脉
11. 额极动脉
17. 颈内动脉
19. 大脑后动脉
20. 小脑上动脉
21. 海绵窦
22. 横窦
23. 枕骨
24. 咽鼓管咽口
25. 小脑后下动脉
26. 椎动脉
27. 上颌骨
28. 硬腭
30. 头长肌
31. 寰椎
32. 头半棘肌
33. 斜方肌
34. 口轮匝肌
37. 枢椎
38. 头夹肌
39. 下颌体
45. 颈阔肌
47. 中央沟
48. 中央前回
49. 中央后回
50. 额上回
51. 扣带沟边缘支
52. 扣带沟
53. 侧脑室
54. 顶枕沟
55. 尾状核头部
56. 丘脑
57. 距状沟
58. 大脑中动脉
59. 视束
60. 中脑
61. 视神经
62. 后交通动脉
63. 动眼神经

64. 筛骨窦
65. 脑桥
66. 小脑前叶
67. 小脑原裂
68. 蝶窦
69. 小脑后叶
70. 中鼻甲
71. 下鼻甲

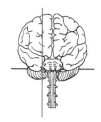

1. 额上回
2. 中央前回
3. 中央后回
4. 顶枕沟
5. 尾状核体部
6. 枕回
7. 壳核
8. 苍白球
9. 丘脑腹后外侧核
10. 丘脑枕核
11. 额窦
12. 前连合
13. 视束
14. 内囊后肢
15. 内侧膝状体
16. 穹隆
17. 海马旁回沟
18. 初级视皮质
19. 枕颞内侧回
20. 视神经
21. 动眼神经
22. 滑车神经
23. 眼神经
24. 外展神经
25. 三叉神经
26. 腭神经
27. 上颌神经
28. 三叉神经节
29. 面神经和中间神经
30. 前庭蜗神经
31. 动眼神经、迷走神经
    和副神经
32. 上颌窦
33. 舌下神经
34. 第1脊神经前根（腹
    侧根）
35. 口腔
36. 颈上神经节（在切面
    外侧）
37. 舌
38. 第3脊神经后根（背
    侧根）和前根（腹侧
    根）
39. 下牙槽神经
40. 舌神经

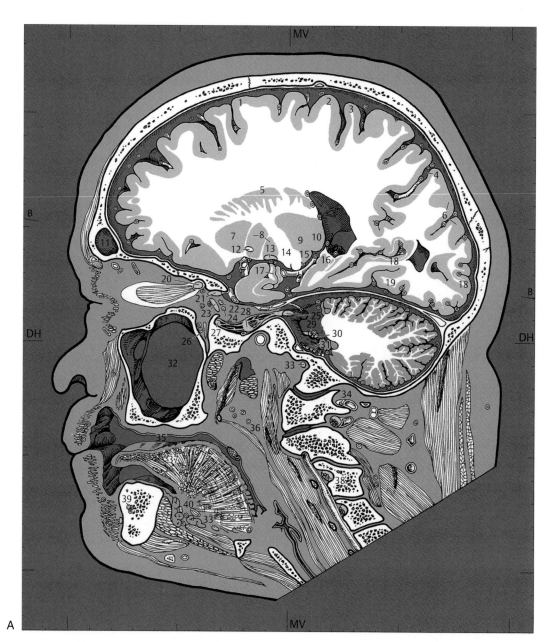

图 4.4 **颅脑矢状位第 3 个切面。**B= 前后连合线；DH= German 平面；MV= 双耳道垂直线

图 4.4A 颅脑矢状位第 3 个切面的内侧面观。切面位于脑干外侧的内侧膝状体水平，经过颞叶。
图中显示了鼻旁窦、口腔、脑结构、脑神经和第 1 脊神经

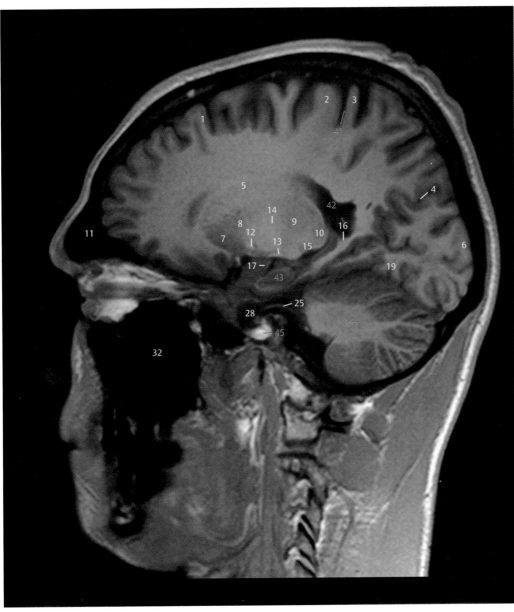

B

1. 额上回
2. 中央前回
3. 中央后回
4. 顶枕沟
5. 尾状核体部
6. 枕回
7. 壳核
8. 苍白球
9. 丘脑腹后外侧核
10. 丘脑枕核
11. 额窦
12. 前连合
13. 视束
14. 内囊后肢
15. 内侧膝状体
16. 穹隆
17. 海马旁回沟
19. 枕颞内侧回
25. 三叉神经
28. 三叉神经节（Meckel 腔）
32. 上颌窦
41. 中央沟
42. 侧脑室
43. 海马
44. 小脑
45. 颈内动脉

图 4.4B　颅脑矢状位第 3 个切面的 T1 加权 MRI 图像，与▶图 4.4A 和▶图 4.4C 的切面大致相对应

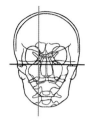

1. 冠状缝
2. 旁中央动脉
3. 额内侧后动脉
4. 额内侧中间动脉
5. 额内侧前动脉
6. 顶枕动脉
7. 人字缝
8. 枕额肌前腹
9. 额极动脉
10. 枕叶内侧动脉
11. 距状沟动脉
12. 眶顶
13. 大脑中动脉
14. 大脑后动脉
15. 枕叶外侧动脉
16. 内直肌
17. 眶上裂
18. 小脑上动脉
19. 横窦
20. 眶底
21. 翼腭窝
22. 颞骨
23. 颈内动脉
24. 小脑前下动脉
25. 岩下窦
26. 咽鼓管
27. 枕髁
28. 小脑后下动脉
29. 腭帆提肌
30. 寰枕关节
31. 腭帆张肌
32. 口轮匝肌
33. 上颌骨
34. 翼钩
35. 寰椎外侧块
36. 椎动脉
37. 头半棘肌
38. 头夹肌
39. 斜方肌
40. 寰枢外侧关节
41. 枢椎
42. 头下斜肌
43. 舌腭肌
44. 下颌体
45. 二腹肌前腹
46. 下颌舌骨肌
47. 颏舌骨肌

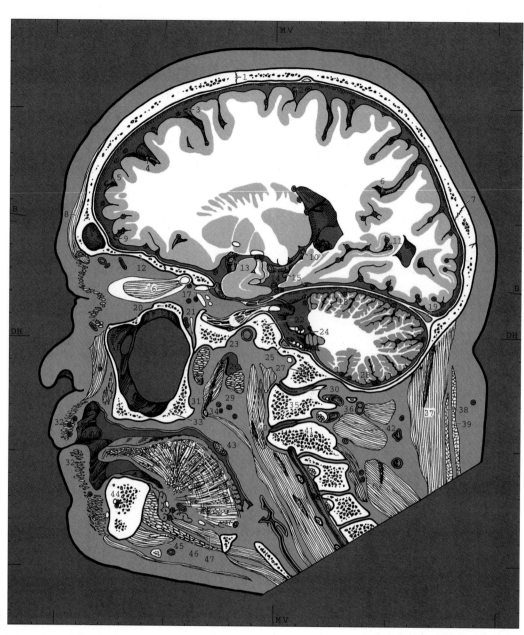

图 4.4C 颅脑矢状位第 3 个切面的内侧面观。切面贯穿眶尖、眶上裂内侧、颅中窝及咽旁间隙。图中显示了骨性结构、肌肉和血管

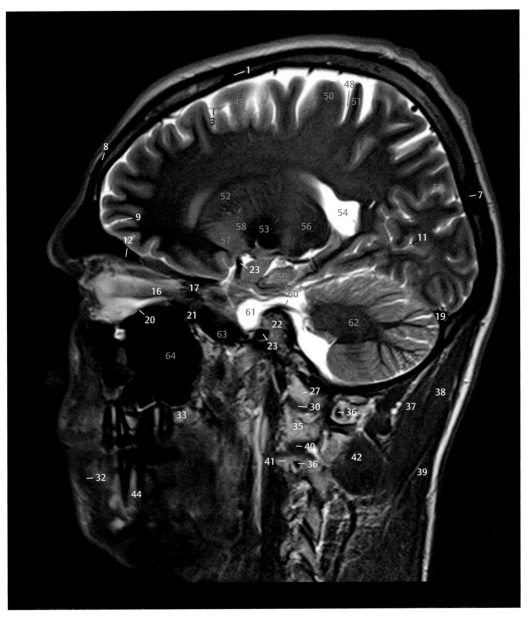
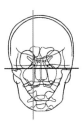

1. 冠状缝
3. 额内侧后动脉
7. 人字缝
8. 枕额肌前腹
9. 额极动脉
11. 距状沟动脉
12. 眶顶
16. 内直肌
17. 眶上裂
19. 横窦
20. 眶底
21. 翼腭窝
22. 颞骨
23. 颈内动脉
27. 枕髁
30. 寰枕关节
32. 口轮匝肌
33. 上颌骨
35. 寰椎外侧块
36. 椎动脉
37. 头半棘肌
38. 头夹肌
39. 斜方肌
40. 寰枢外侧关节
41. 枢椎
42. 头下斜肌
44. 下颌体
48. 中央沟
49. 额上回
50. 中央前回
51. 中央后回
52. 尾状核
53. 内囊
54. 侧脑室
55. 顶枕沟
56. 丘脑
57. 壳核
58. 苍白球
59. 海马
60. 三叉神经
61. 三叉神经节
62. 小脑
63. 蝶窦
64. 上颌窦

D

图 4.4D 颅脑矢状位第 3 个切面的 T2 加权 MRI 图像，与 ▶图 4.4A 和 ▶图 4.4C 的切面大致相对应

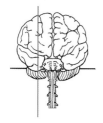

1. 额中回
2. 中央前回
3. 中央后回
4. 角回
5. 最外囊
6. 岛叶皮质
7. 枕回
8. 外囊
9. 屏状核
10. 壳核
11. 尾状核尾部
12. 额神经
13. 前连合
14. 颞（下）角脉络丛
15. 上眼睑
16. 晶状体
17. 眼球
18. 视神经
19. 外展神经
20. 颞中回
21. 杏仁体
22. 海马
23. 枕颞内侧回
24. 下眼睑
25. 眶上神经
26. 颞下回
27. 面神经和中间神经
28. 前庭蜗神经
29. 下颌神经和耳神经节
30. 迷走神经
31. 舌咽神经
32. 副神经
33. 舌下神经
34. 颈上神经节
36. 交感干（在切面内）
37. 下牙槽神经
38. 舌神经

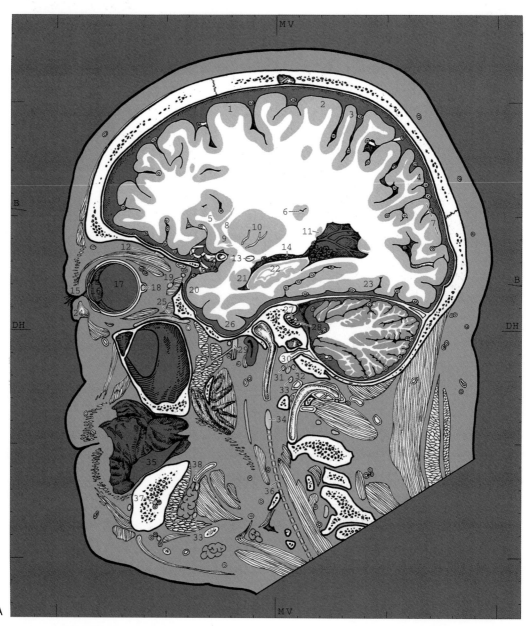

A

图 4.5 颅脑矢状位第 4 个切面。B= 前后连合线；DH=German 平面；MV= 双耳道垂直线

图 4.5A 颅脑矢状位第 4 个切面的内侧面观。幕上区域可见位于侧脑室前角外侧面的部分端脑，同时可见海马及杏仁核。切面在幕下区域贯穿小脑半球，可见脑结构和脑神经

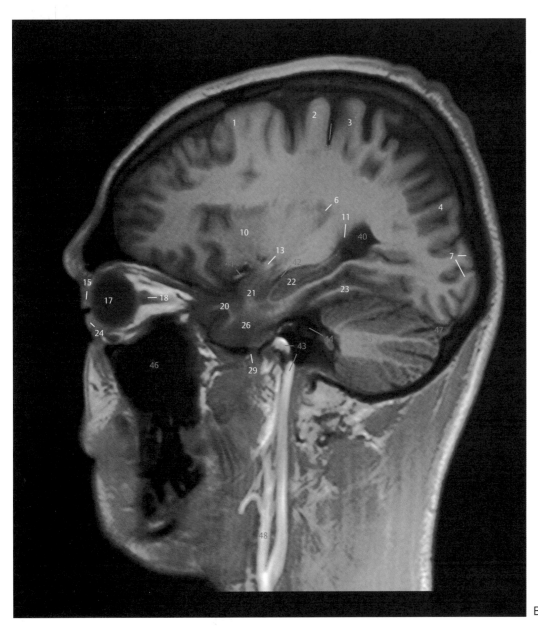

1. 额中回
2. 中央前回
3. 中央后回
4. 角回
6. 岛叶皮质
7. 枕回
10. 壳核
11. 尾状核尾部
13. 前连合
15. 上眼睑
17. 眼球
18. 视神经
20. 颞中回
21. 杏仁体
22. 海马
23. 枕颞内侧回
24. 下眼睑
26. 颞上回
29. 下颌神经和耳神经节
39. 中央沟
40. 侧脑室
41. 大脑中动脉
42. 侧脑室颞角
43. 颈内动脉
44. 内耳道、面神经和前
　　庭蜗神经
45. 小脑
46. 上颌窦
48. 颈外动脉

B

图 4.5B　颅脑矢状位第 4 个切面的 T1 加权 MRI 图像，与▶图 4.5A 和▶图 4.5C 的切面大致相对应

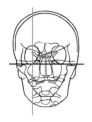

1. 冠状缝
2. 中央前沟动脉
3. 额骨
4. 额前动脉
5. 顶骨
6. 中央沟动脉
7. 顶动脉
8. 内眦动脉
9. 岛动脉
10. 额底外侧动脉
11. 人字缝
12. 眶顶
13. 上睑提肌
14. 大脑中动脉
15. 颞枕动脉
16. 晶状体
17. 上直肌
18. 外直肌
19. 大脑后动脉颞支
20. 下斜肌
21. 下直肌
22. 眼眶
23. 内耳道
24. 小脑上动脉
25. 横窦
26. 枕骨
27. 眶底
28. 颞骨
29. 咽鼓管软骨
30. 近颈静脉孔的颈内静脉
31. 乙状窦
32. 翼外肌
33. 翼突外侧板
34. 翼内肌
35. 颈内动脉
36. 寰椎横突
37. 椎动脉
38. 小脑后下动脉
39. 半棘肌
40. 上颌骨
41. 头下斜肌
42. 茎突舌肌
43. 枢椎
44. 头夹肌
45. 斜方肌
46. 下颌舌骨肌

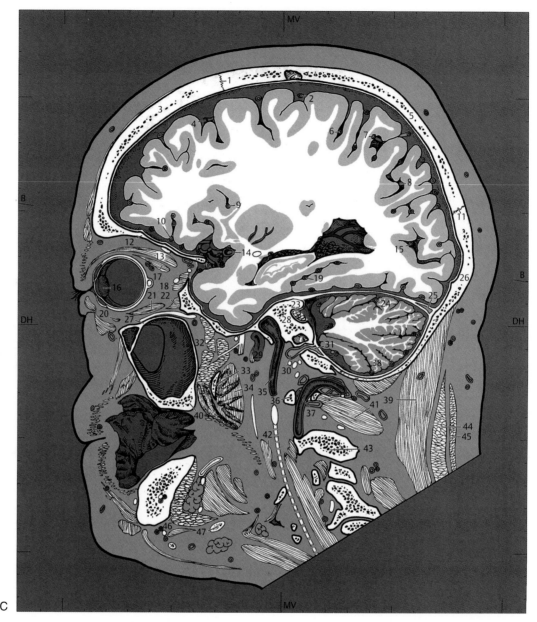

C

图4.5C 颅脑矢状位第4个切面的内侧面观。切面与经过眼球中心的平面并列，因此将晶状体与上、下直肌纵形切开，可辨识内听道、颈静脉孔和咽旁间隙，同时可见骨性结构、肌肉和血管

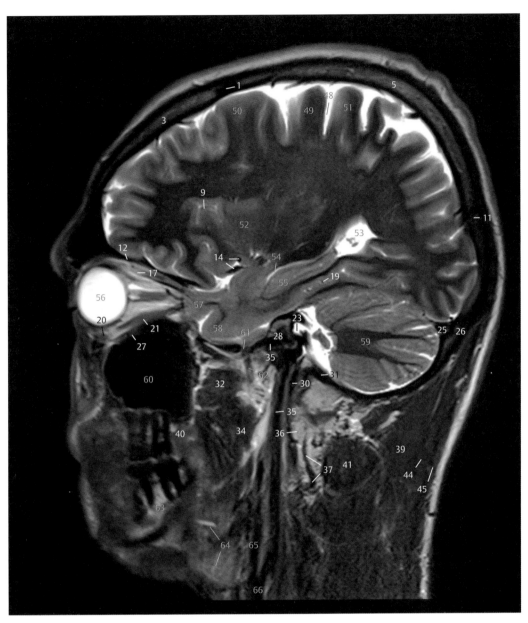

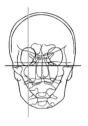

1. 冠状缝
3. 额骨
5. 顶骨
9. 岛动脉
11. 人字缝
12. 眶顶
14. 大脑中动脉
17. 上直肌
19. 大脑后动脉颞支
20. 下斜肌
21. 下直肌
23. 内耳道孔
25. 横窦
26. 枕骨
27. 眶底
28. 颞骨
30. 近颈静脉孔的颈内静脉
31. 乙状窦
32. 翼外肌
34. 翼内肌
35. 颈内动脉
36. 寰椎横突
37. 椎动脉
39. 半棘肌
40. 上颌骨
41. 头下斜肌
44. 头夹肌
45. 斜方肌
48. 中央沟
49. 中央前回
50. 额中回
51. 中央后回
52. 壳核
53. 侧脑室
54. 侧脑室颞角
55. 海马
56. 眼球
57. 颞中回
58. 颞下回
59. 小脑
60. 上颌窦
61. 卵圆孔
62. 下颌神经
63. 下颌骨
64. 下颌下腺
65. 颈外动脉
66. 颈总动脉

图 4.5D 颅脑矢状位第 4 个切面的 T2 加权 MRI 图像，与 ▶图 4.5A 和 ▶图 4.5C 的切面大致相对应

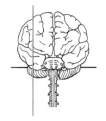

1. 硬脑膜
2. 中央前沟
3. 中央前回
4. 中央沟
5. 中央后回
6. 缘上回
7. 额下回
8. 外侧裂
9. 角回
10. 岛叶皮质
11. 颞横前回
12. 颞横后回
13. 颞上回
14. 眼球
15. 视网膜
16. 颞中回
17. 枕回
18. 枕颞外侧回
19. 颞下回
20. 小脑幕
21. 上颌窦
22. 面神经和面神经管
　（在切面内）
23. 小脑后叶
24. 下牙槽神经
25. 副神经
26. 舌神经
27. 迷走神经
28. 口腔前庭
29. 舌下神经

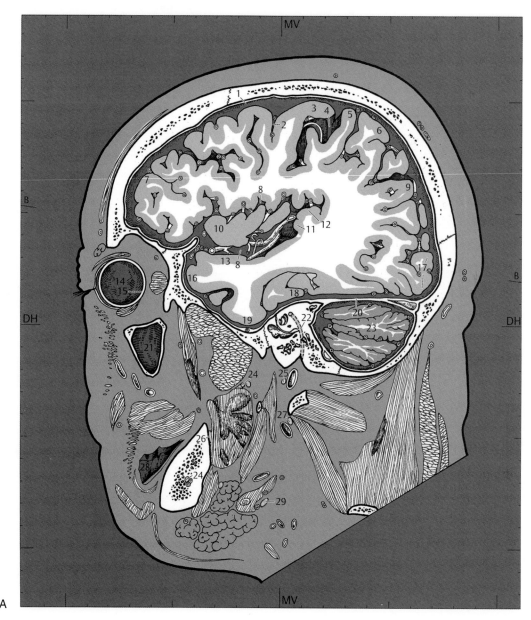

A

图 4.6　颅脑矢状位第 5 个切面。B= 前后连合线；DH=German 平面；MV= 双耳道垂直线

图 4.6A　颅脑矢状位第 5 个切面的内侧面观。切面呈切线经过岛叶，岛叶位于外侧沟，周围是岛叶动脉。切面中可见第 V、Ⅶ、Ⅹ、Ⅺ、Ⅻ 对脑神经的分支，同时可见脑组织和脑神经

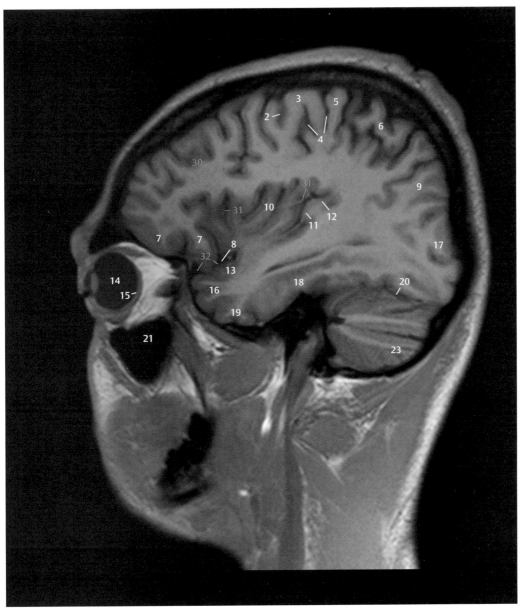

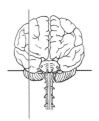

2. 中央前沟
3. 中央前回
4. 中央沟
5. 中央后回
6. 缘上回
7. 额下回
8. 外侧裂
9. 角回
10. 岛叶皮质
11. 颞横前回
12. 颞横后回
13. 颞上回
14. 眼球
15. 视网膜
16. 颞中回
17. 枕回
18. 枕颞外侧回
19. 颞下回
20. 小脑幕
21. 上颌窦
23. 小脑后叶
30. 额中回
31. 岛动脉
32. 大脑外侧窝池

B

图 4.6B 颅脑矢状位第 5 个切面的 T1 加权 MRI 图像，与 ▶图 4.6A 和 ▶图 4.6C 的切面大致相对应

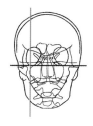

1. 冠状缝
2. 额骨
3. 中央前沟动脉
4. 中央沟动脉
5. 顶骨
6. 额前动脉
7. 顶动脉
8. 内眦动脉
9. 岛叶动脉
10. 额底外侧动脉
11. 人字缝
12. 泪腺
13. 上睑提肌
14. 颞枕动脉
15. 外直肌
16. 大脑中动脉颞支
17. 枕骨
18. 头下斜肌
19. 耳蜗
20. 横窦
21. 小脑上动脉
22. 上颌骨
23. 颞肌
24. 上颌动脉
25. 翼外肌
26. 脑膜中动脉
27. 鼓室
28. 面神经管（在切面内）
29. 颞骨
30. 乙状窦
31. 小脑后下动脉
32. 颈内静脉
33. 茎突
34. 寰椎横突
35. 下斜肌
36. 翼内肌
37. 茎突舌骨肌
38. 颈内动脉
39. 半棘肌
40. 头夹肌
41. 斜方肌
42. 下颌骨
43. 下牙槽动脉和静脉
44. 面动脉
45. 舌动脉
46. 二腹肌后腹
47. 下颌下腺

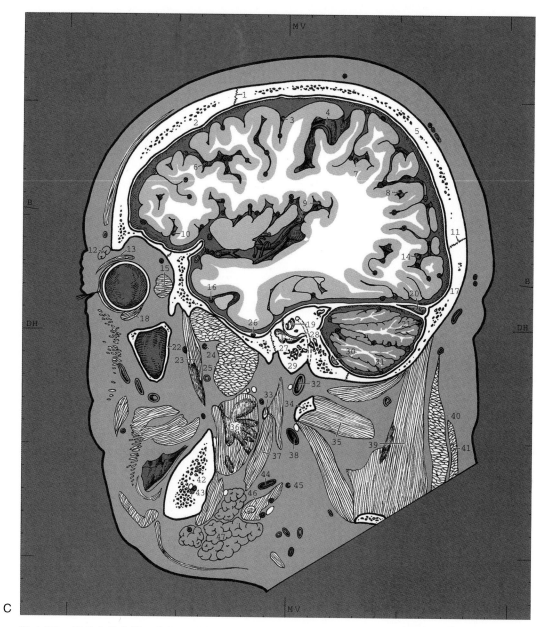

图 4.6C 颅脑矢状位第 5 个切面的内侧面观。切面经过眼球外侧部，在耳蜗水平经过颅底。图中显示了骨组织、肌肉和血管

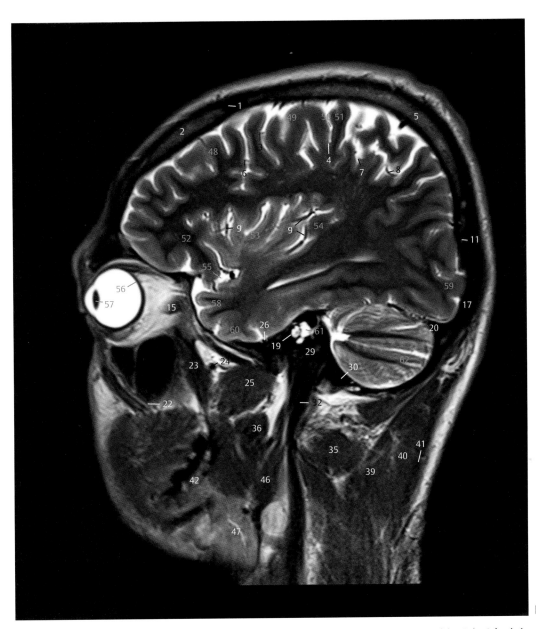
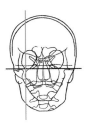

1. 冠状缝
2. 额骨
3. 中央前沟动脉
4. 中央沟动脉
5. 顶骨
6. 额前动脉
7. 顶动脉
8. 内眦动脉
9. 岛叶动脉
11. 人字缝
15. 外直肌
17. 枕骨
19. 耳蜗
20. 横窦
22. 上颌骨
23. 颞肌
24. 上颌动脉
25. 翼外肌
26. 脑膜中动脉
29. 颞骨
30. 乙状窦
32. 颈内静脉
35. 下斜肌
36. 翼内肌
39. 半棘肌
40. 头夹肌
41. 斜方肌
42. 下颌骨
46. 二腹肌后腹
47. 下颌下腺
48. 额中回
49. 中央前回
50. 中央沟
51. 中央后回
52. 额下沟
53. 岛叶
54. 颞横回
55. 大脑外侧窝池
56. 眼球
57. 晶状体
58. 颞中回
59. 枕回
60. 颞下回
61. 内耳道
62. 小脑后叶

D

图 4.6D　颅脑矢状位第 5 个切面的 T2 加权 MRI 图像，与 ▶图 4.6A 和 ▶图 4.6C 的切面大致相对应

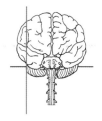

1. 硬脑膜
2. 中央前回
3. 中央沟
4. 中央后回
5. 中央前沟
6. 缘上回
7. 额下回
8. 角回
9. 外侧裂
10. 颞上回
11. 颞横前回
12. 颞横后回
13. 颞平面
14. 颞上沟
15. 颞中回
16. 颞下回
17. 小脑后叶
18. 面神经
19. 下牙槽神经
20. 副神经
21. 迷走神经

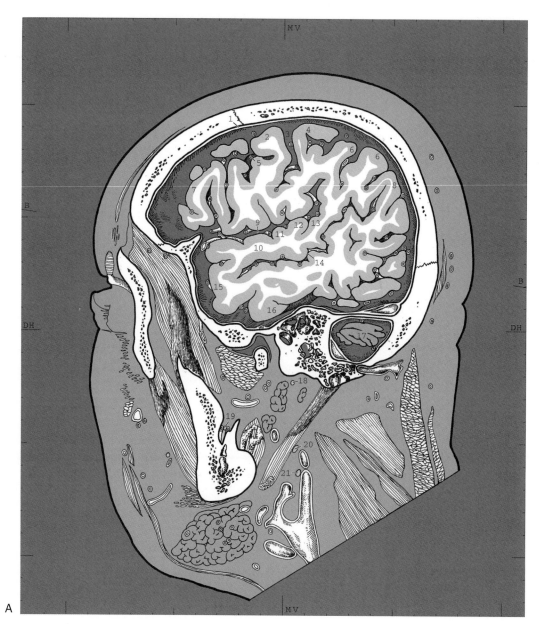

图 4.7　颅脑矢状位第 6 个切面。B= 前后连合线；DH=German 平面；MV= 双耳道垂直线

图 4.7A　颅脑矢状位第 6 个切面的内侧面观。切面经过部分端脑皮质，尤其是像岛盖一样围绕外侧裂周围皮质。图中显示了脑组织和脑神经

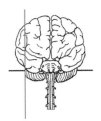

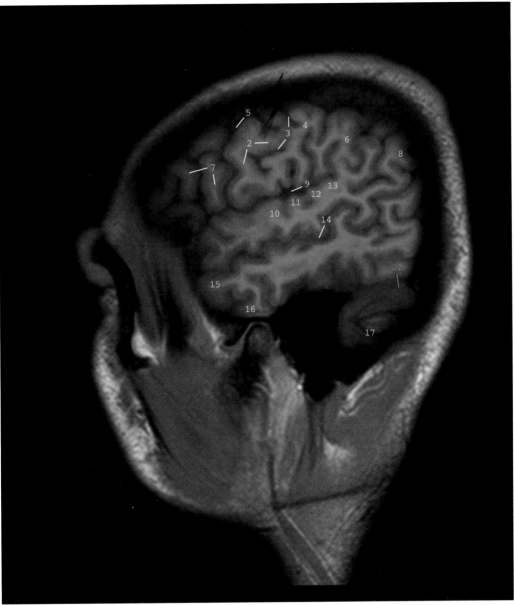

2. 中央前回
3. 中央沟
4. 中央后回
5. 中央前沟
6. 缘上回
7. 额下回
8. 角回
9. 外侧裂
10. 颞上回
11. 颞横前回
12. 颞横后回
13. 颞平面
14. 颞上沟
15. 颞中回
16. 颞下回
17. 小脑后叶
22. 横窦

B

图 4.7B 颅脑矢状位第 6 个切面的 T1 加权 MRI 图像，与 ▶ 图 4.7A 和 ▶ 图 4.7C 的切面大致相对应

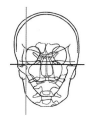

1. 冠状缝
2. 额骨
3. 顶骨
4. 中央沟动脉
5. 中央前沟动脉
6. 顶动脉
7. 额前动脉
8. 内眦动脉
9. 颞枕动脉
10. 颞肌
11. 大脑中动脉颞支
12. 人字缝
13. 颧骨
14. 横窦
15. 枕骨
16. 关节结节
17. 下颌窝
18. 颞下颌关节的关节盘
19. 下颌头
20. 外耳道
21. 乙状窦
22. 喙突
23. 翼外肌
24. 乳突
25. 导静脉
26. 上颌动脉
27. 翼静脉丛
28. 腮腺
29. 咬肌
30. 下颌支
31. 下颌孔内的下牙槽动
     脉和静脉
32. 翼内肌
33. 颈外动脉
34. 头最长肌
35. 头夹肌
36. 斜方肌
37. 二腹肌后腹
38. 颈内静脉
39. 肩胛提肌
40. 面动脉
41. 颈内动脉
42. 颈阔肌
43. 下颌下腺
44. 颈总动脉

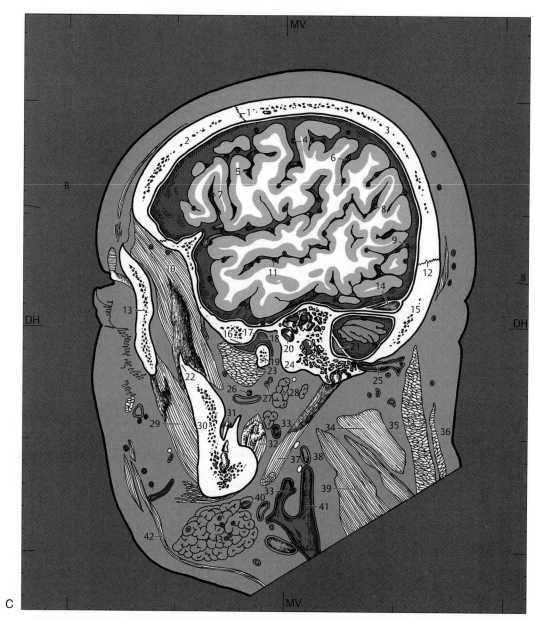

图 4.7C　颅脑矢状位第 6 个切面的内侧面观。切面在外侧部靠近眼眶，包括内听道骨性部分及
颈动脉分支。图中显示了骨组织、肌肉和血管

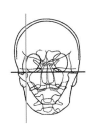

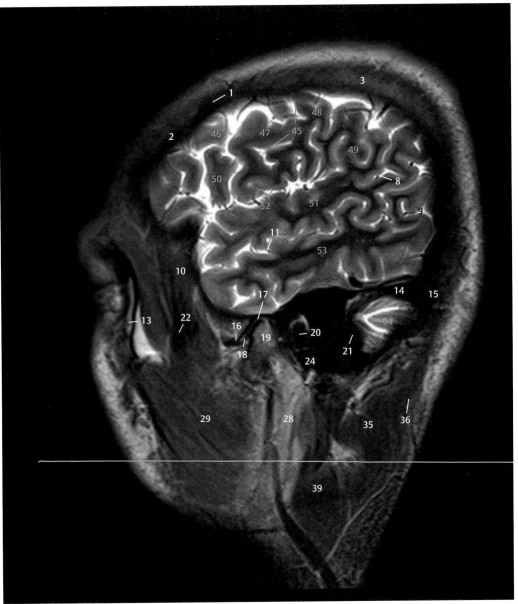

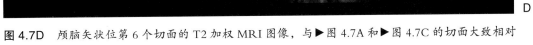

1. 冠状缝
2. 额骨
3. 顶骨
8. 角回动脉
9. 颞枕动脉
10. 颞肌
11. 大脑中动脉颞支
13. 颧骨
14. 横窦
15. 枕骨
16. 关节结节
17. 下颌窝
18. 颞下颌关节的关节盘
19. 下颌头
20. 外耳道
21. 乙状窦
22. 喙突
24. 乳突
28. 腮腺
29. 咬肌
35. 头夹肌
36. 斜方肌
39. 肩胛提肌
45. 中央沟
46. 额中回
47. 中央前回
48. 中央后回
49. 缘上回
50. 额下回
51. 颞上回
52. 外侧沟
53. 颞中回
54. 小脑后叶

D

图 4.7D　颅脑矢状位第 6 个切面的 T2 加权 MRI 图像，与 ▶图 4.7A 和 ▶图 4.7C 的切面大致相对应

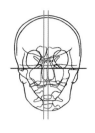

1. 额骨
2. 顶骨
3. 额窦
4. 人字缝
5. 鸡冠
6. 颅前窝
7. 筛板
8. 枕骨
9. 鞍结节
10. 鞍背
11. 鼻骨
12. 垂体窝
13. 鼻中隔
14. 蝶窦
15. 蝶骨
16. 斜坡
17. 枕内隆起
18. 颅后窝
19. 枕外隆凸
20. 咽结节
21. 鼻前棘
22. 鼻后棘
23. 咽，鼻咽
24. 枕骨大孔
25. 硬腭
26. 椎管
27. 寰枢正中关节
28. 寰椎前弓
29. 牙槽突
30. 寰椎后弓
31. 齿突
32. 切牙管
33. 枢椎棘突
34. 第3颈椎棘突
35. 第3颈椎
36. 下颌体
37. 舌骨
38. 第4颈椎
39. 甲状软骨
40. 气管

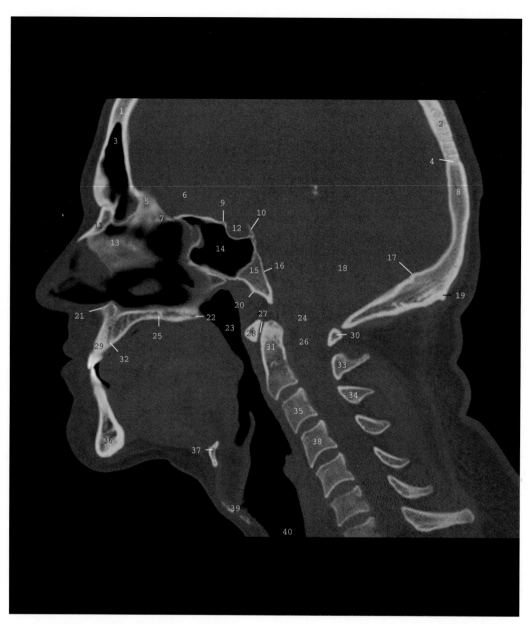

图 4.8　颅脑矢状位第 1 个切面的 CT 图像。位置大致对应于矢状位第 1 个切面。CT 图像序列是从真实患者检查中获得，颅顶未扫描完整。矢状位成像是从 CT 横断面薄层扫描重建中获得。骨性标志包括垂体窝、额窦、蝶窦、寰椎和齿状突

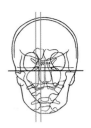

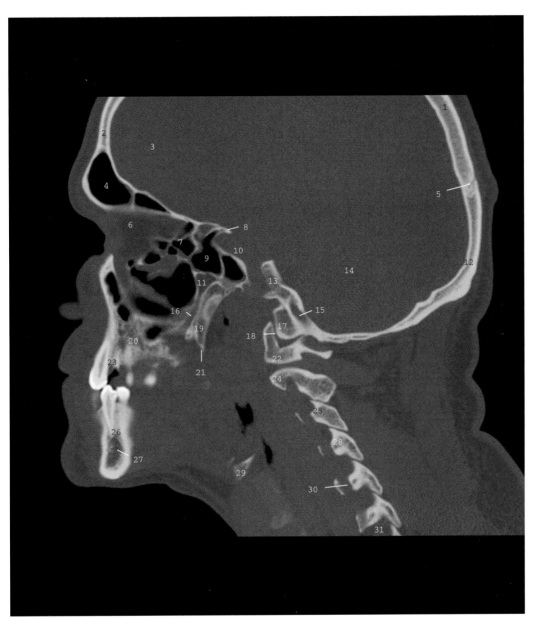

1. 顶骨
2. 额骨
3. 颅前窝
4. 额窦
5. 人字缝
6. 眼眶
7. 筛骨窦
8. 前床突
9. 蝶窦
10. 颈动脉管
11. 翼腭窝
12. 枕骨
13. 蝶骨
14. 颅后窝
15. 舌下神经管
16. 腭大管
17. 枕髁
18. 寰枕关节
19. 翼突内侧板
20. 上颌骨
21. 翼突钩
22. 寰椎外侧块
23. 牙槽突
24. 枢椎
25. 第 3 颈椎关节突
26. 下颌体
27. 下颌管
28. 第 4 颈椎关节突
29. 舌骨
30. 横突孔
31. 椎间孔

图 4.9　颅脑矢状位第 2 个切面的 CT 图像。位置大致对应于矢状位第 2 个切面。切面经颅前窝和颅后窝底经过颅腔。骨性标志包括筛骨窦、硬腭、下颌骨和颈椎

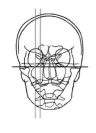

1. 额骨
2. 顶骨
3. 额窦
4. 颅前窝
5. 眶顶
6. 人字缝
7. 蝶额缝
8. 蝶骨
9. 前床突
10. 眼眶
11. 眶底
12. 颅中窝
13. 圆孔
14. 翼腭窝
15. 颈动脉管
16. 颞骨
17. 枕骨
18. 上颌窦
19. 舌下神经管
20. 颅后窝
21. 枕髁
22. 寰枕关节
23. 翼突钩
24. 上颌骨
25. 寰椎外侧块
26. 寰枢外侧关节
27. 枢椎
28. 第 3 颈椎
29. 下颌体
30. 下颌管
31. 舌骨
32. 第 4 颈椎

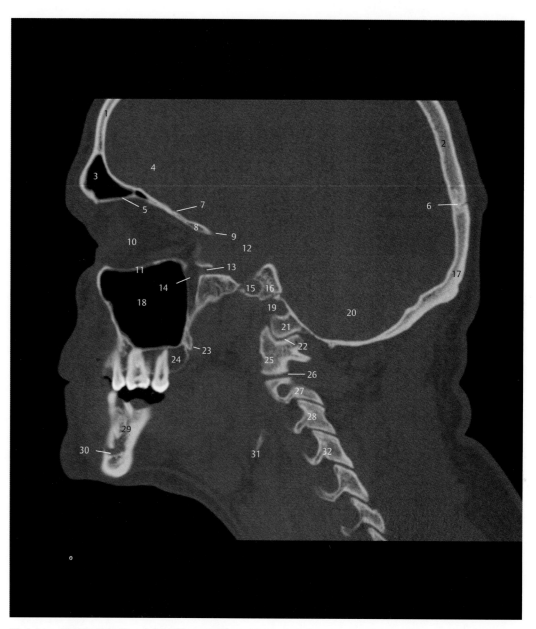

图 4.10　颅脑矢状位第 3 个切面的 CT 图像。位置大致对应于矢状位第 3 个切面。面部骨骼及颅颈交界区的骨性标志包括眶顶、眶底、上颌窦、下颌骨及颈椎

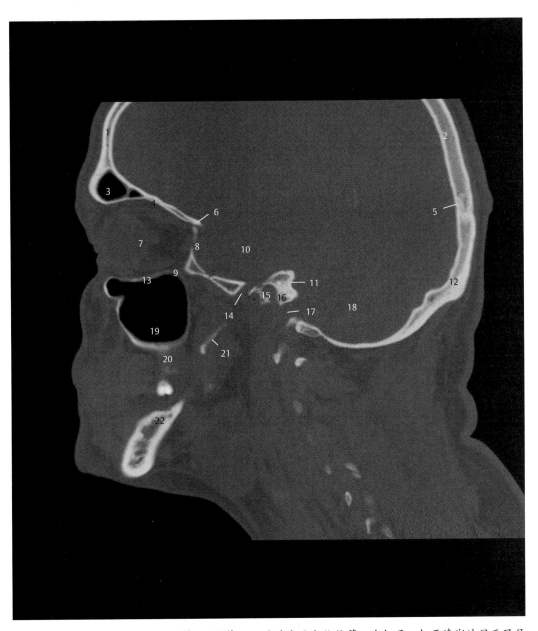

1. 额骨
2. 顶骨
3. 蝶窦
4. 眶顶，颅前窝底
5. 人字缝
6. 蝶骨小翼
7. 眼眶
8. 眶上裂
9. 眶下裂
10. 颅中窝
11. 内耳道开口
12. 枕骨
13. 眶底
14. 卵圆孔
15. 颈动脉管
16. 颞骨
17. 颈静脉孔
18. 颅后窝
19. 上颌窦
20. 上颌骨
21. 翼突外侧板
22. 下颌骨

图 4.11 颅脑矢状位第 4 个切面的 CT 图像。位置对应于矢状位第 4 个切面。切面清晰地显示了呈阶梯状走行的颅前窝、颅中窝和颅后窝

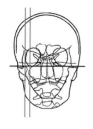

1. 额骨
2. 顶骨
3. 人字缝
4. 枕骨
5. 弓状隆起
6. 颅中窝
7. 鼓室
8. 颅后窝
9. 颧骨
10. 面神经管
11. 颞骨
12. 茎乳孔
13. 茎突
14. 下颌管
15. 下颌支

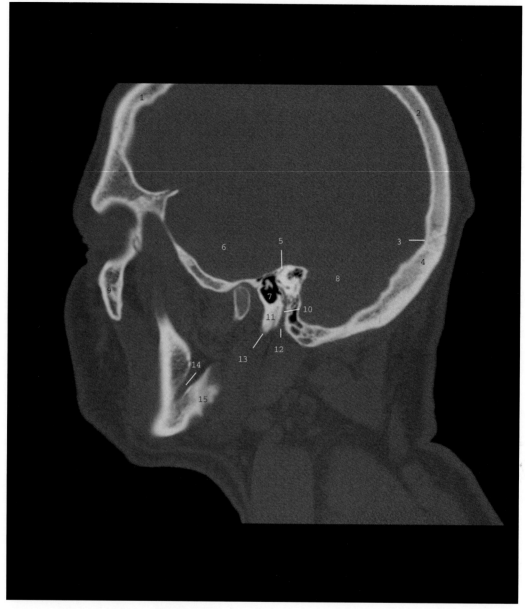

图 4.12 颅脑矢状位第 5 个切面的 CT 图像。位置对应于矢状位第 5 个切面。切面经前半规管、面神经管、鼓室和茎突水平切开颅底

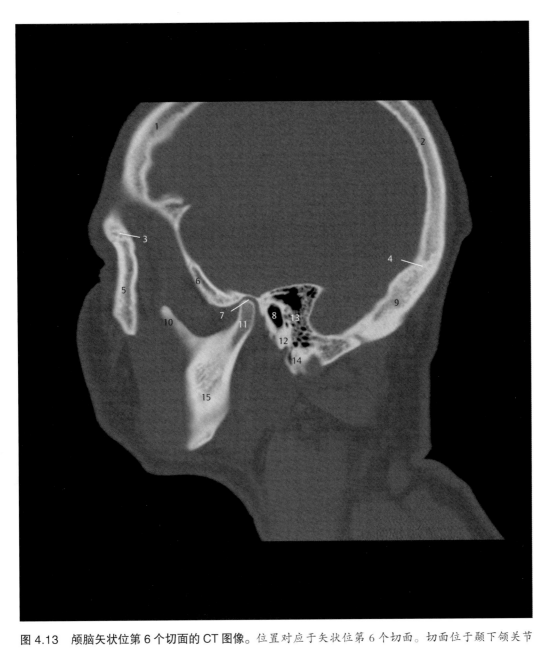

1. 额骨
2. 顶骨
3. 额颞缝
4. 人字缝
5. 颧骨
6. 蝶骨大翼
7. 下颌窝
8. 外耳道
9. 枕骨
10. 喙突
11. 髁突
12. 颞骨
13. 乳突气房
14. 乳突
15. 下颌支

图 4.13 颅脑矢状位第 6 个切面的 CT 图像。位置对应于矢状位第 6 个切面。切面位于颞下颌关节水平，包括乳突

第 5 章　横断面图

本章由低到高对 14 个颅脑横断面进行了描述。▶图 5.1 中对 14 个 MRI 图像和横断面图进行了标注（▶图 5.2、▶图 5.3、▶图 5.4、▶图 5.5、▶图 5.6、▶图 5.7、▶图 5.8、▶图 5.9、▶图 5.10、▶图 5.11、▶图 5.12、▶图 5.13、▶图 5.14，▶图 5.15）。CT 横断面以眶上 – 枕下连线（▶图 5.16）为基线，在图中进行了标注（▶图 5.17、▶图 5.18、▶图 5.19、▶图 5.20、▶图 5.21、▶图 5.22、▶图 5.23、▶图 5.24、▶图 5.25、▶图 5.26、▶图 5.27、▶图 5.23、▶图 5.24、▶图 5.25、▶图 5.26、▶图 5.27、▶图 5.28、▶图 5.29、▶图 5.30）。前后连合线平面和眶上 – 枕下平面的 CT 图像均来自两个体（▶图 5.2、▶图 5.3、▶图 5.4、▶图 5.5、▶图 5.6、▶图 5.7、▶图 5.8、▶图 5.9、▶图 5.10、▶图 5.11、▶图 5.12、▶图 5.13、▶图 5.14、▶图 5.15、▶图 5.16、▶图 5.17、▶图 5.18、▶图 5.19、▶图 5.20、▶图 5.21、▶图 5.22、▶图 5.23、▶图 5.24、▶图 5.25、▶图 5.26、▶图 5.27、▶图 5.28、▶图 5.29、▶图 5.30）。

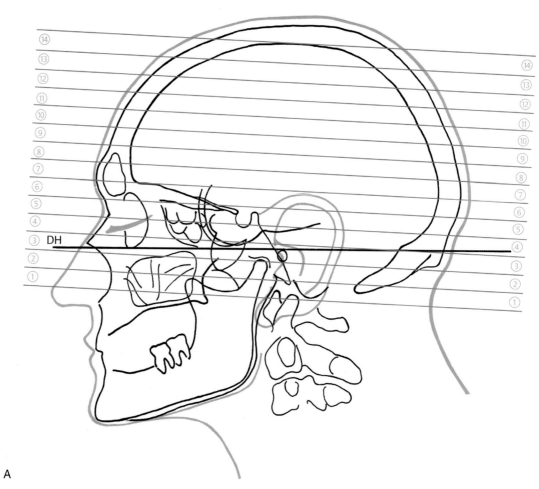

A

图 5.1 前后连合线平面。相关技术参数见▶第 12 章。DH＝German 平面

图 5.1A 颅脑矢状位前后连合线平面的侧视图

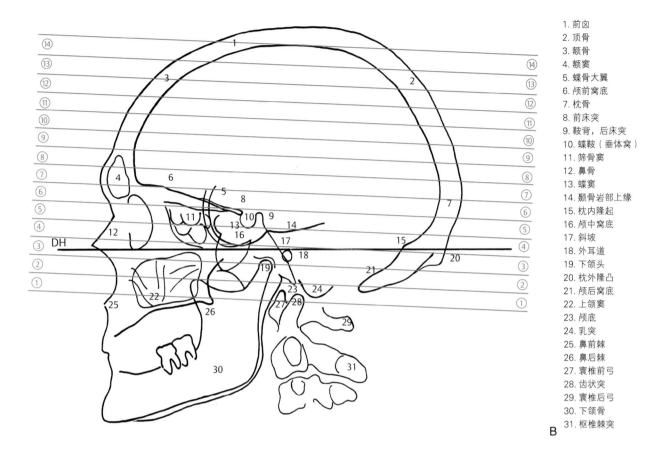

1. 前囟
2. 顶骨
3. 额骨
4. 额窦
5. 蝶骨大翼
6. 颅前窝底
7. 枕骨
8. 前床突
9. 鞍背，后床突
10. 蝶鞍（垂体窝）
11. 筛骨窦
12. 鼻骨
13. 蝶窦
14. 颞骨岩部上缘
15. 枕内隆起
16. 颅中窝底
17. 斜坡
18. 外耳道
19. 下颌头
20. 枕外隆凸
21. 颅后窝底
22. 上颌窦
23. 颅底
24. 乳突
25. 鼻前棘
26. 鼻后棘
27. 寰椎前弓
28. 齿状突
29. 寰椎后弓
30. 下颌骨
31. 枢椎棘突

B

图 5.1B 与 ▶图 5.1A 头位相同的 X 线影像示意图。14 个前后连合线平面序列从下到上连续编号，并标明了大致位置

1. 中央旁小叶
2. 楔前叶
3. 扣带沟
4. 扣带回
5. 胼胝体干
6. 顶枕沟
7. 额极
8. 胼胝体膝
9. 透明隔
10. 穹隆
11. 胼胝体压部
12. 楔叶
13. 室间孔
14. 前连合
15. 丘脑间黏合
16. 第三脑室
17. 松果体
18. 后连合
19. 上丘
20. 距状沟
21. 终板
22. 乳头体
23. 中脑
24. 中脑导水管
25. 下丘
26. 枕极
27. 嗅球
28. 嗅束
29. 视交叉
30. 垂体漏斗部
31. 脑桥
32. 第四脑室
33. 小脑
34. 蚓部小结（X）
35. 颞叶
36. 蚓垂（IX）
37. 蚓锥体（VIII）
38. 盲孔
39. 延髓
40. 小脑扁桃体
41. 脊髓

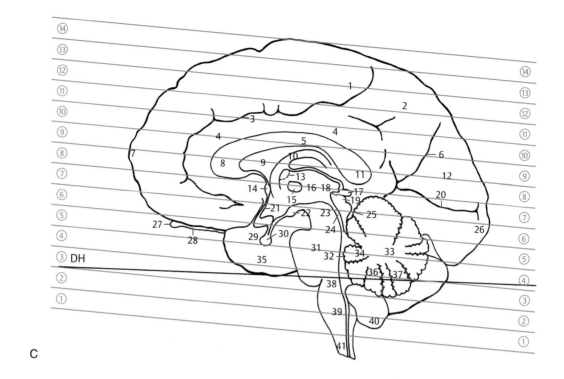

图 5.1C 与▶图 5.1A 头位相同的大脑中位视图。前后连合线平面序列的标注同▶图 5.1A

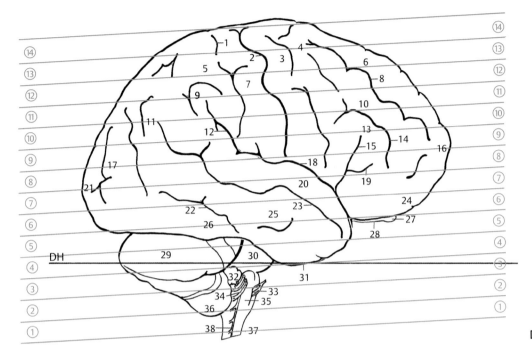

图 5.1D 与 ▶图 5.1A 头位相同的大脑侧视图。前后连合线平面序列的标注同 ▶图 5.1A

1. 中央后沟
2. 中央沟
3. 中央前回
4. 中央前沟
5. 顶上小叶
6. 额上回
7. 中央后回
8. 额上沟
9. 缘上回
10. 额中回
11. 角回
12. 外侧裂后支
13. 额下回
14. 额下沟
15. 外侧裂升支
16. 额极
17. 枕下回
18. 外侧裂
19. 外侧裂前支
20. 颞上回
21. 枕极
22. 颞下沟
23. 颞上沟
24. 眶回
25. 颞中回
26. 颞下回
27. 嗅球
28. 嗅束
29. 小脑
30. 脑桥
31. 颞底
32. 绒球（HX）
33. 舌下神经
34. 舌咽神经、迷走神经和副神经
35. 延髓
36. 小脑扁桃体
37. 脊髓
38. 副神经脊髓根

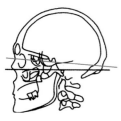

1. 上颌骨牙槽突
2. 舌
3. 颊肌
4. 咬肌
5. 翼外肌
6. 翼突外侧板
7. 翼内肌
8. 下颌骨
9. 咽，口咽
10. 下颌管
11. 下颌后静脉
12. 翼静脉丛
13. 上颌动脉
14. 腮腺
15. 颈内静脉
16. 寰椎前弓
17. 颈内动脉
18. 齿状突
19. 寰椎外侧块
20. 耳郭
21. 前正中裂
22. 椎动脉 V3 段
23. 椎静脉
24. 脊髓
25. 第 1 脊神经后根
26. 脊髓后索
27. 寰椎后弓
28. 硬脊膜
29. 头上斜肌
30. 枕动脉
31. 头后大直肌
32. 头后小直肌
33. 项韧带
34. 头夹肌
35. 头半棘肌
36. 斜方肌

I BS：颊间隙
II MS：咀嚼肌间隙
III PMS：咽旁黏膜间隙
IV RPS：咽喉间隙
V PPS：咽旁间隙
VI PS：耳旁间隙
VII CS：颈动脉间隙
VIII PVS：椎旁间隙

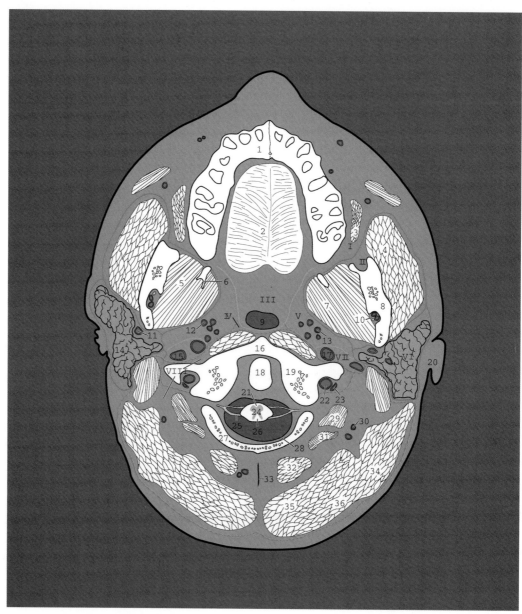

图 5.2　前后连合线平面第 1 个切面

图 5.2A　前后连合线平面第 1 个切面的 MRI 序列图。图中蓝线标记了在髁突和寰椎水平的颅颈交界位置（▶图 5.1B）。在颅颈交界区软组织内的 3 层颈筋膜用颜色标注（绿色表示浅层；橙色表示中层；粉色表示深层）。图中的缩写对应于筋膜间隙名称（如 BS = 颊间隙；经允许引自 Engelke C. Ganzkörper-Computertomographie. Spiralund Multislice CT. Stuttgart: Thieme, 2007.）。图中可见脊髓结构和硬脊膜，颈筋膜及其间隙，以及脑结构、血管和脑膜

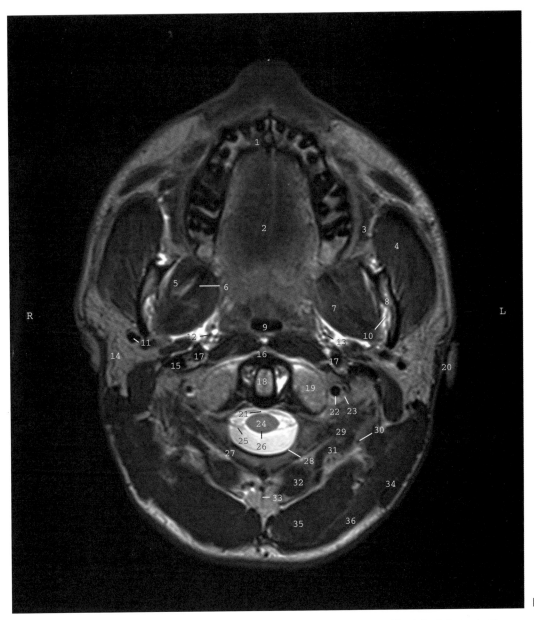

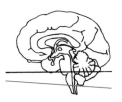

1. 上颌骨牙槽突
2. 舌
3. 颊肌
4. 咬肌
5. 翼外肌
6. 翼突外侧板
7. 翼内肌
8. 下颌骨
9. 咽，口咽
10. 下颌管
11. 下颌后静脉
12. 翼静脉丛
13. 上颌动脉
14. 腮腺
15. 颈内静脉
16. 寰椎前弓
17. 颈内动脉
18. 齿状突
19. 寰椎外侧块
20. 耳郭
21. 前正中裂
22. 椎动脉 V3 段
23. 椎静脉
24. 脊髓
25. 第 1 脊神经后根
26. 脊髓后索
27. 寰椎后弓
28. 硬脊膜
29. 头上斜肌
30. 枕动脉
31. 头后大直肌
32. 头后小直肌
33. 项韧带
34. 头夹肌
35. 头半棘肌
36. 斜方肌

B

图 5.2B 前后连合线平面 T2 加权 MRI 图像（TSE 序列），与 ▶图 5.2A 的切面相对应（以 ▶图 5.2A 为基础）。脑结构被选择的序列强化。MRI 序列图像来自一名 33 岁的男性。图中的蓝线显示横切面穿过脊髓的正中矢状面（▶图 5.1C）

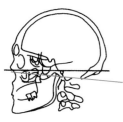

1. 鼻中隔
2. 眶下管和眶下神经
3. 下鼻甲
4. 泪小管
5. 上颌窦
6. 颧骨
7. 咬肌
8. 颞肌
9. 翼外肌
10. 翼内肌
11. 鼻咽
12. 翼突内侧板
13. 翼突外侧板
14. 下颌骨
15. 下颌神经
16. 翼静脉丛
17. 颈内动脉
18. 颈内静脉
19. 舌下神经管
20. 椎动脉
21. 舌下神经
22. 耳郭
23. 乳突
24. 前正中裂
25. 椎体束
26. 下橄榄核
27. 小脑后下动脉
28. 延髓
29. 薄束
30. 楔束
31. 小脑扁桃体
32. 小脑延髓后池
33. 枕骨

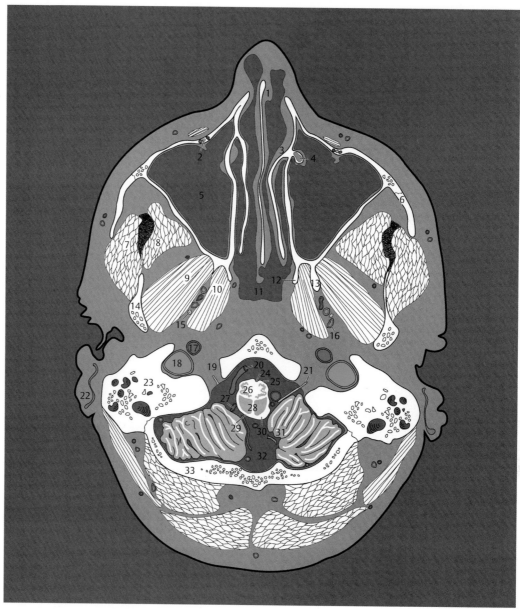

A

图 5.3 前后连合线平面第 2 个切面

图 5.3A 前后连合线平面第 2 个切面。在枕骨大孔上方切分颅后窝，可见延髓和小脑扁桃体。图中显示了脑结构、血管和脑膜

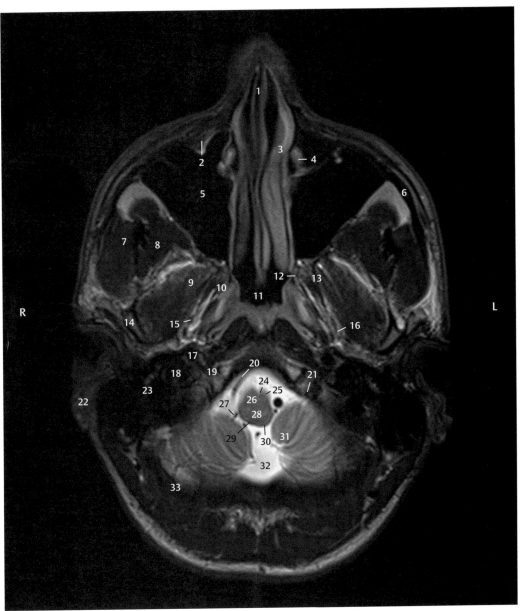

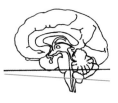

1. 鼻中隔
2. 眶下管和眶下神经
3. 下鼻甲
4. 泪小管
5. 上颌窦
6. 颧骨
7. 咬肌
8. 颞肌
9. 翼外肌
10. 翼内肌
11. 鼻咽
12. 翼突内侧板
13. 翼突外侧板
14. 下颌骨
15. 下颌神经
16. 翼静脉丛
17. 颈内动脉
18. 颈内静脉
19. 舌下神经管
20. 椎动脉
21. 舌下神经
22. 耳郭
23. 乳突
24. 前正中裂
25. 椎体束
26. 下橄榄核
27. 小脑后下动脉
28. 延髓
29. 薄束
30. 楔束
31. 小脑扁桃体
32. 小脑延髓后池
33. 枕骨

B

图 5.3B　前后连合线平面 T2 加权 MRI 图像，与 ▶ 图 5.3A 的切面相对应

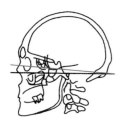

1. 鼻中隔
2. 眼球
3. 颧骨
4. 上颌窦
5. 筛窦
6. 颞肌
7. 翼腭窝
8. 蝶窦
9. 下颌神经
10. 棘孔
11. 斜坡
12. 下颌头
13. 颈内动脉
14. 颈静脉球
15. 舌咽神经 / 迷走神经
16. 橄榄核
17. 椎动脉
18. 外耳道
19. 延髓
20. 乳突
21. 第四脑室
22. 乙状窦
23. 耳郭
24. 小脑蚓部
25. 导静脉
26. 枕动脉
27. 小脑半球后叶

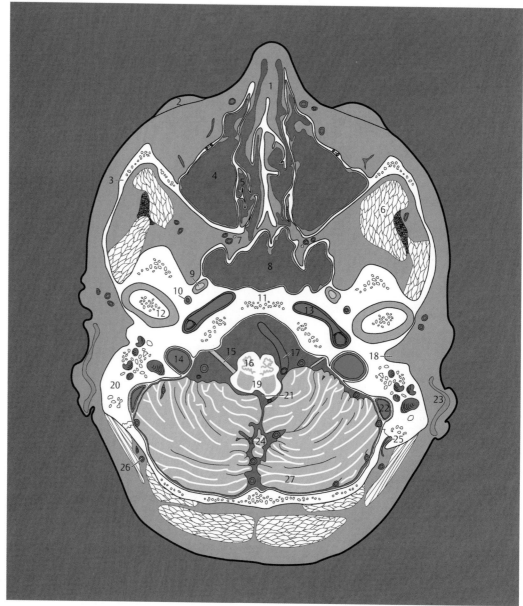

A

图 5.4　前后连合线平面第 3 个切面

图 5.4A　前后连合线平面第 3 个切面的 MRI 序列图。切面穿过眼球下缘、颞颌关节，以及脑桥 –
延髓连接处。图中显示了脑结构、血管和脑膜

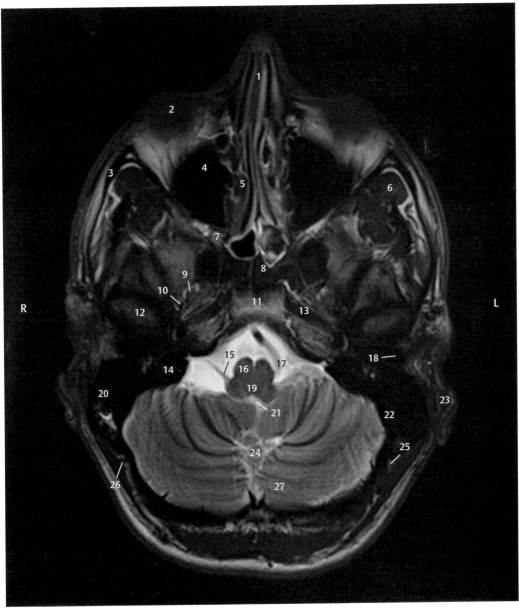

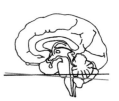

1. 鼻中隔
2. 眼球
3. 颧骨
4. 上颌窦
5. 筛窦
6. 颞肌
7. 翼腭窝
8. 蝶窦
9. 下颌神经
10. 棘孔
11. 斜坡
12. 下颌头
13. 颈内动脉
14. 颈静脉球
15. 舌咽神经 / 迷走神经
16. 橄榄核
17. 椎动脉
18. 外耳道
19. 延髓
20. 乳突
21. 第四脑室
22. 乙状窦
23. 耳郭
24. 小脑蚓部
25. 导静脉
26. 枕动脉
27. 小脑半球后叶

图 5.4B　前后连合线平面 T2 加权 MRI 图像，与 ▶图 5.4A 的切面相对应

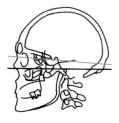

1. 眼球（内含晶状体）
2. 颧骨
3. 眼静脉
4. 下直肌
5. 颞肌
6. 筛窦
7. 翼腭窝
8. 蝶骨
9. 蝶窦
10. 颞叶
11. 脑膜中动脉额支
12. 颞下回
13. 颈内动脉
14. 海绵窦
15. 三叉神经半月节
16. 硬脑膜开口处的外展
    神经
17. 基底动脉
18. 基底沟
19. 耳蜗
20. 小脑前下动脉
21. 脑桥
22. 内耳道
23. 面神经和中间神经
24. 前庭蜗神经
25. 颞骨岩部
26. 后半规管
27. 第四脑室
28. 小脑中脚
29. 乙状窦
30. 蚓垂（Ⅸ）
31. 小脑蚓部
32. 导静脉
33. 小脑半球后叶
34. 枕动脉
35. 枕骨

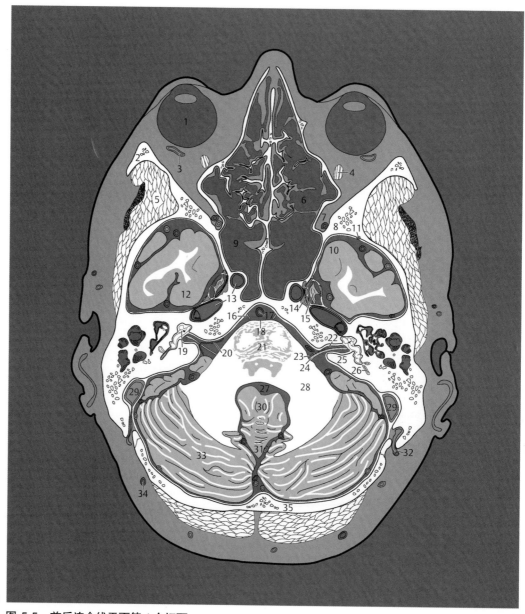

A

图 5.5 前后连合线平面第 4 个切面

图 5.5A 前后连合线平面第 4 个切面的 MRI 序列图。切分颅中窝中的颞叶以及颅后窝中的脑桥和小脑。图中显示了脑结构、血管和脑膜

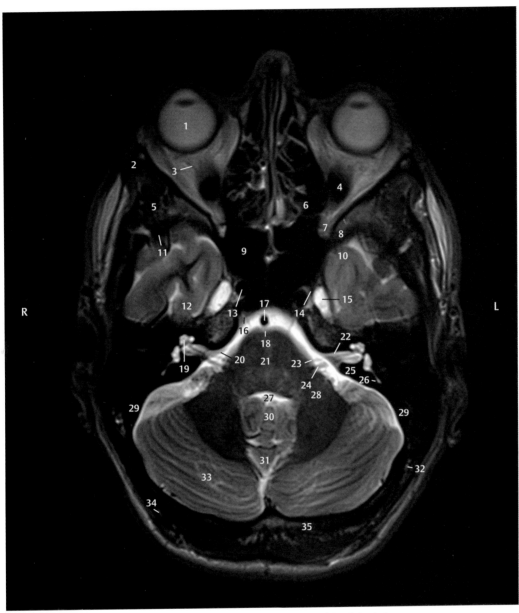

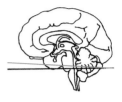

1. 眼球（内含晶状体）
2. 颧骨
3. 眼静脉
4. 下直肌
5. 颞肌
6. 筛窦
7. 翼腭窝
8. 蝶骨
9. 蝶窦
10. 颞叶
11. 脑膜中动脉额支
12. 颞下回
13. 颈内动脉
14. 海绵窦
15. 三叉神经半月节
16. 硬脑膜开口处的外展
    神经
17. 基底动脉
18. 基底沟
19. 耳蜗
20. 小脑前下动脉
21. 脑桥
22. 内耳道
23. 面神经和中间神经
24. 前庭蜗神经
25. 颞骨岩部
26. 后半规管
27. 第四脑室
28. 小脑中脚
29. 乙状窦
30. 蚓垂（Ⅸ）
31. 小脑蚓部
32. 导静脉
33. 小脑半球后叶
34. 枕动脉
35. 枕骨

B

图 5.5B 前后连合线平面 T2 加权 MRI 图像，与 ▶图 5.5A 的切面相对应

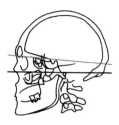

1. 额窦
2. 筛窦
3. 眼球
4. 鸡冠
5. 眼上静脉
6. 眼动脉
7. 内直肌
8. 额底内侧动脉
9. 上直肌
10. 颞肌
11. 直回
12. 嗅球（在切面下缘）
13. 颧骨
14. 脑膜中动脉额支
15. 颞动脉
16. 大脑中动脉
17. 颞下回
18. 前床突
19. 颈内动脉
20. 视交叉
21. 漏斗
22. 杏仁核
23. 海马
24. 后交通动脉
25. 基底动脉
26. 颞中回
27. 大脑后动脉
28. 脑桥
29. 基底静脉
30. 海马旁回
31. 小脑幕
32. 蓝斑
33. 小脑上动脉
34. 第四脑室
35. 小脑上脚
36. 小脑前叶
37. 乙状窦
38. 耳郭
39. 小脑蚓部
40. 人字缝
41. 窦汇
42. 枕骨
43. 枕外隆凸

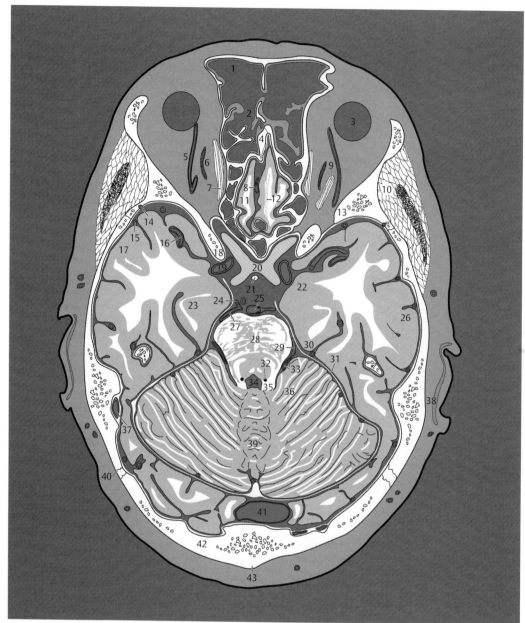

A

图 5.6　前后连合线平面第 5 个切面

图 5.6A　前后连合线平面第 5 个切面图，位于蝶鞍入口的水平面，在颅前窝左侧，虚线表示嗅球和嗅束。嗅觉系统部分位于嗅沟中。已切除额叶、颞叶、漏斗部、中脑和小脑。图中显示了脑结构、血管和脑膜

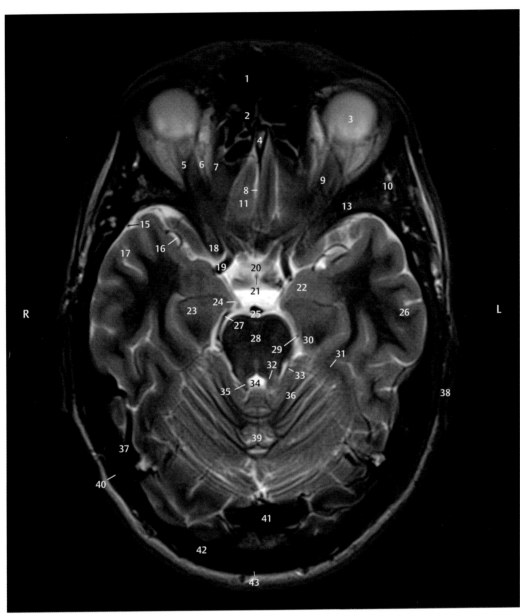

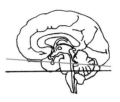

图 5.6B 前后连合线平面 T2 加权 MRI 图像，与 ▶图 5.6A 的切面相对应

1. 额窦
2. 筛窦
3. 眼球
4. 鸡冠
5. 眼上静脉
6. 眼动脉
7. 内直肌
8. 额底内侧动脉
9. 上直肌
10. 颞肌
11. 直回
12. 嗅球（在切面下缘）
13. 颧骨
14. 脑膜中动脉额支
15. 颞动脉
16. 大脑中动脉
17. 颞下回
18. 前床突
19. 颈内动脉
20. 视交叉
21. 漏斗
22. 杏仁核
23. 海马
24. 后交通动脉
25. 基底动脉
26. 颞中回
27. 大脑后动脉
28. 脑桥
29. 基底静脉
30. 海马旁回
31. 小脑幕
32. 蓝斑
33. 小脑上动脉
34. 第四脑室
35. 小脑上脚
36. 小脑前叶
37. 乙状窦
38. 耳郭
39. 小脑蚓部
40. 人字缝
41. 窦汇
42. 枕骨
43. 枕外隆凸

B

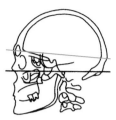

1. 额窦
2. 额骨
3. 直回
4. 眶回
5. 额极动脉
6. 嗅沟
7. 额下回
8. 外侧裂
9. 脑膜中动脉分支
10. 颞上回
11. 大脑前动脉
12. 大脑外侧裂池
13. 大脑浅中静脉
14. 颞动脉
15. 大脑中动脉
16. 前外侧中央动脉（外侧豆纹动脉）
17. 视束
18. 终板
19. 半月回
20. 岛动脉
21. 下丘脑
22. 第三脑室
23. 杏仁核
24. 乳头体
25. 基底动脉
26. 海马槽
27. 大脑后动脉
28. 脚间池
29. 大脑脚
30. 海马旁回，钩回
31. 海马
32. 侧脑室颞角
33. 颞中回
34. 黑质
35. 海马沟
36. 海马旁回
37. 中脑被盖
38. 环池
39. 开放的第四脑室中脑导水管
40. 蓝斑
41. 枕内动脉
42. 基底静脉
43. 四叠体池
44. 颞下回
45. 耳郭
46. 侧副沟
47. 小脑前叶蚓部
48. 枕颞外侧回
49. 小脑幕
50. 原裂
51. 小脑半球前叶
52. 小脑半球后叶
53. 直窦
54. 窦汇
55. 枕下回

A

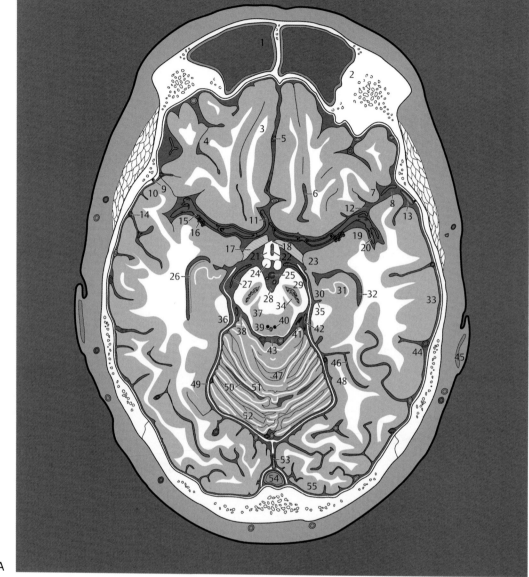

图 5.7　前后连合线平面第 6 个切面

图 5.7A　前后连合线平面第 6 个切面图，可见额叶、颞叶、下丘脑、中脑、小脑、枕叶。图中显示了脑结构、血管和脑膜

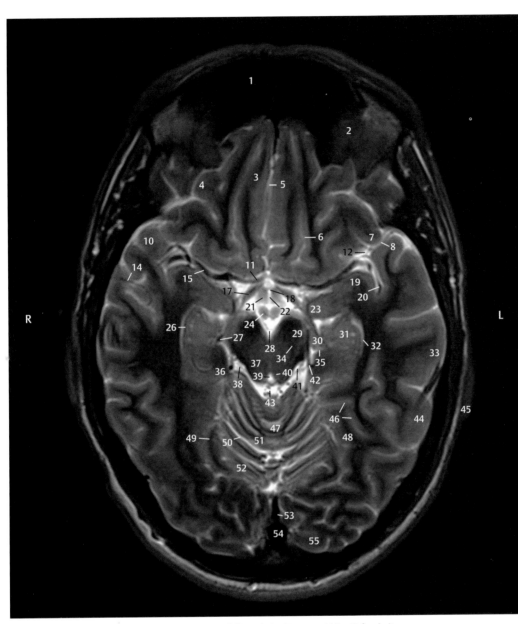

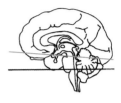

图 5.7B 前后连合线平面 T2 加权 MRI 图像，与 ▶ 图 5.7A 的切面相对应

B

1. 额窦
2. 额骨
3. 直回
4. 眶回
5. 额极动脉
6. 嗅沟
7. 额下回
8. 外侧裂
9. 脑膜中动脉分支
10. 颞上回
11. 大脑前动脉
12. 大脑外侧裂池
14. 颞动脉
15. 大脑中动脉
17. 视束
18. 终板
19. 半月回
20. 岛动脉
21. 下丘脑
22. 第三脑室
23. 杏仁核
24. 乳头体
26. 海马槽
27. 大脑后动脉
28. 脚间池
29. 大脑脚
30. 海马旁回，钩回
31. 海马
32. 侧脑室颞角
33. 颞中回
34. 黑质
35. 海马沟
36. 海马旁回
37. 中脑被盖
38. 环池
39. 开放的第四脑室中脑导水管
40. 蓝斑
41. 枕内动脉
42. 基底静脉
43. 四叠体池
44. 颞下回
45. 耳郭
46. 侧副沟
47. 小脑前叶蚓部
48. 枕颞外侧回
49. 小脑幕
50. 原裂
51. 小脑半球前叶
52. 小脑半球后叶
53. 直窦

54. 窦汇
55. 枕下回

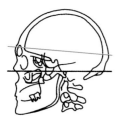

1. 额窦
2. 额极处的额上回
3. 额中回
4. 大脑镰
5. 桥静脉
6. 额内侧前动脉
7. 扣带回
8. 额下回
9. 岛环状沟
10. 大脑前动脉
11. 脑岛
12. 外侧裂
13. 颞动脉
14. 大脑中浅静脉
15. 岛动脉
16. 尾状核头部
17. 外囊
18. 壳核
19. 颞叶
20. 苍白球
21. 前连合
22. 穹隆柱
23. 前外侧和前内侧中央
    动脉
24. 下丘脑
25. 颞上回
26. 第三脑室
27. 内侧膝状体
28. 脉络膜后内侧和后外侧
    动脉
29. 红核
30. 外侧膝状体
31. 枕内动脉
32. 海马槽
33. 基底静脉
34. 中脑导水管
35. 上丘
36. 海马
37. 侧脑室颞角
38. 海马旁回
39. 大脑后动脉
40. 颞中回
41. 四叠体池
42. 小脑幕
43. 小脑前叶蚓部
44. 枕颞外侧回
45. 直窦
46. 枕叶外侧动脉
47. 枕叶外侧动脉分支
48. 侧副沟

49. 枕颞内侧回
50. 纹状区
51. 人字缝
52. 枕下回
53. 上矢状窦

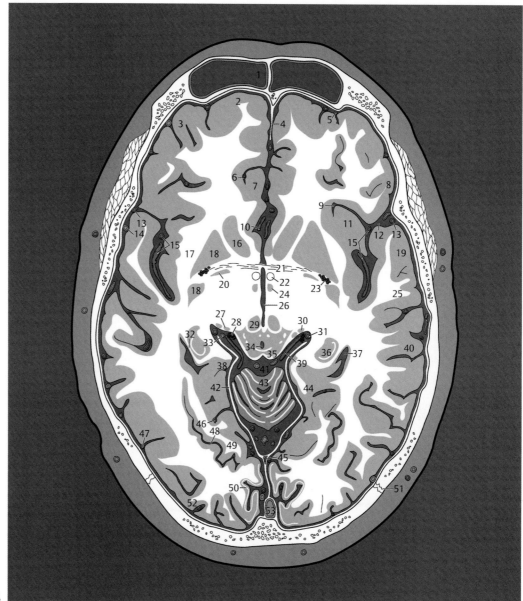

A

图 5.8 前后连合线平面第 7 个切面

图 5.8A 前后连合线平面第 7 个切面图,展示了纹状体(壳核和尾状核)、下丘脑和丘脑下部,仅包含小部分幕下区域。图中显示了脑结构、血管和脑膜

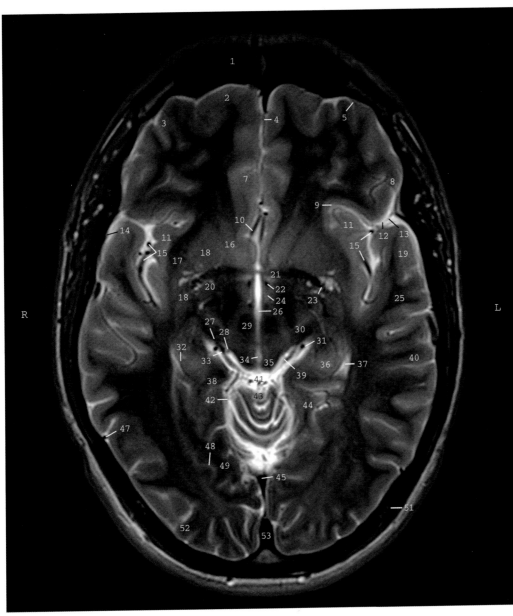

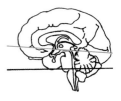

图 5.8B　前后连合线平面 T2 加权 MRI 图像，与 ▶ 图 5.8A 的切面相对应

1. 额窦
2. 额极处的额上回
3. 额中回
4. 大脑镰
5. 桥静脉
7. 扣带回
8. 额下回
9. 岛环状沟
10. 大脑前动脉
11. 脑岛
12. 外侧裂
13. 颞动脉
14. 大脑中浅静脉
15. 岛动脉
16. 尾状核头部
17. 外囊
18. 壳核
19. 颞叶
20. 苍白球
21. 前连合
22. 穹隆柱
23. 前外侧和前内侧中央
　　动脉
24. 下丘脑
25. 颞上回
26. 第三脑室
27. 内侧膝状体
28. 脉络膜后内侧和后外侧
　　动脉
29. 红核
30. 外侧膝状体
31. 枕内动脉
32. 海马槽
33. 基底静脉
34. 中脑导水管
35. 上丘
36. 海马
37. 侧脑室颞角
38. 海马旁回
39. 大脑后动脉
40. 颞中回
41. 四叠体池
42. 小脑幕
43. 小脑前叶蚓部
44. 枕颞外侧回
45. 直窦
47. 枕叶外侧动脉分支
48. 侧副沟
49. 枕颞内侧回
51. 人字缝
52. 枕下回
53. 上矢状窦

B

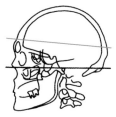

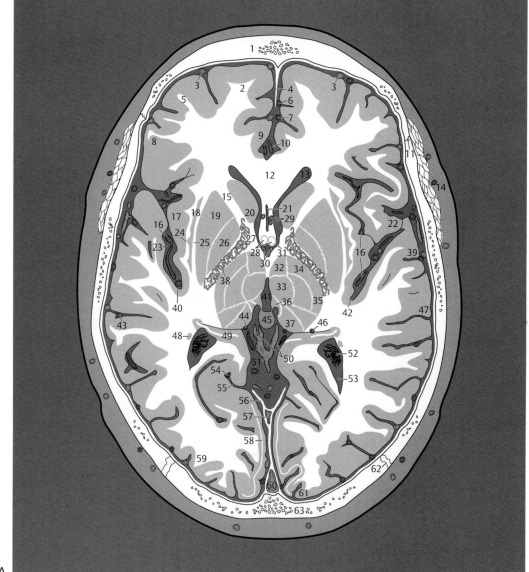

1. 额骨
2. 额上回
3. 大脑上静脉
4. 大脑镰
5. 额中回
6. 额内侧前动脉
7. 胼缘动脉
8. 额下回
9. 扣带回
10. 大脑前动脉
11. 冠状缝
12. 胼胝体膝
13. 侧脑室额角
14. 颞浅动脉
15. 内囊前肢
16. 岛动脉
17. 脑岛
18. 屏状核
19. 壳核
20. 尾状核头部
21. 透明隔腔
22. 中央前回
23. 大脑外侧裂池
24. 最外囊
25. 外囊
26. 苍白球
27. 内囊膝部
28. 穹隆柱
29. 透明隔前静脉
30. 大脑内静脉
31. 室间孔
32. 丘脑前核
33. 丘脑内侧核
34. 丘脑腹外侧核
35. 丘脑外侧后核
36. 缰核
37. 丘脑枕核
38. 内囊后肢
39. 颞上回
40. 颞横回
41. 第三脑室
42. 岛环状沟
43. 颞枕动脉
44. 脉络膜后内侧动脉
45. 松果体

46. 脉络膜后外侧动脉
47. 颞中回
48. 尾状核尾部
49. 海马
50. 大脑内静脉
51. 大脑大静脉
52. 侧脑室脉络丛
53. 侧脑室三角区
54. 枕内动脉

55. 顶枕沟
56. 小脑幕
57. 直窦
58. 纹状区
59. 枕下回
60. 上矢状窦
61. 枕极
62. 人字缝
63. 枕骨

图 5.9　前后连合线平面第 8 个切面

图 5.9A　前后连合线平面第 8 个切面图。切面中脑岛达到最大面积，也通过了纹状体（壳核和尾状核）、内囊和丘脑。图中显示了脑结构、血管和脑膜

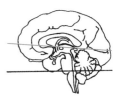

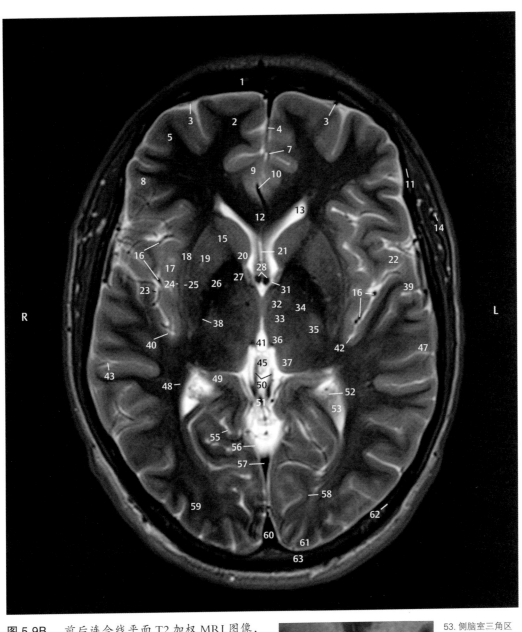

R   L

B

1. 额骨
2. 额上回
3. 大脑上静脉
4. 大脑镰
5. 额中回
7. 胼缘动脉
8. 额下回
9. 扣带回
10. 大脑前动脉
11. 冠状缝
12. 胼胝体膝
13. 侧脑室额角
14. 颞浅动脉
15. 内囊前肢
16. 岛动脉
17. 脑岛
18. 屏状核
19. 壳核
20. 尾状核头部
21. 透明隔腔
22. 中央前回
23. 大脑外侧裂池
24. 最外囊
25. 外囊
26. 苍白球
27. 内囊膝部
28. 穹隆柱
31. 室间孔
32. 丘脑前核
33. 丘脑内侧核
34. 丘脑腹外侧核
35. 丘脑外侧后核
36. 缰核
37. 丘脑枕核
38. 内囊后肢
39. 颞上回
40. 颞横回
41. 第三脑室
42. 岛环状沟
43. 颞枕动脉
45. 松果体
47. 颞中回
48. 尾状核尾部
49. 海马
50. 大脑内静脉
51. 大脑大静脉
52. 侧脑室脉络丛

图 5.9B 前后连合线平面 T2 加权 MRI 图像，与 ▶图 5.9A 的切面相对应

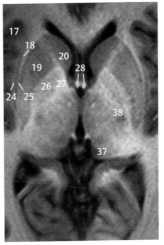

53. 侧脑室三角区
55. 顶枕沟
56. 小脑幕
57. 直窦
58. 纹状区
59. 枕下回
60. 上矢状窦
61. 枕极
62. 人字缝
63. 枕骨

图 5.9C 前后连合线平面 T1 加权 MRI 图像。基底节区在 T1 加权序列上界线清楚

C

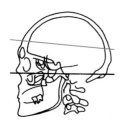

1. 额骨
2. 额上回
3. 大脑上静脉
4. 额前动脉
5. 额中回
6. 大脑镰
7. 胼缘动脉
8. 扣带沟
9. 扣带回
10. 额钳
11. 额下回
12. 冠状缝
13. 胼周动脉
14. 胼胝体膝
15. 侧脑室额角
16. 中央前沟动脉
17. 中央前回
18. 尾状核头部
19. 脉络丛上静脉
20. 脑岛
21. 岛动脉
22. 壳核
23. 内囊前肢
24. 丘纹上静脉
25. 侧脑室中央部
26. 中央沟动脉
27. 中央沟
28. 大脑外侧裂池
29. 内囊后肢
30. 穹隆
31. 丘脑
32. 中央后回
33. 颞上回
34. 角回动脉
35. 脉络膜后外侧动脉
36. 尾状核尾部
37. 外侧裂后支
38. 侧脑室枕角
39. 脉络丛
40. 胼胝体压部
41. 顶动脉
42. 枕钳
43. 直窦
44. 顶枕沟
45. 顶骨
46. 顶枕动脉
47. 楔叶
48. 纹状区
49. 距状沟动脉
50. 枕下回
51. 上矢状窦
52. 人字缝
53. 枕骨

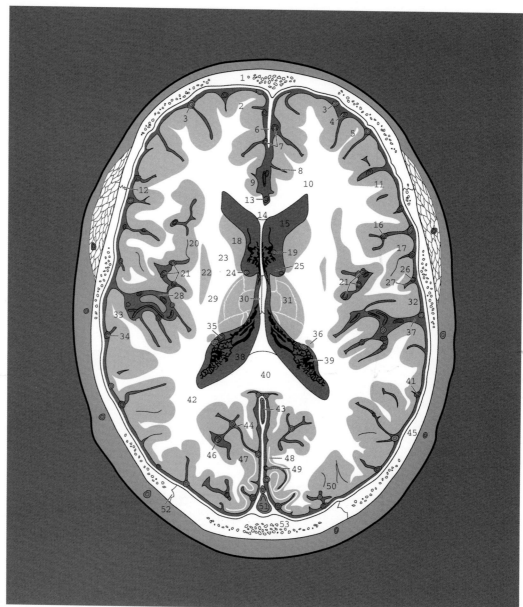

A

图 5.10 前后连合线平面第 9 个切面

图 5.10A 前后连合线平面第 9 个切面图，将大脑镰分为前后两部分。脑岛上部已被切分，胼胝体压部位于左右侧脑室三角区之间。图中显示了脑结构、血管和脑膜

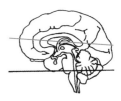

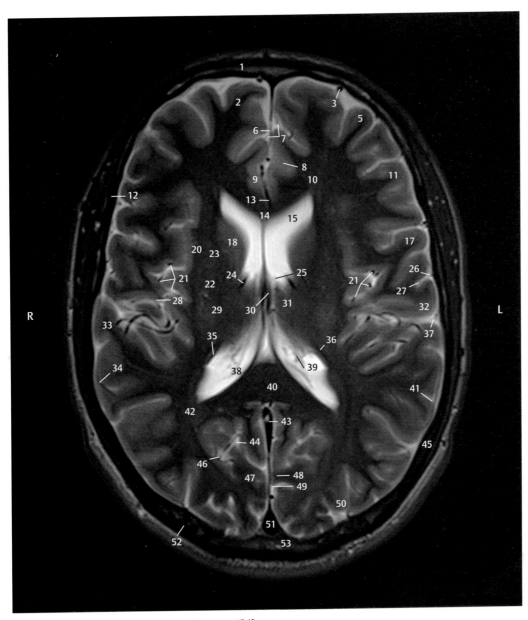

1. 额骨
2. 额上回
3. 大脑上静脉
5. 额中回
6. 大脑镰
7. 胼缘动脉
8. 扣带沟
9. 扣带回
10. 额钳
11. 额下回
12. 冠状缝
13. 胼周动脉
14. 胼胝体膝
15. 侧脑室额角
17. 中央前回
18. 尾状核头部
20. 脑岛
21. 岛动脉
22. 壳核
23. 内囊前肢
24. 丘纹上静脉
25. 侧脑室中央部
26. 中央沟动脉
27. 中央沟
28. 大脑外侧裂池
29. 内囊后肢
30. 穹隆
31. 丘脑
32. 中央后回
33. 颞上回
34. 角回动脉
35. 脉络膜后外侧动脉
36. 尾状核尾部
37. 外侧裂后支

B

38. 侧脑室枕角
39. 脉络丛
40. 胼胝体压部
41. 顶动脉
42. 枕钳
43. 直窦
44. 顶枕沟
45. 顶骨
46. 顶枕动脉
47. 楔叶
48. 纹状区
49. 距状沟动脉
50. 枕下回
51. 上矢状窦
52. 人字缝
53. 枕骨

图 5.10B 前后连合线平面 T2 加权 MRI 图像，与 ▶ 图 5.10A 的切面相对应

图 5.10C 冠状位切面 7T-T2 加权 MRI 图像。该区域的脑纹路很清晰（箭头所指为 Gennari 纹），与大脑皮质一样都是高信号（经允许引自 Prof.Forsting. Unirersity Hospital. Essen, Germany.）

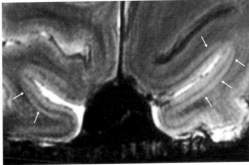

C

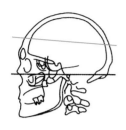

1. 额骨
2. 上矢状窦
3. 额上回
4. 大脑上静脉
5. 额中回
6. 额内侧中间动脉
7. 大脑镰
8. 额前动脉
9. 扣带沟
10. 冠状缝
11. 胼缘动脉
12. 胼周动脉
13. 扣带回
14. 扣带
15. 中央前沟
16. 中央前沟动脉
17. 中央前回
18. 中央沟动脉
19. 中央沟
20. 侧脑室中央部
21. 半卵圆中心
22. 中央后回
23. 中央后沟
24. 顶骨
25. 顶动脉
26. 下矢状窦
27. 缘上回
28. 角回
29. 角回动脉
30. 楔前叶
31. 顶枕动脉
32. 顶枕沟
33. 枕下回
34. 楔叶
35. 上矢状窦
36. 人字缝
37. 枕骨

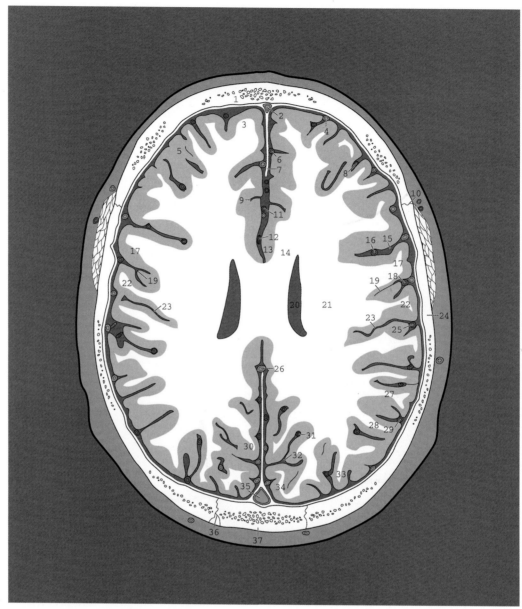

A

图 5.11 前后连合线平面第 10 个切面

图 5.11A 前后连合线平面第 10 个切面图，将大脑镰分为前后两部分，扣带回的上部位于中间，部分遮盖胼胝体。图中显示了脑结构、血管和脑膜

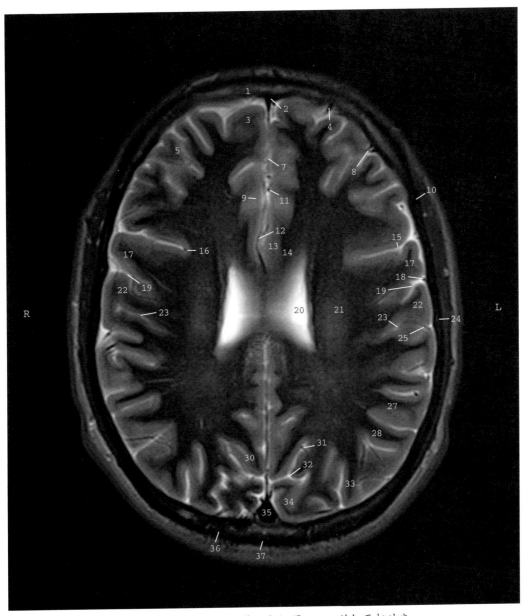

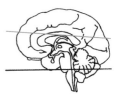

1. 额骨
2. 上矢状窦
3. 额上回
4. 大脑上静脉
5. 额中回
7. 大脑镰
8. 额前动脉
9. 扣带沟
10. 冠状缝
11. 胼缘动脉
12. 胼周动脉
13. 扣带回
14. 扣带
15. 中央前沟
16. 中央前沟动脉
17. 中央前回
18. 中央沟动脉
19. 中央沟
20. 侧脑室中央部
21. 半卵圆中心
22. 中央后回
23. 中央后沟
24. 顶骨
25. 顶动脉
27. 缘上回
28. 角回
30. 楔前叶
31. 顶枕动脉
32. 顶枕沟
33. 枕下回
34. 楔叶
35. 上矢状窦
36. 人字缝
37. 枕骨

B

图 5.11B 前后连合线平面 T2 加权 MRI 图像，与 ▶图 5.11A 的切面相对应

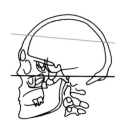

1. 额骨
2. 上矢状窦
3. 额上回
4. 大脑上静脉
5. 额中回
6. 额内侧中间动脉
7. 大脑镰
8. 额前动脉
9. 冠状缝
10. 胼缘动脉
11. 扣带沟
12. 扣带回
13. 中央前沟
14. 中央前沟动脉
15. 中央前回
16. 半卵圆中心
17. 中央沟动脉
18. 中央沟
19. 中央后回
20. 旁中央动脉
21. 顶骨
22. 顶动脉
23. 楔前动脉
24. 缘上回
25. 角回动脉
26. 角回
27. 楔前叶
28. 大脑镰
29. 顶枕沟
30. 楔叶
31. 人字缝
32. 枕骨

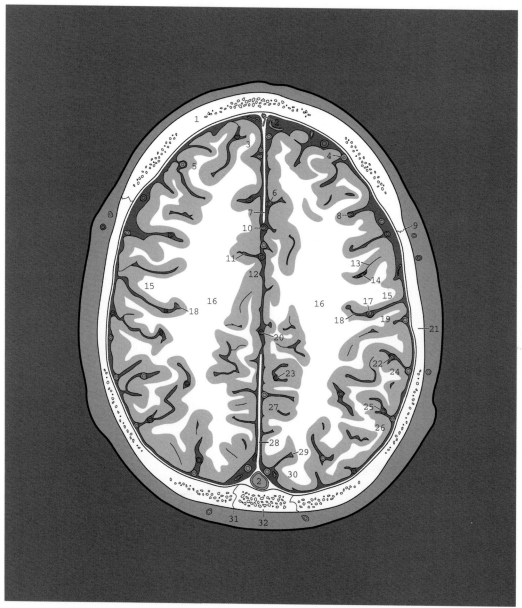

A

图 5.12　前后连合线平面第 11 个切面

图 5.12A　前后连合线平面第 11 个切面图。切面穿过扣带回，大脑镰分开左右大脑半球。切面中间可见大脑镰的下缘穿过，中部大脑镰不可见。图中显示了脑结构、血管和脑膜

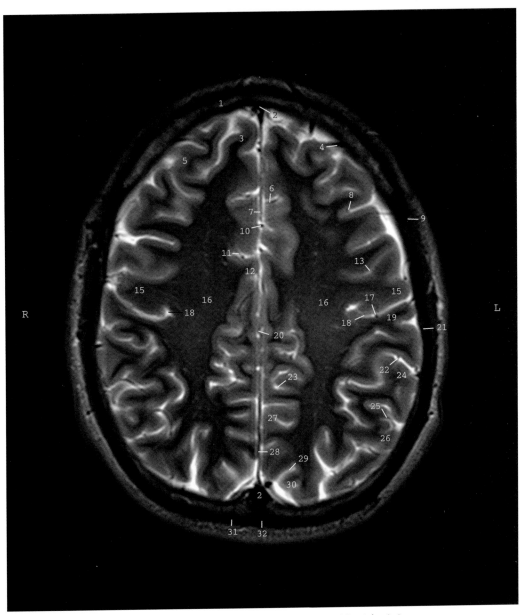

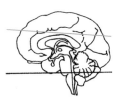

1. 额骨
2. 上矢状窦
3. 额上回
4. 大脑上静脉
5. 额中回
6. 额内侧中间动脉
7. 大脑镰
8. 额前动脉
9. 冠状缝
10. 胼缘动脉
11. 扣带沟
12. 扣带回
13. 中央前沟
15. 中央前回
16. 半卵圆中心
17. 中央沟动脉
18. 中央沟
19. 中央后回
20. 旁中央动脉
21. 顶骨
22. 顶动脉
24. 缘上回
25. 角回动脉
26. 角回
27. 楔前叶
28. 大脑镰
29. 顶枕沟
30. 楔叶
31. 人字缝
32. 枕骨

B

图 5.12B　前后连合线平面 T2 加权 MRI 图像，与 ▶图 5.12A 的切面相对应

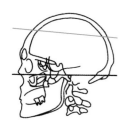

1. 额骨
2. 上矢状窦
3. 额上回
4. 大脑上静脉
5. 额内侧中间动脉
6. 冠状缝
7. 额中回
8. 额上沟
9. 顶骨
10. 中央前沟
11. 中央前回
12. 半卵圆中心
13. 中央沟
14. 中央后回
15. 中央后沟
16. 旁中央小叶
17. 旁中央动脉
18. 扣带沟边缘支
19. 大脑镰
20. 顶上小叶
21. 楔前动脉
22. 楔前叶
23. 矢状缝

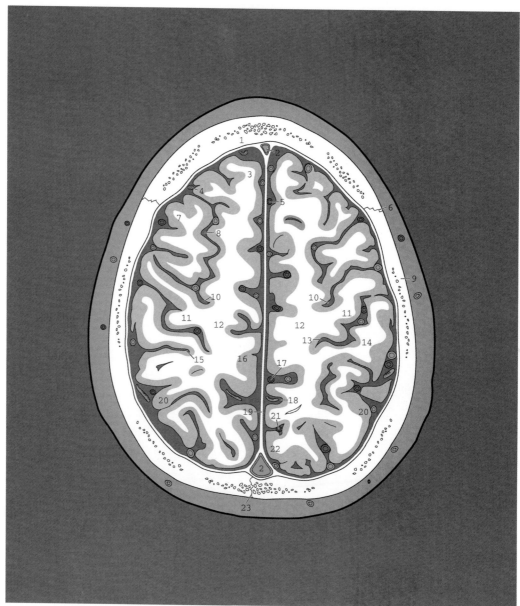

A

图 5.13   前后连合线平面第 12 个切面

图 5.13A   前后连合线平面第 12 个切面图。大脑镰在该切面中将大脑左半球和右半球完全分开，并位于扣带回上。图中显示了脑结构、血管和脑膜

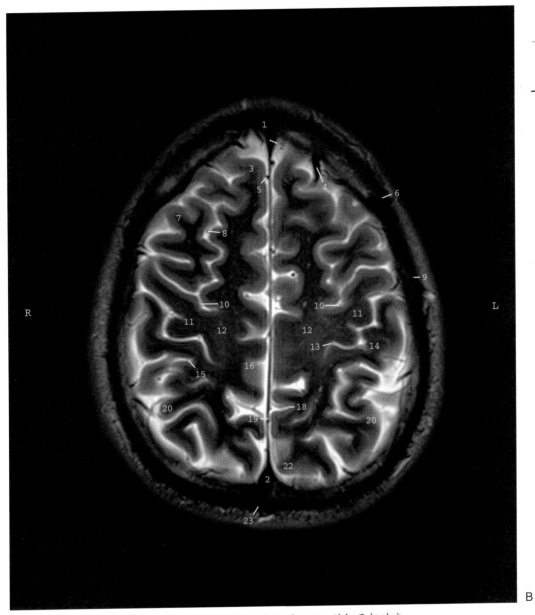

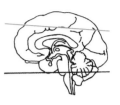

1. 额骨
2. 上矢状窦
3. 额上回
4. 大脑上静脉
5. 额内侧中间动脉
6. 冠状缝
7. 额中回
8. 额上沟
9. 顶骨
10. 中央前沟
11. 中央前回
12. 半卵圆中心
13. 中央沟
14. 中央后回
15. 中央后沟
16. 旁中央小叶
18. 扣带沟边缘支
19. 大脑镰
20. 顶上小叶
22. 楔前叶
23. 矢状缝

B

图 5.13B　前后连合线平面 T2 加权 MRI 图像，与 ▶ 图 5.13A 的切面相对应

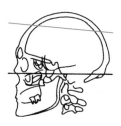

1. 额骨
2. 上矢状窦
3. 额上回
4. 大脑上静脉
5. 额内侧后动脉
6. 冠状缝
7. 额上沟
8. 中央前沟
9. 中央前回
10. 中央前回后突起（手结）
11. 旁中央小叶
12. 中央沟
13. 顶骨
14. 旁中央动脉
15. 中央后回
16. 中央后沟
17. 顶上小叶
18. 楔前动脉
19. 楔前叶
20. 矢状缝

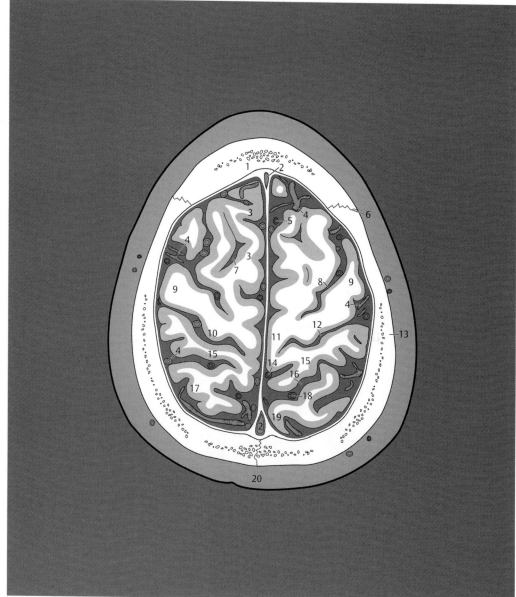

A

图 5.14 前后连合线平面第 13 个切面

图 5.14A 前后连合线平面第 13 个切面图，中央沟将额叶和顶叶分开。图中显示了脑结构、血管和脑膜

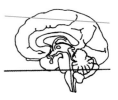

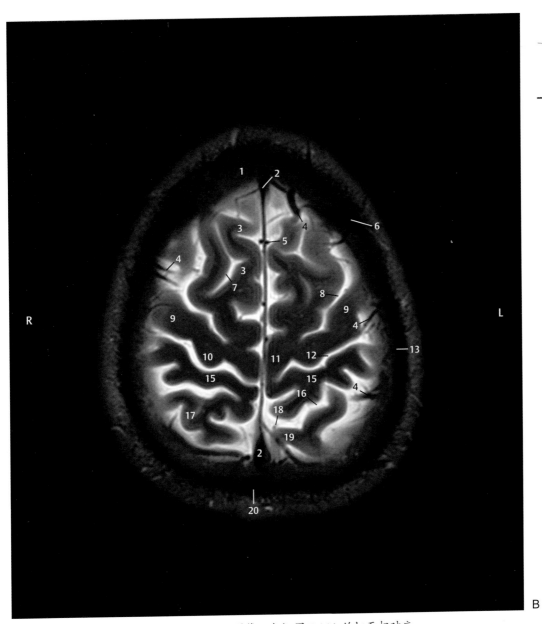

1. 额骨
2. 上矢状窦
3. 额上回
4. 大脑上静脉
5. 额内侧后动脉
6. 冠状缝
7. 额上沟
8. 中央前沟
9. 中央前回
10. 中央前回后突起（手结）
11. 旁中央小叶
12. 中央沟
13. 顶骨
15. 中央后回
16. 中央后沟
17. 顶上小叶
18. 楔前动脉
19. 楔前叶
20. 矢状缝

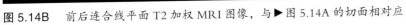

图 5.14B　前后连合线平面 T2 加权 MRI 图像，与 ▶图 5.14A 的切面相对应

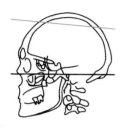

1. 顶骨
2. 上矢状窦
3. 大脑上静脉
4. 中央沟
5. 矢状缝

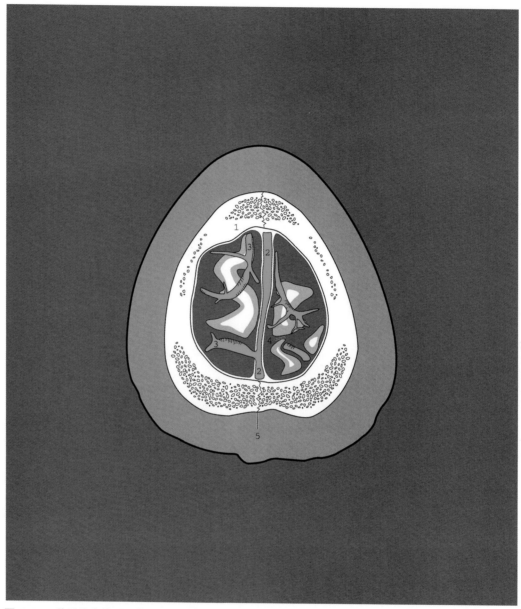

A

图 5.15　前后连合线平面第 14 个切面

图 5.15A　前后连合线平面第 14 个切面图，中央沟位于前囟后约 5cm。图中显示了脑结构、血管和脑膜

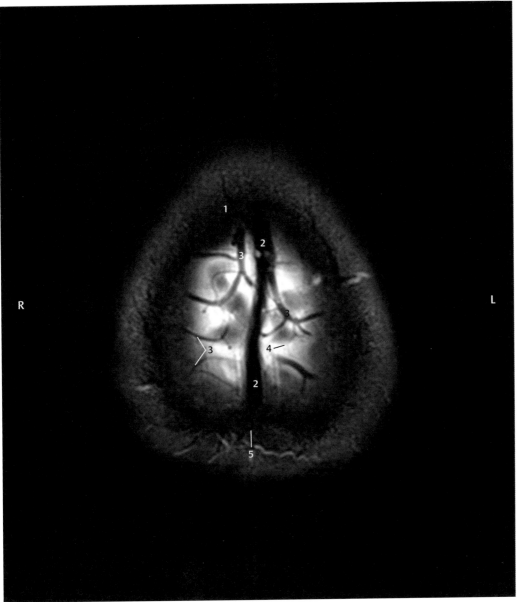

1. 顶骨
2. 上矢状窦
3. 大脑上静脉
4. 中央沟
5. 矢状缝

B

图 5.15B　前后连合线平面 T2 加权 MRI 图像，与 ▶ 图 5.15A 的切面相对应

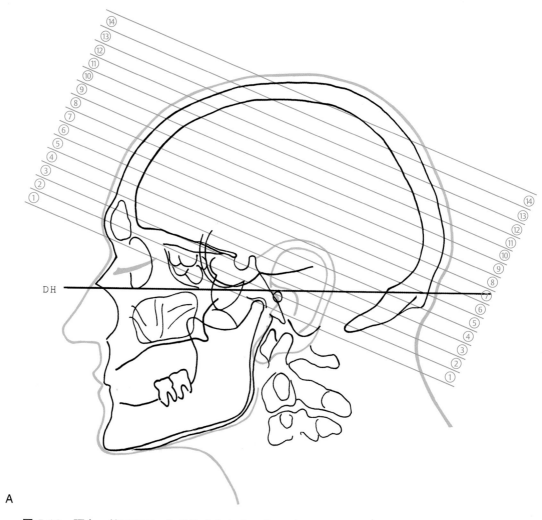

A

图 5.16　眶上 – 枕下平面。相关技术参数见▶第 12 章。DH=German 平面

图 5.16A　与▶图 5.1 头位相同的 X 线影像示意图。将 14 个眶上 – 枕下平面序列从下到上连续编号

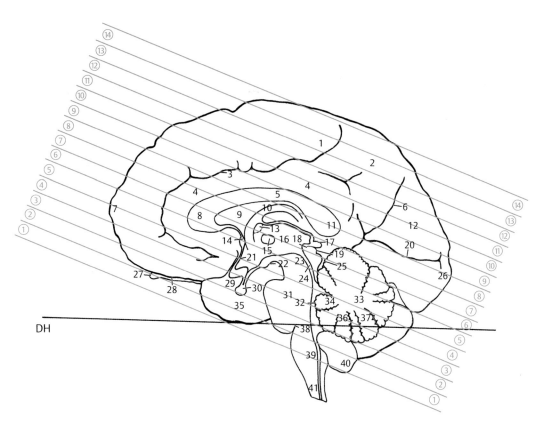

B

图 5.16B 与 ▶图 5.16A 头位相同的大脑内侧视图。眶上－枕下平面序列的标注同 ▶图 5.1

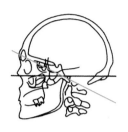

1. 额骨
2. 眼球
3. 颧骨
4. 眼眶
5. 筛窦
6. 翼腭窝
7. 蝶窦
8. 颧弓
9. 棘孔和脑膜中动脉
10. 卵圆孔和下颌神经
11. 下颌骨
12. 颈内动脉
13. 斜坡
14. 外耳道
15. 椎动脉
16. 颈内静脉
17. 颈静脉孔
18. 耳郭
19. 乳突
20. 乳突气房
21. 延髓
22. 小脑
23. 枕骨大孔
24. 枕骨基底部

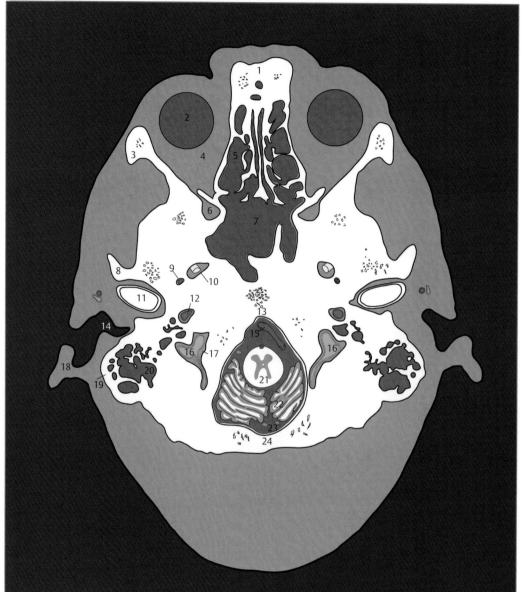

A

图 5.17 眶上 – 枕下平面第 1 个切面

图 5.17A 眶上 – 枕下平面第 1 个切面的 CT 序列图，斜切舌下神经管上方的枕骨大孔，均匀切开颅中窝底

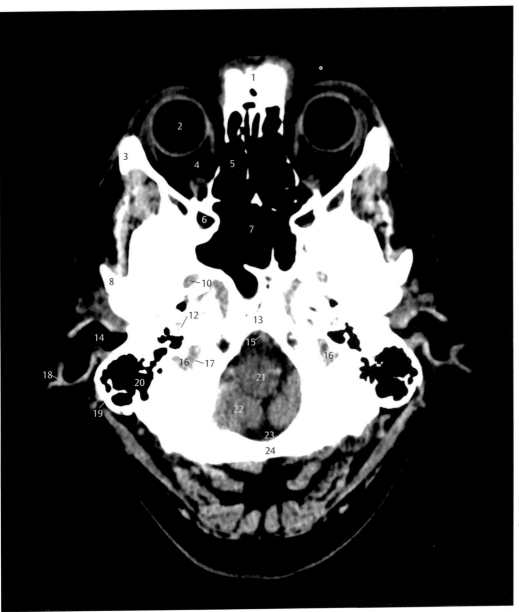

1. 额骨
2. 眼球
3. 颧骨
4. 眼眶
5. 筛窦
6. 翼腭窝
7. 蝶窦
8. 颧弓
10. 卵圆孔和下颌神经
12. 颈内动脉
13. 斜坡
14. 外耳道
15. 椎动脉
16. 颈内静脉
17. 颈静脉孔
18. 耳郭
19. 乳突
20. 乳突气房
21. 延髓
22. 小脑
23. 枕骨大孔
24. 枕骨基底部

B

图 5.17B 眶上 – 枕下平面的定位 CT 图像及该系列其他图像均来自同一名 39 岁的女性。技术参数见 ▶ 第 12 章。与 ▶ 图 5.17A 的切面完全对应（每张图对应于各自的 CT 图像）。图中显示了脑结构、骨性结构和血管

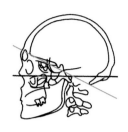

1. 额骨
2. 额窦
3. 眼球
4. 泪腺
5. 眼眶
6. 鸡冠
7. 视神经
8. 筛骨窦
9. 脑膜中动脉
10. 蝶骨
11. 眶上裂
12. 颞叶
13. 蝶窦
14. 海绵窦
15. 颞动脉
16. 三叉神经节
17. 颈内动脉
18. 颞骨
19. 耳蜗
20. 基底动脉
21. 听骨鼓室
22. 前正中裂
23. 乳突气房
24. 舌咽神经（Ⅸ）
25. 延髓
26. 耳郭
27. 乙状窦
28. 乳突
29. 小脑后下动脉
30. 小脑半球
31. 小脑延髓后池
32. 枕骨

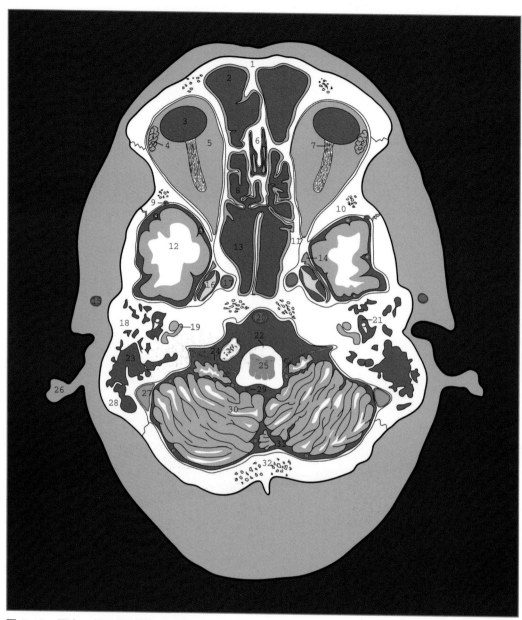

A

图 5.18　眶上 – 枕下平面第 2 个切面

图 5.18A　眶上 – 枕下平面第 2 个切面图，穿过眶顶和外耳道内侧，切过颅中窝和小脑。图中显示了脑结构、骨性结构和血管

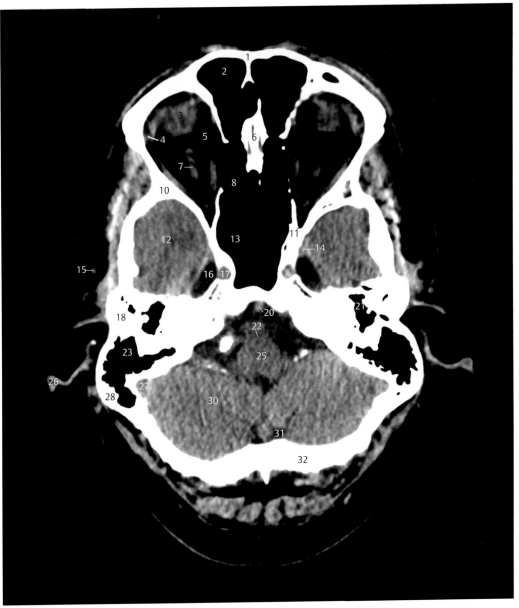
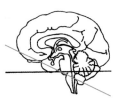

1. 额骨
2. 额窦
3. 眼球
4. 泪腺
5. 眼眶
6. 鸡冠
7. 视神经
8. 筛骨窦
10. 蝶骨
11. 眶上裂
12. 颞叶
13. 蝶窦
14. 海绵窦
15. 颞动脉
16. 三叉神经节
17. 颈内动脉
18. 颞骨
20. 基底动脉
21. 听骨鼓室
22. 前正中裂
23. 乳突气房
25. 延髓
26. 耳郭
27. 乙状窦
28. 乳突
30. 小脑半球
31. 小脑延髓后池
32. 枕骨

图 5.18B　眶上 – 枕下平面的定位 CT 图像，与 ▶ 图 5.18A 的切面完全对应

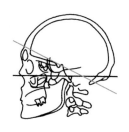

1. 额骨
2. 额窦
3. 鸡冠
4. 眼眶
5. 额叶，额底
6. 蝶骨
7. 视神经管内的视神经
8. 蝶窦
9. 脑膜中动脉
10. 颈内动脉
11. 蝶鞍，垂体
12. 海绵窦
13. 颞叶
14. 蝶窦
15. 颞骨鳞部
16. 颞动脉
17. 斜坡
18. 基底动脉
19. 半规管
20. 脑桥
21. 颞骨岩部
22. 乳突气房
23. 小脑中脚
24. 耳郭
25. 第四脑室
26. 乙状窦
27. 小脑半球后叶
28. 小脑蚓部
29. 小脑延髓后池
30. 枕骨

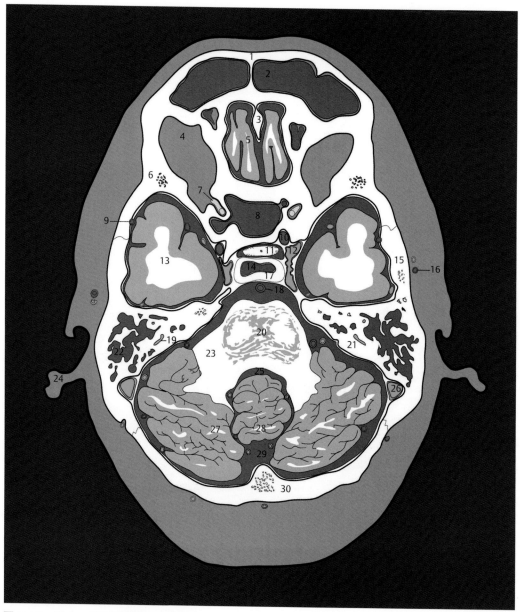

A

图 5.19　眶上 – 枕下平面第 3 个切面

图 5.19A　眶上 – 枕下平面第 3 个切面图，穿过蝶鞍并将鞍背分离开，在颅后窝可见左侧内听道。图中显示了脑结构、骨性结构和血管

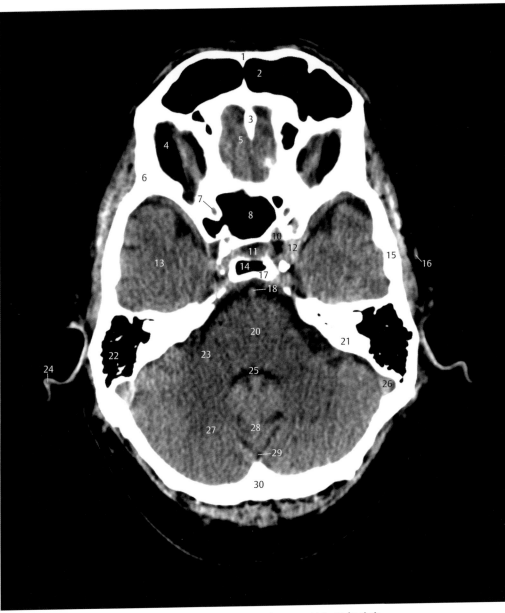

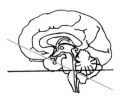

1. 额骨
2. 额窦
3. 鸡冠
4. 眼眶
5. 额叶，额底
6. 蝶骨
7. 视神经管内的视神经
8. 蝶窦
10. 颈内动脉
11. 蝶鞍，垂体
12. 海绵窦
13. 颞叶
14. 蝶窦
15. 颞骨鳞部
16. 颞动脉
17. 斜坡
18. 基底动脉
20. 脑桥
21. 颞骨岩部
22. 乳突气房
23. 小脑中脚
24. 耳郭
25. 第四脑室
26. 乙状窦
27. 小脑半球后叶
28. 小脑蚓部
29. 小脑延髓后池
30. 枕骨

B

图 5.19B　眶上 – 枕下平面的定位 CT 图像，与 ▶图 5.19A 的切面相对应

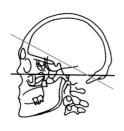

1. 额骨
2. 额窦
3. 鸡冠
4. 蝶骨
5. 额叶
6. 脑膜中动脉
7. 视神经管
8. 蝶窦
9. 视神经
10. 大脑中动脉及其分支
11. 颈内动脉
12. 前床突
13. 海绵窦
14. 垂体
15. 杏仁核
16. 鞍背切割面
17. 颞叶
18. 颞骨鳞部
19. 基底动脉
20. 颞动脉
21. 颞骨岩部
22. 三叉神经
23. 脑桥
24. 桥小脑池
25. 第四脑室
26. 乙状窦
27. 小脑半球
28. 小脑蚓部
29. 人字缝
30. 枕骨

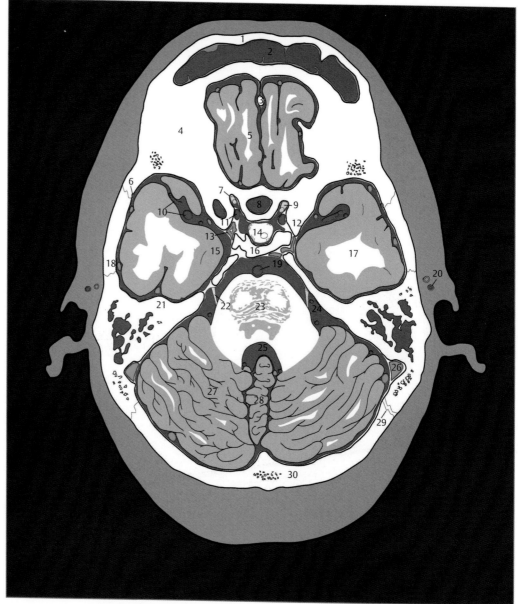

A

图 5.20　眶上 – 枕下平面第 4 个切面

图 5.20A　眶上 – 枕下平面第 4 个切面图。视交叉和内听道被切面切分，横切面穿过额叶、颞角和小脑。图中显示了脑结构、骨性结构和血管

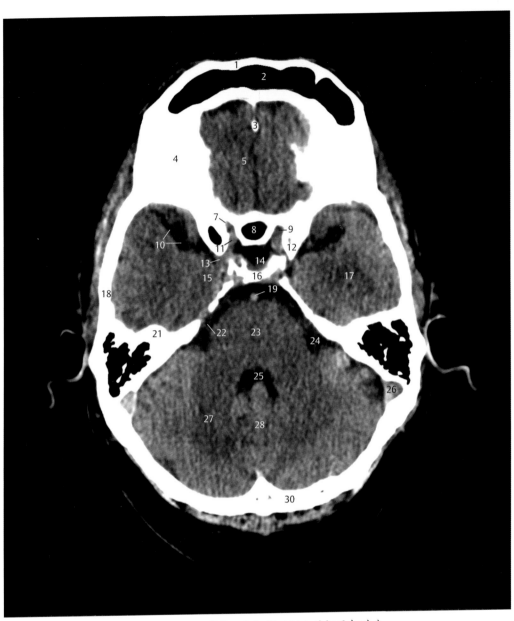

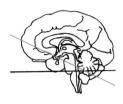

1. 额骨
2. 额窦
3. 鸡冠
4. 蝶骨
5. 额叶
7. 视神经管
8. 蝶窦
9. 视神经
10. 大脑中动脉及其分支
11. 颈内动脉
12. 前床突
13. 海绵窦
14. 垂体
15. 杏仁核
16. 鞍背切割面
17. 颞叶
18. 颞骨鳞部
19. 基底动脉
21. 颞骨岩部
22. 三叉神经
23. 脑桥
24. 桥小脑池
25. 第四脑室
26. 乙状窦
27. 小脑半球
28. 小脑蚓部
30. 枕骨

B

图 5.20B 眶上 – 枕下平面的定位 CT 图像，与 ▶ 图 5.20A 的切面相对应

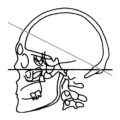

1. 额骨
2. 额窦
3. 颅前窝
4. 额上回
5. 额中回
6. 直回
7. 额下回
8. 蝶骨
9. 大脑外侧裂池
10. 视交叉
11. 漏斗部
12. 大脑沟池
13. 颈内动脉
14. 大脑中动脉
15. 后交通动脉
16. 杏仁核
17. 颞叶
18. 侧脑室颞角
19. 大脑后动脉
20. 基底动脉
21. 脑桥
22. 小脑幕
23. 颞骨
24. 第四脑室
25. 小脑上脚
26. 乙状窦
27. 小脑蚓部
28. 小脑半球
29. 人字缝
30. 枕骨

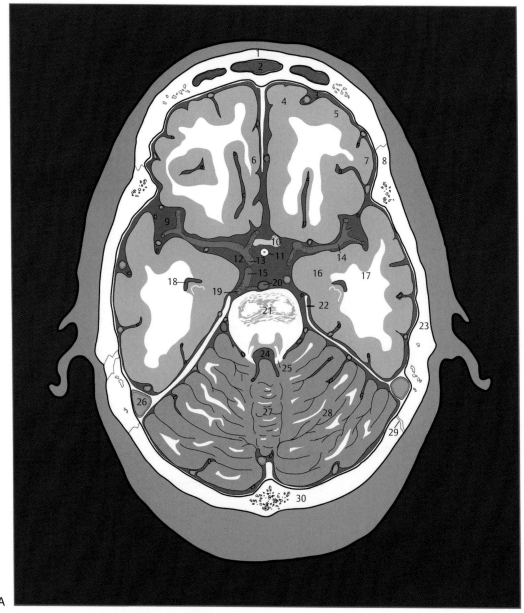

A

图 5.21　眶上 – 枕下平面第 5 个切面

图 5.21A　眶上 – 枕下平面第 5 个切面图，展示了 Willis 环，颅前窝、颅中窝、颅后窝及其内容物，颅后窝前部被小脑幕切断并限制。图中显示了脑结构、骨性结构和血管

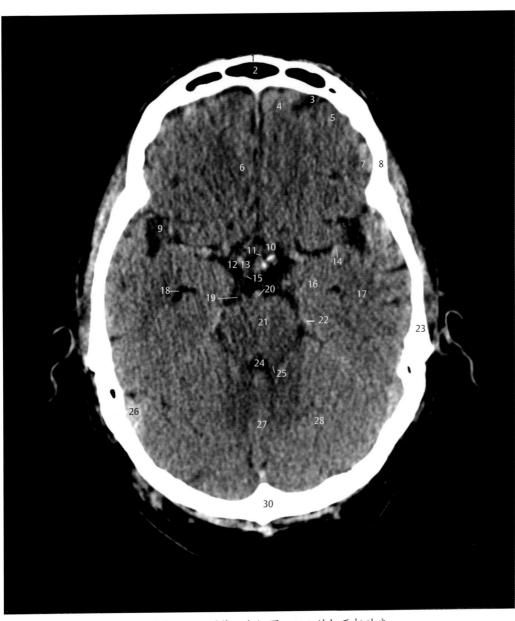

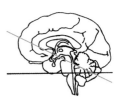

1. 额骨
2. 额窦
3. 颅前窝
4. 额上回
5. 额中回
6. 直回
7. 额下回
8. 蝶骨
9. 大脑外侧裂池
10. 视交叉
11. 漏斗部
12. 大脑沟池
13. 颈内动脉
14. 大脑中动脉
15. 后交通动脉
16. 杏仁核
17. 颞叶
18. 侧脑室颞角
19. 大脑后动脉
20. 基底动脉
21. 脑桥
22. 小脑幕
23. 颞骨
24. 第四脑室
25. 小脑上脚
26. 乙状窦
27. 小脑蚓部
28. 小脑半球
30. 枕骨

B

图 5.21B　眶上 – 枕下平面的定位 CT 图像，与 ▶ 图 5.21A 的切面相对应

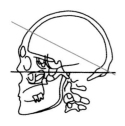

1. 额骨
2. 额窦
3. 额上回
4. 额中回
5. 胼周动脉
6. 额下回岛盖部
7. 大脑外侧裂池
8. 脑岛
9. 屏状核
10. 大脑前动脉
11. 岛动脉
12. 终板
13. 下丘脑
14. 第三脑室
15. 大脑中动脉
16. 颞上回
17. 穹隆
18. 侧脑室颞角
19. 基底动脉
20. 颞中回
21. 海马
22. 大脑脚
23. 脚间池
24. 中脑被盖
25. 第四脑室
26. 小脑幕
27. 颞骨
28. 小脑蚓部
29. 乙状窦
30. 小脑
31. 人字缝
32. 枕骨

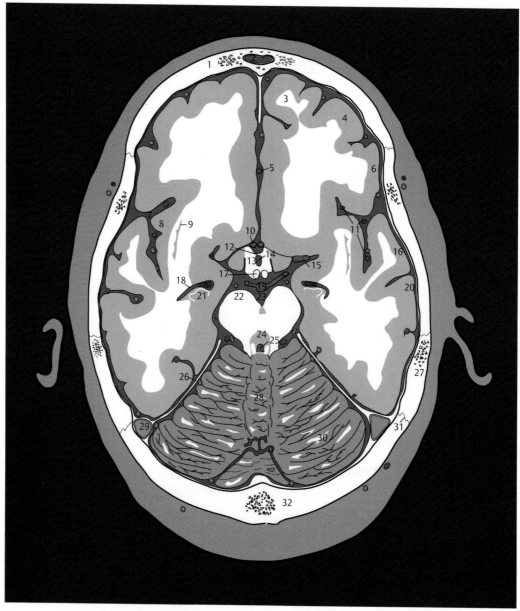

A

图 5.22　眶上 – 枕下平面第 6 个切面

图 5.22A　眶上 – 枕下平面第 6 个切面图，可见部分侧脑室前角，从切开的第三脑室可见中脑导水管开口及侧脑室下角，横截面切过小脑幕前部。图中显示了脑结构、骨性结构和血管

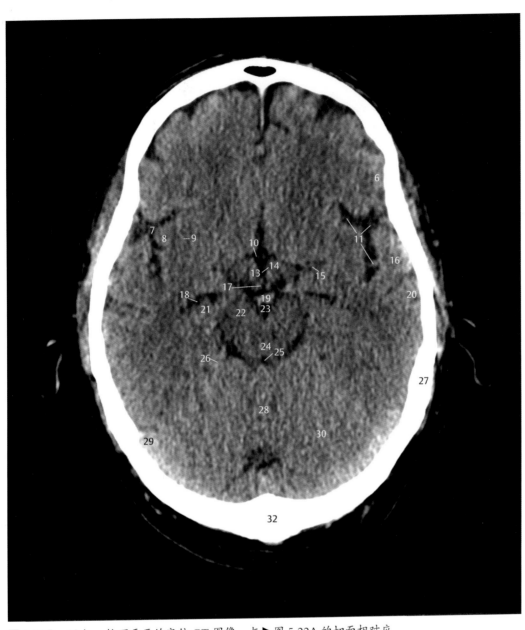

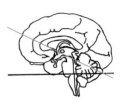

1. 额骨
2. 额窦
3. 额上回
4. 额中回
6. 额下回岛盖部
7. 大脑外侧裂池
8. 脑岛
9. 屏状核
10. 大脑前动脉
11. 岛动脉
13. 下丘脑
14. 第三脑室
15. 大脑中动脉
16. 颞上回
17. 穹隆
18. 侧脑室颞角
19. 基底动脉
20. 颞中回
21. 海马
22. 大脑脚
23. 脚间池
24. 中脑被盖
25. 第四脑室
26. 小脑幕
27. 颞骨
28. 小脑蚓部
29. 乙状窦
30. 小脑
32. 枕骨

B

图 5.22B　眶上 – 枕下平面的定位 CT 图像，与 ▶ 图 5.22A 的切面相对应

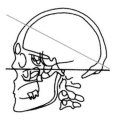

1. 额骨
2. 上矢状窦
3. 额上回
4. 大脑镰
5. 额中回
6. 扣带回
7. 大脑前动脉
8. 胼胝体膝
9. 侧脑室额角
10. 尾状核头部
11. 外侧裂
12. 内囊前肢
13. 脑岛
14. 颞上回
15. 岛动脉
16. 穹隆
17. 苍白球
18. 壳核
19. 屏状核
20. 第三脑室
21. 丘脑
22. 颞骨
23. 大脑外侧裂池
24. 颞中回
25. 侧脑室颞角
26. 海马
27. 环池
28. 中脑导水管
29. 下丘
30. 四叠体池
31. 小脑蚓部
32. 小脑后叶
33. 窦汇
34. 枕骨

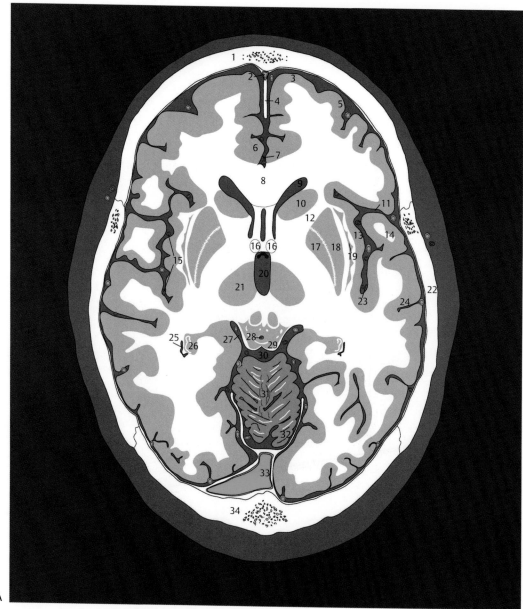

A

图 5.23　眶上－枕下平面第 7 个切面

**图 5.23A　**眶上－枕下平面第 7 个切面图，穿过侧脑室前角和侧脑室，切过四叠体。图中显示了脑结构、骨性结构和血管

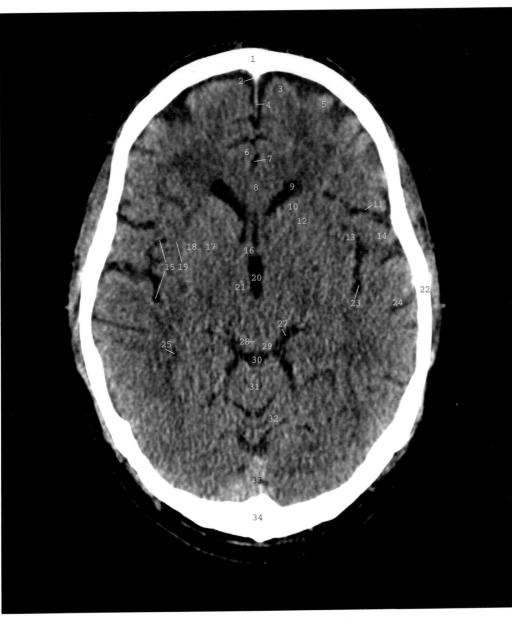
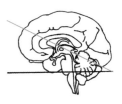

1. 额骨
2. 上矢状窦
3. 额上回
4. 大脑镰
5. 额中回
6. 扣带回
7. 大脑前动脉
8. 胼胝体膝
9. 侧脑室额角
10. 尾状核头部
11. 外侧裂
12. 内囊前肢
13. 脑岛
14. 颞上回
15. 岛动脉
16. 穹隆
17. 苍白球
18. 壳核
19. 屏状核
20. 第三脑室
21. 丘脑
22. 颞骨
23. 大脑外侧裂池
24. 颞中回
25. 侧脑室颞角
27. 环池
28. 中脑导水管
29. 下丘
30. 四叠体池
31. 小脑蚓部
32. 小脑后叶
33. 窦汇
34. 枕骨

B

图 5.23B　眶上－枕下平面的定位 CT 图像，与 ▶图 5.23A 的切面相对应

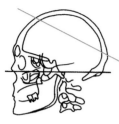

1. 额骨
2. 上矢状窦
3. 额上回
4. 大脑镰
5. 额中回
6. 胼胝体膝
7. 侧脑室额角
8. 尾状核头部
9. 透明隔
10. 内囊前肢
11. 室间孔
12. 内囊膝部
13. 穹隆
14. 苍白球
15. 壳核
16. 脑岛
17. 大脑外侧裂池
18. 岛动脉
19. 内囊后肢
20. 颞中回
21. 第三脑室
22. 丘脑
23. 上丘
24. 中脑导水管
25. 海马
26. 大脑大静脉
27. 侧脑室脉络丛
28. 小脑幕
29. 小脑前叶
30. 直窦
31. 上矢状窦
32. 枕骨

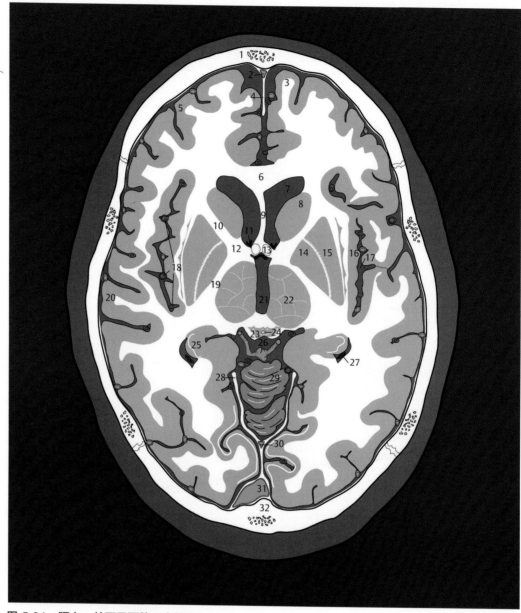

A

图 5.24 眶上 – 枕下平面第 8 个切面

图 5.24A 眶上 – 枕下平面第 8 个切面图，此切面可见侧脑室，并沿侧脑室三角区下方切过侧脑室后角。图中显示了脑结构、骨性结构和血管

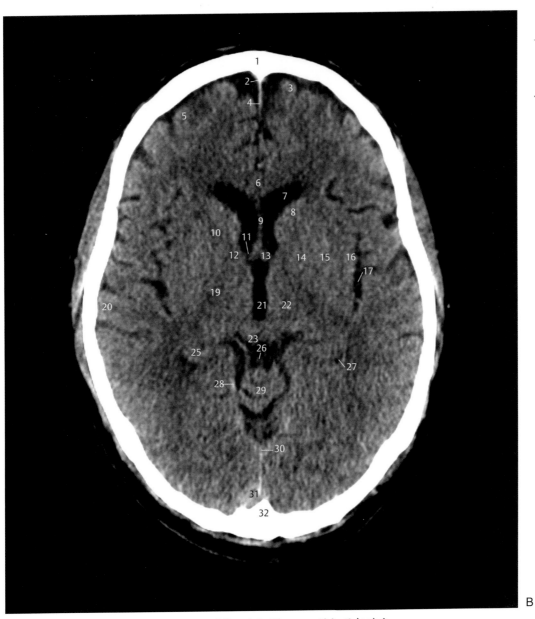

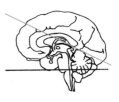

1. 额骨
2. 上矢状窦
3. 额上回
4. 大脑镰
5. 额中回
6. 胼胝体膝
7. 侧脑室额角
8. 尾状核头部
9. 透明隔
10. 内囊前肢
11. 室间孔
12. 内囊膝部
13. 穹隆
14. 苍白球
15. 壳核
16. 脑岛
17. 大脑外侧裂池
19. 内囊后肢
20. 颞中回
21. 第三脑室
22. 丘脑
23. 上丘
25. 海马
26. 大脑大静脉
27. 侧脑室脉络丛
28. 小脑幕
29. 小脑前叶
30. 直窦
31. 上矢状窦
32. 枕骨

B

图 5.24B　眶上 – 枕下平面的定位 CT 图像，与 ▶ 图 5.24A 的切面相对应

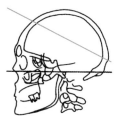

1. 额骨
2. 上矢状窦
3. 额上回
4. 大脑镰
5. 额中回
6. 扣带回
7. 胼胝体膝
8. 侧脑室额角
9. 透明隔
10. 尾状核头部
11. 穹隆
12. 室间孔和脉络丛
13. 内囊前肢
14. 壳核
15. 脑岛
16. 大脑内静脉
17. 丘脑
18. 大脑外侧裂池
19. 松果体
20. 侧脑室三角区和脉络丛
21. 小脑蚓部
22. 小脑幕
23. 直窦
24. 上矢状窦
25. 枕回
26. 枕骨

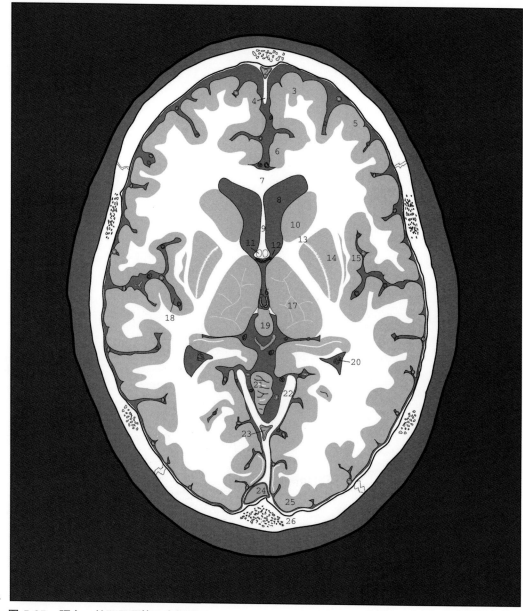

A

图 5.25 眶上 – 枕下平面第 9 个切面

图 5.25A 眶上 – 枕下平面第 9 个切面图，经过丘脑和侧脑室三角区。图中显示了脑结构、骨性结构和血管

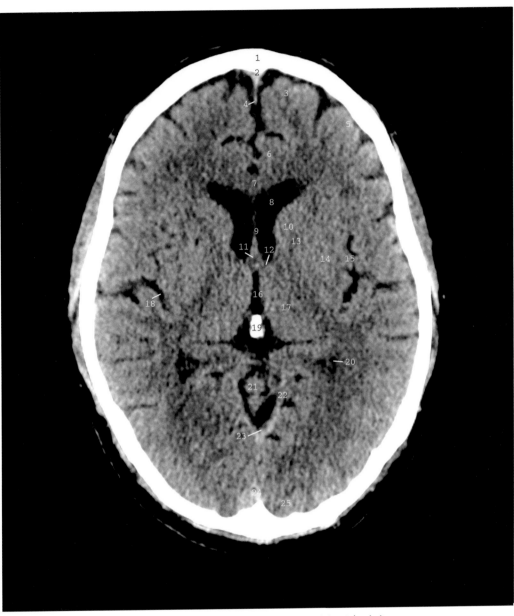

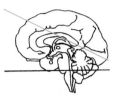

1. 额骨
2. 上矢状窦
3. 额上回
4. 大脑镰
5. 额中回
6. 扣带回
7. 胼胝体膝
8. 侧脑室额角
9. 透明隔
10. 尾状核头部
11. 穹隆
12. 室间孔和脉络丛
13. 内囊前肢
14. 壳核
15. 脑岛
17. 丘脑
18. 大脑外侧裂池
19. 松果体
20. 侧脑室三角区和脉络丛
21. 小脑蚓部
22. 小脑幕
23. 直窦
24. 上矢状窦
25. 枕回
26. 枕骨

图 5.25B　眶上 – 枕下平面的定位 CT 图像，与 ▶ 图 5.25A 的切面相对应

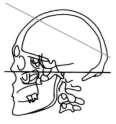

1. 额骨
2. 上矢状窦
3. 额上回
4. 大脑镰
5. 额中回
6. 扣带沟
7. 扣带回
8. 中央前沟
9. 中央前回
10. 中央沟
11. 中央后回
12. 尾状核头部
13. 丘纹静脉
14. 侧脑室脉络丛
15. 半卵圆中心
16. 丘脑
17. 顶骨
18. 外侧裂
19. 胼胝体压部
20. 直窦
21. 顶枕沟
22. 上矢状窦
23. 枕回
24. 人字缝
25. 枕骨

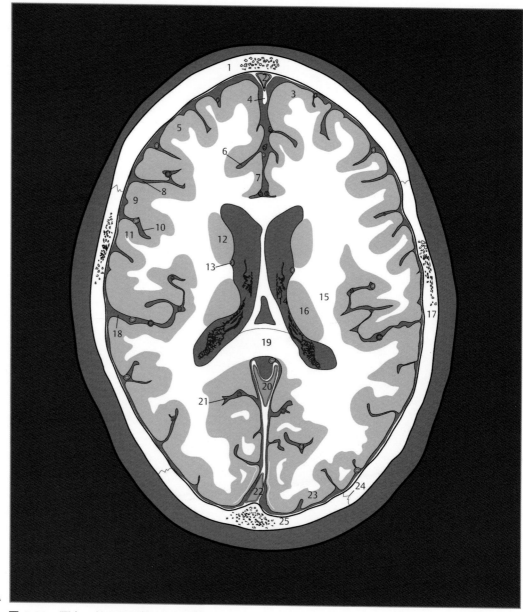

A

图 5.26 眶上 – 枕下平面第 10 个切面

图 5.26A 眶上 – 枕下平面第 10 个切面图，依然能看到构成侧脑室顶壁的胼胝体。图中显示了脑
结构、骨性结构和血管

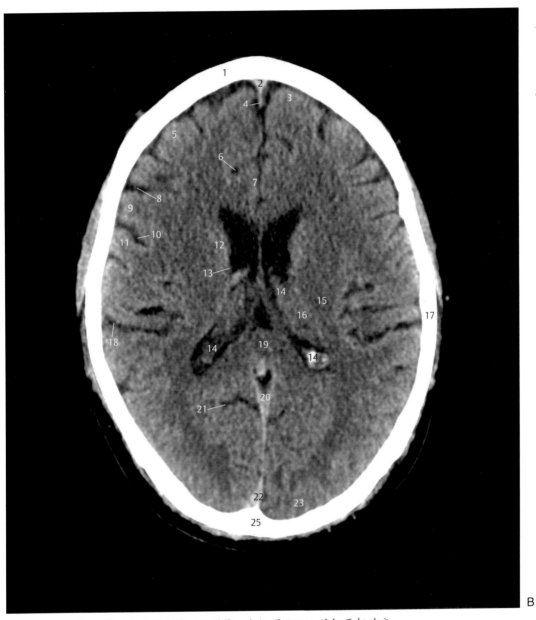
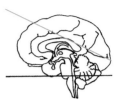

1. 额骨
2. 上矢状窦
3. 额上回
4. 大脑镰
5. 额中回
6. 扣带沟
7. 扣带回
8. 中央前沟
9. 中央前回
10. 中央沟
11. 中央后回
12. 尾状核头部
13. 丘纹静脉
14. 侧脑室脉络丛
15. 半卵圆中心
16. 丘脑
17. 顶骨
18. 外侧裂
19. 胼胝体压部
20. 直窦
21. 顶枕沟
22. 上矢状窦
23. 枕回
25. 枕骨

B

图 5.26B 眶上 – 枕下平面的定位 CT 图像，与 ▶ 图 5.26A 的切面相对应

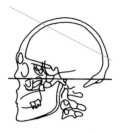

1. 额骨
2. 上矢状窦
3. 额上回
4. 大脑镰
5. 额中回
6. 中央前沟
7. 中央前回
8. 中央沟
9. 中央后回
10. 中央后沟
11. 半卵圆中心
12. 下矢状窦
13. 顶骨
14. 顶枕沟
15. 上矢状窦
16. 枕骨

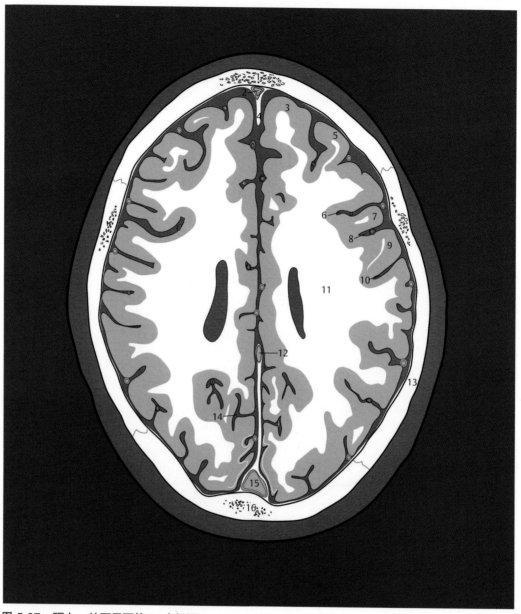

A

图 5.27　眶上 – 枕下平面第 11 个切面

图 5.27A　眶上 – 枕下平面第 11 个切面图，位于胼胝体上方。图中显示了骨性结构和血管

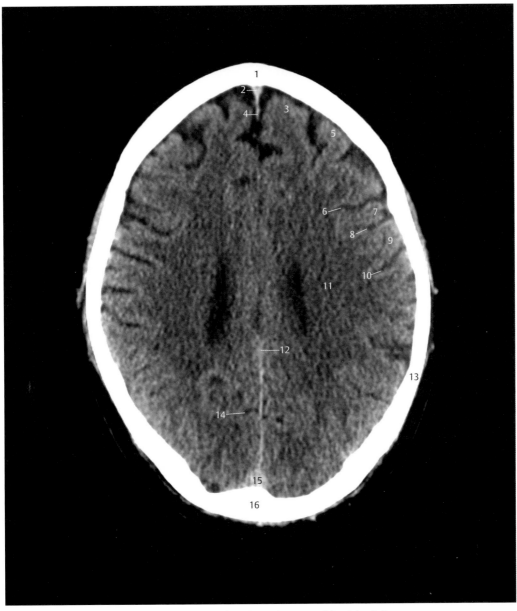

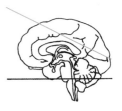

1. 额骨
2. 上矢状窦
3. 额上回
4. 大脑镰
5. 额中回
6. 中央前沟
7. 中央前回
8. 中央沟
9. 中央后回
10. 中央后沟
11. 半卵圆中心
12. 下矢状窦
13. 顶骨
14. 顶枕沟
15. 上矢状窦
16. 枕骨

图 5.27B　眶上 – 枕下平面的定位 CT 图像，与 ▶ 图 5.27A 的切面相对应

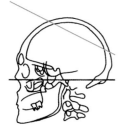

1. 额骨
2. 上矢状窦
3. 冠状缝
4. 大脑镰
5. 额上回
6. 额上沟
7. 额中回
8. 中央前沟
9. 中央前回
10. 半卵圆中心
11. 中央沟
12. 中央后回
13. 顶下小叶
14. 顶骨
15. 人字缝

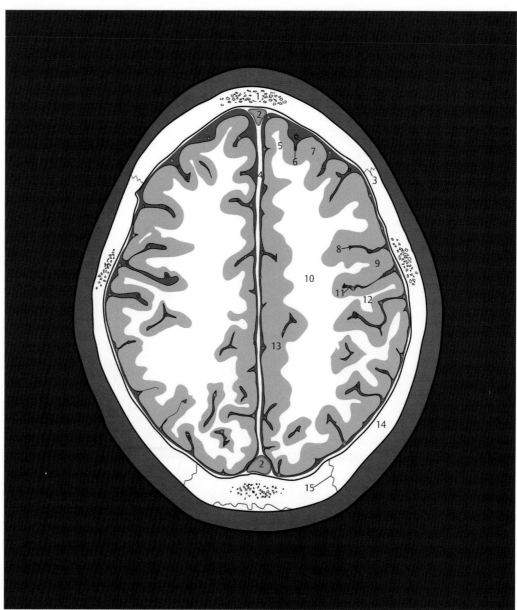

A

图 5.28 眶上 – 枕下平面第 12 个切面

图 5.28A 眶上 – 枕下平面第 12 个切面图，位于扣带回上方。图中显示了脑结构、骨性结构和血管

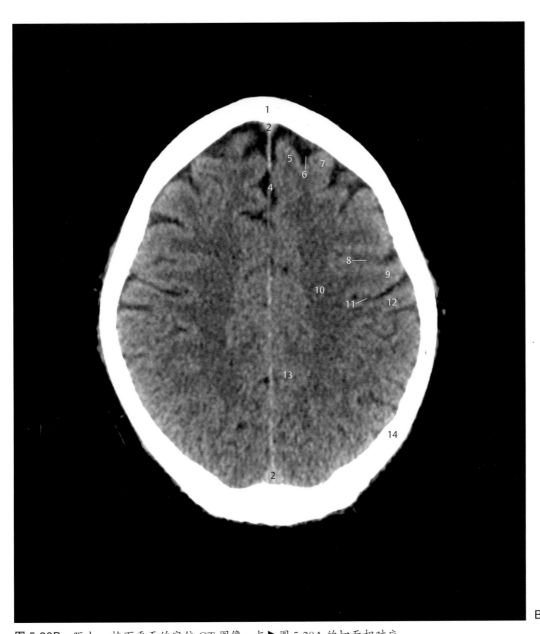

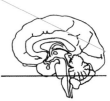

1. 额骨
2. 上矢状窦
4. 大脑镰
5. 额上回
6. 额上沟
7. 额中回
8. 中央前沟
9. 中央前回
10. 半卵圆中心
11. 中央沟
12. 中央后回
13. 顶下小叶
14. 顶骨

B

图 5.28B　眶上 – 枕下平面的定位 CT 图像，与 ▶图 5.28A 的切面相对应

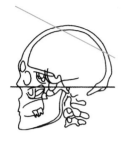

1. 额骨
2. 上矢状窦
3. 额上回
4. 大脑镰
5. 大脑上静脉
6. 中央前沟
7. 中央前回后突起（手结）
8. 中央前回
9. 中央沟
10. 中央后回
11. 中央旁小叶
12. 中央后沟
13. 扣带沟边缘支
14. 旁中央动脉
15. 顶上小叶
16. 顶骨
17. 枕骨

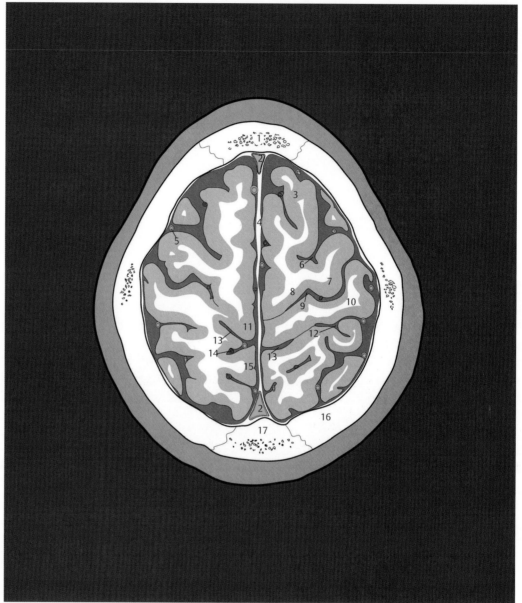

A

图 5.29　眶上 – 枕下平面第 13 个切面

图 5.29A　眶上 – 枕下平面第 13 个切面图，位于颅顶下方。图中显示了脑结构、骨性结构和血管

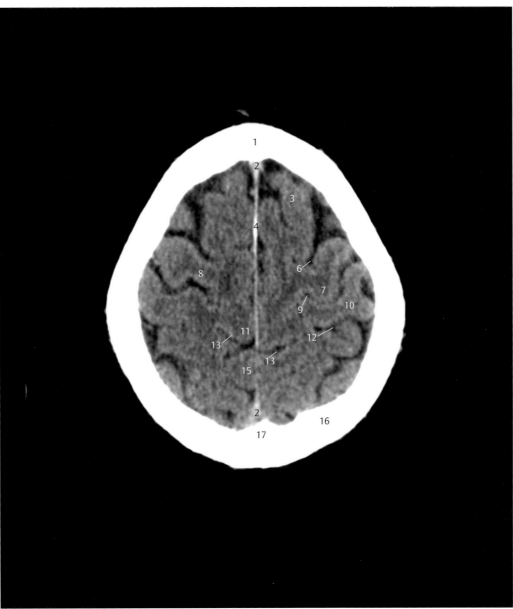

1. 额骨
2. 上矢状窦
3. 额上回
4. 大脑镰
6. 中央前沟
7. 中央前回后突起(手结)
8. 中央前回
9. 中央沟
10. 中央后回
11. 中央旁小叶
12. 中央后沟
13. 扣带沟边缘支
15. 顶上小叶
16. 顶骨
17. 枕骨

图 5.29B 眶上 – 枕下平面的定位 CT 图像，与 ▶ 图 5.29A 的切面相对应

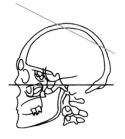

1. 顶骨
2. 矢状缝
3. 上矢状窦
4. 中央前回
5. 中央沟
6. 中央后回
7. 中央后沟
8. 大脑上静脉
9. 扣带沟边缘支
10. 顶叶

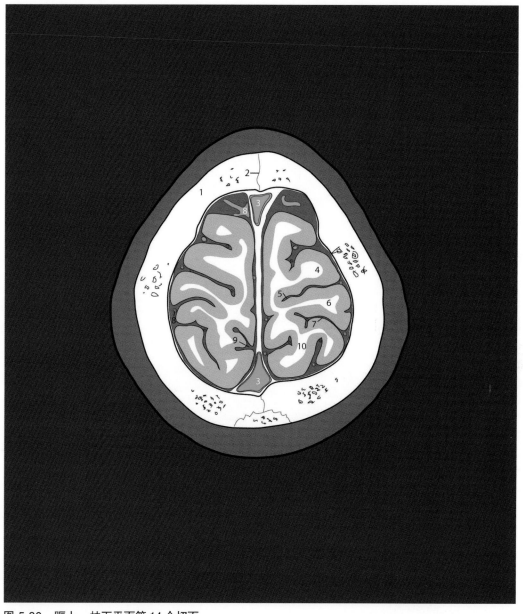

A

图 5.30　眶上 – 枕下平面第 14 个切面

图 5.30A　眶上 – 枕下平面第 14 个切面图，位于颅顶正下方。图中显示了脑结构、骨性结构和血管

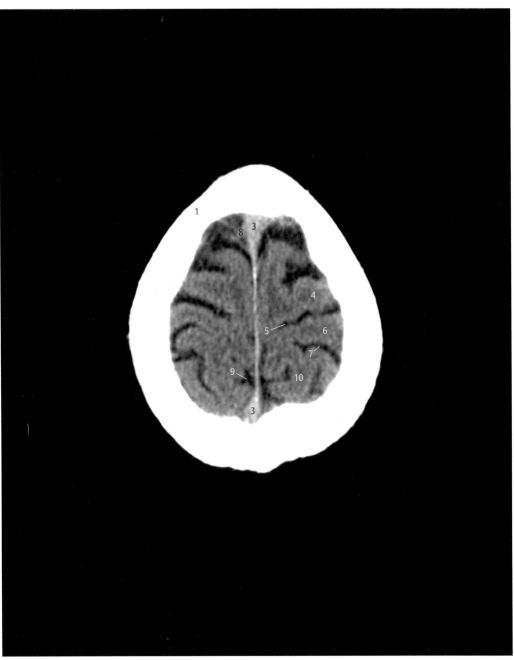

1. 顶骨
3. 上矢状窦
4. 中央前回
5. 中央沟
6. 中央后回
7. 中央后沟
8. 大脑上静脉
9. 扣带沟边缘支
10. 顶叶

B

图 5.30B　眶上 – 枕下平面的定位 CT 图像，与▶图 5.30A 的切面相对应

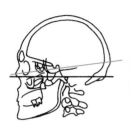

1. 鼻骨
2. 鼻中隔
3. 颧骨
4. 上颌窦
5. 下颌骨冠状突
6. 翼突侧板
7. 翼窝
8. 下颌骨
9. 茎突
10. 斜坡
11. 舌下神经管
12. 颈静脉孔
13. 耳郭
14. 乙状窦
15. 乳突气房
16. 导静脉

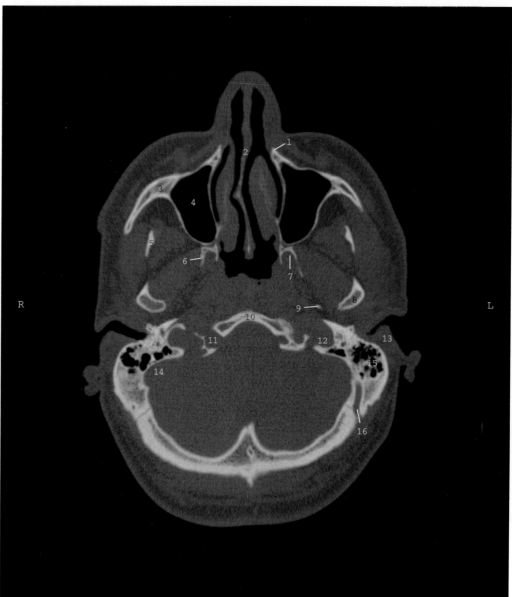

图 5.31 颅底轴位 CT 图像。 本图和后面的图都来源于诊断性 CT 薄层横断扫描数据。骨性标志
包括鼻甲、上颌窦、乳突和枕骨

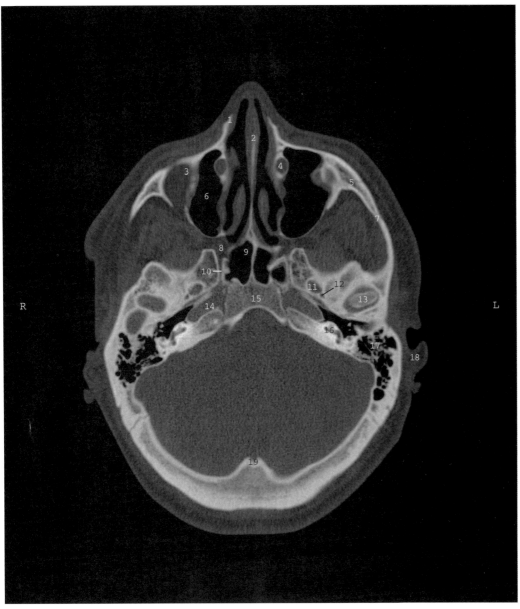

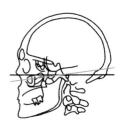

1. 鼻骨
2. 鼻中隔
3. 眼眶
4. 鼻泪管
5. 颧骨
6. 上颌窦
7. 颧弓
8. 翼腭窝
9. 蝶窦
10. 翼神经管
11. 卵圆孔
12. 棘孔
13. 下颌骨
14. 颈动脉管
15. 斜坡
16. 耳蜗
17. 乳突气房
18. 耳郭
19. 枕内隆起

图 5.32　颅底轴位 CT 图像。骨性标志包括鼻骨、鼻中隔和颞骨岩部。图中显示了第 V /3 对脑神经和脑膜中动脉出口

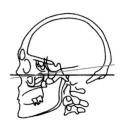

1. 鼻泪管
2. 眼眶
3. 颧骨
4. 眶下裂
5. 翼腭窝
6. 蝶窦
7. 蝶骨，颅中窝底
8. 颈动脉管
9. 颞骨
10. 斜坡
11. 内耳道
12. 骨膜
13. 面神经管（膝状神经节）
14. 枕骨
15. 卵圆孔入口

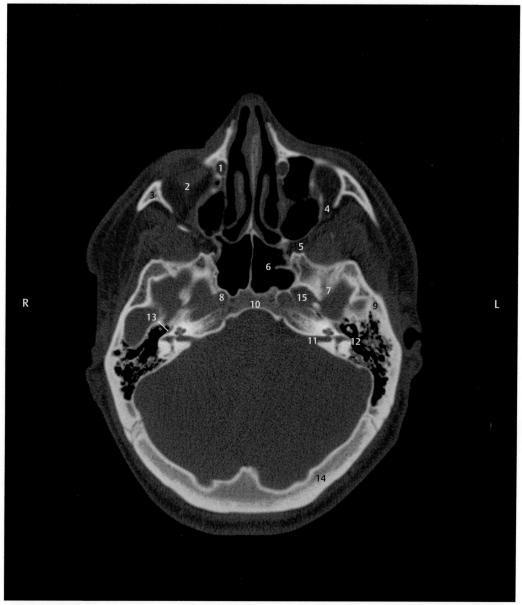

图 5.33　颅底轴位 CT 图。图中显示了眼眶内外侧壁，蝶骨构成了颅中窝底，枕骨包绕着颅后窝，还显示了颈内动脉出口和第 V /3 对脑神经，第 VII 对脑神经被标记

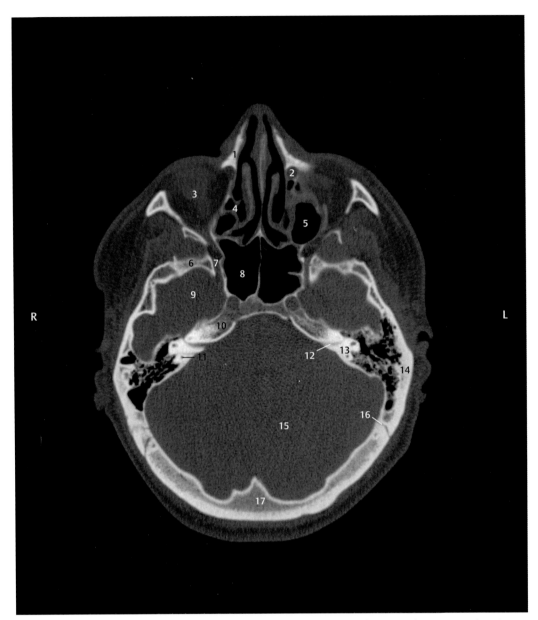

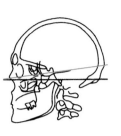

1. 鼻骨
2. 鼻泪管
3. 眼眶
4. 筛骨窦
5. 上颌窦
6. 蝶骨
7. 圆孔
8. 蝶窦
9. 颅中窝
10. 岩骨尖
11. 半规管
12. 内耳道
13. 岩部
14. 颞骨
15. 颅后窝
16. 人字缝
17. 枕骨

图 5.34　颅底轴位 CT 图像。图中显示了眼眶、蝶窦下侧面和颅中窝，以及第 V/2 对脑神经出口、颞骨岩部和颅后窝

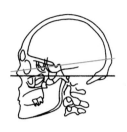

1. 筛骨窦
2. 眼眶
3. 筛板
4. 蝶骨
5. 眶上裂
6. 前床突
7. 颅中窝
8. 垂体窝
9. 鞍背
10. 后床突
11. 颅后窝
12. 人字缝
13. 枕内隆起
14. 枕骨

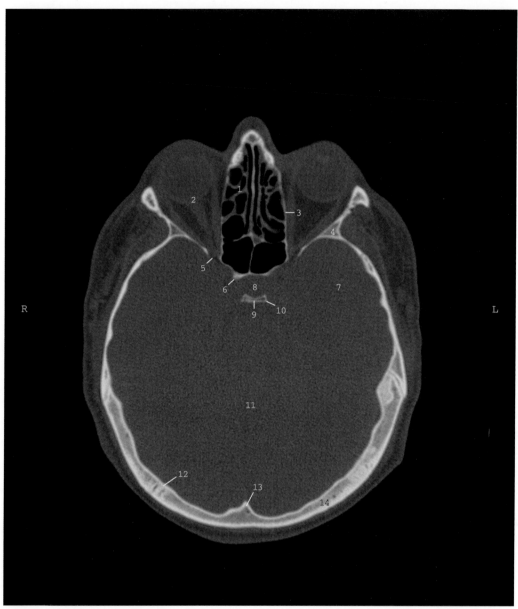

图 5.35　颅底轴位 CT 图像。图中显示了眼眶、蝶窦下侧面和颅中窝，以及第 Ⅴ/2 对脑神经出口、颞骨岩部和颅后窝，还显示了眶中心、筛骨窦、鞍背和眶上裂

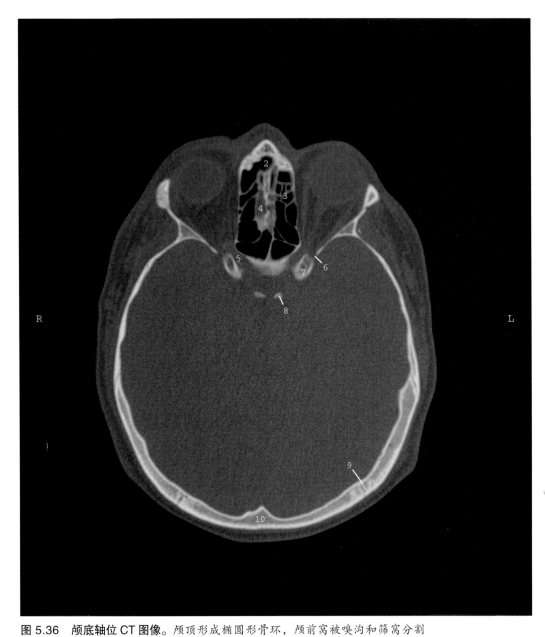

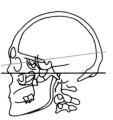

1. 额骨
2. 额窦
3. 筛骨窦
4. 筛窝
5. 视神经管
6. 眶上裂
7. 前床突
8. 后床突
9. 人字缝
10. 枕骨

图 5.36　颅底轴位 CT 图像。 *颅顶形成椭圆形骨环，颅前窝被嗅沟和筛窝分割*

1. 圆孔 *
2. 上颌神经（V2）
3. 视神经管
4. 视神经
5. 眼动脉
6. 眶上裂
7. 眼上静脉
8. 眼神经（Ⅱ）
8a. 泪腺神经
8b. 额神经
8c. 鼻睫神经
9. 外展神经（Ⅵ）
10. 动眼神经（Ⅲ）
11. 滑车神经（Ⅳ）
12. 卵圆孔
13. 翼突脑膜动脉
14. 下颌神经（V3）
15. 卵圆孔静脉丛
16. 棘孔
17. 脑膜中动脉
18. 下颌神经脑膜支
19. 颈内动脉管
20. 颈内动脉
21. 破裂孔（被颈内动脉覆盖）内的岩深神经和岩大神经
24. 岩小神经裂孔内的岩小神经和鼓膜上动脉
25. 岩大神经裂孔内的岩大神经和茎乳突静脉
26. 内耳孔和内耳道
27. 面神经（和中间神经）
28. 前庭蜗神经
29. 蝶岩裂内的岩小神经
31. 颈静脉孔
32. 舌咽神经
33. 迷走神经
34. 岩下窦
35. 脑膜后动脉
36. 颈内静脉
37. 副神经
38. 舌下神经管
39. 舌下神经及舌下神经管静脉丛
40. 枕骨大孔
41. 椎动脉
43. 脊髓
44. 副神经脊髓根
45. 脊髓后动脉
50. 髁管
51. 乳突孔内的乳突导静脉和枕动脉乳突支

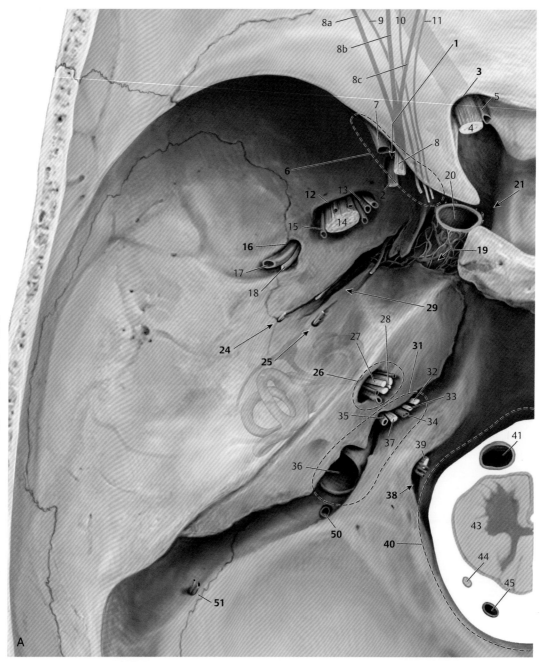

图 5.37 颅底 3D 示意图。颅底中央的神经血管骨性出口清晰可见。出口加粗标注，通过的解剖结构在后面标注。如果在一个出口中有两个视图，那么该出口被标记为 a 或 b。翼腭窝的出口用星号（*）表示

图 5.37A 颅底 3D 视图

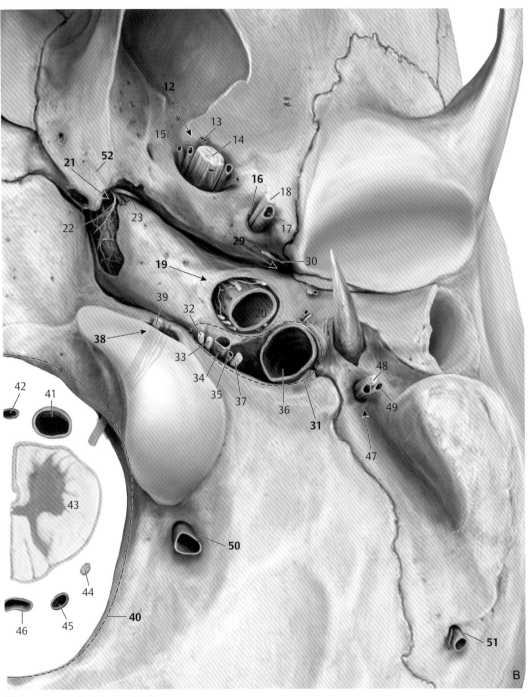

12. 卵圆孔
13. 翼突脑膜动脉
14. 下颌神经（V3）
15. 卵圆孔静脉丛
16. 棘孔
17. 脑膜中动脉
18. 下颌神经脑膜支
19. 颈内动脉管
20. 颈内动脉
21. 破裂孔
22. 岩深神经
23. 岩大神经
29. 蝶岩裂
30. 岩小神经
31. 颈静脉孔
32. 舌咽神经
33. 迷走神经
34. 岩下窦
35. 脑膜后动脉
36. 颈内静脉
37. 副神经
38. 舌下神经管
39. 舌下神经和舌下神经
　　管静脉丛
40. 枕骨大孔
41. 椎动脉
42. 脊髓前动脉
43. 脊髓
44. 副神经脊髓根
45. 脊髓后动脉
46. 脊髓静脉
47. 茎乳孔
48. 面神经
49. 茎乳突动静脉
50. 髁管内的髁突导静脉
　　（易变异）
51. 乳突孔内的乳突导静
　　脉和枕动脉乳突支
52. 翼管内＊的更大更深
　　的岩神经和翼管动静
　　脉

图 5.37B　颅底外部 3D 视图

第 6 章 脑干切面图

本章对脑干、脑神经核的 3D 视图和 10 层脑干切片从底部到上部进行了详细展示。►图 6.1 展示了脑干和小脑束，►图 6.2 展示了脑神经核，►图 6.3 展示了脑干切片的位置。单个脑干切片在►图 6.4、►图 6.5、►图 6.6、►图 6.7、►图 6.8、►图 6.9、►图 6.10、►图 6.11、►图 6.12、►图 6.13 中详细展示。

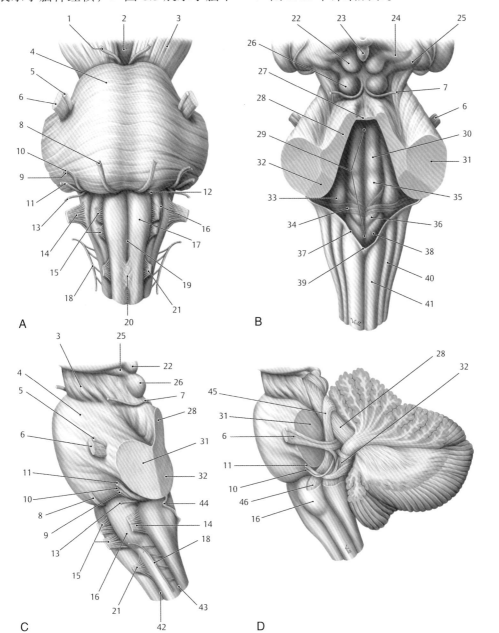

1. 动眼神经
2. 脚间窝
3. 大脑脚
4. 脑桥
5. 三叉神经运动根
6. 三叉神经（Ⅴ）
7. 滑车神经（Ⅳ）
8. 外展神经（Ⅵ）
9. 中间神经
10. 面神经（Ⅶ）
11. 前庭蜗神经（Ⅷ）
12. 脑桥延髓沟
13. 舌咽神经（Ⅸ）
14. 迷走神经（Ⅹ）
15. 舌下神经（Ⅻ）
16. 橄榄
17. 锥体
18. 副神经（Ⅺ）
19. 前正中裂
20. 锥体交叉
21. 第 1 脊神经根
22. 上丘脑
23. 松果体
24. 上丘臂
25. 下丘臂
26. 下丘
27. 上髓帆
28. 小脑上脚
29. 菱形窝
30. 内侧隆起
31. 小脑中脚
32. 小脑下脚
33. 前庭区
34. 髓纹
35. 面神经丘
36. 舌下神经三角
37. 灰质带
38. 迷走神经三角
39. 正中孔
40. 楔束结节
41. 薄束结节
42. 外侧孔
43. 前外侧沟
44. 后外侧沟
45. 脊髓小脑前束
46. 中央被盖束

图 6.1　脑干的外观和小脑束（经允许引自 Schuenke, Schulte, Schumacher. Atlas of Anatomy, 2nd and 3rd. Stuttgart：Thieme Publishers，2009，2012. 插图来自 Karl Wesker/Markus Voll.）

图 6.1A　前位图　　　　图 6.1C　左侧视图
图 6.1B　后位图　　　　图 6.1D　小脑左侧视图

1. 动眼神经副核
2. 动眼神经核
3. 滑车神经核
4. 三叉神经运动核
5. 外展神经核
6. 面神经核
7. 上泌延核
8. 下泌延核
9. 疑核
10. 迷走神经后核
11. 副神经脊髓核
12. 三叉神经中脑核
13. 三叉神经感觉主核
14. 蜗神经核
15. 前庭神经核
16. 舌下神经核
17. 孤束核
18. 三叉神经脊束核

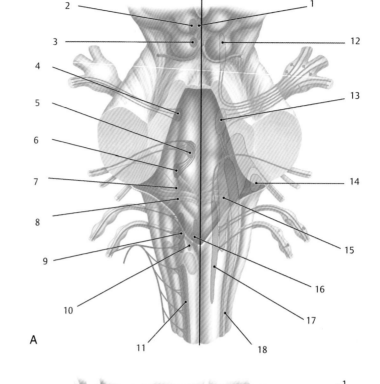

A

1. 动眼神经副核
2. 动眼神经核
3. 滑车神经核
4. 三叉神经运动核
5. 外展神经核
6. 面神经核
7. 上泌延核
8. 下泌延核
9. 疑核
10. 迷走神经后核
11. 副神经脊髓核
12. 三叉神经中脑核
13. 三叉神经感觉主核
16. 舌下神经核
17. 孤束核
18. 三叉神经脊束核
19. 面神经内核

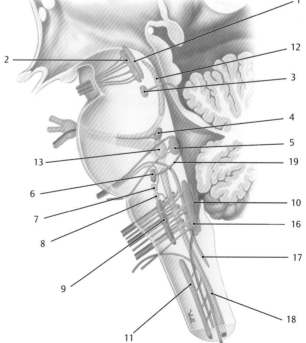

B

图 6.2　脑干的脑神经排列图（经允许引自 Schuenke, Schulte, Schumacher. Atlas of Anatomy.3rd . Stuttgart：Thieme Publishers, 2012. 插图来自 Karl Wesker/Markus Voll.）

图 6.2A　移除小脑后的后位视图和菱形窝视图。从起始神经核到左中侧神经纤维进行了描述（红色表示机体传出神经或运动核，亮蓝色表示副交感神经，深蓝色表示面神经核）。神经核的终端在右中线处可见（深绿色表示一般内脏传入纤维，亮蓝色表示特殊内脏传入纤维，黄色表示躯体传入或自体感觉神经核）

图 6.2B　侧视图。图中显示了传入及传出神经束与神经核

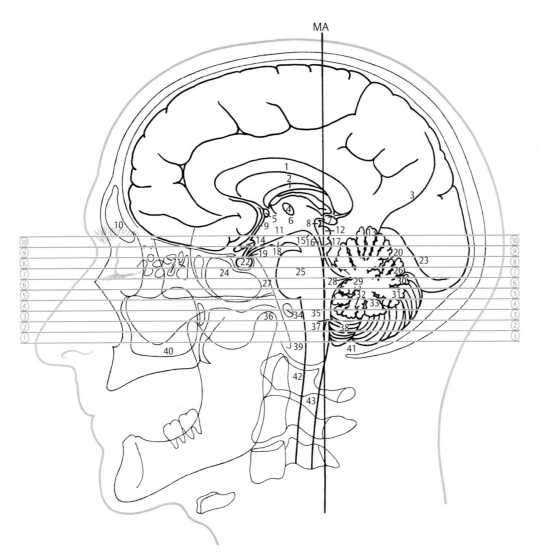

1. 胼胝体
2. 穹隆
3. 顶枕沟
4. 丘脑间黏合
5. 前连合
6. 第三脑室
7. 松果体
8. 后连合
9. 终板
10. 额窦
11. 下丘脑
12. 上丘
13. 小脑山顶（IV，V）
14. 视交叉
15. 中脑被盖
16. 中脑导水管
17. 下丘
18. 乳头体
19. 漏斗
20. 小脑原裂
21. 筛窦
22. 垂体
23. 距状沟
24. 蝶窦
25. 脑桥
26. 上坡（VI）
27. 斜坡
28. 第四脑室角
29. 蚓部小结（X）
30. 蚓叶（ⅦA）
31. 蚓结节（ⅦB）
32. 蚓垂（IX）
33. 蚓锥体（Ⅷ）
34. 外耳道
35. 延髓
36. 下颌头
37. 延髓闩
38. 小脑扁桃体（HIX）
39. 枕骨大孔
40. 上颌窦
41. 小脑延髓池
42. 寰椎
43. 脊髓

图 6.3　脑干切面序列图。该示意图基于颅脑 X 线和 MRI 检查（技术参数见▶第 12 章）。垂直于 Meynert 轴将脑干切分为数个层面，层厚 5mm。在正中矢状面，Meynert 轴与菱形窝顶部相切。切片从下至上用圈码序号连续编号（详见▶第 1.2 节）。圈码序号相切的上横线对应图解切片。MA=Meynert 轴

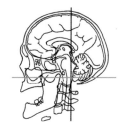

1. 上颌骨
2. 下鼻甲
3. 上颌窦
4. 颧骨
5. 鼻腔
6. 鼻中隔
7. 下颌骨冠状突
8. 颞肌
9. 咀嚼肌
10. 鼻咽
11. 翼外肌
12. 咽鼓管
13. 下颌骨髁突
14. 颈内动脉
15. 面神经
16. 舌下神经管
17. 颈静脉孔
18. 乳突小房
19. 延髓
20. 乳突
21. 乙状窦，左右不对称
（变异型）
22. 小脑扁桃体（H Ⅸ）
23. 耳郭
24. 小脑延髓池
25. 小脑后叶
26. 枕骨

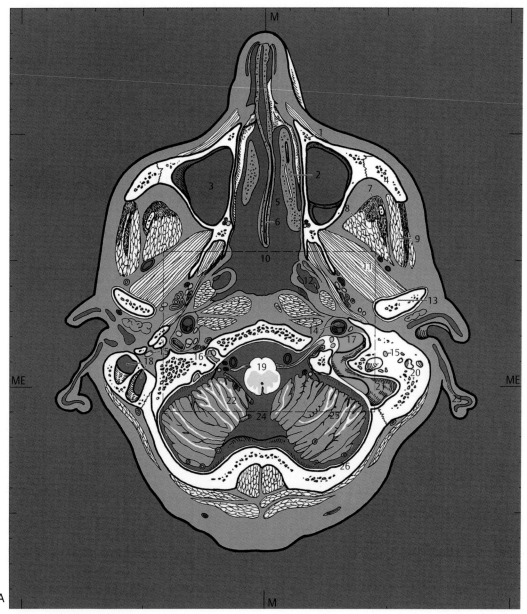

图 6.4　**脑干切面序列图**。M= 正中矢状面 ； ME=Meynert 平面

图 6.4A　脑干第 1 个切面的俯视图，垂直于 Meyert 平面和正中矢状面（▶图 6.3）。左上视图的蓝色线标明该切面的位置位于下颌骨冠状突、下颌骨髁突和颅后窝下部。在枕大孔上方约 1cm 可见上颌窦、鼻咽、颅后窝、延髓下端和小脑扁桃体（▶图 6.3）

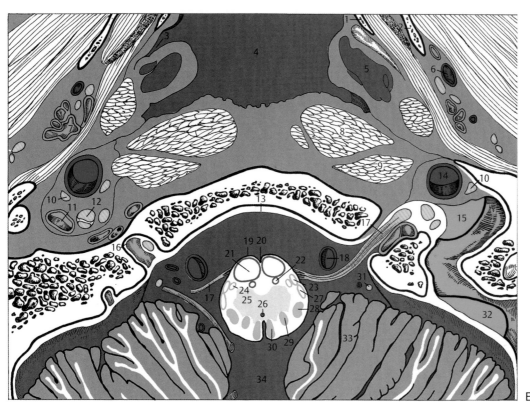

图 6.4B　左侧鼻咽部的咽鼓管开口部细节放大图，延髓下部、舌下神经根和舌下神经管被切断

1. 翼突内侧板
2. 翼突外侧板
3. 咽鼓管开口
4. 鼻咽
5. 咽鼓管软骨
6. 上颌动脉
7. 翼突静脉丛
8. 头长肌
9. 头前直肌
10. 舌咽神经
11. 颈内静脉（左右不对称）
12. 迷走神经
13. 硬脑膜
14. 颈内动脉
15. 颈内静脉球
16. 舌下神经管
17. 舌下神经
18. 椎动脉
19. 延髓锥体
20. 前正中裂
21. 皮质脊髓束
22. 内侧纵束
23. 脊髓小脑前束
24. 脊髓丘脑束
25. 网状结构
26. 中央管
27. 脊髓小脑后束
28. 三叉神经脊束核尾束
29. 楔束核
30. 薄束核
31. 副神经脊髓根
32. 乙状窦（左右不对称）
33. 小脑扁桃体（H IX）
34. 小脑延髓池

1. 颈内动脉
2. 椎动脉
3. 小脑
4. 小脑后动脉
5. 延髓锥体（左）
6. 皮质脊髓束（右）
7. 前外侧传入神经束（右）
8. 薄束（右）
9. 楔束（右）
10. 薄束核结节（左）

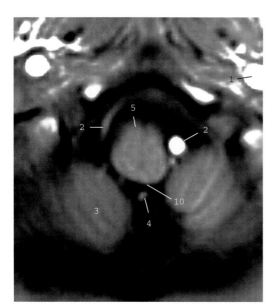

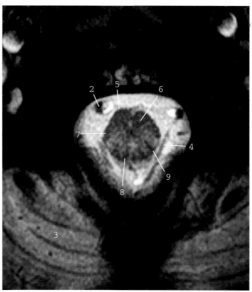

图 6.4C　垂直于 Meynert 轴的 MRI 图像，与 ▶ 图 6.4A 和 ▶ 图 6.4B 相对应。该系列 MRI 图像（▶ 图 6.4C、▶ 图 6.5、▶ 图 6.6、▶ 图 6.7、▶ 图 6.8、▶ 图 6.9、▶ 图 6.10、▶ 图 6.11、▶ 图 6.12、▶ 6.13C）来自年龄 33 ~ 34 岁的成年男性。T1 加权和 T2 加权成对图像（▶ 图 6.4C、▶ 图 6.5、▶ 图 6.6、▶ 图 6.7、▶ 图 6.8、▶ 图 6.9、▶ 图 6.10、▶ 图 6.11、▶ 图 6.12、▶ 图 6.13C）已经用常规图表符号标记，如果成对的结构只能在影像中标记一个，会在后面提示左侧或右侧。T1 加权 MRI（左侧）是一个梯度回波 FLASH 系列，通过特定的序列，大脑结构被重点标注。T2 加权 MRI（右侧）是通过 T2 加权 MEDIC 序列获得，在 T2 加权序列中纤维束和大脑灰质有强烈对比。技术参数见 ▶ 第 12 章

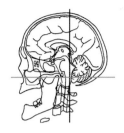

1. 上颌骨
2. 下鼻甲
3. 鼻中隔
4. 上颌窦
5. 颧骨
6. 鼻腔
7. 颞肌
8. 翼突
9. 鼻咽
10. 翼外肌
11. 颞下颌关节的关节盘
12. 下颌头
13. 斜坡
14. 外耳道
15. 颈静脉孔
16. 颈内静脉（变异）
17. 靠近硬脑膜开口处的
　　副神经
18. 延髓
19. 颈内静脉球
20. 面神经
21. 乙状窦
22. 颞骨
23. 耳郭
24. 小脑后叶
25. 小脑延髓池
26. 枕骨

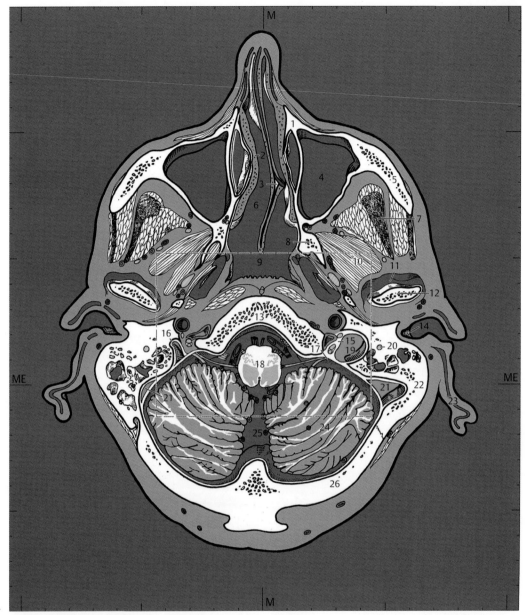

图 6.5 脑干切面序列图。M= 正中矢状面；ME=Meynert 平面

图 6.5A 脑干第 2 个切面的俯视图（▶图 6.3）。切面穿过鼻甲下方、颞下颌关节、下颌头和颈静脉孔。
延髓在硬脑膜开口处的副神经水平的颅后窝被切分

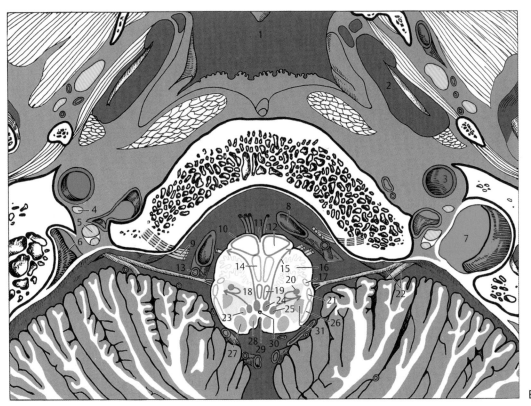

1. 鼻咽
2. 咽鼓管软骨
3. 颈内动脉
4. 舌咽神经
5. 迷走神经
6. 颈内静脉（变异型）
7. 颈内静脉上球
8. 椎动脉
9. 舌下神经
10. 延髓椎体
11. 前正中裂
12. 皮质脊髓束
13. 小脑后下动脉
14. 内侧丘系
15. 舌下神经（在切面内）
16. 下橄榄核
17. 脊髓丘脑束
18. 网状结构
19. 内侧纵束
20. 疑核
21. 脊髓小脑前束
22. 脑神经和副神经脊根
23. 孤束核
24. 舌下神经核
25. 迷走神经背核
26. 脊髓小脑后束
27. 楔束核
28. 薄束核
29. 延髓闩
30. 中央管
31. 三叉神经脊束核尾部

图 6.5B ▶图 6.5A 的细节放大图。咽鼓管的软骨部分、下橄榄核下部和小脑后下动脉的椎动脉起始处被切分。两侧颈内静脉对称分布。右侧颈静脉孔扩大，内有扩张的颈内静脉上球（变异型）

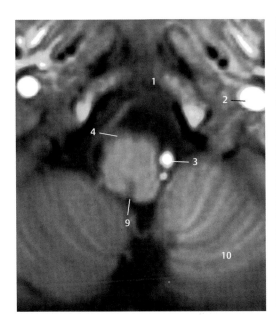
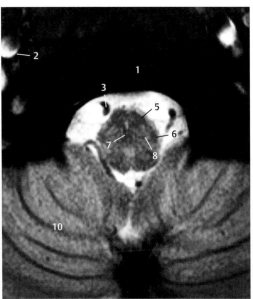

1. 斜坡
2. 颈内动脉
3. 椎动脉
4. 延髓锥体（左）
5. 皮质脊髓束（右）
6. 脊髓小脑束和脊髓丘脑束（右）
7. 内侧丘系（右）
8. 下橄榄核（右）
9. 延髓闩（左）
10. 小脑后叶

图 6.5C 垂直于 Meynert 轴的 MRI 图像，与▶图 6.5A 和▶图 6.5B 相对应。左侧是 T1 加权 MRI 图像，右侧是 T2 加权 MEDIC MRI 图像。技术参数见▶第 12 章

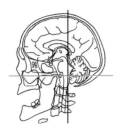

1. 上颌骨
2. 鼻泪管
3. 上颌窦
4. 颧骨
5. 鼻腔
6. 鼻中隔
7. 颞肌
8. 翼外肌
9. 下颌神经
10. 颞下颌关节
11. 颞下颌关节的关节盘
12. 外耳道
13. 岩下窦
14. 舌下神经
15. 面神经
16. 延髓
17. 下橄榄体
18. 颞骨
19. 菱形窝顶部
20. 第四脑室
21. 乙状窦
22. 耳郭
23. 蚓垂（Ⅸ）
24. 小脑后叶
25. 蚓锥体（Ⅷ）
26. 枕骨

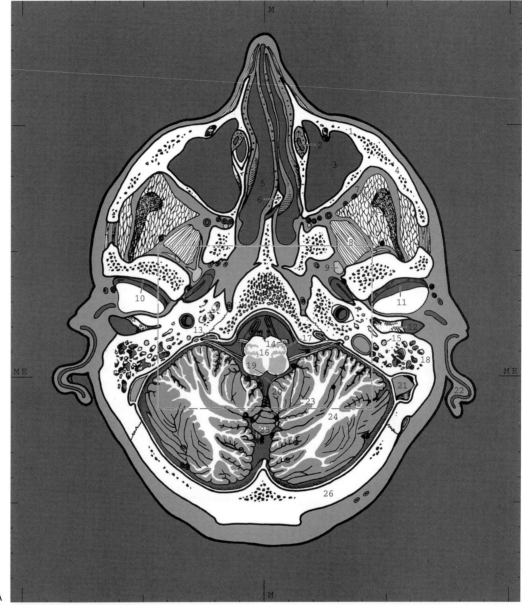

A

图 6.6　脑干切面序列图。 M= 正中矢状面；ME=Meynert 平面

**图 6.6A　**脑干第 3 个切面的俯视图。切面位于外耳道水平，并靠近鼻腔外侧壁的下鼻甲。延髓在颅后窝中的菱形窝下方水平被切分

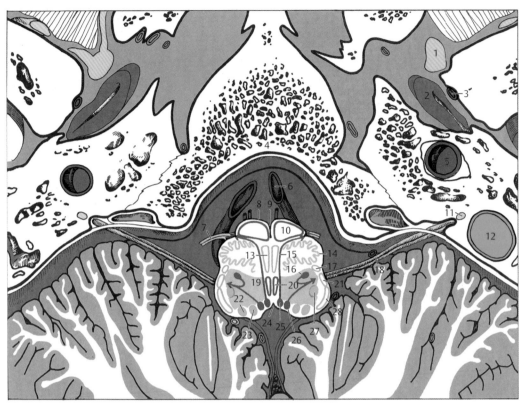

1. 下颌神经
2. 咽鼓管
3. 脑膜中动脉
4. 斜坡
5. 颈内动脉
6. 椎动脉
7. 舌下神经
8. 延髓锥体
9. 前正中裂
10. 皮质脊髓束
11. 舌咽神经
12. 颈静脉上球
13. 内侧丘系
14. 下橄榄核
15. 舌下神经（在切面内）
16. 疑核
17. 脊髓丘脑束
18. 迷走神经
19. 网状结构
20. 内侧纵束
21. 脊髓小脑前束
22. 楔束核
23. 孤束核
24. 正中沟
25. 舌下神经核
26. 迷走神经背核
27. 三叉神经脊束核极间亚核
28. 小脑下脚

B

图 6.6B ▶图 6.6A 的细节放大图。下颌神经位于卵圆孔下方，迷走神经起源于延髓

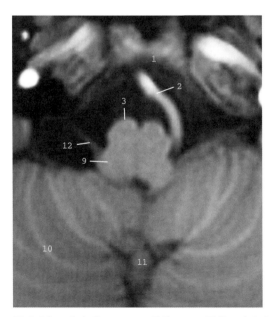
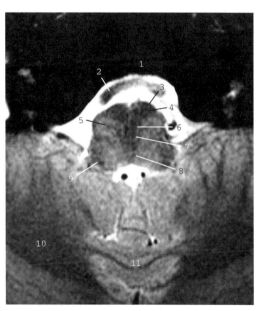

1. 斜坡
2. 椎动脉
3. 延髓锥体
4. 皮质脊髓束（右）
5. 下橄榄核（右）
6. 橄榄小脑束（右）
7. 内侧丘系（右）
8. 内侧纵束（右）
9. 小脑下脚
10. 小脑半球
11. 蚓锥体（Ⅷ）
12. 舌咽神经 / 迷走神经

C

图 6.6C 垂直于 Meynert 轴的 MRI 图像，与▶图 6.6A 和▶图 6.6B 相对应。左侧为 T1 加权 MRI 图像，右侧为 T2 加权 MEDIC MRI 图像。技术参数见▶第 12 章

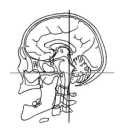

1. 鼻腔
2. 鼻泪管
3. 鼻中隔
4. 上颌窦
5. 颧骨
6. 中鼻甲
7. 颧弓
8. 颞肌
9. 颅中窝顶部
10. 脑膜中动脉
11. 斜坡
12. 颞骨
13. 延髓
14. 绒球（H Ⅹ）
15. 第四脑室外侧孔
16. 乙状窦
17. 耳郭
18. 蚓垂（Ⅸ）
19. 蚓锥体（Ⅷ）
20. 小脑后叶
21. 枕骨

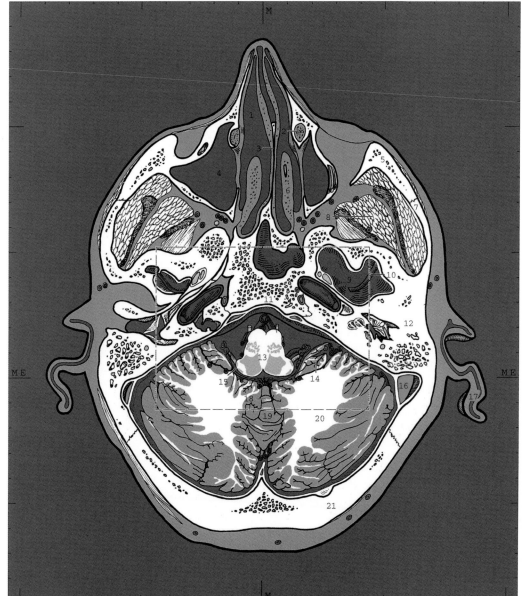

图 6.7　脑干切面序列图。M= 正中矢状面；ME=Meynert 平面

图 6.7A　脑干第 4 个切面的俯视图。切面位于外耳道水平，并靠近鼻腔外侧壁的下鼻甲和延髓
上部。延髓上部在颅后窝中的第四脑室外侧孔水平被切分

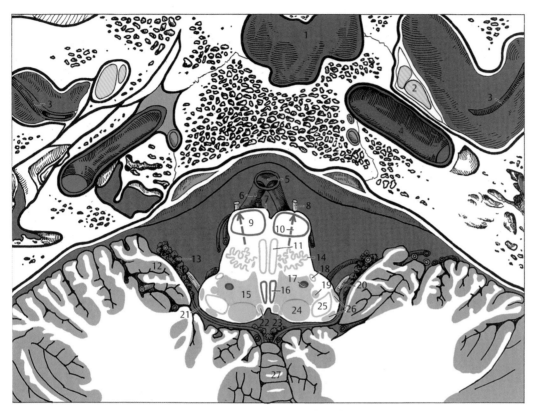

1. 蝶窦
2. 下颌神经
3. 脑膜中动脉
4. 颈内动脉
5. 基底动脉
6. 椎动脉
7. 延髓锥体
8. 外展神经
9. 皮质脊髓束
10. 外展神经（在切面内）
11. 内侧丘系
12. 绒球（H X）
13. 脉络丛
14. 下橄榄核
15. 网状结构
16. 内侧纵束
17. 疑核
18. 脊髓丘脑束
19. 三叉神经脊束核吻部
20. 前庭蜗神经
21. 第四脑室外侧孔
22. 舌下前置核
23. 菱形窝和第四脑室顶部
24. 前庭神经核
25. 小脑下脚
26. 耳蜗神经后核和前核
27. 蚓垂（IX）

B

图 6.7B 该细节图显示了椎动脉和基底动脉的汇合部，外展神经根起始于延髓和脑桥的连接处，下橄榄核的上部位于延髓处

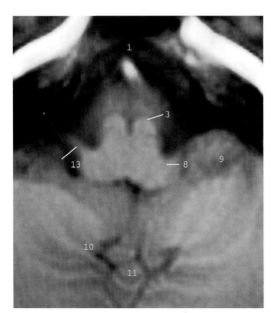

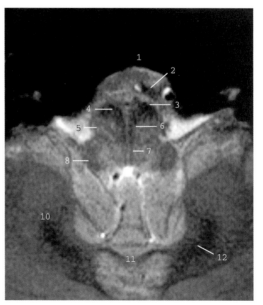

1. 斜坡
2. 椎动脉
3. 延髓锥体
4. 皮质脊髓束（右）
5. 下橄榄核（右）
6. 内侧丘系（右）
7. 内侧纵束（右）
8. 小脑下脚
9. 绒球（左）
10. 小脑半球
11. 蚓锥体（VIII）
12. 齿状核（右）
13. 前庭蜗神经（断面，左）

C

图 6.7C 垂直于 Meynert 轴的 MRI 图像，与▶图 6.7A 和▶图 6.7B 相对应。左侧为 T1 加权 MRI 图像，右侧为 T2 加权 MEDIC MRI 图像。技术参数见▶第 12 章

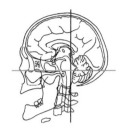

1. 鼻腔
2. 半月裂孔
3. 中鼻甲
4. 下斜肌
5. 颧骨
6. 鼻中隔
7. 下直肌
8. 蝶骨
9. 颞肌
10. 上颌神经
11. 蝶窦
12. 脑膜中动脉
13. 颞叶基底部
14. 锤骨
15. 内耳道
16. 脑桥
17. 后半规管
18. 颞骨
19. 耳郭
20. 乙状窦
21. 齿状核
22. 蚓垂（Ⅸ）
23. 蚓锥体（Ⅷ）
24. 小脑后叶
25. 小脑幕
26. 横窦
27. 枕叶基底部
28. 枕骨隆突内部
29. 枕骨

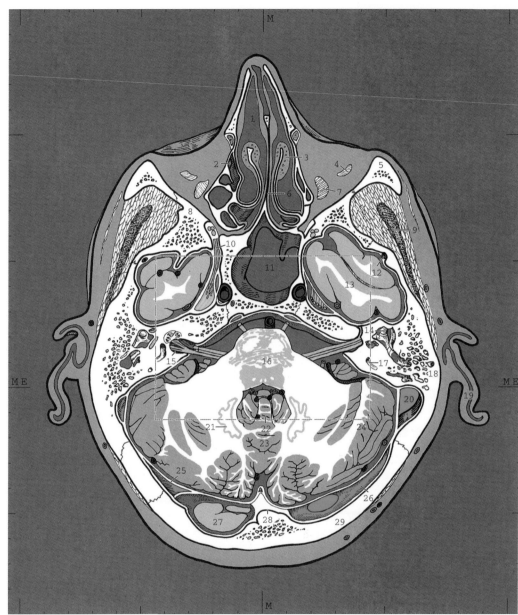

A

图 6.8 脑干切面序列图。M= 正中矢状面；ME=Meynert 平面

图 6.8A 脑干第 5 个切面的俯视图。切面刚好穿过眼眶顶部上方，颞叶基底部位于颅中窝，在鼓室腔中可见锤骨和砧骨，颅后窝在内耳道、脑桥、齿状核、枕骨隆突水平被切分，左侧可见左枕叶极点

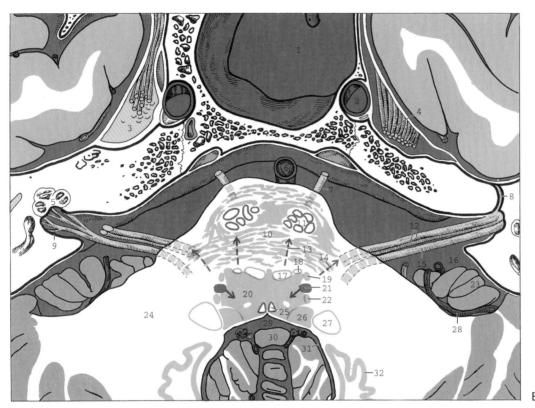

1. 蝶窦
2. 颈内动脉
3. 三叉神经节（三叉神经半月节）
4. 三叉神经
5. 耳蜗
6. 基底动脉
7. 外展神经
8. 岩大神经
9. 内耳道
10. 脑桥核
11. 皮质脊髓束
12. 面神经和中间神经
13. 外展神经（在切面内）
14. 面神经（在切面内）
15. 前庭蜗神经
16. 桥小脑池
17. 内侧丘系
18. 脊髓丘脑束
19. 上橄榄核
20. 网状结构
21. 面神经核
22. 三叉神经脊束核吻部
23. 绒球（H X）
24. 小脑中脚
25. 内侧纵束
26. 前庭神经核
27. 小脑下脚
28. 小脑前下动脉
29. 第四脑室
30. 蚓部小结（X）
31. 第四脑室后壁
32. 齿状核

图 6.8B　该细节图展示了蝶窦、毗邻的三叉神经节（左）和三叉神经（右）。穿过脑桥下部的横截面显示了小脑中脚。第Ⅶ和第Ⅷ对脑神经进入内耳道

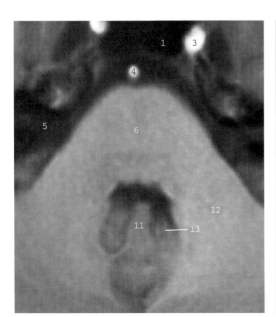
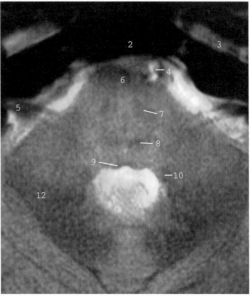

1. 蝶窦（左）
2. 斜坡（右）
3. 颈内动脉
4. 基底动脉
5. 内耳道
6. 脑桥下部
7. 皮质脊髓束（右）
8. 内侧丘系（右）
9. 内侧纵束（右）
10. 小脑下脚（右）
11. 蚓部小结（X，左）
12. 小脑中脚
13. 第四脑室后壁（左）

图 6.8C　垂直于 Meynert 轴的 MRI 图像，位于比▶图 6.8A 和▶图 6.8B 更远的位置。左侧为 T1 加权 MRI 图像，右侧为 T2 加权 MEDIC MRI 图像。技术参数见▶第 12 章

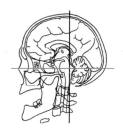

1. 鼻中隔
2. 下眼睑
3. 半月裂孔
4. 眼球
5. 颧骨
6. 筛骨泡
7. 筛骨窦
8. 蝶骨
9. 下直肌
10. 蝶窦
11. 脑膜中动脉
12. 颞叶
13. 颞肌
14. 前半规管
15. 脑桥
16. 小脑前叶
17. 小脑原裂
18. 弓状隆起
19. 耳郭
20. 颞骨
21. 齿状核
22. 横窦
23. 小脑后叶
24. 小脑幕
25. 人字缝
26. 窦汇（变异型）
27. 枕叶基底部
28. 枕极
29. 枕骨

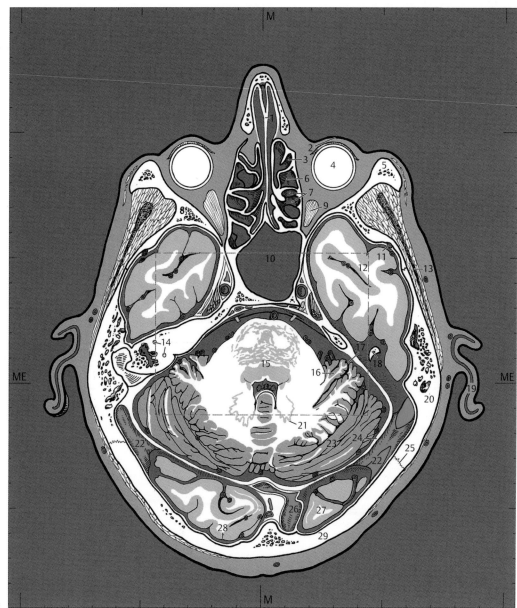

A

图 6.9　脑干切面序列图。M= 正中矢状面；ME=Meynert 平面

图 6.9A　脑干第 6 个切面的俯视图。切面位于筛骨窦、蝶窦和颞骨岩部上部水平。脑桥和小脑位于切面的幕下区域，枕叶基底部位于幕上区域，两个区域被小脑幕分开

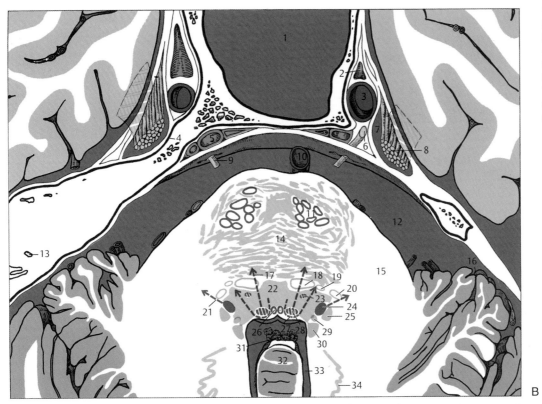

1. 蝶窦
2. 海绵窦
3. 颈内动脉
4. 三叉神经压迹
5. 岩下窦
6. 外展神经
7. 三叉神经池开口
8. 三叉神经
9. 硬脑膜开口处的外展神经
10. 基底动脉
11. 皮质脊髓束
12. 桥小脑池
13. 前半规管
14. 脑桥核
15. 小脑中脚
16. 小脑原裂
17. 外展神经（在切面内）
18. 内侧丘系
19. 脊髓丘脑束
20. 外侧丘系
21. 三叉神经运动根（在切面内）
22. 网状结构
23. 面神经核（在切面下部）
24. 三叉神经运动核
25. 三叉神经感觉核
26. 内侧纵束
27. 面神经膝
28. 外展神经核（在切面内）
29. 三叉神经中脑核
30. 前庭神经上核
31. 第四脑室脉络丛
32. 蚓部小结（X）
33. 第四脑室后壁
34. 齿状核

图 6.9B ▶图 6.9A 的细节图，显示了第 Ⅴ 对脑神经的三角部和第 Ⅵ 对脑神经的硬脑膜开口处。脑桥几乎在正中被切分

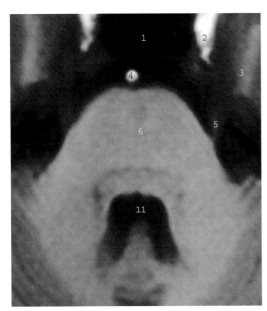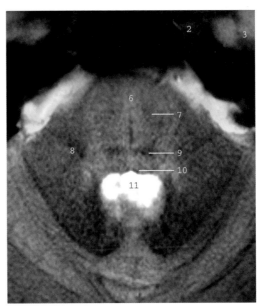

1. 蝶窦（左）
2. 颈内动脉
3. 颞叶
4. 基底动脉（左）
5. 三叉神经（左）
6. 脑桥
7. 皮质脊髓束（右）
8. 小脑中脚（右）
9. 内侧丘系（右）
10. 内侧纵束（右）
11. 第四脑室

图 6.9C 垂直于 Meynert 轴的 MRI 图像，与▶图 6.9A 和▶图 6.9B 大致相对应。左侧为 T1 加权 MRI 图像，右侧为 T2 加权 MEDIC MRI 图像。技术参数见▶第 12 章

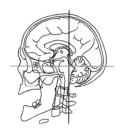

1. 上眼睑
2. 晶状体
3. 眶板
4. 眼球
5. 鼻中隔
6. 筛骨窦
7. 蝶骨
8. 内直肌
9. 视神经
10. 外直肌
11. 眶上裂
12. 蝶窦
13. 垂体
14. 颞肌
15. 三叉神经
16. 脑桥
17. 小脑前叶
18. 小脑原裂
19. 颞骨
20. 耳郭
21. 小脑后叶
22. 小脑幕
23. 顶骨
24. 直窦
25. 人字缝
26. 上矢状窦
27. 枕骨

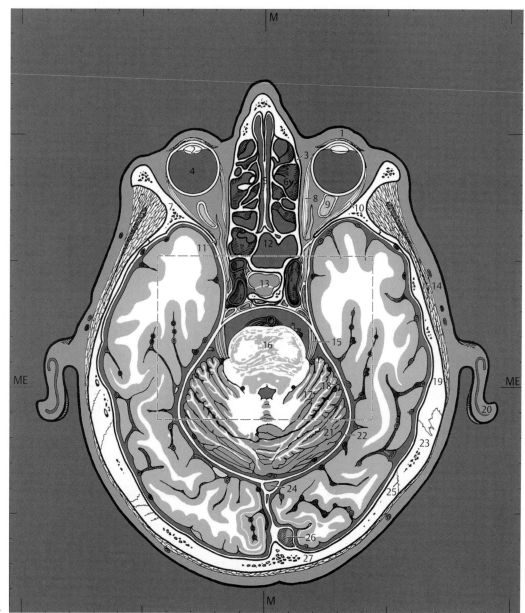

A

图 6.10 脑干切面序列图。M= 正中矢状面；ME=Meynert 平面

图 6.10A 脑干第 7 个切面的俯视图。该切面穿过眶上裂、垂体的蝶鞍，以及颞骨和枕叶底部。脑桥的三叉神经出口处被切分

1. Meckel 腔
2. 颈内动脉
3. 基底动脉
4. 三叉神经
5. 脑桥
6. 第四脑室

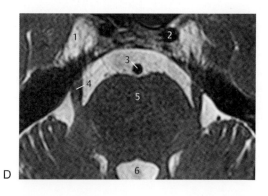

D

图 6.10D 三叉神经及其进入 Meckel 腔的高分辨率 T2 加权 MRI 图像

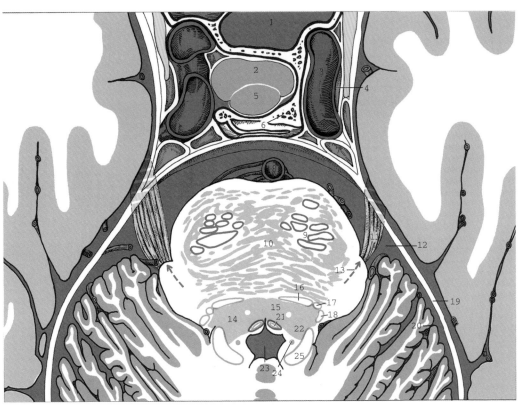

1. 蝶窦
2. 腺垂体
3. 颈内动脉
4. 海绵窦
5. 神经垂体
6. 鞍背
7. 岩上窦
8. 基底动脉
9. 皮质脊髓束
10. 脑桥核
11. 三叉神经
12. 桥小脑池
13. 三叉神经（在切面内）
14. 网状结构
15. 脑桥旁正中网状结构（PPRF）
16. 内侧丘系
17. 脊髓丘脑束
18. 外侧丘系
19. 小脑幕
20. 小脑原裂
21. 内侧纵束
22. 蓝核
23. 第四脑室
24. 三叉神经的中脑核
25. 小脑上脚

B

图 6.10B　▶图 6.11A 的细节图，显示外侧的腺垂体和神经垂体被颈内动脉分成段。小脑上脚位于第四脑室侧面

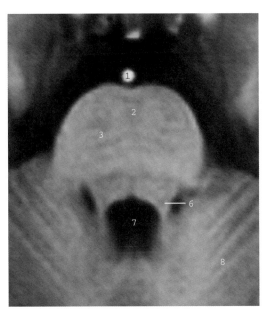

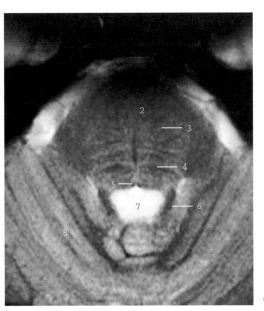

1. 基底动脉（左）
2. 脑桥
3. 皮质脊髓束
4. 内侧丘系
5. 内侧纵束（右）
6. 小脑上脚
7. 第四脑室
8. 小脑前叶

C

图 6.10C　垂直于 Meynert 轴的 MRI 图像，与▶图 6.10A 和▶图 6.10B 大致相对应。左侧为 T1加权 MRI 图像，右侧为 T2 加权 MEDIC MRI 图像。技术参数见▶第 12 章

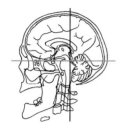

1. 上眼睑
2. 晶状体
3. 眼球
4. 泪腺
5. 上斜肌
6. 嗅球
7. 内直肌
8. 眼动脉
9. 外直肌
10. 上直肌
11. 上睑提肌
12. 嗅束
13. 视神经管（在切面内）
14. 视神经
15. 脑膜中动脉
16. 颞肌
17. 颞骨
18. 脑桥
19. 小脑前叶
20. 小脑原裂
21. 小脑后叶
22. 小脑幕
23. 直窦
24. 顶骨
25. 大脑镰
26. 人字缝
27. 上矢状窦
28. 枕骨

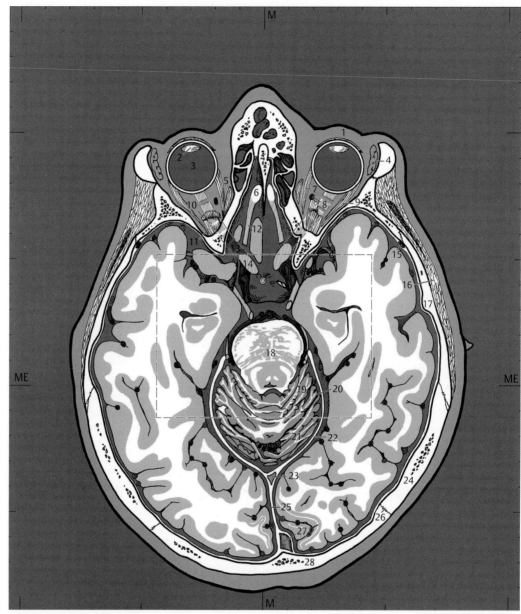

A

图 6.11 脑干切面序列图。M= 正中矢状面；ME=Meynert 平面

图 6.11A 脑干第 8 个切面的俯视图。嗅球和嗅束在颅前窝水平被切分，视神经进入视神经管，此层面颞叶和枕叶的幕上区域显著增大

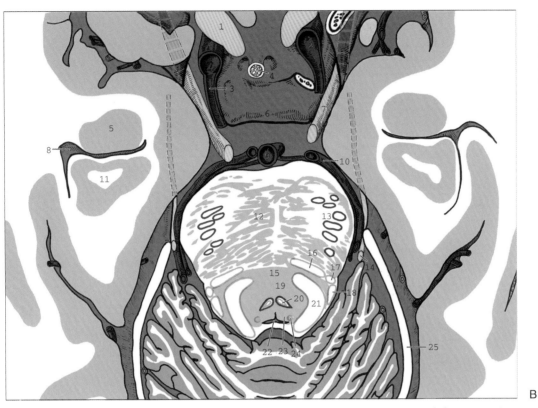

1. 视神经
2. 颈内动脉
3. 后交通动脉
4. 漏斗管
5. 杏仁体
6. 鞍背
7. 动眼神经
8. 侧脑室下角
9. 基底动脉
10. 小脑上动脉
11. 海马
12. 脑桥核
13. 皮质脊髓束
14. 滑车神经
15. 网状结构
16. 内侧丘系
17. 脊髓丘脑束
18. 外侧丘系
19. 脑桥旁正中网状结构
20. 内侧纵束
21. 小脑上脚
22. 第四脑室
23. 蓝斑
24. 三叉神经的中脑核
25. 小脑幕

图 6.11B ▶图 6.11A 的细节图，显示了几乎水平延展的第Ⅲ、Ⅳ对脑神经。漏斗管穿过蝶鞍顶部。在脑桥上部靠近中脑导水管处第四脑室缩小

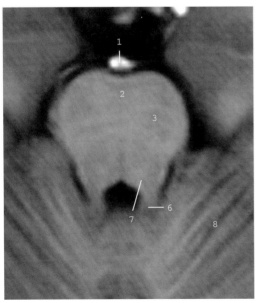

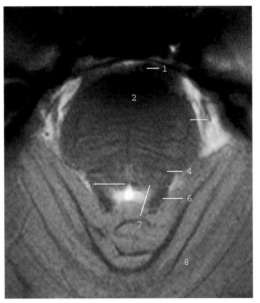

1. 基底动脉
2. 脑桥
3. 皮质脊髓束
4. 内侧丘系（右）
5. 内侧纵束（右）
6. 小脑上脚
7. 蓝核
8. 小脑前叶

图 6.11C 垂直于 Meynert 轴的 MRI 图像，比▶图 6.11A 和▶图 6.11B 低一个层次。左侧为 T1 加权 MRI 图像，右侧为 T2 加权 MEDIC MRI 图像。技术参数见▶第 12 章

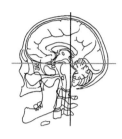

1. 额骨
2. 额窦
3. 滑车
4. 鸡冠
5. 上斜肌
6. 上直肌
7. 上睑提肌
8. 蝶骨
9. 直回
10. 颞肌
11. 颞骨
12. 乳头体
13. 脚间池
14. 大脑脚
15. 中脑被盖
16. 环池
17. 中脑导水管
18. 小脑前叶
19. 小脑幕
20. 直窦
21. 顶骨
22. 大脑纵裂
23. 视皮质
24. 大脑镰
25. 距状沟
26. 人字缝
27. 上矢状窦
28. 枕骨

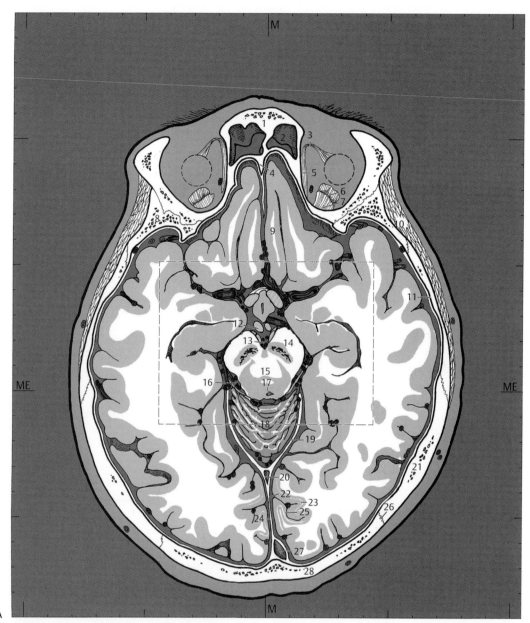

A

图 6.12 脑干切面序列图。 M= 正中矢状平面；ME=Meynert 平面

图 6.12A 脑干第 9 个切面的俯视图。 切面前部位于眶顶下面，内侧在颅前窝上直回后部。在下
丘水平的乳头体和中脑在该切面清晰可见

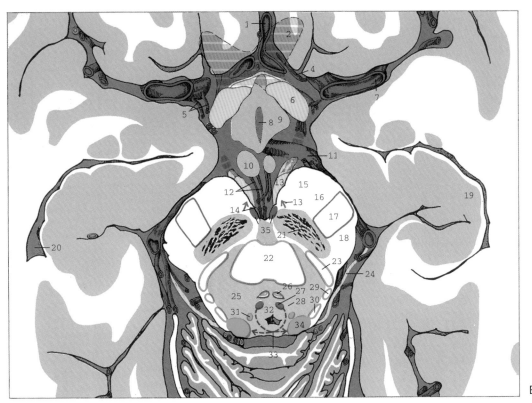

1. 大脑前动脉
2. 视神经（在切面内）
3. 视交叉（在切面内）
4. 前内侧中央动脉
5. 前外侧中央动脉
6. 视束
7. 大脑中动脉
8. 漏斗隐窝
9. 下丘脑
10. 乳头体
11. 大脑后动脉
12. 大脑后内侧中央动脉
13. 动眼神经核及其神经
　　根（箭头）
14. 脚间窝
15. 额桥束
16. 皮质延髓束
17. 皮质脊髓束
18. 枕桥束和颞桥束
19. 海马
20. 侧脑室颞角
21. 黑质
22. 小脑上脚交叉
23. 内侧丘系
24. 滑车神经
25. 网状结构
26. 内侧纵束
27. 滑车神经核
28. 蓝斑
29. 脊髓丘脑束
30. 外侧丘系
31. 三叉神经的中脑核
32. 中脑导水管
33. 滑车神经交叉（在切
　　面内）
34. 下丘
35. 腹侧被盖区（VTA）

B

图 6.12B　▶图 6.12A 的细节图，显示了视束。位于第 9 个切面的视交叉（切断的黄色）在下丘脑的乳头体后面。该切面可见下丘脑后部的滑车神经从中脑发出

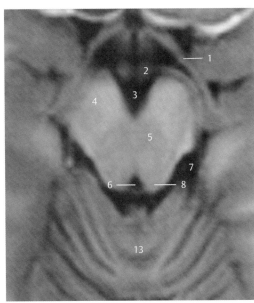
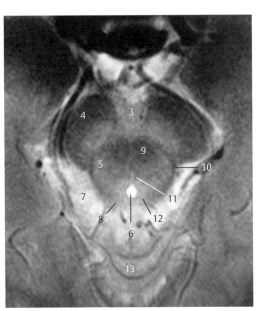

1. 视束（左）
2. 乳头体（左）
3. 脚间池
4. 大脑脚
5. 中脑被盖
6. 中脑导水管
7. 环池
8. 下丘
9. 小脑上脚交叉点（右）
10. 内侧丘系（右）
11. 内侧纵束（右）
12. 导水管周围灰质（右）
13. 小脑前叶蚓部

C

图 6.12C　垂直于 Meynert 轴的 MRI 图像，与▶图 6.12A 和▶图 6.12B 大致相对应。左侧为 T1 加权 MRI 图像，右侧为 T2 加权 MEDIC MRI 图像。技术参数见▶第 12 章

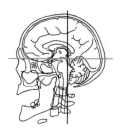

1. 额窦
2. 鸡冠
3. 额骨
4. 大脑纵裂
5. 颞肌
6. 岛动脉
7. 下丘脑
8. 颞骨
9. 中脑被盖
10. 中脑导水管
11. 小脑前叶
12. 侧脑室枕角
13. 小脑幕
14. 直窦
15. 视皮质
16. 顶骨
17. 大脑镰
18. 距状沟
19. 人字缝
20. 上矢状窦
21. 枕骨

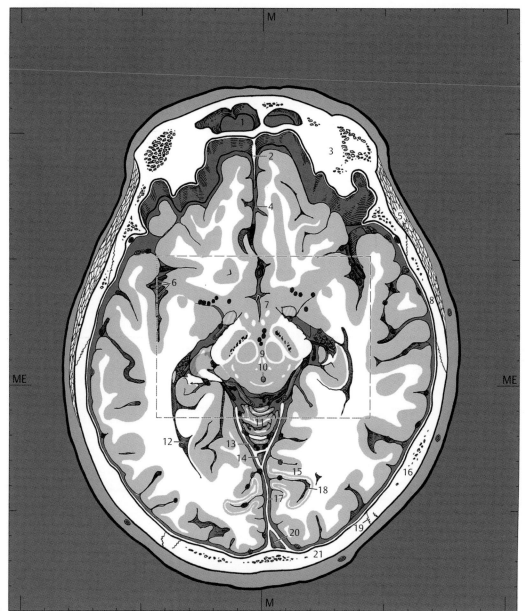

图 6.13　脑干切面序列图。M= 正中矢状面；ME=Meynert 平面

图 6.13A　脑干第 10 个切面的俯视图。额叶、颞叶、下丘脑和中脑在上丘水平被切分

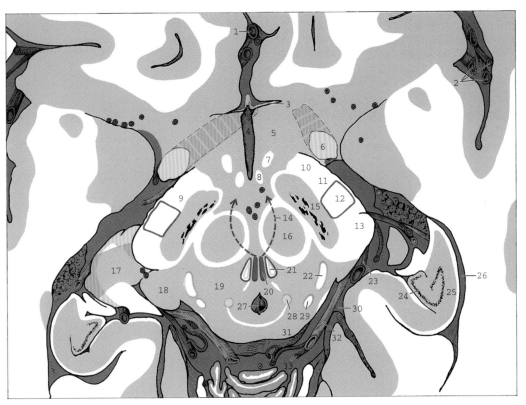

B

1. 大脑前动脉
2. 岛动脉
3. 终板
4. 第三脑室
5. 下丘脑
6. 视束
7. 穹隆
8. 乳头丘脑束
9. 大脑脚
10. 额桥束
11. 皮质延髓束
12. 皮质脊髓束
13. 枕桥束和颞桥束
14. 动眼神经（在切面内）
15. 黑质
16. 红核
17. 外侧膝状体
18. 内侧膝状体
19. 网状结构
20. 动眼神经核
21. 内侧纵束
22. 内侧丘系
23. 大脑后动脉
24. 齿状回
25. 海马
26. 侧脑室颞角
27. 中脑导水管
28. 三叉神经的中脑核
29. 脊髓丘脑束
30. 环池
31. 上丘
32. 基底静脉
33. 脉络膜后动脉

图 6.13B　▶图 6.13A 的细节图，视束、下丘脑及同水平切面的上丘、海马

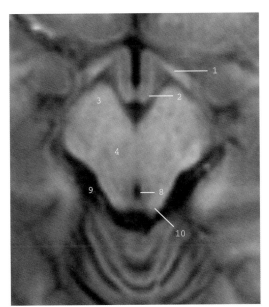 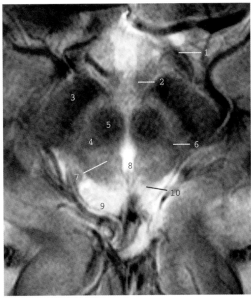

C

1. 视束
2. 乳头体
3. 大脑脚
4. 中脑被盖
5. 红核（右）
6. 内侧丘系（右）
7. 内侧纵束（右）
8. 中脑导水管
9. 环池
10. 上丘

图 6.13C　垂直于 Meynert 轴的 MRI 图像，比▶图 6.13A 和▶图 6.13B 低一个层次。左侧为 T1 加权 MRI 图像，右侧为 T2 加权 MEDIC MRI 图像。技术参数见▶第 12 章

第三部分

头颈部解剖

III

第 7 章　颅骨、颅腔及其内含结构

7.1 颅骨

颅骨由 5 组骨组成，包括：

- 枕骨。
- 蝶骨。
- 成对的颞骨。
- 额骨。
- 成对的顶骨。

颅骨紧邻鼻骨，筛骨筛板与组成颅骨的 5 组骨共同组成颅腔。

7.1.1 枕骨

枕骨组成了大部分颅后窝的边界，并可分为 4 个部分，分别为：

- 基底部。
- 两侧的侧部。
- 鳞部。

4 个部分合围组成**枕骨大孔**（▶图3.24、▶图 3.25、▶图 4.8、▶图 5.17）。

基底部形成枕骨大孔的前缘，在 16~18 岁时与蝶骨融合形成斜坡，为神经影像学的标志点（▶图 4.2C）。斜坡承托着脑桥和延髓（▶图 4.2A、▶图 4.2B）。**两侧部**与颞骨相关。关节突即枕髁自其下表面向外突出，与寰椎形成关节，舌下神经管位于枕髁的上方，其内走行第Ⅻ对脑神经（▶图 4.3A、▶图 4.9、▶图 5.3A、▶图 5.31）。

鳞状部分大致为三角形，在其中位平面出现弯曲，似乎由上部和下部组成。枕骨外侧隆起即枕骨粗隆是一个由鳞部中央向外形成的粗糙隆起，正好位于上下部分界处（▶图 4.2C、▶图 4.2D、▶图 4.8、

▶图 5.1B、▶图 5.6A）。枕骨内侧隆起即枕内隆起位于鳞部内侧，与外侧隆起相对应（▶图 4.2、▶图 4.8）。上矢状窦引流进入横窦的交汇处位于此处，横窦的硬脑膜同时也是小脑幕的附着处，因此它是重要的形态学及神经外科手术标识，以区分幕上、幕下区域。

7.1.2 蝶骨

蝶骨位于枕骨的前面，并与枕骨相连构成中央颅底。可以对照"黄蜂"的结构了解蝶骨的组成部分。

- **非成对的蝶骨中间部**：黄蜂的"体"部，"两对翅膀"由此向上突出。
- **小翼**：黄蜂的"第一对翅膀"。
- **大翼**：黄蜂的"第二对翅膀"，在小翼之下。
- **眶上裂**：两侧由"成对翅膀"之间形成的裂隙（▶图 3.5D、▶图 3.18、▶图4.1B、▶图 4.4C、▶图 4.4D、▶图 5.17、▶图 5.35）
- **翼突**：每侧翼突均有内板和外板（▶图 3.5C、▶图 3.19、▶图 5.3），类似黄蜂体部向下悬着的双"腿"。

蝶骨体形似立方体，内含蝶窦，详见▶第 8.2 章。在蝶骨体朝向颅内的一面，通过蝶筛缝与筛骨筛板相连，其后延续一个"土耳其马鞍"样结构，即蝶鞍，是一个深深的凹陷，以容纳垂体，形成垂体窝。垂体窝以鞍结节为前界，鞍背为后界（▶图 4.8、▶图 5.35）。后床突是由每侧鞍背向外突出形成（▶图 5.35）。

成对的蝶骨小翼自蝶骨体部伸出，每侧小翼均有两个根部，合围形成视神经管（▶图3.18、▶图5.36）。小翼形成颅前窝及颅中窝的分界。小翼的后内侧边缘向内侧突出形成前床突（▶图3.1B、▶图3.6C、▶图5.1B、▶图5.19、▶图5.36）。

临床要点

Onodi 气房是由后组筛窦气房气化形成，位于蝶窦上外侧并可向前床突延伸。这种解剖变异的临床意义是导致视神经和颈内动脉离体表非常近，稍有不慎便会造成医源性损伤。气化的蝶窦也可扩展至前床突，即蝶窦视神经隐窝，因此在计划进行鼻窦手术时，应当进行轴位及冠状位 CT 成像 [85,369,437,652]。

蝶骨大翼是成对的结构，起源于蝶骨体后部，有 2 对神经（第Ⅴ对脑神经的2、3 支）穿行的孔洞位于其根部，即前方的圆孔和后方的卵圆孔。脑膜中动脉穿行的棘孔位于卵圆孔后外侧。蝶骨大翼向前与上颌骨相连，组成翼腭窝；与眶相连，并形成眶壁的一部分。蝶骨大翼的颞部指向侧方，并在颞下窝区域构成外侧颅骨的一小部分。

翼突（▶图3.19）源于蝶骨体，并有 2 个根部，沿着鼻孔外侧壁向下延伸。翼管走形于翼突**两根之间并止于翼腭窝**。翼突分为内板和外板，并合围形成一个纵向深沟，即**翼突窝**（▶图3.19）。内板形成钩状突起，称为翼钩，腭帆张肌肌腱在此附着。外板下缘呈圆形（▶图3.5C、▶图3.5D、▶图4.4C）。

7.1.3 颞 骨
Anjia Giesemann

成对颞骨的每一块均是构成颅底和外侧颅骨的一部分。每一块颞骨包含 4 个部分（英美文献中为 5 个部分）。

- **岩部**：岩部包含内耳，并在颅底区域形成颅中窝和颅后窝的分界。

- **鼓部**：鼓部形成骨性外耳道的底壁、前壁和后壁。

- **鳞部**：鳞部位于枕骨、顶骨和蝶骨之间，并与之相连接，其下表面与下颌头形成关节。

- **茎突**。

- **乳突部**：在英美文献中乳突部被认为是一个独立的部分，在解剖学术语联邦委员会（Federative Committee on Anatomical Terminology，FCAT）的推荐术语中，将颞骨分为岩部、鼓部、鳞部和茎突。

颞骨岩部

▶图7.1、▶图7.2、▶图7.3、▶图7.4、▶图7.5、▶图7.6 和▶图7.7A 展示了岩骨和内耳道的结构。**中耳**是声音传导系统，主要由包含听小骨和鼓膜的鼓室腔组成，其边界均为颞骨的不同部分。**内耳**是声音处理系统及平衡器官，完全位于岩骨内。

颞骨向颅底延伸为金字塔状的部分称为**岩部**，是人体最坚硬的骨。岩骨的外侧和颞骨鳞部一起形成**乳突**，内含由鼓室腔气化而来的乳突气房。岩骨的尖端指向前内侧，基底部朝向后外侧。如前所述，岩骨上缘与正中平面成 55° 的锐角，并代表颅中窝和颅后窝的分界。**岩骨尖端**位于耳蜗的前内侧（▶图7.1B）。岩骨外侧和鳞部的一部分共同构成鼓室顶，即鼓室天盖。颞骨岩部和鳞部之间的边界由一块突出的骨板形成，称为 Koerner 隔（▶图7.1D），经常可以见其自后外侧向前内侧横行于鼓室的上部，沿岩部和鳞部交界走形的永存岩鳞窦非常少见（CT检出率为1%）。颞骨岩部下表面构成部分颅底外侧、鼓室底壁和张肌半管骨性部分。**岩枕软骨结合部**（▶图7.1A、▶图7.2A、▶图7.2C）位于内侧，并在16岁后融为一体。破裂孔位于该软骨结合部的前方，颈内动脉管的内侧（▶图7.1A），并有岩大神经和岩深神经在此穿行。颈内动脉管起始于颞骨锥形结构下表面的中间，并在耳蜗下方向前内侧横行。颈内动脉管和耳蜗之间的平均距离仅为1.2cm[636]。**颈静脉孔**位于颈内动脉管后方（▶图3.24、▶图5.31、▶图7.1A），其后部有乙状窦穿行，中部有第Ⅸ、Ⅹ、Ⅺ对脑神经和脑膜后动脉穿行，前部为岩下窦。在颈静脉孔下方，乙状窦延续为颈内静脉。很难在冠状位CT上区分颈内动脉和颈内静脉，因为大块软组织边界衰减，成像不佳，但是在轴位CT靠近顶部的切面上可以通过小的骨板区分二者。**咽鼓管**鼓室口位于颈动脉管的前外侧（▶图7.1A），鼓膜张肌就在其上方，它们一起在肌-咽鼓管内走行（▶图7.5）。

颞骨**鳞部**构成颅骨的侧壁，并为颞肌提供附着点。颧弓根位于前外侧，其内侧面为咬肌附着处。鳞部与蝶骨前内侧相连，两者共同构成颅中窝底，蝶鳞缝为二者之间的边界（图7.1A）。颅中窝下方的相应扫描层面可以显示**卵圆孔**（▶图7.1A、▶图5.37），其中穿行三叉神经下颌支和卵圆孔静脉丛。棘孔位于卵圆孔的后外侧偏上位置（▶图5.37、▶图7.1A），通常部分骨化，其中穿行脑膜中动脉和下颌神经脑膜支（第Ⅴ对颅神经第3支的神经分支）。鳞部前下方形成颞下颌关节顶部，

从而构成关节窝容纳下颌髁突（▶图4.13、▶图7.1A），关节的后方鼓部（▶图4.12、▶图7.1A）构成颞下颌关节后壁。岩鼓裂（Glaserian fissure，盖氏裂）位于颞下颌关节的后内侧边界，并延伸至下颌窝（▶图7.1B），鼓索神经和前鼓室动脉穿行其中。与鼓部融合，鳞部与鼓室天盖的外侧部共同构成外耳道顶壁。鳞部和岩部共同形成后方的乳突，并从儿童时期开始发育。

颞骨鼓部有一个不完整的环形结构，包围外耳道的底部、前部和侧部，大约在7月龄时在下方闭合。因此，**外耳道**是听力和前庭器官的组成结构中唯一在出生后完成骨性发育的结构。外耳道的骨性部分长约16mm，外侧与软骨部相延续。外耳道内侧以鼓膜与鼓室分隔。**鼓膜**外周插入的部位就是在冠状位影像上确定的鼓环（▶图7.2B）。鼓膜最上面是松弛部，位于盾板的正下方（▶图7.2A、▶图7.2B），盾板是一个骨性斜坡，是外耳道内侧边界的标志。

中　耳

中耳是由颞骨构成各边界包绕形成的空隙，内含听骨链，可将声波传导至充满液体的内耳。**鼓室**可分为以下几个部分：上鼓室（▶图7.1D、▶图7.2A）、中鼓室（▶图7.2B）和下鼓室（▶图7.2B）；鼓窦（▶图7.1D）可被定义为乳突气房的"中厅"。中鼓室是鼓膜内侧的空间，其上为上鼓室，其下为下鼓室。鼓室的外侧边界是由鼓膜及围绕其的内骨鼓部和鳞部组成。**听骨链**位于鼓室内，由外向内依次为**锤骨、砧骨和镫骨**（▶图7.5）。锤骨柄（▶图7.1B）嵌入鼓膜，从一个低于鼓膜中心的位置向前上方延伸。两个皱襞即鼓膜的锤前、锤后皱襞位于锤骨柄的两侧，它们围成一

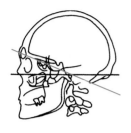

1. 颞下颌关节
2. 蝶鳞缝
3. 卵圆孔
4. 棘孔
5. 颞骨鼓部
6. 颈静脉孔
7. 乳突
8. 颈动脉管
9. 破裂孔
10. 岩枕软骨结合部
11. 下鼓室
12. 外耳道
13. 咽鼓管开口
14. 耳蜗底转
15. 面神经乳突段
16. 岩鼓裂（盖氏裂）
17. 鼓膜张肌
18. 中鼓室
19. 锤骨柄
20. 鼓岬
21. 耳蜗顶转
22. 岩尖
23. 耳蜗导水管
24. 锤骨
25. 砧骨
26. 鼓膜张肌腱
27. 圆窗，圆窗窝
28. 颞骨岩部
29. 镫骨
30. 蜗轴
31. 蜗孔
32. 鼓室窦
33. 锥隆起和镫骨肌

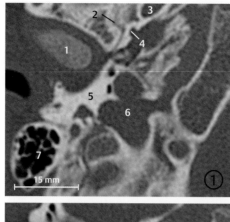
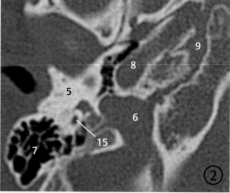
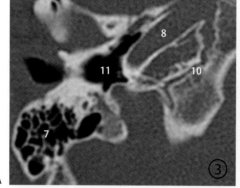
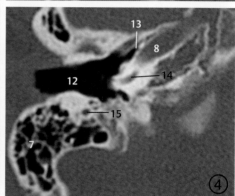

A

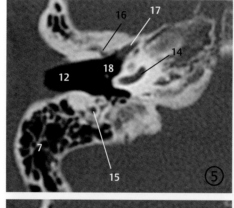
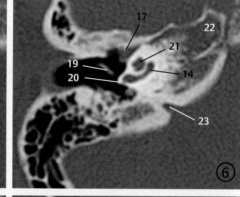
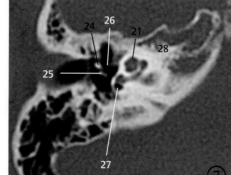
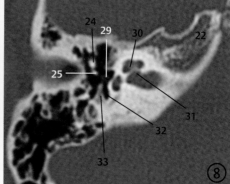

B

图 7.1　颞骨岩部轴位图像。右侧颞骨岩部的高分辨率 CT 图像（从下向上观察，层厚 0.625mm）。圈码序号表示一个序列中图像的编号

图 7.1A　第 1~4 个切面

图 7.1B　第 5~8 个切面

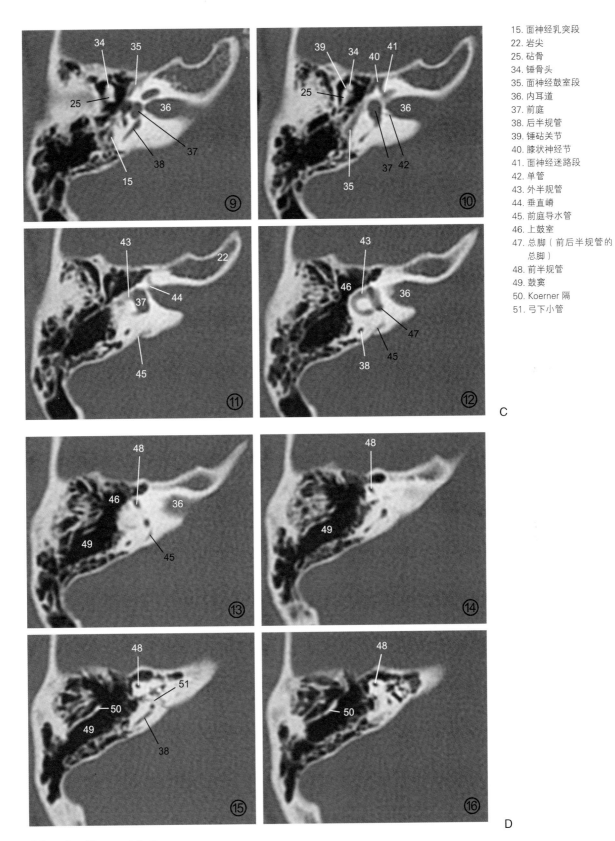

15. 面神经乳突段
22. 岩尖
25. 砧骨
34. 锤骨头
35. 面神经鼓室段
36. 内耳道
37. 前庭
38. 后半规管
39. 锤砧关节
40. 膝状神经节
41. 面神经迷路段
42. 单管
43. 外半规管
44. 垂直嵴
45. 前庭导水管
46. 上鼓室
47. 总脚（前后半规管的
　　总脚）
48. 前半规管
49. 鼓窦
50. Koerner 隔
51. 弓下小管

图 7.1C　第 9~12 个切面
图 7.1D　第 13~16 个切面

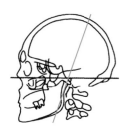

1. 颞下颌关节
2. 膝状神经节
3. 鼓膜张肌
4. 颈动脉管
5. 枕骨
6. 锤骨头
7. 面神经迷路段
8. 面神经鼓室段
9. 锤砧关节
10. 耳蜗底转
11. 耳蜗顶转
12. 岩枕软骨结合部
13. 鼓膜张肌腱
14. 盾板
15. 上鼓室
16. 外耳道
17. 砧骨
18. 前半规管
19. 蜗孔
20. 内耳道
21. 下鼓室
22. 鼓环
23. 外半规管
24. 前庭
25. 鼓岬
26. 镫骨
27. 中鼓室
28. 颞骨鼓部
29. 镫骨底板封闭的卵圆窗
　　（前庭窗）
30. 前庭蜗管

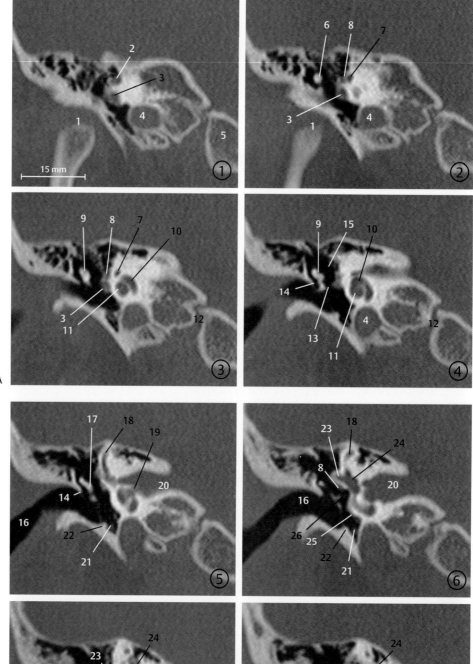

图 7.2　颞骨岩部冠状位图像。右侧颞骨岩部相关切面的冠状位高分辨率 CT 图像（层厚 0.625mm）。图码序号表示一个序列中图像的编号

图 7.2A　第 1~4 个切面
图 7.2B　第 5~8 个切面

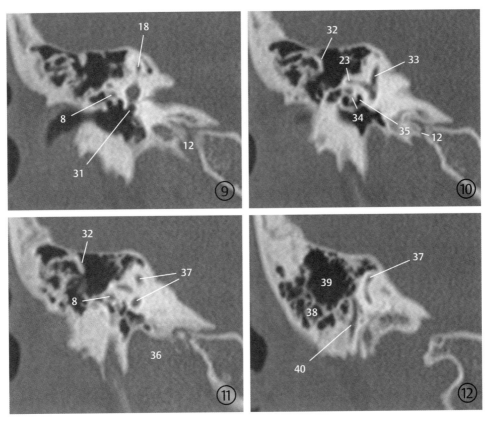

8. 面神经鼓室段
12. 岩枕软骨结合部
18. 前半规管
23. 外半规管
31. 圆窗，圆窗窝
32. Koerner 隔
33. 总脚（前后半规管的总脚）
34. 锥隆起和镫骨肌
35. 鼓室窦
36. 颈静脉孔
37. 后半规管
38. 乳突
39. 鼓窦
40. 面神经乳突段

图 7.2C 第 9~12 个切面

个松弛的区域，称为"松弛部"，止于冠状位可见的盾板之下。鼓膜的其余部分紧绷，称为"紧张部"。蒲氏间隙（Prussak space）位于松弛部与锤骨柄之间。锤砧关节在轴位图像中表现为典型的"冰激凌征"，其前部由锤骨头形成，后部由砧骨体形成。砧骨长突在下方层面（►图 7.1B）延伸到镫骨，与镫骨头形成砧镫关节。镫骨的足弓通常很难界定，而镫骨的足板封闭卵圆窗（即前庭窗；►图 7.2B）。鼓膜张肌（►图 7.1B、►图 7.2A）位于咽鼓管之上前内侧，沿着一个骨性凸起即匙突向后延伸；鼓膜张肌肌腱（►图 7.1B、►图 7.2A、►图 7.5）向外以一个纤薄的结构延伸至锤骨头，位于卵圆窗前部。镫骨肌起源于锥体隆起内（►图 7.1B、►图 7.5），其肌腱向前延伸至镫骨头，但并不是完全可见。鼓窦是（►图 7.1B）位于**锥体隆起**内侧的固定凹陷。

临床要点

中耳胆脂瘤根据其起源部位分为松弛部胆脂瘤和紧张部胆脂瘤。松弛部胆脂瘤早期位于盾板与听小骨之间的蒲氏间隙，而紧张部胆脂瘤最早可见于鼓室窦、面隐窝和乳突区域。

►图 7.6 中显示了鼓室和乳突的动脉血供。

面神经是一个重要的解剖标志，穿行于颞骨岩部和鼓室，在脑桥延髓交界水平的脑干外侧发出，经桥小脑角进入内耳道，从内耳道外侧端出来后沿耳蜗上方向前走行，其在骨管内的走形部分称为"迷路段"（►图 7.1C）。之后面神经向前进入膝状神经节（►图 7.1C），在此处发出岩大神经，同时转变方向，向后方走行，从而形成一个弯曲，称为**面神经膝**。紧邻的鼓室

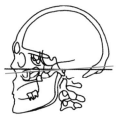

1. 骨螺旋板
2. 耳蜗底转
3. 前庭阶
4. 鼓阶
5. 圆窗，圆窗窝
6. 后半规管
7. 小脑
8. 耳蜗顶转
9. 前庭
10. 外半规管
11. 内耳道
12. 单管
13. 蜗轴
14. 蜗孔
15. 蜗神经
16. 前庭神经
17. 前庭蜗神经
18. 前庭导水管

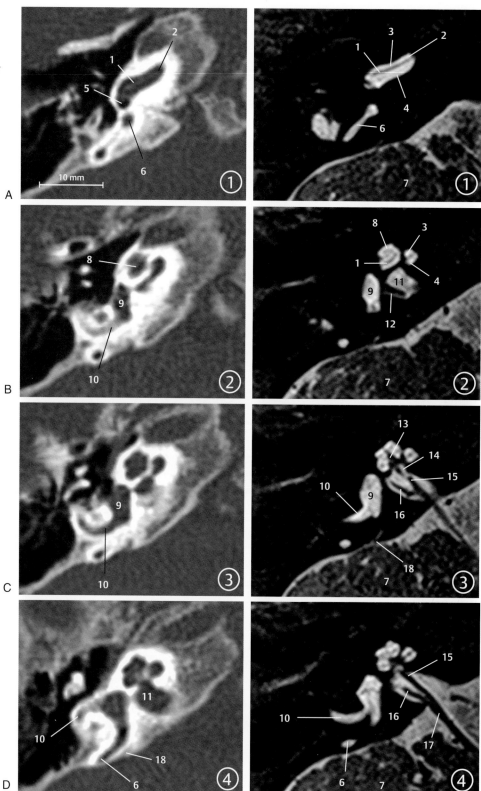

图 7.3　颞骨岩部的 CT 和 MRI 图像。轴位 CT 和 MRI 图像由下至上对照显示右侧颞骨岩部。图码序号表示一个序列中图像的编号。该图片来自一名 1 岁儿童的诊断性检查（CT 层厚 0.625mm，MRI 层厚 0.4mm）

图 7.3A　第 1 个切面的 CT（左）和 MRI（右）　　图 7.3B　第 2 个切面的 CT（左）和 MRI（右）

图 7.3C　第 3 个切面的 CT（左）和 MRI（右）　　图 7.3D　第 4 个切面的 CT（左）和 MRI（右）

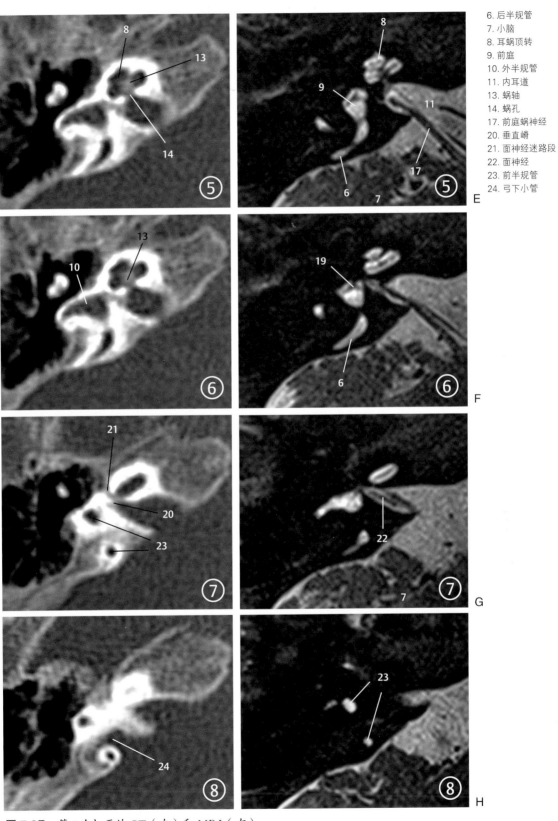

6. 后半规管
7. 小脑
8. 耳蜗顶转
9. 前庭
10. 外半规管
11. 内耳道
13. 蜗轴
14. 蜗孔
17. 前庭蜗神经
20. 垂直嵴
21. 面神经迷路段
22. 面神经
23. 前半规管
24. 弓下小管

图 7.3E　第 5 个切面的 CT（左）和 MRI（右）
图 7.3F　第 6 个切面的 CT（左）和 MRI（右）
图 7.3G　第 7 个切面的 CT（左）和 MRI（右）
图 7.3H　第 8 个切面的 CT（左）和 MRI（右）

1. 面神经
2. 前庭上神经
3. 蜗神经
4. 前庭下神经
5. 延续为前庭下神经的后壶腹神经
6. 耳蜗底转
7. 横嵴

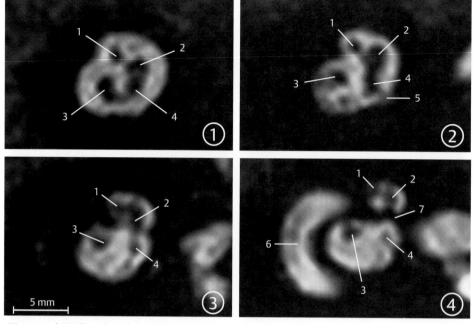

图 7.4 内耳道。基于高分辨率 MRI（可变翻转角度、各向同性的 3D T2 序列，体素大小为 0.4mm）由内侧至外侧（垂直于内听道）的内听道斜矢状面重建图。圈码序号表示一个序列中图像的编号

段（▶图 7.1C、▶图 7.2）沿鼓室内侧壁走行于卵圆窗上方和外半规管下方。第二次方向改变发生在鼓室窦水平的**第二膝**，经此面神经向下进入乳突（▶图 7.1A、▶图 7.1B、▶图 7.1C），经**茎乳孔**离开颅底（▶图 5.37B）。面神经在乳突内发出鼓索神经，向前上方逆行穿过鼓室，经由前壁岩鼓裂穿出（▶图 7.1B、▶图 7.5）。

内 耳

内耳的功能组成部分包括平衡器官和听觉器官。耳蜗是听觉器官，而平衡器官由椭圆囊、球囊和半规管组成。3 个半规管负责空间的方向平衡，而水平加速度和垂直加速度分别由椭圆囊和球囊感知。椭圆囊和球囊均位于中央前庭，同时在此处发出半规管和前庭耳蜗小管（▶图 7.2B）。内耳的所有部分都被封闭在骨迷路中，充满内淋巴的膜迷路也在其中。膜迷路和骨迷路之间的空间包含外淋巴液。半规管和椭圆囊比耳蜗和球囊的系统发育更早。

临床要点

严重的畸形可能涉及整个内耳发育较早的部分，例如 CHARGE 综合征，一种与后鼻孔闭锁、心脏畸形、眼部缺损、泌尿生殖系统畸形和耳部畸形相关的遗传缺陷。

通过 CT 图像通常可以很好地评估骨迷路，CT 可以最优化地显示骨性致密结构及识别像蜗轴一样的精细结构。MRI 能更好地显示如外淋巴和内淋巴等充满液体的空间。这种诊断模式也非常适用于对前庭蜗神经和面神经进行成像，在充满液体的内耳道中表现为一条条暗线（▶图 7.4）。

自下而上，**耳蜗底转**是在颞骨 CT 上显示的第一个内耳结构（▶图 7.1A、▶7.7A），在其下方可见颈内动脉和颈动脉管（▶图 7.1A）。在 MRI 和 CT 上，**骨螺旋板**表现为底转内的一条线（▶图 7.3A、

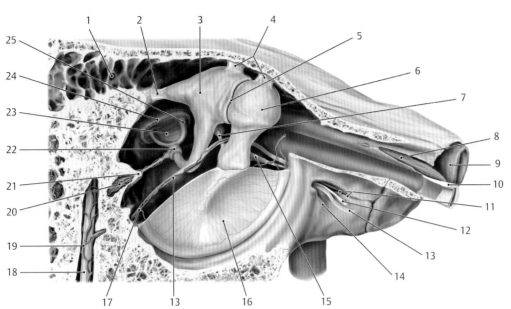

1. 鼓窦
2. 砧骨后韧带
3. 砧骨
4. 砧骨上韧带和锤骨上韧带
5. 锤砧关节
6. 锤骨
7. 鼓膜张肌肌腱
8. 鼓膜张肌
9. 颈内动脉
10. 咽鼓管
11. 岩鼓裂
12. 锤前韧带
13. 鼓索神经
14. 前鼓室动脉
15. 锤骨前突
16. 鼓膜
17. 后鼓室动脉
18. 面神经
19. 茎乳动脉
20. 镫骨肌
21. 锥隆起
22. 砧镫关节
23. 镫骨膜
24. 镫骨环韧带
25. 镫骨

图 7.5　听骨。听小骨和邻近神经的关节、韧带及肌肉的空间表现。图中展示了耳的侧面观（经允许引自 Schuenke，Schulte，Schumacher，et al. Atlas of Anatomy. 2nd.Stuttgart:Thieme Publishers，2009. 插图来自 Karl Wesker/Markus Voll.[535]）

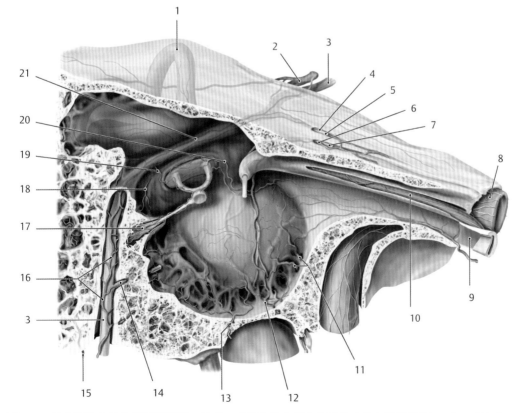

1. 外半规管
2. 迷路动脉
3. 面神经
4. 岩浅动脉
5. 岩大神经
6. 上鼓室动脉
7. 岩小神经
8. 颈内动脉
9. 咽鼓管
10. 鼓膜张肌
11. 颈鼓动脉
12. 下鼓室动脉
13. 耳深动脉
14. 后鼓室动脉
15. 乳突动脉
16. 茎乳动脉
17. 镫骨肌分支
18. 茎乳动脉后鼓室支
19. 后弓动脉
20. 前弓动脉
21. 岩浅动脉降支

图 7.6　鼓室和乳突的血供图侧面观。锤骨、砧骨和鼓索部分不可见（经允许引自 Schuenke，Schulte，Schumacher,et al. Atlas of Anatomy. 2nd.Stuttgart: Thieme Publishers,2009. 插图来自 Karl Wesker/Markus Voll.[535]）

►7.3B），将耳蜗分为上方的前庭阶（►图7.3A、►7.3B)和下方的鼓阶（►图7.3A、►7.3B）。含有Corti器的中阶通常不能在目前的标准分辨率图像中显影。由耳蜗底转在鼓室内壁凸起形成的骨性隆起称为**鼓岬**（►图7.1B）。圆窗窝（►图7.1B、►7.7A）为耳蜗底转后外侧的一个黑色、充满空气的空间，紧靠耳蜗底转向前庭移行的末端。可以在与镫骨相同或相邻的横切面上看到卵圆窗（►图7.1B、►7.7A），但通常在冠状面图像中显示得更好（►图7.2B）。耳蜗中央有一个精细的冠状结构，即**蜗轴**（►图7.1B、►图7.7A），在MRI图像上也可看到（►图7.3C）。从蜗轴的边界至内听道构成蜗区，蜗神经纤维在其中走行（►图7.3C、►图7.3D）。**内听道**进入耳蜗的开口称为蜗孔，经此神经进入耳蜗（►图7.1B、►图7.2B）。面神经和前庭蜗神经经桥小脑角从脑干进入内耳道(►图7.1C、►图7.3E）。前庭蜗神经（►图7.3E）大体位于面神经后下方，在内听道内分为上、下两部分和蜗神经。面神经走形于耳蜗最上方，朝向膝状神经节的骨管位于垂直嵴（Bill's bar）前方（►图7.1C）。另一个狭窄的管道即单管（►图7.1C、►图7.3B），从内耳道后下侧延伸至前庭，起源于前庭神经下部分的后壶腹神经在其中走行（►图7.4）。其余的前庭神经上下部分支经过前庭区域的上、下方进入前庭至末端。

前庭（►图7.1C）在轴位平面上显示为一个椭圆形结构，半规管在不同的水平发出。因此外半规管在►图7.1C和►图7.7A上几乎完全显影。前半规管和后半规管共同起源于前庭的后内侧区，即总脚（►图7.1C、►图7.7A）。一个血管通道，即弓下小管，位于前半规管两脚之间，在接

近最上方两脚融合的平面可以看到，在幼儿中相对较宽大（►图7.3H），随后变为较薄的管道（►图7.1D）。前庭导水管起源于前庭内侧缘，开口于颞骨岩部后内侧缘。开口处的正常宽度应不大于后半规管直径或2mm，通常仅可显影（►图7.1C、►图7.1D、►图7.7A）。

临床要点

鼓岬试验是将针状电极经鼓膜穿刺置于鼓岬表面，然后应用电流设备刺激耳蜗内神经结构，特别是位于鼓岬下方的耳蜗底转，会在中枢听觉通路完整的听觉障碍患者中诱发听觉感知。鼓岬区域的中耳软组织病变如果在MRI上强化明显，提示存在位于鼓室的球体瘤，最常见的是鼓室副神经节瘤。

7.1.4 额骨

额骨构成颅腔前部，形成眶顶的大部分，与鼻腔上部相接，分为三部分：

- 鳞部。
- 两侧眶部。
- 鼻部。

鳞部在冠状缝与顶骨相连，在蝶额缝处与蝶骨大翼相连。眶顶突入颅腔内，由眶部构成，其内侧缘与筛骨筛板衔接。额骨非成对的鼻部与两侧的眶部相连。

7.1.5 顶骨

成对的顶骨位于枕骨与额骨之间，构成了颅腔顶壁和侧壁的大部分（►图3.1B、►图3.8C、►图3.22、►图4.2C、►图4.8、►图5.1B）。每块顶骨有以下4个边界。

- **上缘**：在正中平面与对侧顶骨一起形成矢状缝（►图5.30A）。
- **前缘**：在冠状缝处与额骨连接（►

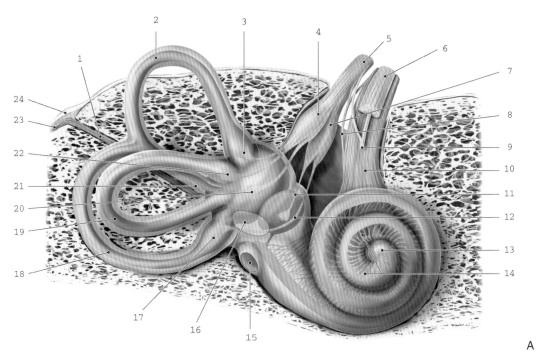

1. 前庭导水管
2. 前半规管
3. 前壶腹神经
4. 前庭神经节上部
5. 前庭神经
6. 面神经
7. 前庭神经节下部
8. 耳蜗交通支
9. 中间神经
10. 蜗神经
11. 球囊神经
12. 后壶腹神经
13. 蜗轴
14. 螺旋（耳蜗）神经节
15. 圆窗
16. 卵圆窗
17. 后壶腹
18. 后半规管
19. 外半规管
20. 椭圆囊神经①
21. 总脚
22. 外半规管壶腹神经
23. 内淋巴囊
24. 硬脑膜

图 7.7A　耳蜗的结构和神经支配（经允许引自 Schuenke, Schulte, Schumacher, et al. Atlas of Anatomy. 2nd. Stuttgart: Thieme Publishers，2009. 插图来自 Karl Wesker/Markus Voll.[535]）

图 4.2C、▶图 4.5C、▶图 4.7C、▶图 5.9A、
▶图 5.28A）。

● **后缘**：在人字缝处与枕骨连接（▶
图 4.2C、▶图 4.3C、▶图 4.8、▶图 4.9、
▶图 5.26A）。

● **下缘**：与颞骨鳞部形成鳞状缝，与
蝶骨大翼形成蝶顶缝。

7.2 颅　腔

男性的颅腔（▶图 3.2、▶图 3.3、▶
图 3.4、▶图 3.5、▶图 3.6、▶图 3.7、▶图 3.8、
▶图 3.9、▶图 3.10、▶图 3.11、▶图 3.12、
▶图 3.13、▶图 3.14、▶图 3.15、▶图 4.2、
▶图 4.3、▶图 4.4、▶图 4.5、▶图 4.6、
▶图 4.7、▶图 5.2、▶图 5.3、▶图 5.4、
▶图 5.5、▶图 5.6、▶图 5.7、▶图 5.8、
▶图 5.9、▶图 5.10、▶图 5.11、▶图 5.12、

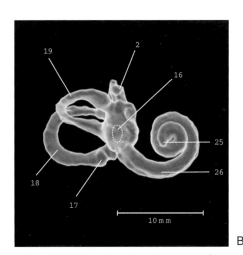

2. 前半规管（部分可见）
16. 卵圆窗
17. 后半规管壶腹
18. 后半规管
19. 侧半规管
25. 蜗顶
26. 耳蜗基底转弯

图 7.7B　耳蜗的三维图像。 VRT 使用高分辨率 T2 加权 3D 数据集的数据

▶图 5.13、▶图 5.14、▶图 5.15、▶图 5.17、
▶图 5.18、▶图 5.19、▶图 5.20、▶图 5.21、
▶图 5.22、▶图 5.23、▶图 5.24、▶图 5.25、
▶图 5.26、▶图 5.27、▶图 5.28、▶图 5.29、
▶图 5.30）平均体积为 1 550mL，女性为
1 425mL，并被坚韧的硬脑膜包裹，大脑及

---

① 译者注：原著为 Auricular nerve，根据图示，应为 Utricle nerve，椭圆囊神经

其神经和血管悬浮在颅腔内的脑脊液中。硬脑膜间隔将颅腔分成多个部分。

7.2.1 幕下区

小脑幕（▶图 3.11A、▶图 3.13A、▶图 4.2A、▶图 5.6A、▶图 5.7A、▶图 5.22B）像一个扁平的帐篷状结构，将颅腔分成幕上和幕下区域。**小脑幕切迹**是小脑幕的一个缺口，经此脑干在中脑水平通过。环池位于小脑幕切迹附近。幕下区的第二个大开口是枕骨大孔（▶图 3.1B、▶图 3.12C、▶图 3.25、▶图 4.8、▶图 5.17A）。其形状可以从椭圆形到近乎圆形，通常表现为由各种大小不等的新月形组成，面积平均为 8cm^2（范围为 5~10cm^2）。严重的脑水肿使脑干和小脑尾部移位，可能导致在小脑下压迫圆锥。

7.2.2 幕上区

大脑镰分割幕上区（▶图 3.2A、▶图 3.8A、▶图 3.15A、▶图 5.8A、▶图 5.9A、▶图 5.13A）。大脑相邻的结构由脑间池和胼胝体周围池的脑脊液进行缓冲。硬脑膜将颅腔分为不同的部分，决定了颅内占位性病变引起大脑结构移位的概率和方向。幕上体积增加可能会导致中脑被压向小脑幕切迹，从而引起中脑综合征。而且，大脑半球的占位性病变可使大脑镰向对侧偏斜。准确地了解这些解剖结构变化对于疾病的诊断和手术必不可少。在制订外科手术计划时，必须牢记大脑静脉窦通过大脑镰和小脑幕的解剖关系。更多信息见▶第 7.4 节和▶第 7.5 节。

冠状切面可以很好地显示颅腔形态，这些切面清楚地展示了上面覆盖的颅骨和颅底（▶图 3.2、▶图 3.3、▶图 3.4、▶图 3.5、▶图 3.6、▶图 3.7、▶图 3.8、▶图 3.9、▶图 3.10、▶图 3.11、▶图 3.12、▶图 3.13、▶图 3.14、▶图 3.15）。矢状切面上更容易分辨幕上区和幕下区结构（▶图 4.2、▶图 4.3、▶图 4.4、▶图 4.5、▶图 4.6、▶图 4.7）。

在平行于眶上 – 枕下平面的横切面上，颅颈交界区和颅底区的骨性解剖较为复杂，而在颅脑区则较为简单。根据头部的形状，**颅骨**在横切面上看起来像一个或大或小的椭圆形骨环（▶图 5.22、▶图 5.23、▶图 5.24、▶图 5.25、▶图 5.26、▶图 5.27、▶图 5.28、▶图 5.29、▶图 5.30）。

颅颈交界处的切面在**上颈椎**或其椎间隙的切面上表现出很大的差异（▶图 5.2）。寰椎在颅颈交界区冠状位重建 CT 上可通过其只有前后弓而无椎体，以及侧方椎动脉穿行的横突孔特点来确定（▶图 3.22），中轴可见一个齿状结构，即齿状突。

眶上 – 枕下平面在▶图 5.17A 上斜形横切骨大孔，切面向前穿过枕骨基底部，向后位于枕骨大孔的下方近端。

7.2.3 颅 窝

颅前窝、颅中窝和颅后窝的形态在颅骨上可以清晰显示，因此其空间关系很容易通过"徒手"检查来理解。在解剖图集中显示颅底内侧的插图可能给人一种颅前、中、后窝位于同一水平面上的印象。然而，实际上，3 个**颅窝**排成了 3 层"**梯田状（three terraces）**"，每层高出或低于另一层约 2.5cm[333]。颅中窝底大致位于 Reid 基线上（▶图 5.16A）。颅后窝底比 Reid 基线低 2.5cm[179]，颅前窝底比它高 2.5cm。在矢状位平面坐标系中位于颅中窝最深部的平面特别清楚地显示了颅窝与 Reid 基线（Reid's base line）的位置关系（▶图4.11）。在评估与眶上 – 枕下平面平行的横切面图像时，了解这些简单的空间关系非常有用。第一个眶上 – 枕下切面的 CT 图像（▶图 5.17A）显示了位于颅后窝的颈静脉孔以及位于颅中窝的棘孔、卵圆孔和眶上裂（▶图 5.18A）。**筛板**可在随后的平面中见到（图 5.18A），构成颅前窝的一部分。在这个平面中（▶图 5.18B），颅中窝和颅后窝被颅骨像两个钳子一样包围。内听道口朝向颅后窝（▶图 5.5A、▶图 5.33）。**眶上裂**（▶图 4.4C、▶图 6.10A）连接颅中窝与眼眶。鞍背在图片中央尚未显示（▶图 5.18）。小脑幕在第 5 个切面中显示（▶图 5.21）。小脑幕下空间自小脑幕起在随后的层面中逐渐缩小。在 CT 的第 4 个切面上，可见视神经管（▶图 5.20）在眼眶与颅中窝之间走形（▶图 5.36）。颅前窝平面可看到眶顶（▶图 3.17、▶图 4.11）。从 CT 的第 6 个切面向上，颅骨的骨性轮廓显示为一个椭圆形的环（▶图 5.21B）。在 CT 的第 8 个切面中，幕下空间相比幕上空间较小，小脑幕形成了两者之间的边界（▶图 5.24）。

7.3 颅内的脑脊液间隙

各个脑脊液间隙已在冠状面、矢状面和双连合切面上进行了标记。▶图 7.8 显示了冠状位每个切面位置。▶图 7.9 显示了每一层冠状切面内容。▶图 7.10 为矢状位切面，也可以看到脑脊液间隙（各个矢状切面的位置；▶图 4.1）。▶图 7.11 为各个双连合切面位置。▶图 7.12 显示了切面中的脑脊液间隙。

7.3.1 蛛网膜下腔

脑组织与脑脊液的比重几乎相同，脑组织漂浮在一层由脑脊液组成的缓冲层中。脑脊液存在于脑室系统和蛛网膜下腔中。蛛网膜下腔被封闭在软脑膜和蛛网膜之间，内含 25~50mL 脑脊液[333]。硬脑膜是一种坚韧的纤维膜，蛛网膜与硬脑膜紧密连接。由于乙醇 – 福尔马林的固定，解剖标本中的蛛网膜下腔已被人为扩大了。

7.3.2 脑　池

宽大的脑脊液间隙称为"脑池"（▶图 7.8A、▶图 7.9、▶图 7.10、▶图 7.11、▶图 7.12）。**小脑延髓后池（又称小脑延髓池或枕大池）**是延髓、第四脑室顶和小脑下表面之间的空隙，在矢状面中宽约 3cm，深达 2cm。在正中平面上小脑延髓池会因小脑镰的变异而产生个体差异。

前、后基底池是位于大脑下表面与颅底之间的蛛网膜下腔扩张。基底池从枕骨大孔延伸至颅前窝前缘的鸡冠。前基底池和后基底池被鞍背隔开[333]。**脑桥池**位于颅后窝的斜坡与脑桥之间，而成对的桥小脑池位于桥小脑角区域。小脑绒球（H X）的外侧伸入桥小脑池。第四脑室的外侧隐窝通过侧孔进入桥小脑池。**小脑上池**位于小脑幕和小脑上表面之间。

脚间池构成后基底池的前部，起于脚间窝，内含第Ⅲ对脑神经、基底动脉的终末分叉以及小脑上动脉和大脑后动脉的起始部分（▶图 4.2D）。

环池位于颅后窝和颅中窝的交界处（▶图 5.7），并与脚间池沟通。它包绕着大脑脚的侧面，并在小脑幕边缘周围形成脑脊液缓冲层。脑脊液从环池的后方进

1. 胼胝体周围池
2. 帆间池
3. 终板池
4. 松果体
5. 脚间池
6. 环池
7. 四叠体池
8. 小脑上池
9. 前基底池（虚线）
10. 交叉池
11. 脑桥池
12. 后基底池（中断线）
13. 小脑延髓后池
14. 脊髓蛛网膜下腔

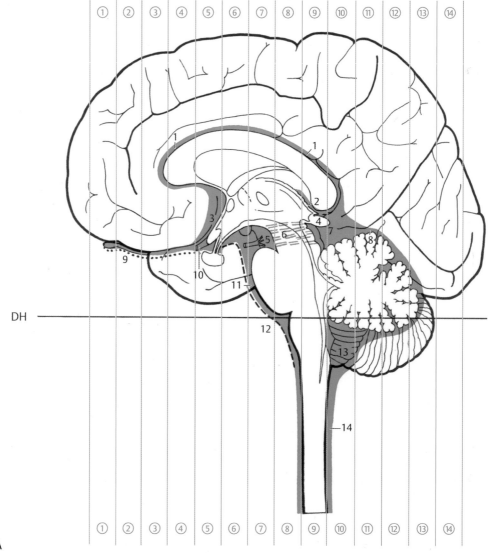

A

图 7.8 **颅内脑脊液间隙。**圈码序号表示层厚 1cm 的冠状位切面序列。DH =German 平面

图 7.8A 冠状位切面的脑正中矢状位图，显示了颅腔和椎管内的脑脊液间隙。环池围绕着大脑脚，因此以间断的蓝线表示

入**四叠体池**（**大脑大静脉池**；▶图 5.7、▶图 5.23），并向前方延续为**大脑谷池**。解剖学术语联邦委员会认为四叠体池和大脑大静脉池是同义词，因为它们描述的是四叠体和大脑大静脉之间的同一区域。此外，**环池**与不成对的胼胝体周围池和成对的纵裂池相连（▶图 3.2D、▶图 3.14D）。环池内含 3 对血管，为大脑后动脉、小脑上动脉和基底静脉（Rosenthal 静脉），基底静脉向后方引流血液。滑车神经穿过环池，并向前方发出传出纤维。

三叉神经池在颅后窝开口通向桥小脑池（▶图 5.20、▶图 6.8B、▶图 6.9B）。扁平的三叉神经池盲囊（▶图 6.9B、▶图 7.9A、▶图 7.9B）紧挨颞骨岩部和颅中窝的蝶骨，并在此处内含三叉神经根与三叉神经节。

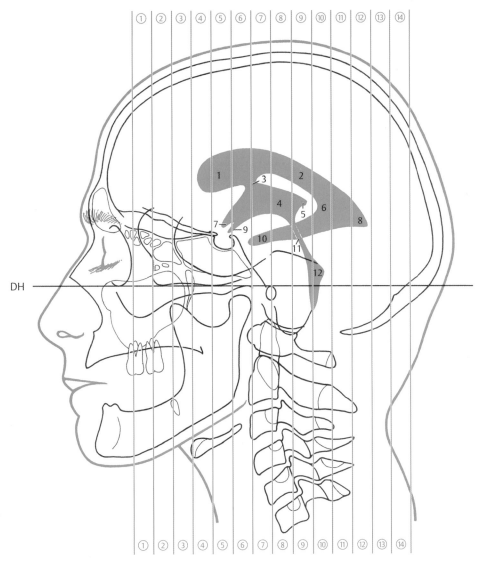

1. 额（前）角
2. 胼胝体干
3. 室间孔
4. 第三脑室
5. 松果体上隐窝
6. 侧副三角
7. 视上隐窝
8. 枕角
9. 漏斗隐窝
10. 颞角
11. 中脑导水管
12. 第四脑室

DH

B

图 7.8B　标明冠状位切线的脑室系统侧视图（▶图 3.1）

前基底池从鞍背延伸到颅前窝的前边缘，以乳头体、漏斗、视交叉、视束、嗅球和嗅束及相邻的额叶为界。该脑池的一部分是环绕视交叉的交叉池。在后方，前基底池继续延伸至脚间池（▶图 3.9A、▶图 3.9B、▶图 3.9D、▶图 5.7、▶图 5.22）。前基底池内侧部分和脚间池汇聚成"五角形鞍上池"，Willis 环及其分支分布在此

区域。

前基底池通过大脑谷池与大脑外侧窝池相通（▶图 5.21、▶图 7.9A）。大脑谷池是位于蝶骨小翼后缘和大脑中动脉主干的前穿质之间充满脑脊液的空间。

大脑外侧窝池（外侧裂池；▶图 4.6 B、▶图 5.7、▶图 5.21、▶图 7.9A、▶图 7.9B、▶图 7.10B、▶图 7.12 B）是脑岛叶、额

1. 纵裂池
2. 前基底池
3. 胼胝体周围池
4. 侧脑室额角
5. 大脑外侧窝池（外侧裂池）
6. 终板池
7. 交叉池
8. 第三脑室
9. 漏斗隐窝
10. 大脑谷池
11. 三叉神经池

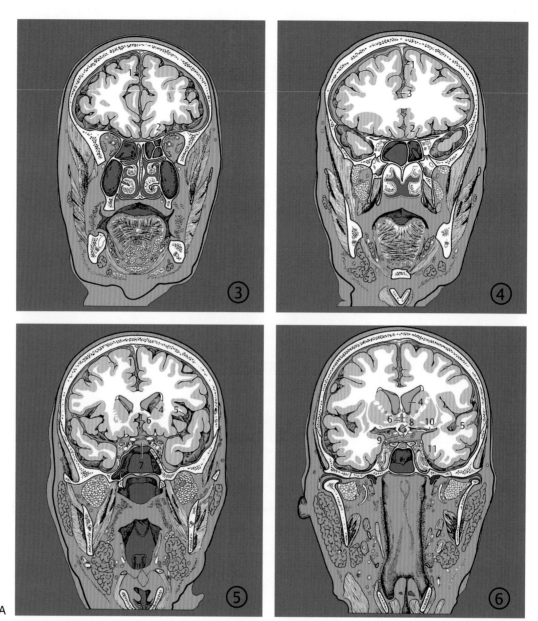

A

图7.9 颅内脑脊液间隙。颅腔和椎管内脑脊液间隙的冠状位切面序列图。圈码序号表示相应切面的编号（▶图3.1、▶图7.8）

图7.9A 第3~6个切面

叶盖部、顶叶和颞叶之间的空间[56]，因此也被称为岛池，内含大脑中动脉的分支，即岛动脉。

帆间池（▶图7.9B、▶图7.10A、▶图7.11A）是位于胼胝体与第三脑室顶部之间裂隙的脑脊液缓冲层，内含位于端脑与间脑之间的丘脑，因此早年间被称为"端脑间脑裂（fissura telodien-cephalica）"。此脑池往前延伸至室间孔（Monro孔；▶图7.8A），矢状径长2.5cm，横径长4cm，

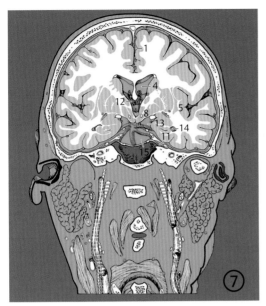

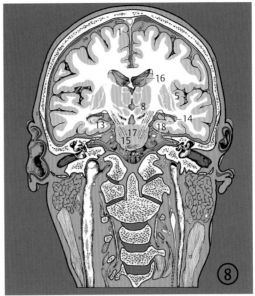

1. 纵裂池
3. 胼胝体池
4. 侧脑室额角
5. 大脑外侧窝池
8. 第三脑室
11. 三叉神经池
12. 室间孔
13. 环池
14. 侧脑室颞角
15. 脑桥池
16. 侧脑室
17. 脚间池
18. 桥小脑池
19. 侧脑室中央部
20. 脑横裂蓄水池
21. 松果体上隐窝
22. 中脑导水管
23. 基底池后部
24. 脊髓蛛网膜下腔
25. 侧脑室房部
26. 四叠体池
27. 第四脑室顶
28. 小脑延髓池

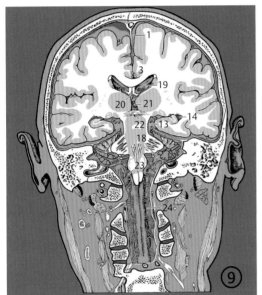

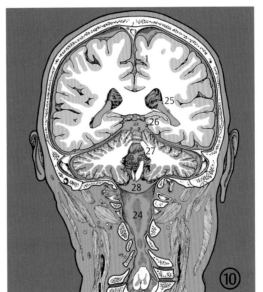

B

图 7.9B 第 7~10 个切面

内含大脑内静脉（▶图 5.9）和脉络膜后内侧和后外侧动脉（▶图 5.8）。

　　帆间池依次与四叠体池、胼胝体周围池和纵裂池连续。胼胝体周围池（图 7.8A、▶图 7.10A）是位于胼胝体及大脑镰下缘之间的脑脊液填充间隙。**纵裂池**（▶图

3.2D、▶图 7.9）是位于大脑镰与两侧大脑半球内侧表面之间成对的脑脊液间隙。终板池（▶图 7.9A、▶图 7.11A、▶图 7.12B）与交叉池相连，胼胝体周围池围绕胼胝体（▶图 7.8A、▶图 7.9A、▶图 7.10A）。

1. 纵裂池
28. 小脑延髓池
29. 侧脑室枕角
30. 小脑上池

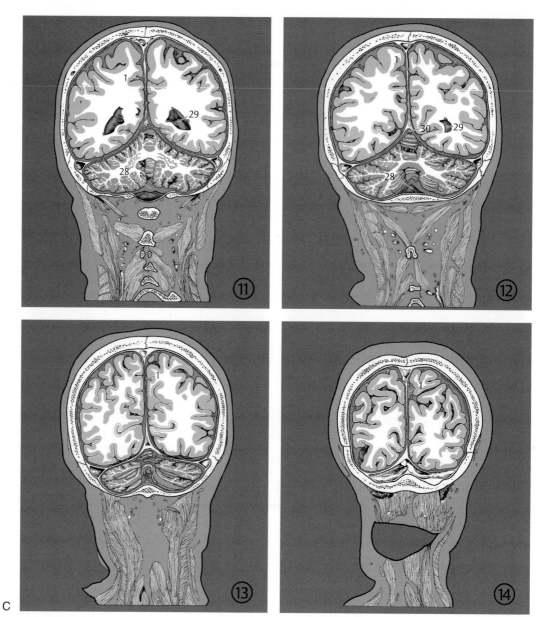

C

图 7.9C　第 11~14 个切面

7.3.3　脑室系统

　　脑室系统（▶图 7.8B、▶图 7.9、▶图 7.10、▶图 7.11、▶图 7.12）由大脑内 4 个相互连接的脑脊液间隙组成。健康人的脑室在形状和体积上有很大的变异。经外固定处理的成人尸体大脑，平均脑室容积约为 20mL（范围为 7~57mL）[299,343]，根据对健康大脑的 CT 检查评估，平均脑室容积约为 31mL（范围为 15~46mL）[72]。

第四脑室

　　第四脑室（▶图 3.1C、▶图 3.11B、▶图 3.11D、▶图 4.2A、▶图 4.2B、▶图 6.6A、▶图 6.8B、▶图 7.8B）通过以下 3 个开口与脑脊液间隙沟通：

● 在脑干闩部（▶图 4.2A、▶图 6.3、▶ 6.5B、▶ 6.5C）通过 Magendie 孔（第四脑室正中孔）。

● 于两侧在邻近第Ⅷ对脑神经根部的延髓处通过成对的 Luschka 孔（第四脑室外侧孔；▶图 6.7A、▶图 6.7B）。

第四脑室呈帐篷状，以菱形窝为底，上 / 下髓帆、小脑脚和小脑为顶。下髓帆尾部与第四脑室脉络丛相连续，此处脉络丛悬吊在结缔组织板上，并覆盖第四脑室顶。

中脑导水管

中脑导水管（▶图 3.1C、▶图 3.10A、▶图 4.2B、▶图 5.8、▶图 5.24、▶图 7.10A、▶ 7.12B）位于中脑处，长约 15mm，外观略微弯曲，连接第三脑室和第四脑室。

第三脑室

第三脑室在正中平面上是一个裂隙状空间，其壁由上丘脑、丘脑和下丘脑从后至下依次构成。75% 左右的丘脑之间存在**丘脑间黏合**。第三脑室前壁由终板层形成（▶图 3.1C、▶图 4.2A、▶图 4.2B、▶图 5.7）。在下丘脑沟水平可看到由前连合形成的凹槽。在下丘脑区域可看到两个隐窝：沿视交叉方向延伸的视上隐窝（▶图 7.8B）和漏斗隐窝（▶图 3.7A、▶图 7.10A、▶图 7.10A、▶图 7.11B）向垂体柄延伸。

脉络丛形成第三脑室顶部，位于**室间孔（Monro 孔）**上方。脉络丛附着于脉络组织，并延伸于丘脑髓纹之间。第三脑室在松果体上方形成一个隐窝，即松果体上隐窝（▶图 7.8B）。在下方几毫米处有一个小的外褶，为松果体隐窝。缰连合位于松果体隐窝上方，后连合位于松果体隐窝

下方。第三脑室向下转变为中脑导水管[337]。

侧脑室

侧脑室是端脑的两个羊角形空腔，通过室间孔与第三脑室相连。每个侧脑室有 4 个部分组成，对应于端脑的 4 个叶：

● **额叶前角或额角**（▶图 3.7A、▶图 3.7B、▶图 5.23、▶图 5.24、▶图 7.10A）。

● **顶叶中央部**（▶图 3.9A、▶图 3.9B、▶图 3.10A、▶图 5.11A、▶图 5.11B、▶图 7.10A）。

● **枕叶后角或枕角**（▶图 3.12、▶图 7.10A）。

● **颞叶下角或颞角**（▶图 3.9A、▶图 3.9B、▶图 4.5B、▶图 4.5D、▶图 5.7B）。

额角形成侧脑室前极，直至室间孔（▶图 3.1C、▶图 3.8A、▶图 5.1C、▶图 5.9A、▶图 5.24、▶图 7.10A、▶图 7.11B）。额角内侧以透明隔为界，外侧以尾状核头部为界，其顶由胼胝体形成。

特别是由于丘脑的隆起，侧脑室**中央部**较狭窄，其底部由附着板形成，外侧由尾状核体部形成，顶部由胼胝体形成。脉络丛穿过室间孔，从内侧伸入侧脑室。侧脑室中央部或体部延伸至胼胝体压部，在此分成颞角和枕角。中央部、颞角和枕角的交界处在临床上被称为"侧脑室三角区"。在解剖学上，侧副三角（▶图 5.9A、▶图 5.9B、▶图 5.25）是枕角开始处的三角形区域，在形态学上与侧副沟密切相关。**枕角**的顶部由胼胝体纤维构成（胼胝体大钳）。内侧壁有一个纵向的**隆起**，由很深的距状沟产生，称为**禽距**。

颞角稍微向后外侧弯曲，尾状核的尾部形成其顶部。杏仁体位于颞角顶端（▶图 3.8A，图 3.8B、▶图 4.5A、▶图 4.5B、▶图 5.6、▶图 5.7、▶图 5.21）。脉络丛

1. 纵裂池
2. 胼胝体周围池
3. 室间孔
4. 第三脑室脉络丛
5. 帆间池
6. 松果体上隐窝
7. 松果体
8. 四叠体池
9. 终板池
10. 视上隐窝
11. 漏斗隐窝
12. 第三脑室
13. 交叉池
14. 脚间池
15. 中脑导水管
16. 小脑上池
17. 脑桥池
18. 第四脑室
19. 第四脑室脉络丛
20. 后基底池
21. 中央管
22. 小脑延髓池
23. 脊髓蛛网膜下腔
24. 侧脑室中央部
25. 侧脑室前角
26. 前基底池
27. 环池
28. 侧脑室
29. 侧脑室脉络丛
30. 大脑谷池
31. 枕角
32. 三叉神经池
33. 桥小脑池
34. 脑室三角部
35. 侧脑室颞角

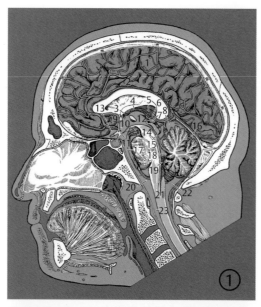

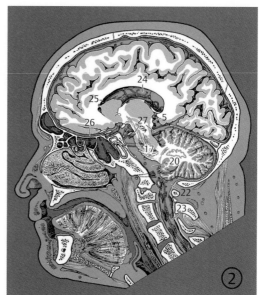

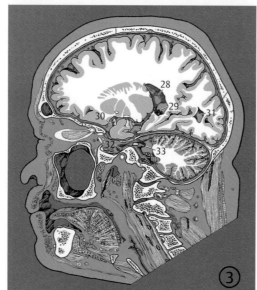

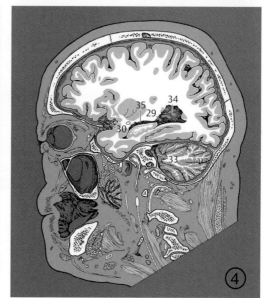

A

图 7.10 颅内脑脊液间隙。颅腔和椎管内脑脊液间隙的矢状位切面序列图。圈码序号表示相应切面的编号（▶图 4.1）

图 7.10A 第 1~4 个切面

36. 大脑外侧窝池

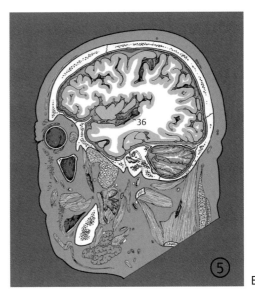

图 7.10B　第 5 个切面

在颞角内侧与海马体相连。海马体位于颞角内侧平面底部（▶图 3.8A、▶图 3.8B、▶图 3.9E、▶图 4.5A、▶图 4.5B、▶图 5.7），其海马神经纤维突入一部分脑室内（▶图 3.9E、▶图 3.9F、▶图 5.7、▶图 5.8）。

临床要点

　　尽管脑室系统和脑脊液间隙在宽度和形态上存在较大的个体差异和广泛的年龄依赖性变化，但这些差异和变化对于确定和评估病理性颅内病变非常重要。侧脑室不对称、一个或多个脑室变形、颅内外脑脊液间隙宽度变化或幕上脑室系统宽度与第四脑室宽度的差异，都可以引起检查者对某些疾病过程的注意，或者有助于对局部及功能性疾病的诊断 [245,272,323,519]。

1. 胼胝体周围池
2. 帆间池
3. 松果体
4. 终板池
5. 四叠体池
6. 小脑上池
7. 脚间池
8. 环池
9. 前基底池（虚线）
10. 交叉池
11. 脑桥池
12. 后基底池（黑色虚线）
13. 小脑延髓后池

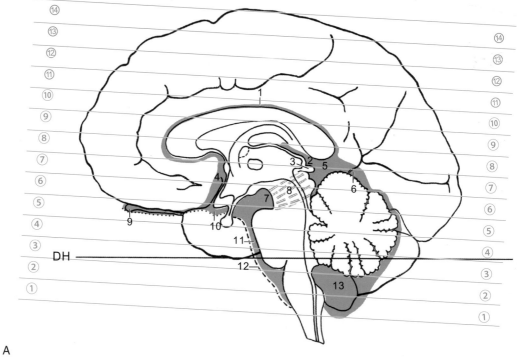

A

图 7.11　颅内脑脊液间隙。圈码序号表示从下到上相应切面的编号。DH =German 平面
图 7.11A　脑正中矢状面的颅内脑脊液间隙。环池围绕着大脑脚并用间断的蓝色表示

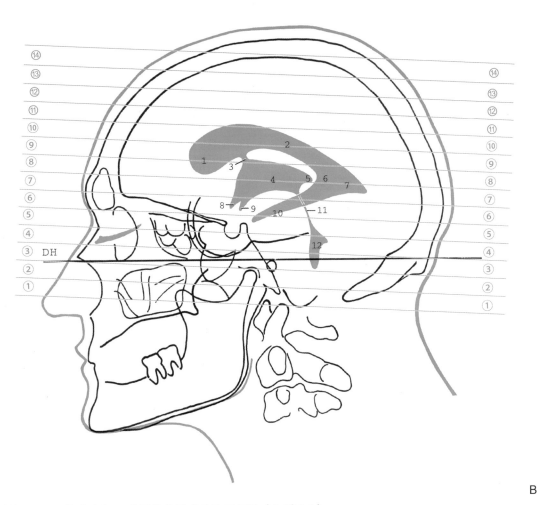

1. 侧脑室前角
2. 侧脑室中央部
3. 室间孔
4. 第三脑室
5. 松果体上隐窝
6. 脑室三角部
7. 侧脑室枕角
8. 视上隐窝
9. 漏斗隐窝
10. 侧脑室颞角
11. 中脑导水管
12. 第四脑室

B

图 7.11B　基于头部 X 线图像的脑室系统侧视图（▶图 5.1）

1. 后基底池
2. 小脑延髓后池
3. 前基底池
4. 脑桥池
5. 三叉神经池
6. 桥小脑池
7. 第四脑室
8. 大脑谷池
9. 鞍上池

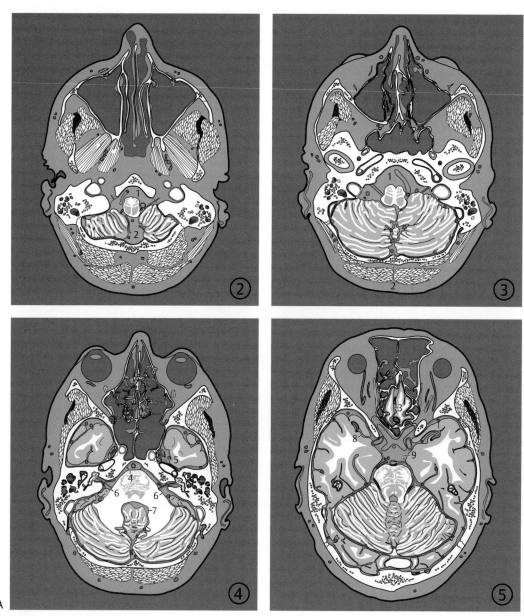

A

图 7.12　颅内脑脊液间隙。颅内脑脊液间隙的前后连合线切面序列图。圈码序号表示相应切面的编号（▶图 5.1、▶图 7.11）

图 7.12A　第 2~5 个切面

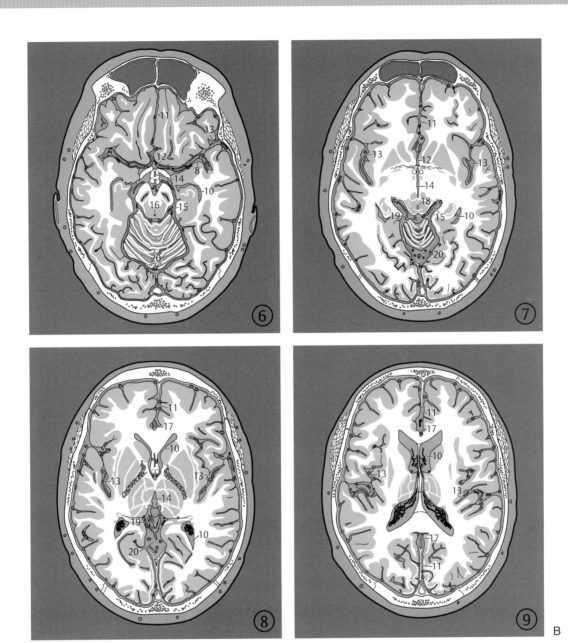

8. 大脑谷池
10. 侧脑室
11. 纵裂池
12. 终板池
13. 大脑外侧窝池
14. 第三脑室
15. 环池
16. 靠近第四脑室的中脑
　　导水管
17. 胼胝体周围池
18. 中脑导水管
19. 四叠体池
20. 小脑上池

B

图 7.12B　第 6～9 个切面

10. 侧脑室
11. 纵裂池
17. 胼胝体周围池

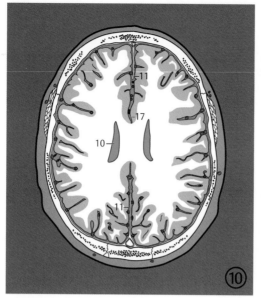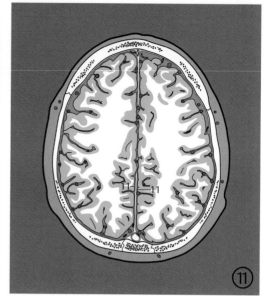

C

图 7.12C 第 10~11 个切面

7.4 脑动脉及其血管支配

　　脑动脉（▶图 7.13、▶图 7.14、▶图 7.15、▶图 7.16、▶图 7.17、▶图 7.18、▶图 7.19、▶图 7.20、▶图 7.21、▶图 7.22、▶图 7.23、▶图 7.24、▶图 7.25、▶图 7.26、▶图 7.27、▶图 7.28、▶图 7.29、▶图 7.30、▶图 7.31、▶图 7.32）在常规 CT 和 MR 检查中不能清晰显影，因此在某些情况下补充行 CTA 或 MRA（▶图 7.15、▶图 7.27）检查是十分必要的，如血管性疾病、肿瘤的鉴别诊断和制订手术计划时。在某些特殊情况下，**脑血管造影**是必不可少的。CT 和 MR 可以清晰地显示如水肿、梗死、出血或脑积水等造成血管疾病不良预后甚至死亡的因素。脑动脉走行的判断通常来源于血管造影冠状位和侧位投射，临床上应结合三维 CT 和 MRI。因此，最常见的动脉变异血管造影应与大脑断层图像进行比较。

　　颅内大动脉（大脑中动脉和基底动脉）闭塞可通过 CT 上动脉的高密度影和 MRI 流空影来识别。因此引起的支配区域脑梗死可在 30min 内在 CT 上检测到，表现为低密度区域，并在受累动脉区皮质髓质密度差消失。颅内出血可以立即在 CT 上检测到，在 MRI 上可以在前几个小时内使用 T2 加权（$T2^*W$）和 FLAIR 检查序列检测到。MRI 诊断大脑梗死的敏感度高于 CT，这在很大程度上改善了脑干和小脑梗死的检测准确性。CT 中低密度的大小和程度以及 MRI 中代表水肿和梗死的异常信号是由闭塞血管的大小决定的，也由潜在的**侧支循环代偿**决定。在 CTA 和 MRA 上都可以检测到直径小于 2~3mm 的动脉瘤。然而，使用这些方法无法可靠地识别小动脉瘤，所以 DSA 仍然是诊断动脉瘤的首选检查方法。

　　近几十年来，人们对脑动脉的变异性进行了详尽的研究[152.190.307.332.333.601]。国际公认的命名仅在一定程度上被临床医生接受，因此，意思相近的词语经常在文献中被使用。有必要在国际公认的解剖名称后面的括号中纳入这些同义词。**脑动脉的几个解剖名称**距今已有 100 多年的历史[47]。血管走行特征往往决定命名。例如，小脑动脉向小脑分支，但也向延髓、脑桥和中脑的某些部分发出重要的分支。小脑动脉近端闭塞可导致延髓、脑桥或中脑功能紊乱。但该动脉的名称通常只表示它所提供血供的一部分。

7.4.1　椎动脉

椎动脉（▶图 7.13、▶图 7.20）穿过寰椎横孔，首先向后走行，然后急转进入寰椎后弓（▶图 4.4C），这样就形成了一个允许头部回旋运动的"储备回路"，在血管造影的侧视图上显示的是 **V3 段**。

椎动脉斜行穿过寰枕筋膜、硬脑膜和蛛网膜，寰枕窦位于此处。椎动脉最终沿着寰椎后弓向前延伸到延髓（▶图 3.9C、▶图 3.10C、▶图 4.2C、▶图 5.3），它入颅的部分即 **V4 段**（▶图 7.13B）。左右椎动脉通常在脑桥下缘（66% 的病例）汇合形成基底动脉，少数在延髓前部水平汇合。双侧椎动脉可能表现为一侧粗大，一侧纤细，也可能在 V4 段成窗。

脊髓前动脉和小脑后下动脉（PICA）是可在血管造影中显影的**椎动脉分支**。**脊髓前动脉**起源于两侧椎动脉合并前，然后向前内侧走行。在 77% 的病例中，两侧椎动脉各发出分支动脉在距其起点约 2~3cm 处形成一条脊髓前动脉[333]。20% 的病例脊髓前动脉单侧缺失，另外 13% 的病例脊髓前动脉不与对侧相融合。脊髓前动脉的分支供应延髓。

小脑后下动脉（PICA；▶图 3.10C、▶图 4.2C、▶图 4.3C、▶图 4.3D、▶图 5.3A、▶图 7.13、▶图 7.14A）通常起源于椎动脉，在 18% 的个体中起源于枕骨大孔，另有 10% 起源于基底动脉。10% 的病例单侧 PICA 缺失，有 2% 的病例出现双侧**小脑后下动脉**缺失。小脑后下动脉沿延髓外侧边缘走行十分迂曲[307, 333]。其分支血管支配延髓的前外侧、外侧和部分后侧结构，包括交感神经通路、三叉神经脊束核、脊髓丘脑束和疑核（▶图 6.4B、▶图 6.5B、▶图 6.6B）。此后，小脑后下动脉可在小脑扁桃体上或周围形成曲襻。在 18% 的个体中，这种曲襻位于枕骨大孔的尾端，因此在这种情况下，不能肯定是否存在脑水肿导致小脑扁桃体移位。小脑后下动脉的一个分支延伸至第四脑室脉络丛。小脑后下动脉的终末段位于小脑下表面，分支分为两部分：内侧分支供应小脑蚓部表面，外侧分支供应小脑扁桃体内侧面，包括齿状核的一小部分。

7.4.2　基底动脉

基底动脉是由两侧椎动脉汇合而成（▶图 3.8B、▶图 3.8C、▶图 4.2C、▶图 4.2D、▶图 5.5、▶图 5.6、▶图 5.20、▶图 7.14）穿过脑桥基底动脉沟，上行至脚间池。它平均长度为 32mm（范围为 15~40mm）。51% 的基底动脉尖端位于鞍背水平，30% 在鞍背以上，19% 在鞍背以下[307]。10% 的基底动脉向右或向左弯曲，方向通常与椎动脉优势一侧相一致，这可能是血流动力学因素导致的[234]。基底动脉的弯曲需要与占位性病变引起的移位相鉴别。

基底动脉分支（▶图 7.14、▶图 7.15）：

1. 椎动脉
2. 小脑后下动脉分支
3. 小脑后下动脉
4. 基底动脉
5. 小脑前下动脉
6. 小脑上动脉
7. 大脑后动脉起源
8. 后交通动脉
9. 颈内动脉

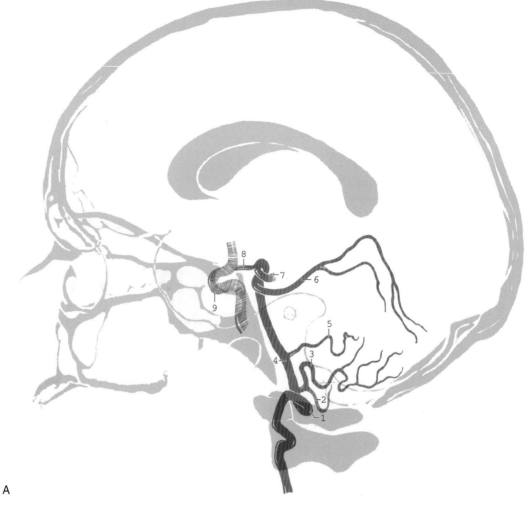

A

图 7.13　幕下动脉树及其与颈内动脉的连接

图 7.13A　侧视图

● 脑桥动脉（细支，无分支）。

● 小脑前下动脉（AICA；►图 4.2C、►图 4.4C、►图 5.5、►图 7.14A）。

● 小脑上动脉（►图 3.8C、►图 4.2C、►图 4.2D、►图 5.6、►图 6.11B、►图 7.13A，►图 7.14A）。

● 大脑后动脉（►图 3.8C、►图 4.2C、►图 4.2D、►图 5.6、►图 6.13B、►图 7.13A、►图 7.14A）。

脑桥动脉通常有 8 条，从基底动脉成直角发出。脑桥动脉内侧分支供应脑桥的

前内侧，脑桥动脉的前外侧和外侧分支供应脑桥的前外侧。这些脑桥动脉一般在血管造影中不显影。

在 52% 的病例中，**小脑前下动脉**起源于基底动脉的下 1/3，而在 46% 的病例中，小脑前下动脉起源于中 1/3，只有 2% 起源于基底动脉的上 1/3。小脑前下动脉起源于椎动脉是极罕见的。两侧小脑前下动脉从基底动脉同一侧发出的占 10%，单边缺如的约占 1%，而双侧缺如则很少见。小脑前下动脉起始段同时发出几个细的分

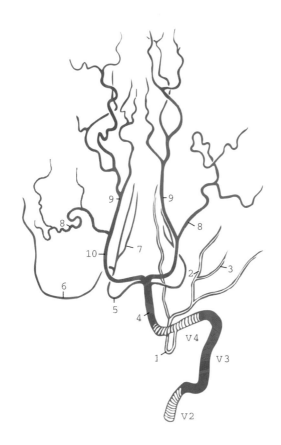

V2: 椎动脉 V2 段
V3: 椎动脉 V3 段（枢椎
　　横突与寰椎之间）
V4: 椎动脉 V4 段（颅内段）
1. 小脑后下动脉
2. 下蚓支
3. 扁桃体支
4. 基底动脉
5. 小脑上动脉
6. 边缘动脉（边缘支）
7. 上蚓支
8. 颞枕动脉
9. 枕叶内侧动脉
10. 大脑后动脉

B

图 7.13B 　汤式位（Towne's view）的幕下动脉树[307]

支向下延伸至脑桥（►图 7.14A）及脑神经根。大约 70% 的病例在此发出迷路动脉。在其余情况下，迷路动脉直接起源于基底动脉。小脑前下动脉有时穿过绒球（H X），或者环绕绒球，为其提供侧支血管供应。其他分支延伸到桥小脑脚和延髓。小脑前下动脉的半球分支供应小脑下表面和第四脑室的脉络丛。

　　小脑上动脉是小脑供血动脉中最恒定的，大多起源于基底动脉末端分叉的近端（►图 7.14A、►图 7.15）。

　　有大约 4% 的病例的小脑上动脉起源于大脑后动脉[332]，大约 10% 的病例在基底动脉一侧发出两支小脑上动脉。小脑上动脉向脑桥后部和部分中脑后方发出细小分支，也发出较粗的分支供应小脑上表面

（►图 7.13B）。

　　小脑的各动脉之间相互吻合。当一根小脑动脉缺如时，其他小脑动脉可以部分或完全代偿。例如，在一侧小脑后下动脉缺如的情况下，同侧小脑前下动脉和小脑上动脉会接管小脑下表面的血液供应。在 60% 的病例中，小脑下表面仅有单一的一根小脑后下动脉供血。另外有 26% 的病例由小脑前下动脉代偿，3% 的病例由小脑上动脉代偿。此外，在 67% 的病例中小脑上表面主要由小脑上动脉供应，并由小脑前下动脉和小脑后下动脉补充代偿[333]。

7.4.3　大脑后动脉

　　在约 90% 的病例中，大脑后动脉以基底动脉的终末分叉形式出现（►图 7.16、

257

1. 大脑脚间的穿支动脉
2. 视束
3. 基底动脉
4. 脑桥动脉（长、短支）
5. 迷路动脉
6. 小脑前下动脉
7. 小脑上动脉及其分支
8. 绒球（HⅩ）
9. 前正中裂动脉
10. 脊髓前动脉
11. 小脑后下动脉（下行型）
12. 椎动脉
13. 脊髓后动脉
14. 橄榄动脉
15. 小脑后下动脉（上行型）
16. 后外侧沟动脉
17. 内侧延髓支
18. 小脑前下动脉
19. 小脑上动脉
20. 短旋动脉
21. 四叠体动脉
22. 丘脑膝状体动脉
23. 大脑后动脉
24. 后交通动脉

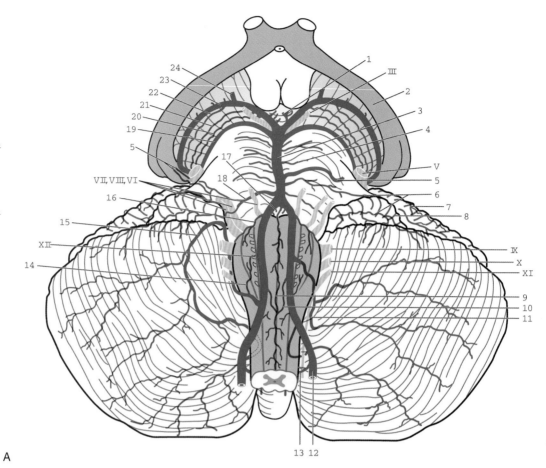

A

图 7.14　**基底动脉及其分支示意图**。图中的罗马数字表示对应的脑神经（经允许引自 Rauber, et al.[480]）

图 7.14A　基底动脉分支和椎动脉颅内段

1. 大脑后动脉
2. 基底动脉（"顶"）
3. 小脑上动脉
4. 基底动脉
5. 小脑前下动脉
6. 椎动脉
7. 小脑后下动脉

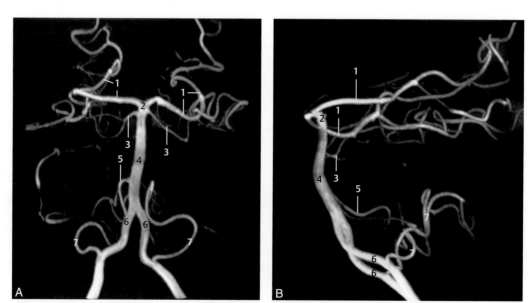

图 7.15　**基底动脉及其分支**。基底动脉的分支和椎动脉颅内部分。3T MRA采用时间飞跃技术（MIP图像）

图 7.15A　冠状位图　　图 7.15B　矢状位图

B

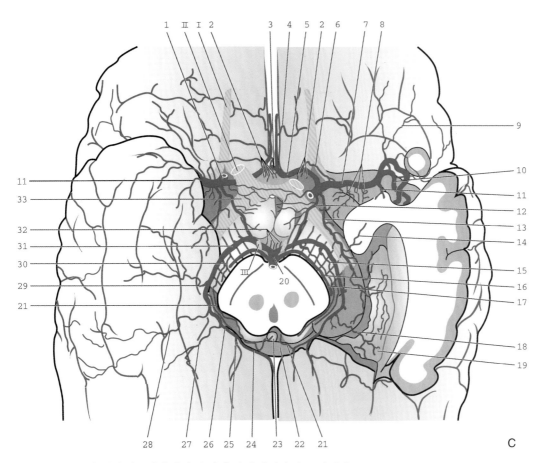

1. 颈内动脉
2. 中央短动脉
3. 前交通动脉
4. 额底内侧动脉
5. 大脑前动脉
6. 中央长动脉
7. 大脑中动脉
8. 前外侧中央动脉
9. 额底外侧动脉
10. 上下干（脑岛）
11. 颞动脉
12. 后交通动脉
13. 脉络膜前动脉
14. 钩动脉
15. 丘脑膝状体动脉
16. 四叠体动脉
17. 小脑上动脉
18. 脉络膜后外侧动脉
19. 脉络丛
20. 基底动脉
21. 脉络膜后内侧动脉
22. 胼胝体
23. 松果体
24. 距状沟支
25. 顶枕支
26. 枕叶内侧动脉
27. 枕叶外侧动脉
28. 颞后下支
29. 颞前下支
30. 短旋动脉
31. 大脑后动脉
32. 大脑脚间的穿支动脉
33. 视束

图 7.15C *颈内动脉（颅内部分）和基底动脉的终末支及其吻合，Willis 环*

▶图 3.8C、▶图 4.2C、▶图 4.3C、▶图 5.6A、▶图 5.6B、▶图 7.14A、▶图 7.15、▶图 7.22A），伸入大脑脚与斜坡之间的脚间池（▶图 5.7A）。其余 10% 的病例为**胚胎型**大脑后动脉，大脑后动脉作为后交通动脉的延伸，成为颈内动脉的分支。

位于基底动脉尖和后交通动脉之间的大脑后动脉部分称为**交通前段**或"P1 段"，平均长度为 6mm（范围为 3~9mm）。交通前段的小的穿支血管（后内侧和后外侧中央动脉；▶图 6.12B、▶图 7.16）部分供应中脑和间脑。这些细小的动脉分支很少在血管造影上显示出来。

大脑后动脉的**交通后段**呈弓形绕大脑脚后外走行，进入环池。中央动脉 [后外侧中央动脉（▶图 7.16）和丘脑动脉] 从

这个交通后段发出，供应丘脑后部（▶图 7.17）、中脑顶盖和松果体。

大脑后动脉向枕下和小脑幕上发出两个主要分支：

- **枕叶内侧动脉**（又称枕内动脉；▶图 3.10C、▶图 4.3C、▶图 5.7、▶图 5.8、▶图 7.14B、▶图 7.22A）。

- **枕叶外侧动脉**（又称颞枕动脉或枕颞动脉；▶图 3.10C、▶图 3.10D、▶图 4.4C、▶图 5.8A、▶图 7.14B）。

脉络膜后内侧和后外侧动脉起源于大脑后动脉交通后部分的近侧（▶图 7.17、▶图 5.8、▶图 7.16）。它们经海马沟穿行，供应第三脑室和侧脑室的脉络丛。此外，细小的分支延伸到松果体、四叠体和间脑的其他部分。几个分支供应外侧和内侧膝

1. 椎动脉
2. 小脑后下动脉起始部
3. 基底动脉
4. 小脑前下动脉起始部
5. 小脑上动脉起始部
6. 大脑后动脉
7. 后内侧和后外侧中央
   动脉
8. 脉络膜后内侧和后外
   侧动脉
9. 枕叶内侧动脉
10. 顶枕动脉
11. 距状沟动脉
12. 枕叶外侧动脉
13. 颞动脉
14. 后交通动脉
15. 颈内动脉

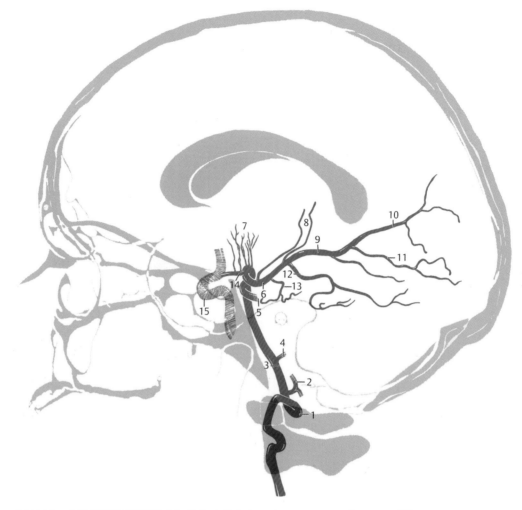

图 7.16　大脑后动脉侧视图（括号中的替代术语见 Krayenbühl 等的文献[307]）

状体、丘脑枕部和海马旁回。海马旁动脉的 1~4 个分支之间供应海马旁回、海马和部分胼胝体。脑水肿患者的海马旁动脉分支可能被小脑幕嵌顿，通常导致与海马结构 H1 区[360] 大致对应的 Sommer 区变性。其他的皮质分支供应颞叶的下侧面。

大脑后动脉通常在大脑脚外侧分叉为两个大致相等的分支（▶图 7.13B、▶图 7.16）。这种分叉通常是二分叉，有时是三分叉，很少是四分叉[332]。枕叶外侧动脉走行于海马旁回的后部，供应枕叶下表面。**枕叶内侧动脉**在胼胝体下横穿扣带回

压部，分为顶枕动脉和距状沟动脉。**顶枕动脉**（▶图 3.13C、▶图 4.2C、▶图 4.4C、▶图 5.10A、▶图 7.16）大部分位于同名的沟中，供应楔叶和楔前叶。**距状沟动脉**（▶图 3.13C、▶图 4.2C、▶图 4.4C、▶图 4.4D、▶图 5.10A、▶图 5.10B、▶图 7.16）走行于距状沟上或距状沟内，罕见从枕叶外侧动脉发出。在大约 1/4[546] 的病例中，纹状体或初级视皮质完全由距状沟动脉供应。大多数情况下，邻近动脉参与供应部分视皮质。距状沟动脉血管闭塞可导致同向偏盲伴黄斑回避，当邻近动脉充分供应

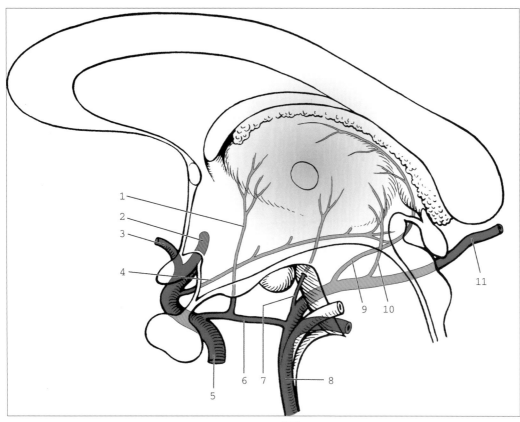

1. 丘脑结节动脉
2. 大脑中动脉
3. 大脑前动脉
4. 脉络膜前动脉
5. 颈内动脉
6. 后交通动脉
7. 丘脑穿动脉
8. 基底动脉
9. 脉络膜后内侧支
   和后外侧支
10. 丘脑膝状体动脉
11. 大脑后动脉

图 7.17 丘脑的动脉血供示意图（经允许引自 Duus.[149]）

大脑上缘附近的纹状体部分时，该区域与黄斑一一对应。

7.4.4 脑干和小脑的动脉血供

▶图 7.18 显示了延髓、脑桥、小脑和中脑的动脉血供。尽管大脑的动脉之间有许多吻合[307]，但动脉供血突然中断仍然会导致缺血性脑梗死，因为通过相邻侧支的动脉供血通常是不充分的。可以划分出不同动脉供血的区域。梗死的临床症状取决于受影响的神经功能系统。因此，动脉分布和神经功能系统的对应关系对于评估神经血管疾病至关重要。

脑干的动脉血供

供应脑干的动脉主要由细支组成，这些细支直接从大动脉中产生，分 3~4 个区

贯穿脑干表面[152, 576]。

脑干动脉血管可划分为以下区域：

- 前内侧区；
- 前外侧区；
- 外侧区；
- 后区（大部分）。

延髓上 1/3 和脑桥下 2/3 是没有后区的。这些区域的范围存在个体差异，这与神经功能系统的边界不同。长细胞核和宽纤维束常跨越相邻的两个动脉供血区域，例如内侧丘系［▶图 6.4B（楔形核和纤细核）、▶图 6.8B、▶图 6.C、▶图 6.12B、▶图 6.12C、▶图 10.5］从延髓到中脑，首先大部分穿过后区、外侧区、前外侧区和前内侧区，最后到达两个区域（前内侧区和外侧区；前外侧区和外侧区）。将染料

延髓的动脉血供：

■ 前内侧区：
　脊髓前动脉
▨ 前外侧区：
　脊髓前动脉
　椎动脉
　小脑后下动脉

□ 外侧区：
　小脑后下动脉

▨ 后区：
　脊髓后动脉

小脑的动脉血供：

▨ 小脑后下动脉外
　侧支

▨ 小脑后下动脉内
　侧支

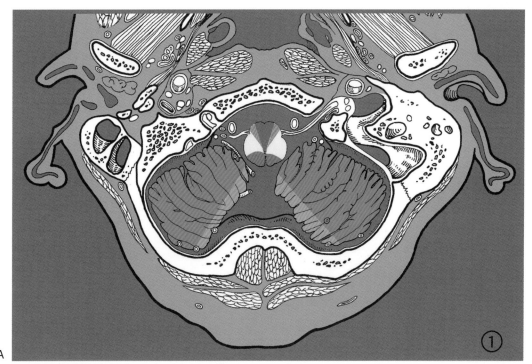

A

图 7.18 　延髓、小脑、脑桥和中脑的动脉血供图（经允许引自 Duvernoy[152] 及 Tatu, et al.[576]）。延髓、小脑、脑桥和中脑的切面序列图垂直于正中平面和 Meynert 轴，圈码序号表示相应脑干切面的编号（▶图 6.4、▶图 6.13）。图片摘自▶图 6.4、▶图 6.5、▶图 6.6、▶图 6.7、▶图 6.8、▶图 6.9、▶图 6.10、▶图 6.11、▶图 6.12、▶图 6.13

图 7.18A 　第 1 个切面

延髓的动脉血供：

■ 前内侧区：
　脊髓前动脉
▨ 前外侧区：
　脊髓前动脉
　椎动脉
　小脑后下动脉

□ 外侧区：
　小脑后下动脉

▨ 后区：
　脊髓后动脉

小脑动脉血供：

▨ 小脑后下动脉外
　侧支

▨ 小脑后下动脉内
　侧支

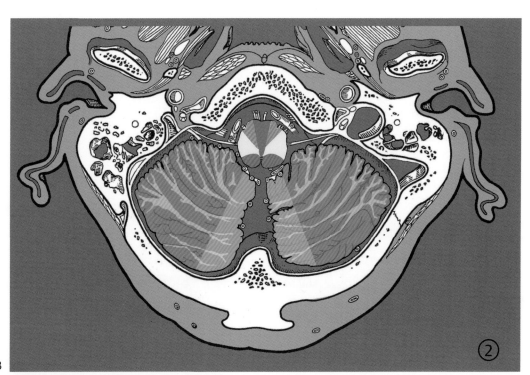

B

图 7.18B 　第 2 个切面

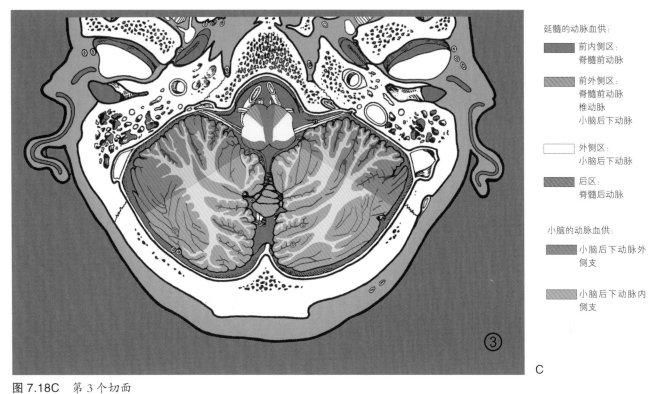

延髓的动脉血供：

　　前内侧区：
　　脊髓前动脉

　　前外侧区：
　　脊髓前动脉
　　椎动脉
　　小脑后下动脉

　　外侧区：
　　小脑后下动脉

　　后区：
　　脊髓后动脉

小脑的动脉血供：

　　小脑后下动脉外
　　侧支

　　小脑后下动脉内
　　侧支

图 7.18C　第 3 个切面

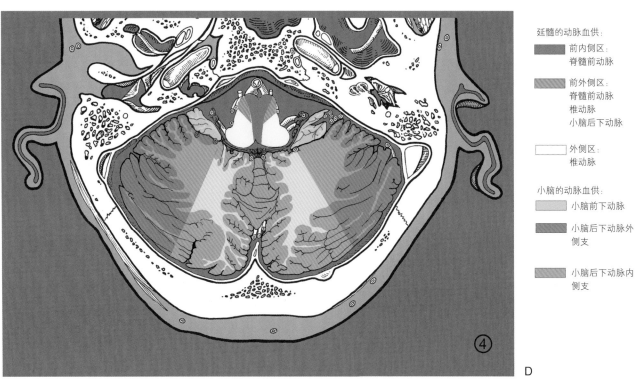

延髓的动脉血供：

　　前内侧区：
　　脊髓前动脉

　　前外侧区：
　　脊髓前动脉
　　椎动脉
　　小脑后下动脉

　　外侧区：
　　椎动脉

小脑的动脉血供：

　　小脑前下动脉

　　小脑后下动脉外
　　侧支

　　小脑后下动脉内
　　侧支

图 7.18D　第 4 个切面

脑桥的动脉血供：

前内侧区：
基底动脉
脑桥内侧动脉

前外侧区：
基底动脉
脑桥外侧动脉

外侧区：
基底动脉
脑桥外侧动脉
小脑前下动脉

小脑的动脉血供：

小脑前下动脉

小脑上动脉外侧
支

小脑上动脉内侧
支

小脑后下动脉内
侧支

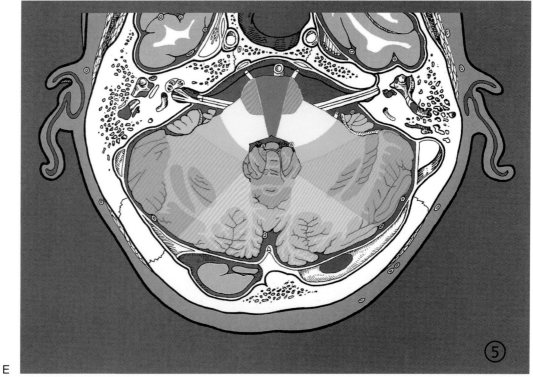

E

图 7.18E　第 5 个切面

脑桥的动脉血供：

前内侧区：
基底动脉
脑桥内侧动脉

前外侧区：
基底动脉
脑桥外侧动脉

外侧区：
基底动脉
脑桥外侧动脉
小脑前下动脉

小脑的动脉血供：

小脑前下动脉

小脑上动脉外侧
支

小脑上动脉内侧
支

小脑后下动脉内
侧支

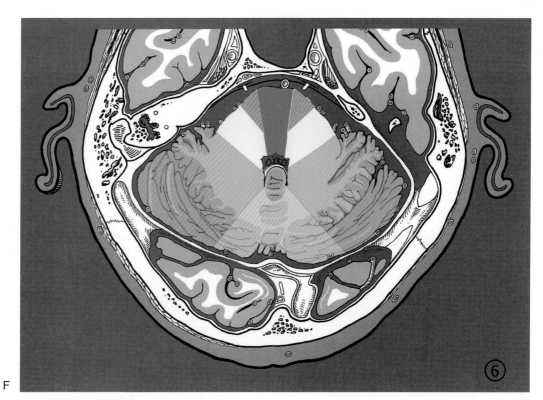

F

图 7.18F　第 6 个切面

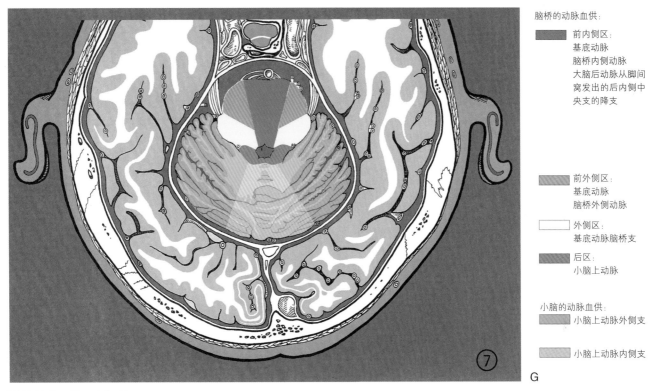

脑桥的动脉血供:

■ 前内侧区:
基底动脉
脑桥内侧动脉
大脑后动脉从脚间
窝发出的后内侧中
央支的降支

▨ 前外侧区:
基底动脉
脑桥外侧动脉

□ 外侧区:
基底动脉脑桥支

▨ 后区:
小脑上动脉

小脑的动脉血供:
小脑上动脉外侧支

小脑上动脉内侧支

图 7.18G　第 7 个切面

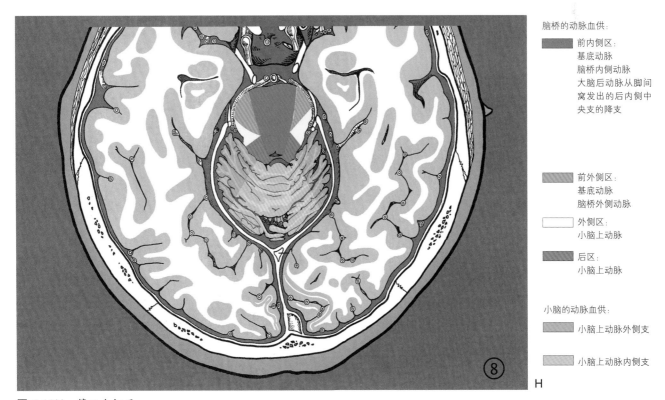

脑桥的动脉血供:

■ 前内侧区:
基底动脉
脑桥内侧动脉
大脑后动脉从脚间
窝发出的后内侧中
央支的降支

▨ 前外侧区:
基底动脉
脑桥外侧动脉

□ 外侧区:
小脑上动脉

▨ 后区:
小脑上动脉

小脑的动脉血供:
小脑上动脉外侧支

小脑上动脉内侧支

图 7.18H　第 8 个切面

中脑的动脉血供：

　　前内侧区：
　　大脑后动脉后内
　　侧中央支

　　前外侧区：
　　大脑后动脉的丘
　　动脉
　　脉络膜后内侧动
　　脉

　　外侧区：
　　大脑后动脉的
　　丘动脉

　　后区：
　　大脑后动脉的丘
　　动脉
　　小脑上动脉

小脑的动脉血供：

　　小脑上动脉外侧
　　支

　　小脑上动脉内侧
　　支

I

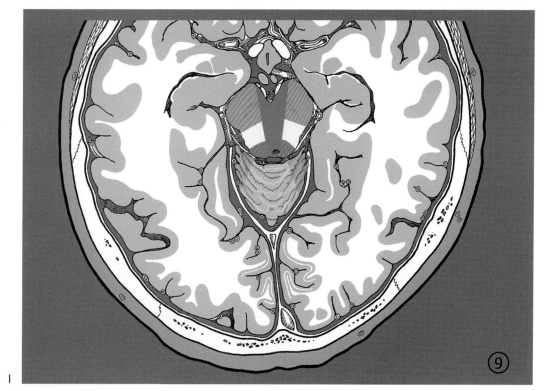

图 7.18I　第 9 个切面

中脑的动脉血供：

　　前内侧区：
　　大脑后动脉后内
　　侧中央支

　　前外侧区：
　　大脑后动脉的丘
　　动脉
　　脉络膜后内侧动
　　脉

　　外侧区：
　　大脑后动脉的
　　丘动脉

　　后区：
　　大脑后动脉的丘
　　动脉
　　小脑上动脉

小脑的动脉血供：

　　小脑上动脉内侧
　　支

J

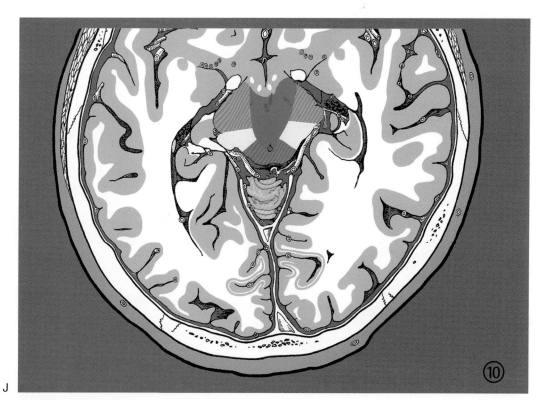

图 7.18J　第 10 个切面

注入脑干的动脉，可以发现这些区域以及同一大脑脑干左右侧之间的**差异显著**[152]。

延髓的动脉血供

延髓主要由脊髓前动脉、椎动脉、小脑后下动脉和脊髓后动脉的分支供应。基底动脉和小脑前下动脉血管的细支供应延髓外侧靠近桥延髓交界处的一小部分。

脊髓前动脉细支穿过延髓表面，紧邻前正中裂，然后在**前内侧区**分支。椎动脉的分支也供应延髓上 1/4 的前内侧区，它包括皮质脊髓束的内侧部分（▶图 6.4B、▶图 6.5B、▶图 6.6B、▶图 6.7B），内侧丘系大部分（▶图 6.5B、▶图 6.6B、▶图 6.7B），内侧纵束（▶图 6.4B、▶图 6.5B、▶图 6.6B、▶图 6.7B），舌下核（▶图 6.5B、▶图 6.6B），以及孤束核大部分（▶图 6.7B）。**延髓前外侧区**由脊髓前动脉、椎动脉和小脑后下动脉的分支血管供应。该区域包括皮质脊髓束的外侧部（▶图 6.4B、▶图 6.5B、▶图 6.6B、▶图 6.7B）、一小部分内侧丘系、下橄榄核内侧部分（▶图 6.5B、▶图 6.6B、▶图 6.7B）和网状系统。**延髓外侧区**由小脑后下动脉和椎动脉的贯穿支供应。脊髓丘脑束（▶图 6.5B、▶图 6.6B）和脊髓小脑前束（▶图 6.5B、▶图 6.6B）、舌下神经核和迷走神经核的小部分、孤束核的一部分、下橄榄核外侧部分以及舌咽神经和迷走神经的根都属于这一区域。耳蜗前核（▶图 6.7B）、后核、前庭内侧核和下核（▶图 6.7B）位于延髓上部外侧。

延髓后区主要由脊髓后动脉供血。薄束核、楔束核、孤束核和迷走神经核位于延髓下部（与中央管闭合部分）。最后区、迷走神经核、孤束核位于延髓中央。上部延髓两侧缺少后区。

脑桥的动脉血供

脑桥的动脉主要来自基底动脉，小脑前下动脉和小脑上动脉也有分支供应。在脑桥的中部和下部，每侧有 3 个和菱形窝一样非常宽的动脉群区域，分为前内侧区、前外侧区和外侧区。脑桥上部还存在一个后区。

前内侧区由基底动脉发出的脑桥内侧动脉群供血，穿入脑桥基底沟。在脑桥横切面上，前内侧区从基底沟延伸到第四脑室底的旁正中线，包含皮质脊髓束的内侧部分（▶图 6.8B、▶图 6.9B、图 6.10B）以及内侧丘系（▶图 6.8B、▶图 6.9B、▶图 6.10B），延伸至脑桥下侧至展神经核。

脑桥被盖下区由细小的分支动脉供应，这些升支动脉穿过脑桥深部供血。脑桥被盖上区由脑桥上部的脚间窝供血动脉降支供血。如果这些升、降动脉在前内侧区域梗死的情况下能保持通畅，那么第四脑室底将不受缺血的影响[152]。

前外侧区毗邻前内侧区的外侧，为脑桥基底部，脑桥被盖的远外侧。该区域主要包含皮质脊髓束的外侧部分。

外侧区的大小和形态变化很大，脑桥下部和中部的外侧区体积较大，上部较小甚至没有。它包含脑桥前部和脑桥被盖的外侧部分。该区域可见三叉神经根（▶图 6.10B）、部分三叉神经运动和感觉核（▶图 6.9B）以及外侧丘系、上橄榄核（▶图 6.8B）和面神经核（▶图 6.8B）。

脑桥上部的**后区**由小脑上脚、三叉神经中脑核（▶图 6.10B）和蓝斑组成（▶图 5.7、▶图 6.11B）。

中脑的动脉血供

中脑的供血动脉主要来自大脑后动脉近端的分支，连同脉络膜前动脉和小脑上动脉的分支[152]。大脑后动脉的交通前短支、后内侧中央支，穿入脚间窝，供应**前内侧区**，内含动眼神经核（▶图6.13B），滑车神经核（▶图6.12B），红核（▶图6.13B），以及黑质的内侧部（▶图6.12B、▶图6.13B）。

前外侧区由大脑后动脉较长的分支供应，即丘动脉和脉络膜后内侧动脉。大脑脚内含皮质脊髓束（▶图6.12B、▶图6.13B），大部分黑质（▶图6.12B、▶图6.13B），以及部分内侧丘系（▶图6.12B）。

外侧区包括内侧丘系的一部分，由丘动脉供应，中脑上部由脉络膜后动脉供应（▶图6.12B、▶图6.13B）。

后区主要由丘动脉和小脑上动脉供血。这个区域大致相当于下丘和上丘之间（▶图6.12和、▶图6.13B）。

小脑的动脉血供

小脑由3条长动脉供应：

- 小脑后下动脉（▶图7.13A）；
- 小脑前下动脉（▶图7.13A）；
- 小脑上动脉（▶图7.13A）。

在▶第7.4节、▶第7.4.1节、▶第7.4.2节和▶第7.4.3节中提到过，小脑的血供左右不对称很常见。颜色编码区域（▶图7.18）只能作为粗略的示意图。**小脑后下动脉**分为内侧支和外侧支，供应蚓部的下侧面和小脑半球的下表面和后表面（H ⅦA；▶图7.14A）。

小脑前下动脉向小脑中脚、绒球、方形小叶（H Ⅵ）后部和上下半月叶（H ⅦA；▶图7.14A）供血。

前面已经提到了小脑前下动脉的个体差异性。如果一条动脉供应较小的区域，那么其余的区域将由另一条血管代偿供应。

小脑上动脉是3条小脑动脉中最恒定的。该动脉由内侧和外侧分支组成，主要负责向小脑半球上半部分、小脑蚓部，齿状核主体供血。

小脑的3条动脉都参与脑干的血液供应。

临床要点

单侧延髓前内侧区和前外侧区病变可导致交叉瘫。病变侧脑神经的运动神经元受到影响，导致同侧面部运动麻痹。锥体束在交叉处近端中断，导致对侧肢体偏瘫。单侧延髓外侧病变可引起瓦伦贝格综合征（Wallenberg Syndrome），即伴有疼痛和温度感觉的"交叉性"功能障碍。这是由于三叉神经脊束核受累，同侧面部的痛温觉消失；脊髓丘脑束的中断（交叉上方）会导致对侧手臂、躯干和腿部区域痛温觉传递受损；前庭系统和脊髓小脑束的功能障碍会导致眩晕、呕吐、恶心、眼球震颤和同侧共济失调；第Ⅸ和Ⅺ对脑神经损伤可能导致吞咽困难和声音嘶哑；同侧通常伴随霍纳综合征（Horner syndrome）。由于小脑动脉供血个体差异性大，小脑梗死不像大脑梗死那样较为恒定[272]。

7.4.5 颈内动脉

颈内动脉（▶图7.19、▶图3.8C、▶图4.3C、▶图4.4C、▶图5.4、▶图5.18、▶图7.24、▶图9.1）通过颞骨岩部的颈动脉管（C2段）进入颅底[64]，入颅内后先向垂直方向弯曲，后沿前内侧方向（C3段）走行，向前和垂直方向（C4段）穿过海绵窦（▶图3.7C、▶图4.3C、▶图4.3D、▶图5.5、▶图7.19）。然后在前床突下急转向后形成虹吸弯，即颈动脉膝部，在其远端延伸至眼动脉段（C5段）。颈内

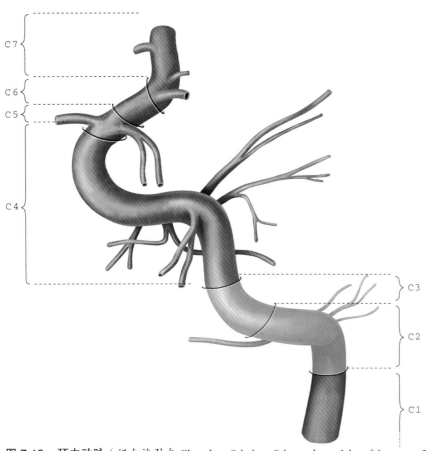

C1: 颈段
C2: 岩骨段
C3: 破裂孔段
C4: 海绵窦段
C5: 床突段
C6: 眼段
C7: 终末段

A

图 7.19　颈内动脉（经允许引自 Chuenke，Schulte，Schumacher，Atlas of Anatomy. 2nd.Stuttgart: Thieme, 2009. 插图来自 Karl Wesker/Markus Voll.[535]）

图 7.19A　继 Bouthillier 等人之后的颈内动脉分段方法[64]

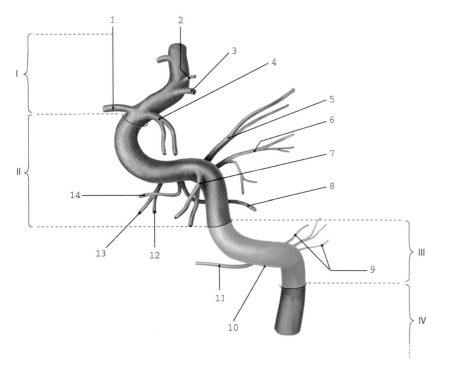

1. 眼动脉
2. 脉络膜前动脉
3. 后交通动脉
4. 垂体上动脉
5. 小脑幕底支
6. 小脑幕缘支
7. 垂体下动脉
8. 三叉神经节支
9. 颈鼓动脉
10. 颈动脉管
11. 翼管动脉
12. 海绵窦支
13. 脑膜支
14. 神经分支
I: 颅内部
II: 破裂孔部
III: 岩部
IV: 颈部

B

图 7.19B　颈内动脉的传统分段方法

1. 后交通动脉
2. 胚胎型三叉动脉
3. 耳动脉
4. 舌下动脉
5. 寰前节间动脉
6. 第1颈椎
7. 第2颈椎
8. 第3颈椎
9. 斜坡
10. 颈内动脉
11. 椎动脉

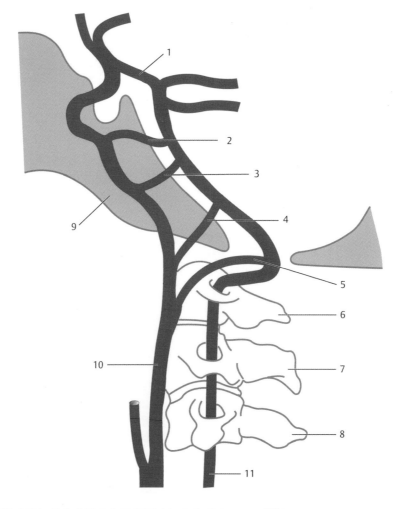

图 7.20　颈动脉与基底动脉吻合示意图（经允许引自 Schild.[518]）

动脉海绵窦段也称为鞍旁段[307]。颈内动脉穿过硬脑膜和蛛网膜后进入蛛网膜下腔（C6段）。蛛网膜下腔部分平均长度为13mm（范围为8~18mm），随后再上升（C7段）一直延伸到其末端分支（▶图 7.21、▶图 7.26）成大脑前动脉（▶图 3.6C、▶图 3.6D、▶图 4.2C、▶图 5.7）和大脑中动脉（▶图 3.6B、▶图 3.6C、▶图 3.7C、▶图 4.4C、▶图 5.6A、▶图 5.6B）[332]。颈内动脉的分支直接供应视交叉、垂体柄、垂体前叶，以及下丘脑、内囊膝部、苍白球和丘脑前部（▶图 7.17、▶图 7.19B）[333]。在人类胚胎发育过程中，颈内动脉和椎基底动脉区域之间存在若干连接，其中一些

胚胎学上的联系可能会以变异的形式存在于成人脑血管中（▶图 7.20），了解这一点，可以有效避免神经介入放射诊疗过程（如在栓塞期间）的并发症。

后交通动脉（▶图 7.20、▶图 5.6B、▶图 7.19B）起自颈内动脉，起点一般位于蝶鞍和灰结节之间（▶图 4.2D），沿小脑幕上缘向枕部方向走行。约1%的病例后交通动脉缺失。

10%的病例中存在**胚胎型**后交通动脉，此类型后交通动脉管腔粗大，以至于同侧大脑后动脉主要通过后交通动脉供血[332]。后交通动脉的分支向视交叉、部分视束、下丘脑、乳头体、灰结节、丘脑、

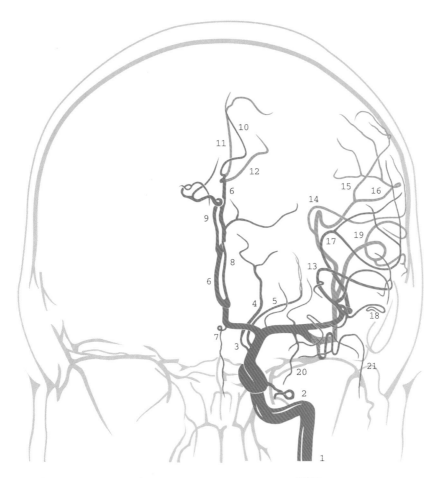

1. 颈内动脉
2. 眼动脉
3. 后交通动脉
4. 大脑后动脉
5. 脉络膜前动脉
6. 胼周动脉
7. 眶额动脉
8. 额极动脉
9. 额内侧前动脉
10. 额内侧中间动脉
11. 额内侧后动脉
12. 楔前上动脉（顶内上动脉）
13. 额前动脉
14. 中央前动脉
15. 顶前动脉
16. 顶后动脉
17. 角回动脉
18. 颞中动脉
19. 颞后动脉
20. 颞极动脉
21. 颞前动脉

图 7.21　大脑前循环过程示意图（经允许引自 Krayenbühl, et al.[307]）

丘脑间黏合和室间孔之间的部分丘脑以及尾状核尾部供血。

脉络膜前动脉几乎均起源于颈内动脉，位于后交通动脉起点的远端，距离颈内动脉分叉部约 3mm[332]。实际上，脉络膜前动脉很少起源于后交通动脉。脉络膜前动脉长约 25mm，越过视束，在海马旁回附近进入脚间池，经环池最终进入侧脑室下角形成脉络丛。它还负责端脑、间脑和中脑的一部分供血。脉络膜前动脉的分支分布于海马回、海马旁回、杏仁核、苍白球的内部，以及皮质束和皮质脊髓束穿过的内囊后肢。

7.4.6　大脑前动脉

大脑前动脉（▶图 3.5C、▶图 3.5D、▶图 4.2B、▶图 4.2C、▶图 4.2D、▶图 5.7、▶图 5.23、▶图 7.24）和大脑中动脉起源于颈内动脉的终末分叉。这个分叉位于视交叉和颞极之间的裂隙，大约平前床突水平。

大脑前动脉发育不全很罕见（小于病例数的 1%）[332]。

大脑前动脉在发出后向前内侧弯曲，然后横过视神经上方。其最初的起始部或 A1 段平均长度为 14mm[332]，一直延伸到前交通动脉。第二段即交通后段或 A2 段开始于前交通动脉的远端（▶图 4.2C）。

几个中央短支起自大脑前动脉的**交通**

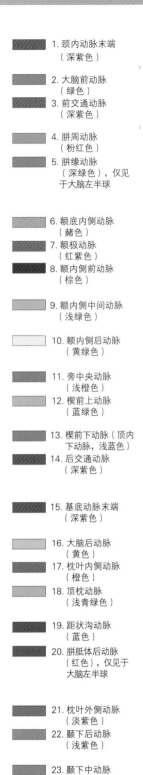

1. 颈内动脉末端
（深紫色）

2. 大脑前动脉
（绿色）

3. 前交通动脉
（深紫色）

4. 胼周动脉
（粉红色）

5. 胼缘动脉
（深绿色），仅见
于大脑左半球

6. 额底内侧动脉
（赭色）

7. 额极动脉
（红紫色）

8. 额内侧前动脉
（棕色）

9. 额内侧中间动脉
（浅绿色）

10. 额内侧后动脉
（黄绿色）

11. 旁中央动脉
（浅橙色）

12. 楔前上动脉
（蓝绿色）

13. 楔前下动脉（顶内
下动脉，浅蓝色）

14. 后交通动脉
（深紫色）

15. 基底动脉末端
（深紫色）

16. 大脑后动脉
（黄色）

17. 枕叶内侧动脉
（橙色）

18. 顶枕动脉
（浅青绿色）

19. 距状沟动脉
（蓝色）

20. 胼胝体后动脉
（红色），仅见于
大脑左半球

21. 枕叶外侧动脉
（淡紫色）

22. 颞下后动脉
（浅紫色）

23. 颞下中动脉
（浅棕色）

24. 颞下前动脉
（青绿色）

29. 侧脑室前角
30. 第三脑室
31. 侧脑室中央部
34. 侧脑室枕角
37. 侧脑室颞角

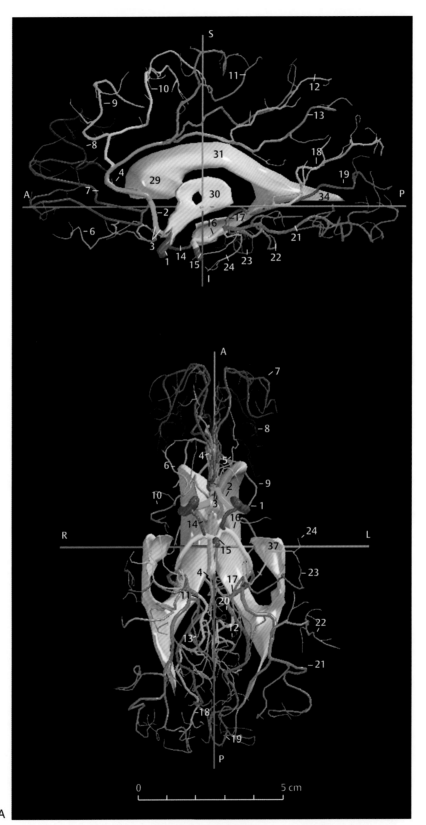

图 7.22 有 Willis 环的大脑前动脉和大脑后动脉。 CT 图像中 Willis 环、大脑前动脉和大脑后动脉及其终末支在双共同体坐标系内。A= 前；R= 右；S= 上；P= 后；L= 左；I= 下

图 7.22A 右侧动脉伴右侧第三脑室和侧脑室的正中矢状位图（上图）；双侧动脉伴双侧侧脑室和第三脑室的下视图（下图）

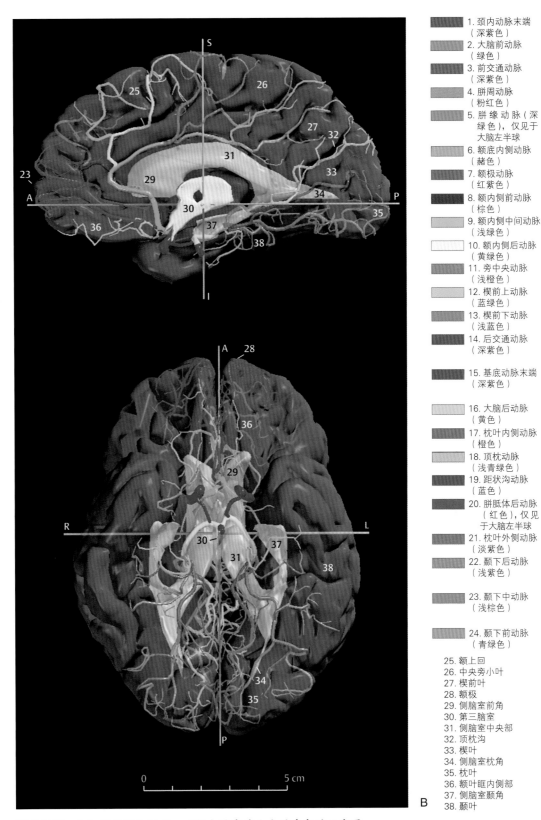

1. 颈内动脉末端
（深紫色）
2. 大脑前动脉
（绿色）
3. 前交通动脉
（深紫色）
4. 胼周动脉
（粉红色）
5. 胼缘动脉（深绿色），仅见于大脑左半球
6. 额底内侧动脉
（赭色）
7. 额极动脉
（红紫色）
8. 额内侧前动脉
（棕色）
9. 额内侧中间动脉
（浅绿色）
10. 额内侧后动脉
（黄绿色）
11. 旁中央动脉
（浅橙色）
12. 楔前上动脉
（蓝绿色）
13. 楔前下动脉
（浅蓝色）
14. 后交通动脉
（深紫色）
15. 基底动脉末端
（深紫色）
16. 大脑后动脉
（黄色）
17. 枕叶内侧动脉
（橙色）
18. 顶枕动脉
（浅青绿色）
19. 距状沟动脉
（蓝色）
20. 胼胝体后动脉
（红色），仅见于大脑左半球
21. 枕叶外侧动脉
（淡紫色）
22. 颞下后动脉
（浅紫色）
23. 颞下中动脉
（浅棕色）
24. 颞下前动脉
（青绿色）
25. 额上回
26. 中央旁小叶
27. 楔前叶
28. 额极
29. 侧脑室前角
30. 第三脑室
31. 侧脑室中央部
32. 顶枕沟
33. 楔叶
34. 侧脑室枕角
35. 枕叶
36. 额叶眶内侧部
37. 侧脑室颞角
38. 颞叶

B

图 7.22B　如 ▶ 图 7.22A 所示，右侧大脑半球和大脑底部的示意图

1. 内侧豆状动脉
2. 外侧豆状动脉
3. 大脑中动脉
4. 内囊
5. 豆状核
6. 胼周动脉
7. 尾状核
8. 丘脑
9. 中央短动脉
10. 中央长动脉（Heubner 回
 返动脉）

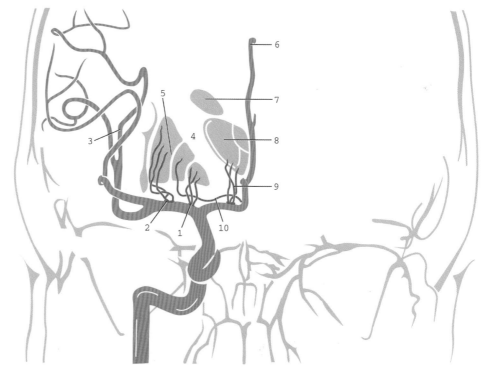

图 7.23　大脑前动脉和大脑中动脉的穿支动脉示意图（经允许引自 Krayenbühl, et al.[307]）

1. 颈内动脉
2. 大脑中动脉
3. 大脑前动脉
4. 额底内侧动脉
5. 胼缘动脉
6. 额极动脉
7. 额内侧前动脉
8. 额内侧中间动脉
9. 胼周动脉
10. 额内侧后动脉
11. 旁中央动脉
12. 楔前上动脉
13. 楔前下动脉

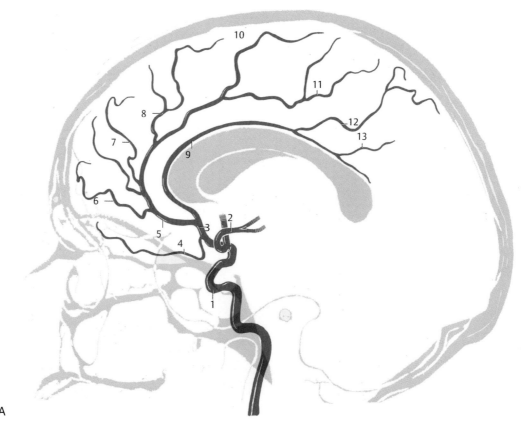

A

图 7.24　大脑前动脉的主要血管分支侧视图（括号中的替代术语见 Krayenbühl 等的文献[307]）

图 7.24A　胼缘动脉是大脑前动脉的主要分支

前段部分（A1 段），进入前穿质（▶图 7.23）。中央长支（Heubner 回返动脉）通常来自交通后段部分（A2 段），只有 10% 来自 A1 段 [333]。这条穿支动脉和前内侧（豆纹动静的中央－内侧组）动脉一起供应终板、前连合、下丘脑前部，偶尔供应丘脑前结节、内囊前肢和膝、苍白球前部、尾状核头部前外侧。

大脑前动脉**交通后段**的分支进入大脑皮质。额底内侧动脉(▶图 3.4C、▶图 4.2C、▶图 4.2D、▶图 5.6A、▶图 7.22、图 7.24)出现在胼胝体下区，供应额叶眶部的内侧面。额极动脉（▶图 5.7）在朝向额极的前方倾斜通过，常作为血管造影中的参考点。大脑前动脉的水平末端被称为胼周动脉（▶图 3.5C、▶图 3.5D、▶图 3.7C、▶图 3.7D、▶图 4.2C、▶图 4.2D、▶图 5.9A、

▶图 5.9B、▶图 7.24）[486]。

大脑前动脉的进一步分支通常有以下两种形式（▶图 7.24）[307]：

● 大脑前动脉的一个主要分支胼缘动脉（▶图 5.9A、▶图 5.9B、▶图 5.10A、▶图 5.10B、▶图 5.12、图 7.22A）位于扣带沟回，并发出外侧分支（▶图 7.24A）。

● 外侧分支可直接起自大脑前动脉或者胼周动脉（▶图 7.24）。

大脑前动脉的**终末支**（旧称皮质支）供应额叶和顶叶的内侧表面，几乎一直延伸到顶枕沟。

大脑前动脉在大脑半球凸面上的血供范围为 2~3cm 宽，包括额上回、额中回前部、中央前回和中央后回靠近上缘的部分区域和部分顶叶。除此以外，它还向胼胝体供血。

前交通动脉（▶图 4.2C、▶图 4.2D、

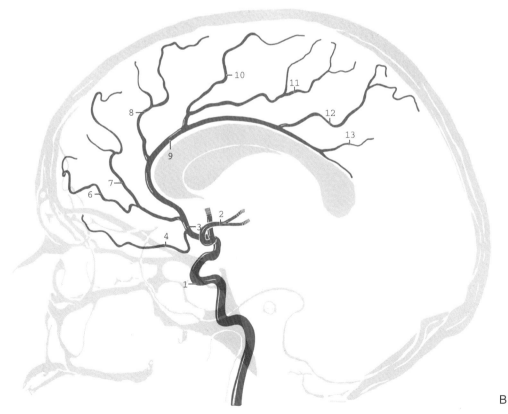

1. 颈内动脉
2. 大脑中动脉
3. 大脑前动脉
4. 额底内侧动脉
6. 额极动脉
7. 额内侧前动脉
8. 额内侧中间动脉
9. 胼周动脉
10. 额内侧后动脉
11. 旁中央动脉
12. 楔前上动脉
13. 楔前下动脉

B

图 7.24B　大脑前动脉及其侧支

1. 颈内动脉
2. 大脑中动脉
3. 大脑前动脉起源
4. 额底外侧动脉
5. 岛动脉
6. 额前动脉
7. 中央前沟动脉
8. 中央沟动脉
9. 顶前动脉
10. 顶后动脉
11. 角回动脉
12. 颞枕动脉
13. 颞后动脉
14. 颞中动脉
15. 颞前动脉
16. 颞极动脉

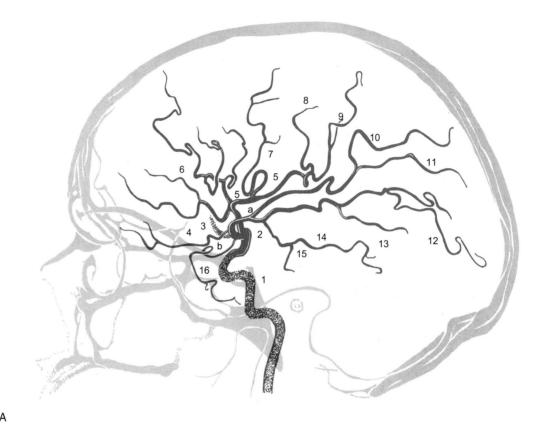

A

图 7.25　大脑中动脉分支侧视图（括号中的替代术语见 Krayenbühl 等的文献 [307]）
图 7.25A　二级血管（a 和 b）

▶图 7.14B、▶图 7.22A）长度为 3mm，连接左右侧大脑前动脉。它位于前床突水平的视交叉上方。侧支向视交叉、漏斗和下丘脑视前区供血。

7.4.7　大脑中动脉

大脑中动脉（▶图 3.6B、▶图 3.6D、▶图 3.7C、▶图 4.3D、▶图 4.4C、▶图 7.25A）是颈内动脉向大脑外侧裂深处的直接延续。大脑中动脉的起始段或蝶骨部分（M1 段）位于前床突的正下方。这里有 3~13 条细的穿支动脉发出，即前外侧中央动脉（曾称外侧豆纹动脉），其分支主要供应包括内囊膝部在内的基底节，以及壳核和苍白球的一部分。

大脑中动脉平均长度为 16mm（范围为

5~24mm），然后分成 2 个或多个分支。大脑中动脉发育不全非常罕见，仅有 0.3% 的病例出现 [332]。20% 的病例中大脑中动脉在伸入大脑半球后分叉（▶图 7.25A），大约 50% 的病例在前床突和岛叶之间**三分叉**（▶图 7.25B），很少出现四分叉或五分叉 [332]。这些终末动脉（旧称皮质动脉）斜向上、向后延伸，位于岛叶上，因此被称为**岛动脉**（M2 段；▶图 3.6C、▶图 3.9C、▶图 3.9D、▶图 4.6B、▶图 4.6C、▶图 4.6D、▶图 5.8、▶图 5.24、▶图 6.13A）。然后这些动脉围绕着大脑皮质走行，由于在进化过程中脑岛扩大，它以环绕的方式走行于脑岛上 [555,556]。环绕岛段（M3 段）的动脉呈烛台状。大脑中动脉的终末段延续至大脑表面（M4 和 M5 段），并根据其供应

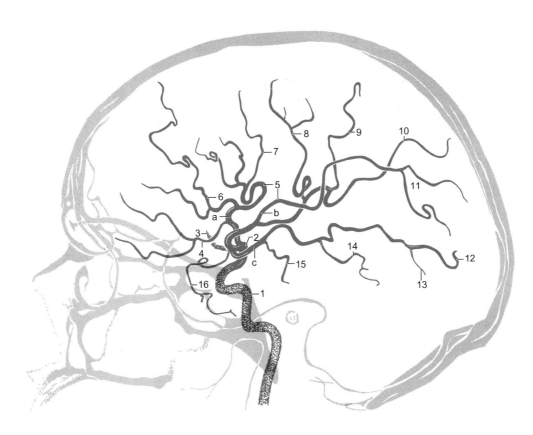

1. 颈内动脉
2. 大脑中动脉
3. 大脑前动脉起源
4. 额底外侧动脉
5. 岛动脉
6. 额前动脉
7. 中央前沟动脉
8. 中央沟动脉
9. 顶前动脉
10. 顶后动脉
11. 角回动脉
12. 颞枕动脉
13. 颞后动脉
14. 颞中动脉
15. 颞前动脉
16. 颞极动脉

B

图 7.25B　三级血管（a、b 和 c）

的区域命名。

额底外侧动脉（▶图 3.4C、▶图 4.5C、▶图 7.25A）供应额下回和部分眶回。额前动脉（▶图 3.4C、▶图 3.5C、▶图 4.5C、▶图 5.11、▶图 5.12）分支分布于三角部、盖部和额叶表面。中央前沟动脉（又称中央前动脉；▶图 3.7C、▶图 4.5C、▶图 5.11A）位于前中央沟内，分支分布在中央前回和额中回的后部。中央沟动脉（又称中央动脉；▶图 3.8C、▶图 4.5C、▶图 4.6C、▶图 4.6D、▶图 5.10A、▶图 7.26A）参与中央沟附近的血液供应。顶前、后动脉供应顶叶的前部和后部。角回动脉（▶图 3.10C、▶图 4.5C、▶图 5.11A、▶图 7.21）位于颞上沟至角回，可视为大脑中动脉的终末支。颞枕动脉经过颞上回到达枕叶。其他

4 条颞动脉均向颞叶下方走行（▶图 7.25）。

7.4.8　Willis 环

在大约 96% 的病例中 Willis 环形成一个完整的血管环，连接基底动脉和颈内动脉（▶图 7.22、▶图 7.27）。在动脉供血发生变化时，Willis 环有助于调整血液的分布。约 2% 的病例存在左或右后交通动脉缺失[333]。在约 50% 的病例中，大脑动脉之间都缺乏充足的血流动力学联系[12]。动脉硬化更容易累及该动脉环，并进一步损害其代偿能力。在成人中，一条颈内动脉完全闭塞通常会导致神经功能缺损。动脉环先天性不全的患者脑梗死发生率明显高于动脉环完整的患者，这进一步证实了 Willis 环在血流分布中的代偿功能。

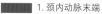

1. 颈内动脉末端

2. 大脑中动脉主干

3. 额底外侧动脉

4. 额前动脉
5. 中央前沟动脉

6. 中央沟动脉

7. 顶前动脉

8. 顶后动脉

9. 角回动脉

10. 颞枕动脉

11. 颞后动脉

12. 颞中动脉

13. 颞前动脉

14. 颞极动脉

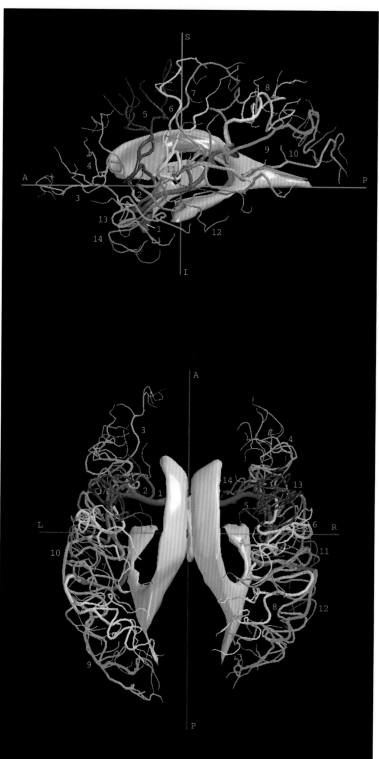

A

图 7.26 **大脑中动脉及其终末支和颈内动脉末端部分基本坐标系。** CT
图像和重建（经允许引自 Kretschmann, et al.[314]）。A= 前；R= 右；S= 上；
P= 后；L= 左；I= 下

图 7.26A 左侧动脉伴左侧侧脑室和第三脑室的侧视图（上图）；双侧
动脉伴双侧侧脑室和第三脑室的俯视图（下图）

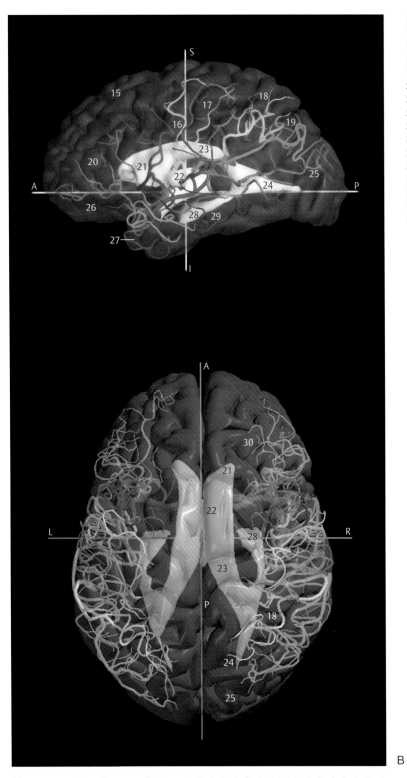

15. 额上回
16. 中央前回
17. 中央后回
18. 顶叶
19. 角回
20. 额下回
21. 侧脑室前角
22. 第三脑室
23. 侧脑室中央部
24. 侧脑室后角
25. 枕叶
26. 眶回
27. 颞极
28. 侧脑室下角
29. 颞叶
30. 额叶

B

图 7.26B　如▶图 7.26A 所示，下图为大脑底和左侧大脑半球上方的透视图

1. 颈内动脉
2. 大脑中动脉
3. 大脑前动脉
4. 大脑后动脉

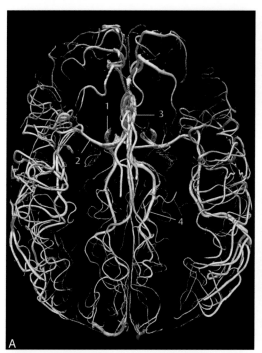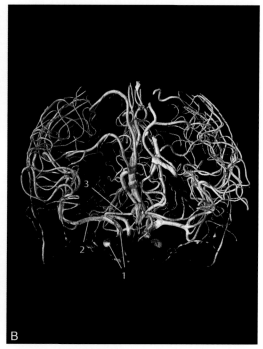

图 7.27　大脑前动脉、中动脉和后动脉。7T MRA 检查图示，技术参数见▶第 12 章（埃森大学医院的 Karsten Wrede 医生提供的资料）

图 7.27A　上视图　　**图 7.27B**　前视图

7.4.9　脑动脉吻合

颈内动脉和椎动脉向大脑供血均不足时，可以通过面动脉和颞浅动脉与眼动脉吻合代偿，眼动脉血流**逆向流入**颈内动脉，在一定程度上可以得到代偿（▶图 9.1）。此外，3 条大脑大动脉与 3 条小脑大动脉之间存在软脑膜吻合。血液也可通过胼周动脉和胼缘动脉代偿对侧半球。脉络膜前动脉和脉络膜后动脉之间也有多条吻合支。

7.4.10　前脑动脉供血区

可以确定两个主要的动脉供血区域（▶图 7.28、▶图 7.29、▶图 7.30、▶图 7.31、▶图 7.32）：

● **中央区**：位于间脑、尾状核、壳核和内囊。

● **终末区**：这些区域位于大脑皮质，也位于其正下方的脑白质中。通常用到的同义词"皮质区"（或"皮质动脉"）对这一区域的描述并不充分。

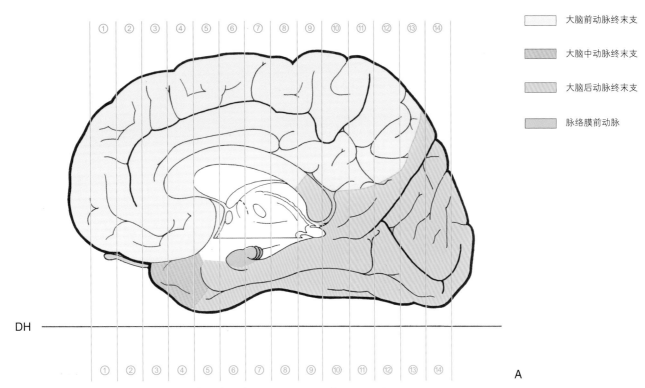

大脑前动脉终末支

大脑中动脉终末支

大脑后动脉终末支

脉络膜前动脉

图 7.28　前脑的终末动脉区域。圈码序号表示相应切面的编号（▶图 3.1）。DH=German 平面

图 7.28A　包含大脑前动脉、中动脉、后动脉终末支（皮质支）及脉络膜前动脉分布区域的大脑冠状位切面中位视图

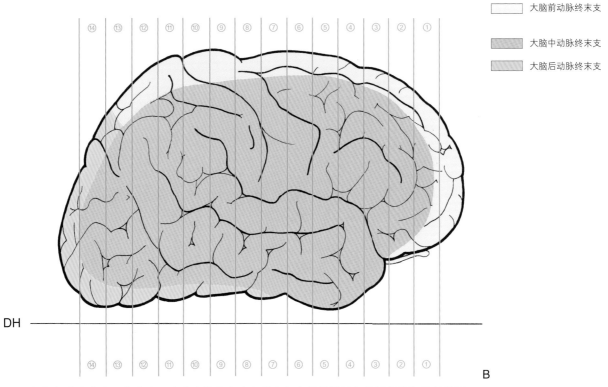

大脑前动脉终末支

大脑中动脉终末支

大脑后动脉终末支

图 7.28B　包含大脑前动脉、中动脉、后动脉终末支（皮质支）分布区域的大脑冠状位切面侧视图

大脑前动脉终末支

大脑中动脉终末支

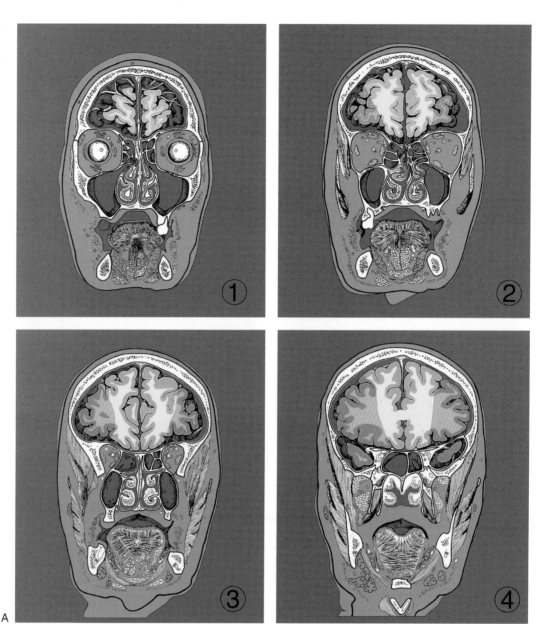

A

图 7.29　前脑终末动脉和中央动脉供血区域。包含大脑前动脉、中动脉、后动脉的终末支（皮质支）
和中央支（穿支）及脉络膜前动脉供血区域的大脑冠状位切面序列图，圈码序号表示相应切面的
编号（▶图 3.1、▶图 7.28）

**图 7.29A　** 第 1~4 个切面

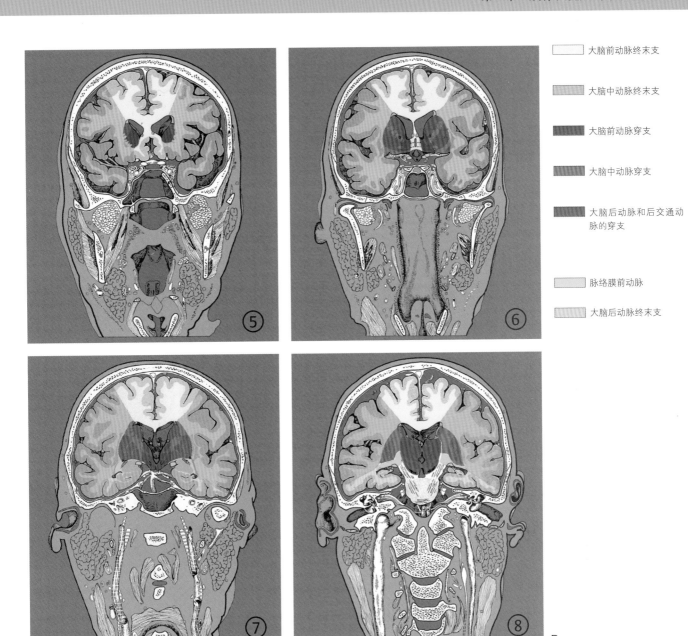

大脑前动脉终末支

大脑中动脉终末支

大脑前动脉穿支

大脑中动脉穿支

大脑后动脉和后交通动脉的穿支

脉络膜前动脉

大脑后动脉终末支

B

图 7.29B　第 5~8 个切面

大脑前动脉终末支

大脑中动脉终末支

大脑后动脉终末支

大脑中动脉穿支

大脑后动脉穿支

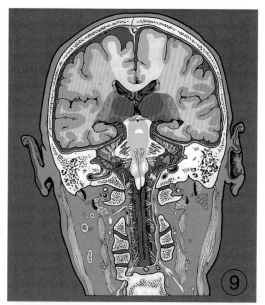

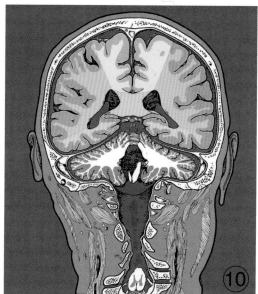

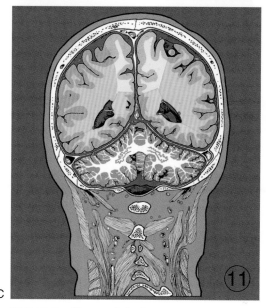

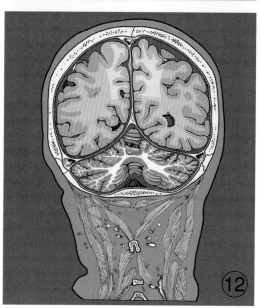

C

图 7.29C 第 9~12 个切面

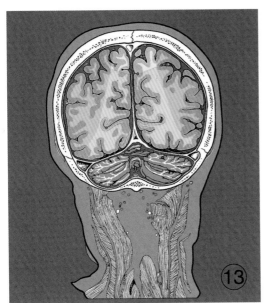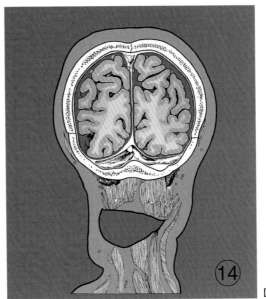

大脑前动脉终末支

大脑中动脉终末支

大脑后动脉终末支

图 7.29D　第 13~14 个切面

大脑前动脉终末支

大脑中动脉终末支

大脑后动脉终末支

大脑前动脉穿支

大脑中动脉穿支

大脑后动脉和后
交通动脉的穿支

脉络膜前动脉

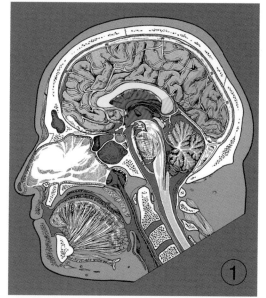

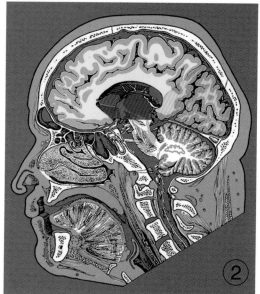

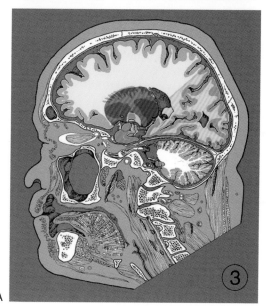

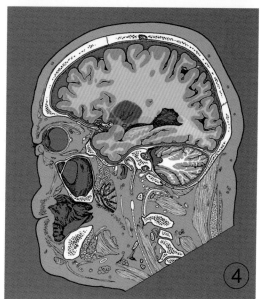

A

图7.30　前脑的终末动脉和中央动脉供血区域。 包含大脑前动脉、中动脉、后动脉终末支（皮质支）
和中央支（穿支）及脉络膜前动脉供血区域的矢状位切面序列图。圈码序号表示相应切面的编号（▶
图4.1）

图7.30A　第1~4个切面

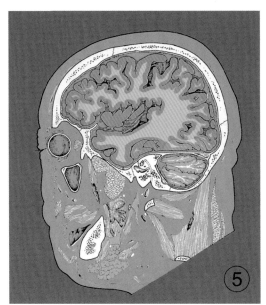
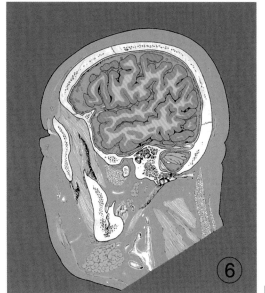

大脑中动脉终末支

大脑后动脉终末支

B

图 7.30B　第 5~6 个切面

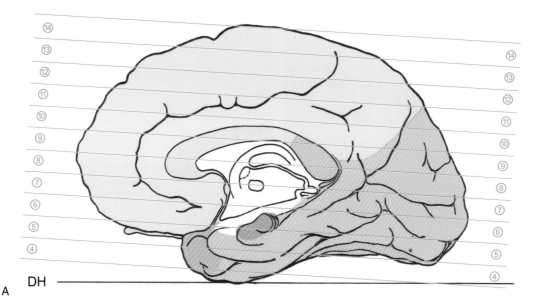

大脑前动脉终末支	
大脑中动脉终末支	
大脑后动脉终末支	
脉络膜前动脉	

图 7.31 前脑的终末动脉供血区域。圈码序号表示相应切面的编号。DH=German 平面

图 7.31A 包含大脑前动脉、中动脉、后动脉终末支（皮质支）及脉络膜前动脉供血区域的大脑前后连合线切面中位视图

中央区

前脑的中心区域由穿支供血（▶图 7.23）。它们是所谓的末端动脉，一旦出现灌注不足就会出现病变，包括：

● 大脑前动脉穿支包括**中央长动脉**：Heubner 回返动脉和**前内侧中央动脉** [内侧豆纹动脉（▶图 6.12B）][53]。通过前穿支到达前脑，它们供应尾状核和壳核的前下部和内囊的前下部[53]。

● **前外侧中央动脉**（▶图 6.12B、▶图 7.14B）是大脑中动脉的分支，穿前脑底部以供应无名质、前连合外侧部分、大部分壳核、苍白球外侧部分、内囊上半部分和邻近的尾状核，以及尾状核头部和体部，但尾状核的前下部分除外[54]。

● **后内侧和后外侧中央动脉**来自大脑后动脉，还有分支直接来自 Willis 环；这些血管穿间脑底部和后部，供应丘脑、后丘脑、下丘脑和丘脑下核。

临床要点

深部的穿支动脉闭塞会产生一个小的、边界清楚的梗死灶。如果累及锥体束，对侧肢体会出现轻瘫，但无感觉障碍。丘脑腹后核的梗死会产生单纯的偏身感觉障碍。

Percheron 动脉闭塞会引起双侧丘脑旁正中对称性梗死，也通常累及中脑。一般情况下双侧丘脑穿动脉均起自双侧 P1 段，Percheron 动脉是一种变异，起源于一侧大脑后动脉近端并负责双侧丘脑腹内侧供血。Percheron 动脉闭塞会导致中脑不同程度受累，其临床表现包括严重的意识障碍、记忆障碍和垂直视觉轻瘫[345,455]以及其他症状。

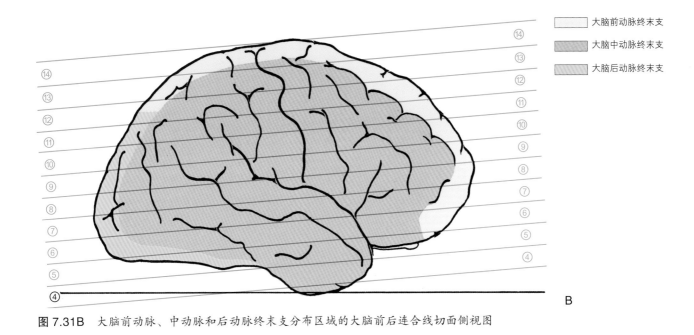

图 7.31B　大脑前动脉、中动脉和后动脉终末支分布区域的大脑前后连合线切面侧视图

终末动脉区

大脑半球的终末动脉区由大脑前动脉、大脑中动脉和大脑后动脉的 3 个终末分支分布区组成。它们的边界（▶图 7.28、▶图 7.31）与大脑各脑叶的边界并不对应。

大脑前动脉终末支

大脑前动脉供应大脑半球的大部分内侧面，其供血范围由额叶向顶叶延伸至顶枕沟水平，4/5 的胼胝体血供来源于此。此外，它的小分支供应沿大脑半球凸面上缘向外 2~3cm 宽的条带。供血区域包括额上回、靠近大脑凸面上缘的中央前回和后回部分以及顶叶上回。此供血区域主要支配对侧下肢的运动和感觉。

临床要点

小脑前动脉终末支闭塞会导致对侧下肢中枢性运动和感觉障碍。

大脑中动脉终末支

大脑中动脉的终末支供应岛叶、额叶、顶叶和颞叶以及外侧裂周围的椭圆形皮质区（▶图 7.29、▶图 7.30）。这一区域包括中央前回和中央后回在中央沟附近的部分区域，因此包含躯干、手臂和头部的初级运动和感觉区域。大脑中动脉还供应顶叶和颞叶皮质下的白质。上至顶叶区，下至颞区。运动语言区（Broca 区）位于优势半球的额叶，而感觉语言区（Wernicke区）则位于颞上回。

临床要点

大脑中动脉的末端梗死会导致对侧躯干、手臂和头部的运动和感觉障碍。此外，如果累及上半部分的视辐射会引起对侧下象限盲，如果累及下半部的视辐射则会产生对侧上象限盲。运动性或感觉性语言区受累分别导致 Broca 失语症或 Wernicke 失语症。优势半球广泛的损伤将导致严重的语言障碍（混合性失语症）[79]。

☐ 大脑前动脉终末支

☐ 大脑中动脉终末支

☐ 大脑后动脉终末支

☐ 大脑前动脉穿支

☐ 大脑中动脉穿支

☐ 大脑后动脉和后交通动脉的穿支

☐ 脉络膜前动脉

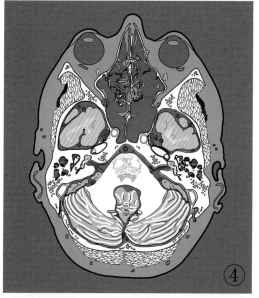

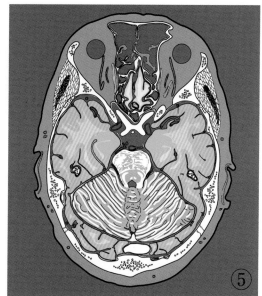

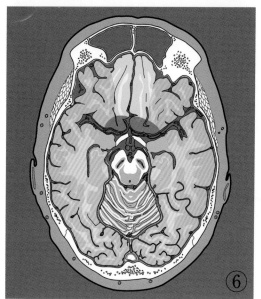

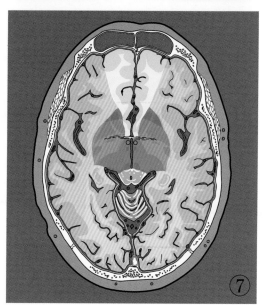

A

图 7.32　前脑的终末动脉和中央动脉供血区域。大脑前动脉、中动脉、后动脉的终末支（皮质支）和中央支（穿支）以及脉络膜前动脉供血区域的大脑前后连合线切面序列图，圈码序号表示相应切面的编号（▶图 5.1）

图 7.32A　第 4~7 个切面

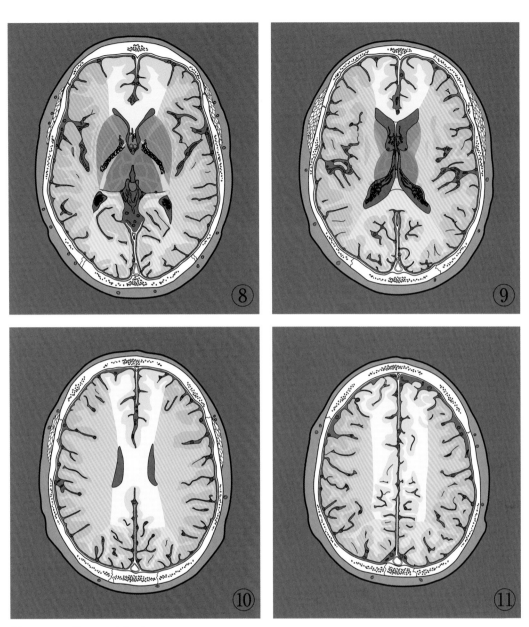

大脑前动脉终末支

大脑中动脉终末支

大脑后动脉终末支

大脑前动脉穿支

大脑中动脉穿支

大脑后动脉和后交
通动脉的穿支

图 7.32B　第 8~11 个切面

大脑前动脉终末支

大脑中动脉终末支

大脑后动脉终末支

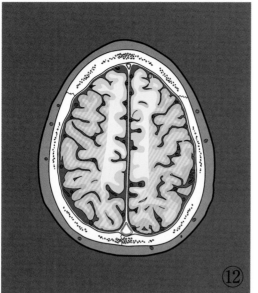

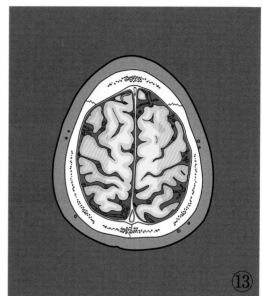

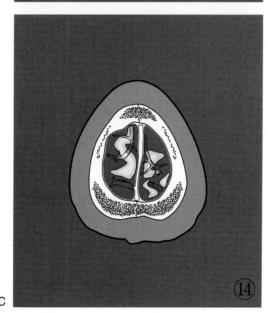

C

图 7.32C 第 12~14 个切面

大脑后动脉终末支

大脑后动脉的分支供应枕叶的大部分，特别是初级视皮质和位于大脑半球内侧面的纹状体区（▶图 7.28A、▶图 7.31A），以及大脑凸面枕叶和颞叶的小部分（▶图 7.28B、▶图 7.31B）。大脑后动脉也供给一部分胼胝体的血液。

临床要点

大脑后动脉闭塞会引起对侧同向性偏盲。胼胝体压部的病变会引起初级视皮质与语言区域的失联，导致阅读困难（失读症或文字盲）。

根据参考文献，在▶图 7.28、▶图 7.29、▶图 7.30、▶图 7.31 和▶图 7.32 中，对动脉供血区域进行了描绘[53,54,79,122,236,307,333,601]。梗死的程度取决于侧支血液代偿供应，因此产生个体差异。分水岭或边界区梗死是一种特殊类型的循环障碍。它发生在大脑前、中、后三个区域之间的边界地带，通常为 2 条（罕见 3 条）动脉灌注不足引起。

评估供血区域的常见方法是 CT 灌注成像和 MRI 灌注成像。颅内动脉可以用 MRA 和 CTA 进行成像，这有助于识别血管异常、位置变化、管腔内变化以及异常血流模式。

7.5　脑静脉

静脉通常与相对应的动脉并行，脑静脉系统却是**独立于动脉系统外**的血管系统（▶图 3.2C、▶图 3.3C、▶图 3.4C、▶图 3.5C、▶图 3.6C、▶图 3.7C、▶图 3.8C、▶图 3.9C、▶图 3.10C、▶图 3.11C、▶图 3.12C、▶图 3.13C、▶图 3.14C、▶图 3.15C、▶图 4.2C、▶图 4.3C、▶图 4.4C、▶图 4.5C、▶图 4.6C、▶图 4.7C、▶图 5.2、▶图 5.3、▶图 5.4、▶图 5.5、▶图 5.6、▶图 5.7、▶图 5.8、▶图 5.9、▶图 5.10、▶图 5.11、▶图 5.12、▶图 5.13、▶图 5.14、▶图 5.15、▶图 5.17、▶图 5.18、▶图 5.19、▶图 5.20、▶图 5.21、▶图 5.22、▶图 5.23、▶图 5.24、▶图 5.25、▶图 5.26、▶图 5.27、▶图 5.28、▶图 5.29、▶图 5.30、▶图 7.3A、▶图 7.33B、▶图 7.34B）。与脑动脉相比较，**脑静脉系统**具有更大的变异性，遵循良好的引流模式（▶图 7.33、▶图 7.34）。在颅内占位性病变中，血管造影动脉期可能完全正常，但在血管造影静脉期却可以通过颅内深静脉的移位来确诊，所以颅内深静脉的走形对疾病的诊断具有重要意义。

颅内静脉和静脉窦可以作为 CT 和 MRI 的参考标志（参见▶第 2.3.5 节）。病理改变或移位通常是不连续或无法辨认的。与颅内深静脉移位相比，中线移位会导致更明显的脑室变化。

脑静脉内不含静脉瓣，静脉广泛吻合形成一个管状网络。静脉引流主要通过静脉窦汇入**颈内静脉**（▶图 3.9C、▶图 3.9D、▶图 5.2、▶图 5.17、▶图 6.4B、▶图 9.2），最终通过颈静脉孔出颅（▶图 3.23、▶图 4.5C、▶图 5.17、▶图 5.15、▶图 5.31）。下面几支静脉引流可以补充或者代偿颈内静脉引流。

- **椎内静脉丛**可以引流斜坡上基底静脉丛中的血液。

- **海绵窦**可以通过眼静脉引流到面静脉（▶图 7.35A、▶图 7.35B、▶图 9.2）。

- 脑静脉引流也可以通过**卵圆孔静脉**或**颈动脉管静脉**至翼丛（▶图 7.35A），或者通过**导静脉**引流。

端脑和间脑的两组静脉引流为：

- 脑皮质主要由**浅静脉**引流。

1. 中央沟静脉
2. 上矢状窦
3. 上吻合静脉（Trolard 静脉）
4. 顶叶和枕叶升静脉
5. 下矢状窦
6. 丘脑纹状体静脉
7. 额升静脉
8. 静脉角
9. 大脑内静脉
10. 直窦
11. 基底静脉
12. 窦汇
13. 横窦
14. 大脑外侧窝静脉
15. 透明隔静脉
16. 乙状窦

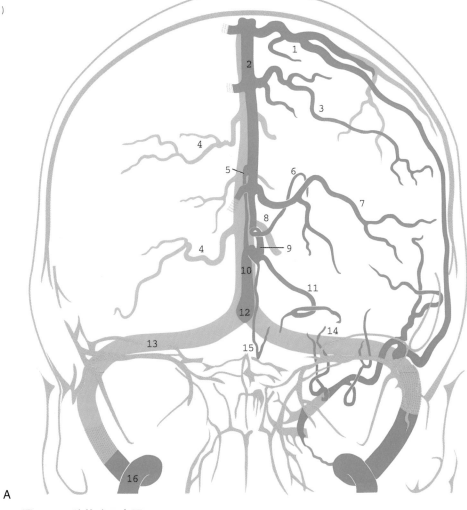

A

图 7.33　脑静脉示意图

图 7.33A　汤氏位（Towne's view）图像（经允许引自 Krayenbühl,et al.[307]）

● **深静脉**主要引流脑白质及脑深部核团区的大部分血液，在某些情况下还引流部分皮质区的血液。深静脉分支像瀑布一样将血液引流入大脑大静脉（▶图 4.2B、▶图 4.2C、▶图 4.2D、▶图 5.9A、▶图 5.9B），最终与下矢状窦汇合（▶图 7.33B）形成直窦（▶图 3.12C、▶图 4.2C、▶图 7.33B）[333]。

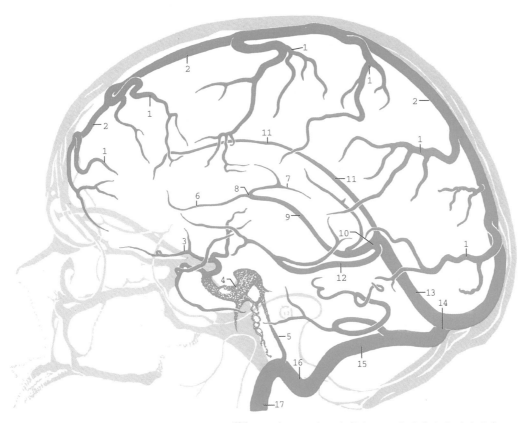

皮质区浅静脉及其窦：
1. 大脑上静脉
2. 上矢状窦
3. 大脑中浅静脉
4. 海绵窦
5. 岩下窦

中央和核区的深静脉及其窦：
6. 透明隔前静脉
7. 丘脑纹状体上静脉（末端）
8. 静脉角
9. 大脑内静脉
10. 大脑大静脉
11. 下矢状窦
12. 基底静脉
13. 直窦
14. 窦汇
15. 横窦
16. 乙状窦
17. 颈内静脉

图 7.33B　侧视图（引自 Krayenbuhl，et al.[307]，图中的编号顺序考虑了血流区域和血流方向）

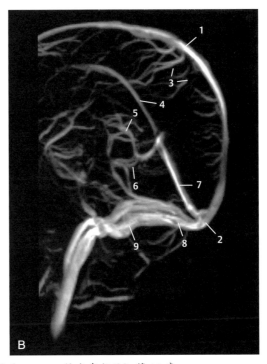

1. 上矢状窦
2. 窦汇
3. 大脑上静脉
4. 下矢状窦
5. 大脑内静脉
6. 基底静脉
7. 直窦
8. 横窦
9. 乙状窦

图 7.34　脑静脉。一名 35 岁女性健康志愿者的静脉 MRA，技术参数见▶第 12 章

图 7.34A　轴位 MIP 图像　　图 7.34B　MIP 图像的侧视图

1. 蝶顶窦
2. 前海绵间窦
3. 海绵窦
4. 后海绵间窦
5. 基底静脉丛
6. 卵圆孔静脉丛
7. 岩上窦
8. 岩下窦
9. 颈内静脉
10. 乙状窦
11. 横窦
12. 枕窦
13. 上矢状窦
14. 窦汇

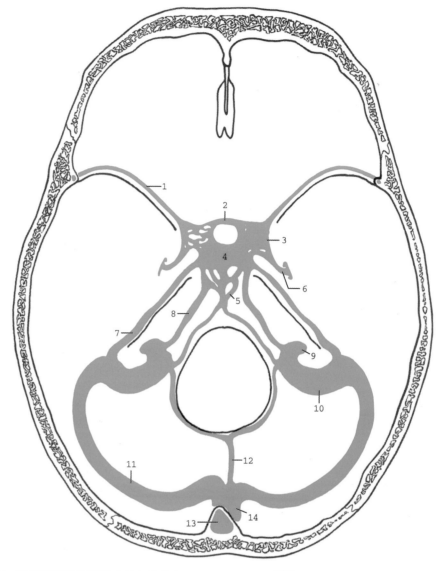

A

图 7.35　颅底静脉窦示意图（经允许引自 Krayenbühl, et al.[307]）
图 7.35A　水平切面图

7.5.1　大脑浅静脉

　　大脑浅静脉包括大脑上静脉（▶图 5.9A、▶图 5.9B、▶图 5.12、▶图 5.29、▶图 7.33B）、大脑下静脉和大脑中浅静脉（图 7.33A）。

　　大脑上静脉沿大脑半球弯曲呈弧形上升，汇入上矢状窦（▶图 3.2B、▶图 3.2C、▶图 3.2D、▶图 3.7C、▶图 3.7D、▶图 3.15C、▶图 3.15D、▶图 4.2C、▶图 4.2D、▶图 5.11、▶图 5.29）。矢状窦周围静脉穿过蛛网膜，

其外膜与硬脑膜的坚韧结缔组织融合，这些静脉称为**桥静脉**（图 3.8E），容易受到机械性损伤，导致硬脑膜下血肿[216]。

　　大脑浅静脉分为额前静脉、额静脉、顶静脉和枕静脉。大脑下静脉从额叶、颞叶和枕叶的外表面下行。额静脉通常汇入大脑中浅静脉，而颞静脉和枕静脉则常直接汇入横窦（▶图 3.12C、▶图 3.14B、▶图 3.14C、▶图 3.14D、▶图 3.15C、▶图 3.15D、▶图 4.3B、▶图 4.3C、▶图 4.3D、

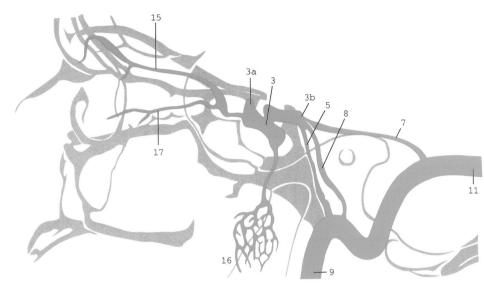

3. 海绵窦（3a = 前支，
　 3b = 后支）
5. 基底静脉丛
7. 岩上窦
8. 岩下窦
9. 颈内静脉
11. 横窦
15. 眼上静脉
16. 翼丛
17. 眼下静脉

图 7.35B　侧视图

▶图 4.7B、▶图 4.7C、▶图 4.7D、▶图 7.35）或通过后吻合静脉间接进入横窦。大脑中浅静脉（旧称侧裂窝静脉）位于外侧裂上方的脑半球侧壁上，汇入海绵窦（▶图 3.6C、▶图 3.6D、▶图 3.7C、▶图 3.7D、▶图 4.3C、▶图 4.3D、▶图 5.20、▶图 6.9B），或者经海绵窦旁窦通过卵圆孔静脉汇入岩上窦（▶图 6.10B、▶图 7.35、▶图 7.36、▶图 7.36B、▶图 7.36C）或乙状窦（▶图 3.10C、▶图 3.11C、▶图 3.11D、▶图 4.6C、▶图 4.6D、▶图 5.6A、▶图 5.6B、▶图 5.19、▶图 5.21、▶图 6.5A、▶图 6.8A）。

7.5.2　大脑深静脉

　　▶图 7.35 和▶图 7.36 展示了基底窦和相关静脉。

　　大脑深静脉都汇入长约 1cm 的**大脑大静脉**。

　　大脑大静脉由两条大脑内静脉在胼胝体压部汇合而成（▶图 3.10C、▶图 3.11C、▶图 3.11D、▶图 4.2C、▶图 4.2D、▶图 5.9A、▶图 5.9B、▶图 5.25），引流至下

矢状窦和直窦汇合处，大脑镰与小脑幕在此相连。

　　大脑内静脉由透明隔静脉（▶图 7.33、▶图 7.36E）、丘脑纹状体静脉（由终静脉汇合而成；▶图 3.8C、▶图 3.10C、▶图 7.33、▶图 7.36）和脉络膜上静脉（▶图 5.10）汇合而成。通常见于室间孔水平的侧位像，可见透明隔静脉与丘脑纹状体静脉相连，连接形成向后开放的锐角被称为静脉角。静脉角位移，尤其是在正中平面上，是颅内占位性病变的重要标志。

　　50% 的丘脑纹状体静脉位于尾状核和丘脑之间。在到达室间孔之前可能会改变路线，向枕部方向移行，此时静脉角位于室间孔靠近枕部几毫米处[333]。

　　大脑内静脉向后方呈波状走行。左、右大脑内静脉在室间孔后约 3.5cm 处汇合形成大脑大静脉。血管造影显示大脑内静脉移位表明可能存在同侧幕上占位性病变。

　　基底静脉（Rosenthal 静脉；▶图 3.6C、▶图 3.10C、▶图 3.10D、▶图 3.11C、▶

1. 胼周静脉
2. 嗅静脉
3. 大脑前静脉
4. 眶额静脉
5. 侧脑室下静脉
6. 大脑脚静脉
7. 脉络丛下静脉
8. 基底静脉
9. 大脑内静脉
10. 颞枕下静脉
11. 距状沟静脉
12. 丘脑前静脉
13. 丘脑上静脉
14. 丘脑下静脉
15. 上蚓静脉
16. 脑桥中脑前静脉（中脑部分）
17. 小脑中央前静脉
18. 脑桥中脑前静脉（脑桥部分）
19. 岩静脉
20. 岩上窦
21. 岩下窦
22. 下蚓静脉
23. 第四脑室外侧隐窝静脉
24. 扁桃体上静脉
25. 扁桃体下静脉
27. 丘脑后静脉
28. 小脑上静脉
29. 直窦
30. 中脑外侧静脉
31. 脑桥
32. 海绵窦
33. 脑桥横静脉
34. 窦汇
35. 小脑半球下静脉
36. 小脑半球上静脉
37. 小脑扁桃体
38. 静脉连接点

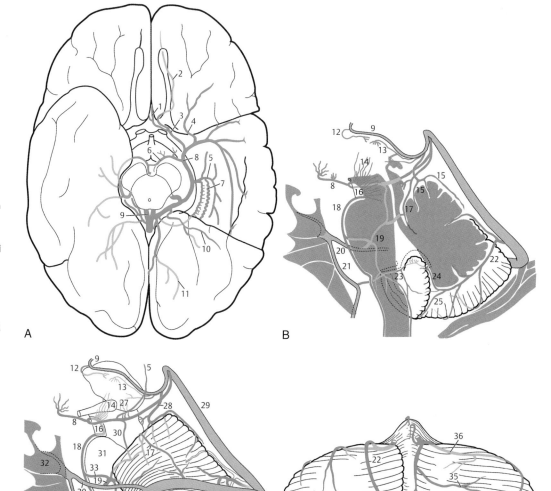

图 7.36 颅底静脉示意图。 图中展示了位于大脑下侧，靠近中脑和（轴向视图）和小脑（A~D）的基底静脉（引自 Krayenbühl, et al.[307]）。7T-SWI 横断面扫描展示了采用 MIP 重建后的深静脉和颅底静脉（层厚 2cm）

图 7.36A 轴位切面图　　　　　**图 7.36B** 正中切面的内侧面图

图 7.36C 正中切面的外侧面图　　**图 7.36D** 后下视图

图 3.11D、▶图 5.7、▶图 6.13B、▶图 7.34）由大脑前静脉、大脑下静脉和大脑深静脉汇合而成。

这些静脉接受来自额叶底部和内侧部、基底节以及岛叶的血液（▶图 7.36）。基底静脉沿视束在大脑脚和中脑之间向枕叶方向走行，然后沿中脑外侧向后上方向走行。基底静脉的第 1 段主要接受来自颞叶、海马体以及中脑和间脑部分的血液，以及大脑额叶和部分岛叶的血流。

基底静脉的第 2 段位于大脑脚之间，与大脑内静脉、大脑大静脉及直窦汇合。第 2 段接受来自大脑脚、顶盖、胼胝体压部和体部以及枕叶内表面的静脉血（▶图 7.36）。

成对的大脑内静脉和基底静脉汇入大脑大静脉和直窦。端脑、间脑、纹状体、

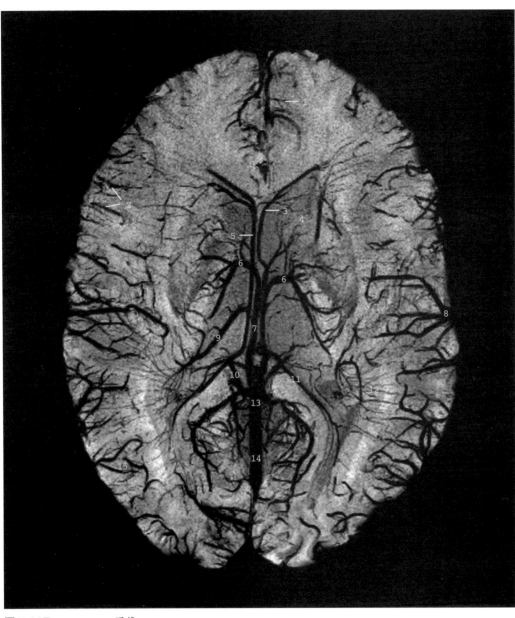

1. 前额叶静脉
2. 额静脉
3. 透明隔静脉
4. 尾状核静脉
5. 透明隔静脉（变异型）
6. 丘脑纹状体上静脉
7. 大脑内静脉
8. 大脑下静脉
9. 侧脑室直接静脉
10. 基底静脉
11. 侧脑室内侧静脉
12. 髓静脉
13. 大脑大静脉
14. 直窦
15. 枕静脉

E

图 7.36E SWI MIP 图像

第四脑室、间脑、脑桥、小脑，额叶、颞叶和枕叶内侧，以及基底节区域的大部分白质的引流途经这些静脉。

直窦与上矢状窦（▶图 3.15C、▶图 3.15D、▶图 4.2B、▶图 4.2C、▶图 4.2D、▶图 5.7、▶图 6.10A、▶图 7.33）在窦汇处汇合，向横窦引流，然后经乙状窦进入颈内静脉。

中脑的静脉引流主要是大脑大静脉。

此外，小脑前上部的引流小静脉均汇入大脑大静脉。在颅后窝，小脑的大引流静脉独立于动脉，并穿过蛛网膜下腔，最终汇入不同的静脉窦。岩静脉引流小脑前下部和脑桥的血液，最终汇入岩上窦。其余的小脑静脉汇入直窦和窦汇，很少进入横窦。脑桥和延髓静脉引流的变异性较大，由基底静脉、横窦、岩上/下窦、枕窦或椎内静脉丛引流。

　　脑静脉和静脉窦的血栓形成在临床上分为单纯型和感染型，在功能和解剖学上分为深部和浅表性血栓。各种不典型症状使诊断变得困难。如果怀疑脑静脉或静脉窦血栓，最初的筛查方式通常是 CT[258]。横断面成像的可疑影像包括：脑室或蛛网膜下腔狭小，以及非典型部位的双侧对称性低密度灶或出血灶。脑静脉和静脉窦血栓很容易误诊[258]。使用特定的血液敏感的 MR 序列和时间分辨 MRA 以及 CT 和 CTA 能够提高诊断的准确性[272,590]。垂直于静脉窦走行的 T2 加权图像或增强 T1 加权图像在常见解剖结构不对称性检测中是有用的，尤其是横窦的不对称性，这种不对称性可能导致诊断困难[11]。DSA 在诊断困难的情况下是非常必要的检查方式。

7.6　脑神经

　　脑神经（▶图 6.1、▶图 6.2、▶图 7.37、▶图 7.38、▶图 10.6、▶图 10.11、▶图 10.14、▶图 10.18）从大脑底部发出，穿过基底部的脑外蛛网膜下腔，继而穿透硬脑膜并自颅底的孔裂中出颅。只有第 Ⅱ 对脑神经在颅腔外仍保留硬脑膜鞘。第 Ⅶ～Ⅻ 对脑神经自颅后窝的孔裂出颅，第 Ⅱ～Ⅵ 对脑神经自颅中窝的孔裂出颅，第 Ⅰ 对脑神经自颅前窝的筛板出颅。

　　高分辨率、T2 加权 3D MRI 图像最适用于识别脑神经（▶图 6.10D、▶图 7.3D、▶图 7.4）。

7.6.1　第Ⅻ对脑神经

　　第Ⅻ对脑神经即**舌下神经**（▶图 3.1D、▶图 3.5A、▶图 3.9A、▶图 3.10A、▶图 4.1C、▶图 4.3A、▶图 5.3），起源于延髓的锥体至橄榄核之间，以 12~16 条根丝发出，这些根丝汇聚形成多个神经束，通常位于椎动脉后方，并进入枕骨的舌下神经管。舌下神经支配舌肌。

7.6.2　第Ⅺ对脑神经

　　第Ⅺ对脑神经即**副神经**（▶图 3.1D、▶图 3.10A、▶图 4.1C、▶图 5.1D、▶图 6.1、▶图 6.5B），由以下两个神经根组成：

　　● **脊髓根**（▶图 3.1D、▶图 4.3A、▶图 5.1D、▶图 6.5B），起自 C1~C6 脊髓节段（最大 C7，最小 C3），沿椎管向头端方向经枕骨大孔进入颅后窝。

　　● **颅根**，起自延髓外侧，以 3~6 条根纤维发出。

　　在颈静脉孔区靠近硬脑膜孔的位置，副神经的两个神经根与第Ⅸ对脑神经和第Ⅹ对脑神经汇合，并自该孔内侧穿出。副神经的脊髓根与颈丛的分支一起支配胸锁乳突肌和斜方肌。

　　副神经的颅根支配咽部肌肉运动，并在较小程度上支配喉部肌肉运动（▶图 7.37）。

7.6.3　第Ⅹ对神经

　　第Ⅹ对脑神经即**迷走神经**（▶图 3.1D、▶图 3.9A、▶图 3.10A、▶图 4.1C、▶图 4.3A、▶图 4.7A、▶图 6.4B、▶图 6.6B），沿延髓外侧缘以 10~18 条细神经纤维发出。它走行至颈静脉孔上方硬脑膜孔段的脑池内长度约为 1.5cm[333]。迷走神经传入外耳道的一小部分和咽部味蕾的感觉，同时包含胸腔和上腹部脏器黏膜的内脏传入纤维。它还具有运动神经纤维，支配绝大部分喉部肌肉和部分咽肌（▶图7.37）。迷走神经作为主要的副交感神经，支配胸腔、上腹脏器和位于Cannon-Böhm点以上的肠道。

7.6.4 第Ⅸ对脑神经

第Ⅸ对脑神经即**舌咽神经**（▶图3.1D、▶图3.9A、▶图3.10A、▶图4.1C、▶图4.3A、▶图6.5B），与迷走神经具有相似的形态学特点：自延髓外侧发出，自颅底的颈静脉孔出颅。舌咽神经也支配初级鳃区，包括腭咽黏膜和舌后1/3的味蕾，同时提供腮腺和部分咽肌的副交感神经支配。

7.6.5 第Ⅷ对脑神经

第Ⅷ对脑神经即**前庭蜗神经**（又称听神经；▶图3.1D、▶图3.9A、▶图3.10A、▶图4.1C、▶图4.4A、▶图5.5、▶图5.37、▶图7.3D、▶图7.4）由两个不同的部分组成：一个支配前庭系统，另一个支配听觉系统。神经的传入纤维穿过内听道，延髓外侧缘邻近脑桥处汇入。前庭蜗神经的脑池内长度约为1.4cm[333]。

7.6.6 第Ⅶ对脑神经

第Ⅶ对脑神经即**面神经**，与中间神经一起自脑干的脑桥和延髓之间发出（▶图3.1D、▶图3.9A、▶图3.10A、▶图4.1C、▶图4.4A、▶图7.3G）。中间神经是一条非常细的神经束，平行于第Ⅶ对脑神经主干下方走行。第Ⅶ对脑神经在内听道内位于前庭蜗神经的上方和前方（▶图7.4），从其起点到内听道孔段的长度约为1.6cm[333]。

中间神经的感觉神经纤维支配舌前2/3的味蕾，副交感神经纤维支配泪腺、鼻咽部腺体、舌下腺和下颌下腺。面神经主要是运动神经，支配面部表情、镫骨和部分舌骨上肌（▶图7.37）。

临床要点

在1/3的个体中，小脑前下动脉在紧贴面神经处形成血管环，可能压迫面神经并引起半侧面肌痉挛[270, 473, 506]。

7.6.7 第Ⅵ、Ⅳ和Ⅲ对脑神经

外展神经（Ⅵ）、滑车神经（Ⅳ）和动眼神经（Ⅲ）支配眼外肌：

外展神经（▶图3.1D、▶图3.8A、▶图3.9A、▶图4.1C、▶图4.2A、▶图4.3A、▶图5.5、▶图6.7B）有94%通过脑桥与延髓之间的沟自脑干基底面发出，有6%从桥延沟的上缘自脑桥的下部发出[642]。穿过桥前池于颞骨岩部顶点的内侧基底侧、自斜坡的硬脑膜穿出（▶图5.5、▶图6.9B）。外展神经的脑池内长度为1.5cm[333]。

外展神经继续走行于Dorello管内，穿过基底静脉丛，自外侧壁进入海绵窦。随后经眶上裂穿出颅中窝，支配外侧直肌。外展神经麻痹可导致会聚性斜视。

滑车神经（▶图3.10A、▶图4.4A、▶图6.11B、▶图6.12B）是唯一的自脑干后方出颅的脑神经，紧贴顶盖下丘下方穿出中脑。它穿过中脑周围的脑池，在小脑幕切迹与后床突的连接处穿过硬脑膜。滑车神经通常在后床突下方约1cm处进入硬脑膜。滑车神经沿着海绵窦顶部走行，穿过眶上裂进入眼眶。它支配上斜肌，使眼球向下和向外侧旋转。滑车神经麻痹时，拮抗肌使眼球向上和向内侧旋转。

动眼神经（▶图3.1C、▶图3.7A、

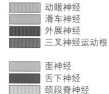

动眼神经
滑车神经
外展神经
三叉神经运动根

面神经
舌下神经
颈段脊神经

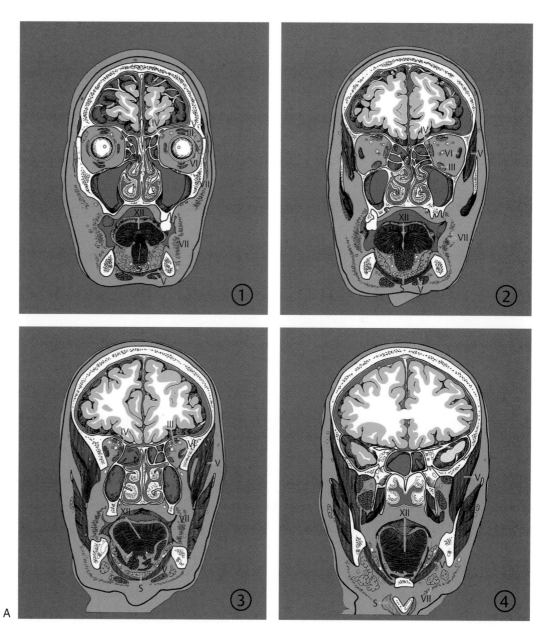

A

图 7.37 **头颈部肌群的神经支配**。由脑神经（Ⅲ、Ⅳ、Ⅴ、Ⅵ、Ⅶ、Ⅸ、Ⅹ、Ⅺ、Ⅻ）/ 颈段脊神经（S）支配肌群的冠状位切面序列图，圈码序号表示相应切面的编号（▶图 3.1）

图 7.37A 第 1~4 个切面

▶图 3.8A、▶图 4.1C、▶图 4.2A、▶图 4.3A、▶图 6.11B、▶图 6.12B）是支配眼外肌最粗的一支神经，支配其余 4 块眼外肌和上睑提肌。它还发出副交感神经纤维至瞳孔括约肌和睫状肌。动眼神经从脚间窝发出，

横行穿过脚间池，在小脑上动脉和小脑后动脉之间向海绵窦走行。走行于海绵窦的外侧壁，并经眶上裂穿出颅中窝。

7.6.8 第Ⅴ对脑神经

第Ⅴ对脑神经即**三叉神经**（▶图 3.8A、

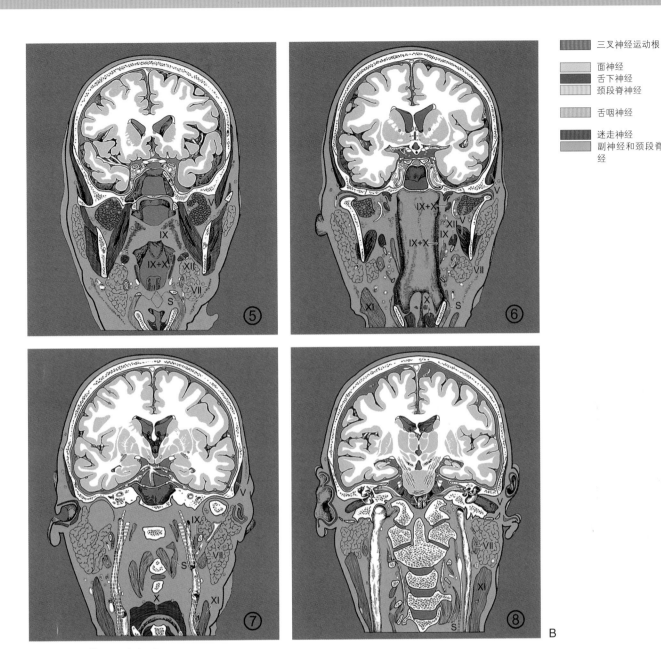

三叉神经运动根

面神经
舌下神经
颈段脊神经

舌咽神经

迷走神经
副神经和颈段脊神经

图 7.37B　第 5~8 个切面

►图 3.8B、►图 3.9A、►图 3.9B、►图 4.1C、►图 4.3A、►图 4.4A、►图 4.4D、►图 5.5、►图 6.8B、►图 6.9B、►图 6.10B、►图 6.10D）自脑桥的外侧面穿出脑干[101]。它通过硬脑膜孔出颅后窝，进入颅中窝的

三叉神经腔（Meckel 腔），其为一个内衬蛛网膜的扁平状硬脑膜囊。三叉神经节（►图 3.7A、►图 4.4A、►图 6.8B）位于 Meckel 腔内，含有三叉神经感觉根的假单极神经元。在神经节远端，三叉神经分成

三叉神经运动根

面神经
颈段脊神经

副神经和颈段脊
神经

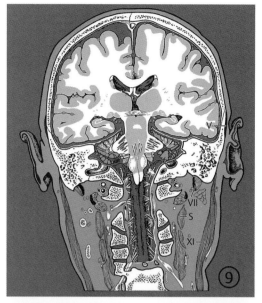
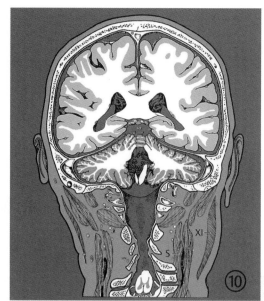
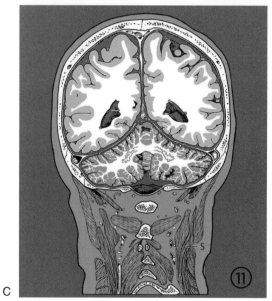
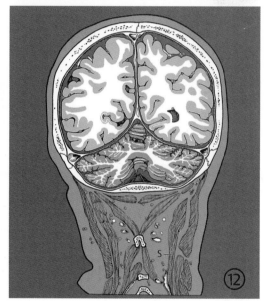

C

图 7.37C　第 9~12 个切面

3 个大的分支，即眼神经、上颌神经和下颌神经，分别经眶上裂（►图 3.5C、►图 3.5D、►图 4.1B、►图 5.35）、圆孔（►图 3.18、►图 4.10、►图 5.34）和卵圆孔（►图 4.11、►图 5.17A、►图 5.32）穿出颅中窝。三叉神经的大部分纤维传递来自面部皮肤、结膜/角膜、鼻黏膜、口腔黏膜以及牙齿的传入信号。来自咀嚼肌肌梭的传入纤维在三叉神经系统中具有特异性传递方式（参见►第 10.1.3 节）。三叉神经的运动纤维位于三叉神经束的内侧部分，不进入三叉神经节而向下颌神经方向走行。这些纤维支配咀嚼肌、鼓膜张肌和大部分口底肌（►图 7.37）。

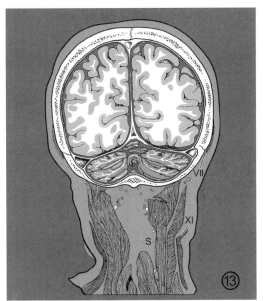
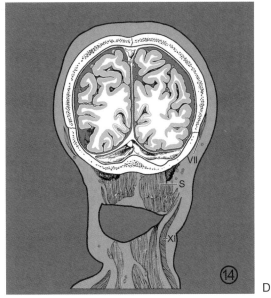

面神经
颈段脊神经

副神经和颈段脊神
经

图 7.37D　第 13~14 个切面

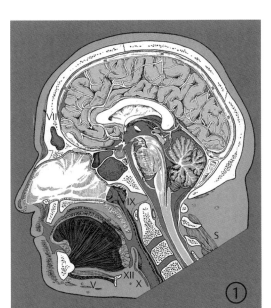
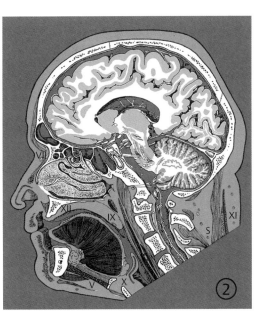

三叉神经运动根

面神经
舌下神经
颈段脊神经

舌咽神经

迷走神经
副神经和颈段脊神
经

图 7.38　头颈部肌群的神经支配。由脑神经（Ⅲ、Ⅳ、Ⅴ、Ⅵ、Ⅶ、Ⅸ、Ⅹ、Ⅺ、Ⅻ）/ 颈段脊神经（S）
支配肌群的矢状位切面序列图，圈码序号表示相应切面的编号（▶图 4.1）
图 7.38A　第 1~2 个切面

动眼神经
外展神经
三叉神经运动根

面神经
舌下神经
颈段脊神经

舌咽神经

迷走神经
副神经和颈段脊
神经

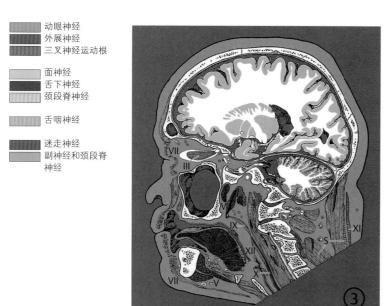
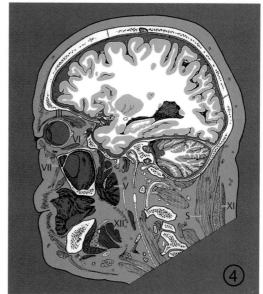
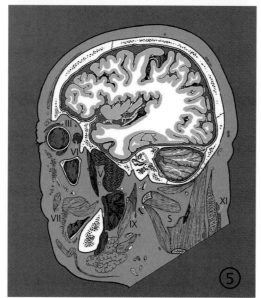
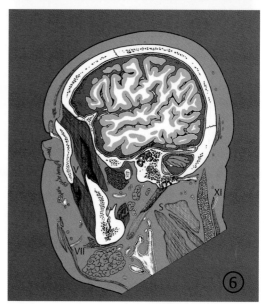

图 7.38B 第 3~6 个切面

临床要点

神经外科医生在临床中发现三叉神经可能被小脑上动脉压迫，从而导致三叉神经痛[269, 271, 506]。

7.6.9 第 II 对脑神经

第 II 对脑神经即**视神经**（▶图 3.1C、▶图 3.5A、▶图 3.5B、▶图 3.6A、▶图 3.6B、▶图 3.6D、▶图 4.2A、▶图 4.3A、

▶图 4.3B、▶图 5.17、▶图 5.19、▶图 6.11B、▶图 6.1B）经视神经管进入颅中窝[101]，其局部解剖见视觉系统部分（参见▶第 10.6 节）。

7.6.10 第 I 对脑神经

第 I 对脑神经即**嗅神经**通过筛板进入颅前窝，具体描述见嗅觉系统部分（参见▶第 10.7 节）。

临床要点

脑神经综合征：

脑神经的局部解剖，它们之间及与颅底其他结构之间的关系，与周围血管和大脑不同部分之间的关系，都具有临床意义。多个脑神经同时出现病变可以提示病变的位置，可能为累及颅底或脑实质的炎症或肿瘤。Garcin 综合征的特点是出现颅底同侧脑神经受累引起的症状，有时只有单侧第 Ⅴ 和 Ⅶ ～ Ⅻ 对脑神经受累。

颈静脉孔综合征，包括舌咽神经受累出现的感觉障碍，常伴有舌咽神经痛、软腭轻瘫、迷走神经损害伴声带麻痹，以及副神经和舌下神经单侧麻痹。

如前所述，由于延髓压迫和后组脑神经麻痹引起的对侧偏瘫称为 Vernet 综合征。

桥小脑角综合征是由第 Ⅴ、Ⅶ、Ⅷ 对脑神经病变引起的。可能出现单侧听力和前庭功能障碍、周围性面瘫、感觉障碍和（或）面部疼痛。更严重的病变可引起小脑受累，导致同侧共济失调和眼球震颤，有时也可出现外展神经麻痹。

Gradenigo 综合征或颞骨岩尖综合征的特点是外展神经单侧麻痹和三叉神经受累，引起感觉障碍或面部疼痛，特别是前额部疼痛。严重病变可能导致周围性面瘫。

海绵窦综合征涉及 3 支支配眼部的神经，即第 Ⅲ、Ⅳ 和 Ⅵ 对脑神经，以及三叉神经异常。

眶上裂综合征除 3 支眼神经外，还累及三叉神经第 1 支。

单侧头痛，特别是颞部头痛，以及非搏动性突眼可能提示"蝶骨翼综合征"，最常见的病因是位于此区域的脑膜瘤。

眶尖综合征由视神经与第 Ⅲ、Ⅳ 和 Ⅵ 对脑神经以及第 Ⅴ 对脑神经的第 1 支同时受累导致。主要症状是视神经萎缩引起的视力损害。

嗅沟综合征最先表现为单侧嗅觉缺失，最终进展至双侧嗅觉缺失。病变也可能影响视神经，导致视野缺损或失明。大型和晚期占位性病变如脑膜瘤，通常表现为额叶综合征，出现相应的精神病理表现。

导致这些脑神经综合征的颅底病变在早期并不一定能在 CT 上显示出来。必要时还需要薄层 CT 扫描、重建、特殊的骨窗（高分辨率技术）和静脉或鞘内注射造影剂以更好地显示病变。病变通常在 MRI 上比 CT 上更早检出，但也可能需要薄层扫描、静脉注射造影剂和脂肪抑制等方法。MRI 对颅底病变的早期诊断优于 CT。如 ▶ 第 2.4 节所述，两种诊断方法联用可提高诊断准确性。

7.7　大脑的分区

大脑可分为两部分（▶ 图 7.39、▶ 图 7.40、▶ 图 7.41、▶ 图 7.42、▶ 图 7.43、▶ 图 7.44）：

- 脑干和小脑。
- 前脑。

延髓、脑桥和中脑按解剖学术语统称为脑干。3 对小脑脚连接小脑和脑干。前脑进一步分为间脑和端脑。如本书前言中所述，脑干纵轴（Meynert 轴）和前脑纵轴（Forel 轴）形成 110°~120° 的钝角。Meynert 轴与第四脑室底呈切线方向，而 Forel 轴从端脑的额极延伸至枕极。在体外固定（参见 ▶ 第 1.3 节）的大脑中测量

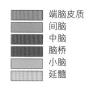

端脑皮质
间脑
中脑
脑桥
小脑
延髓

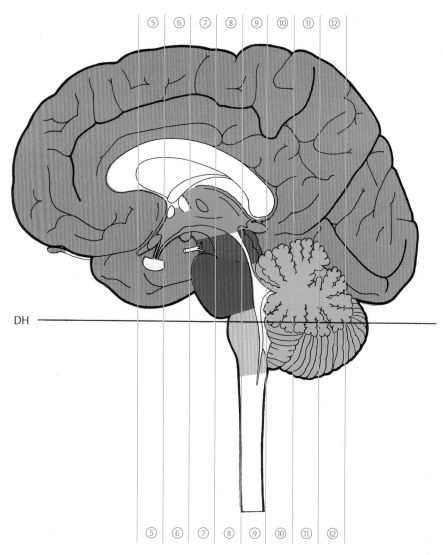

图 7.39　大脑切面图。大脑冠状位切面的内侧面观（▶图 3.1C）。胼胝体、前连合、穹隆、嗅束、垂体和动眼神经用白色显示。技术参数见▶第 12 章。DH= German 平面

的两轴之间的角度通常与在体内测量的角度不同。

　　▶图 7.39 显示了冠状位切面的位置。▶图 7.40 显示了冠状位上的各个切面。矢状位切面的位置如▶图 7.41 所示，▶图

7.42 显示了矢状位上大脑各部分的概况。

　　▶图 7.43 显示了前后连合切面（轴位）的位置。▶图 7.44 显示了这些切面上大脑的分区。

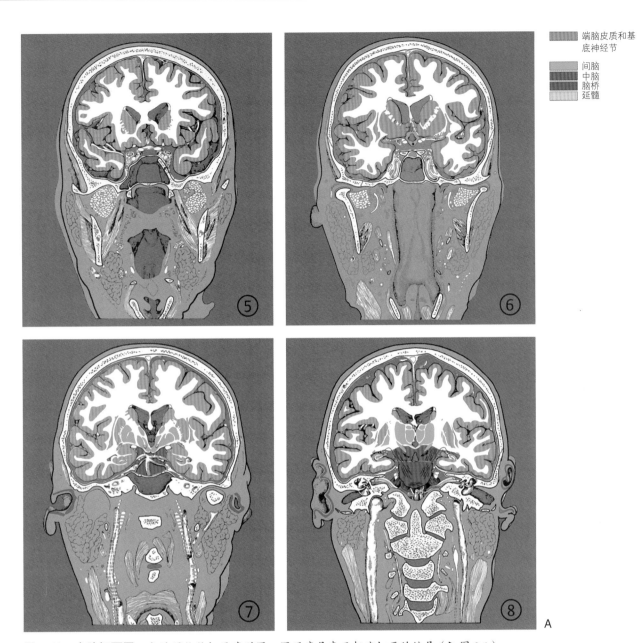

端脑皮质和基底神经节

间脑
中脑
脑桥
延髓

A

图 7.40　**大脑切面图**。大脑冠状位切面序列图。圈码序号表示相应切面的编号（▶图 3.1）

图 7.40A　第 5~8 个切面

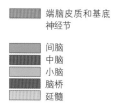

端脑皮质和基底
神经节

间脑
中脑
小脑
脑桥
延髓

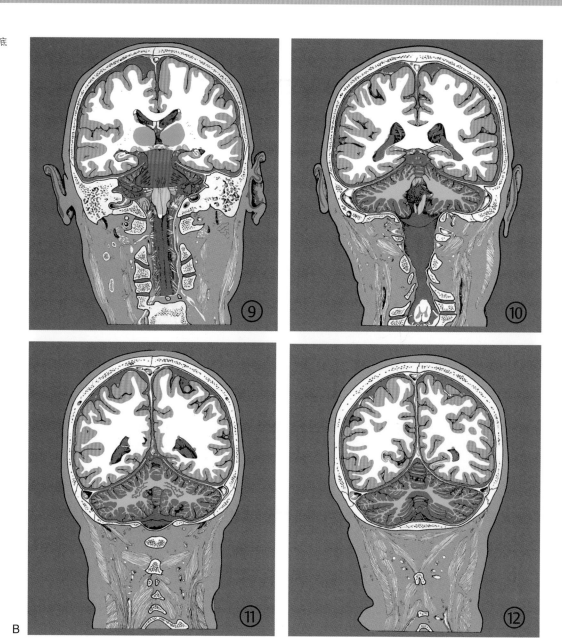

B

图 7.40B　第 9~12 个切面

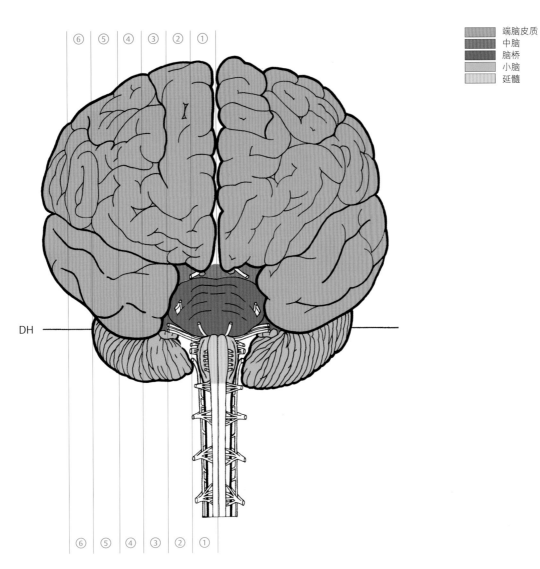

⑥ ⑤ ④ ③ ② ①

端脑皮质
中脑
脑桥
小脑
延髓

DH

⑥ ⑤ ④ ③ ② ①

图 7.41　大脑切面图。 大脑的冠状位和脊髓的矢状位切面。矢状位切面的编号同 ▶图 4.1C。技术参数见 ▶第 12 章。DH=German 平面

端脑皮质和基底
神经节

间脑
中脑
脑桥
小脑
延髓

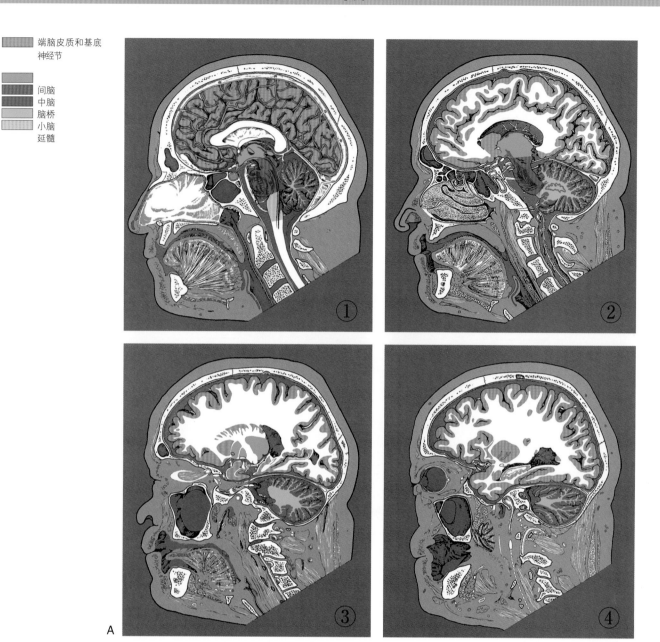

A

图 7.42　大脑切面图。大脑矢状位切面序列图。胼胝体、前连合和穹隆用白色显示。圈码序号表
示相应切面的编号（▶图 3.1）

图 7.42A　第 1~4 个切面

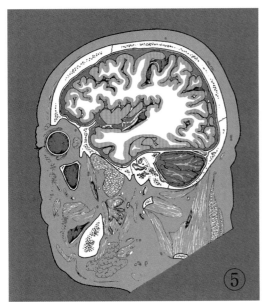 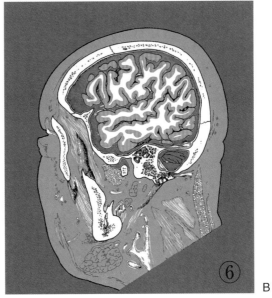

端脑皮质
小脑

图 7.42B　第 5~6 个切面

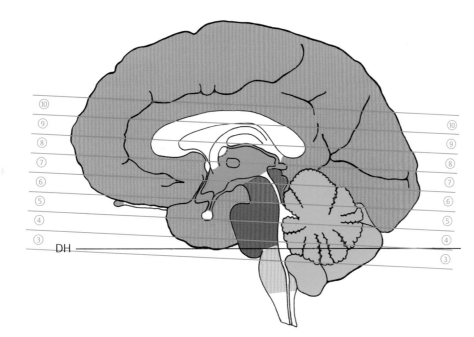 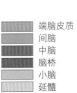

端脑皮质
间脑
中脑
脑桥
小脑
延髓

图 7.43　大脑切面图。大脑的前后连合线切面内侧面观（▶图 5.1C）。胼胝体、前连合、穹隆、嗅束和垂体用白色显示。技术参数见▶第 12 章。DH=German 平面

端脑皮质和基底
神经节

间脑
中脑
脑桥
小脑
延髓

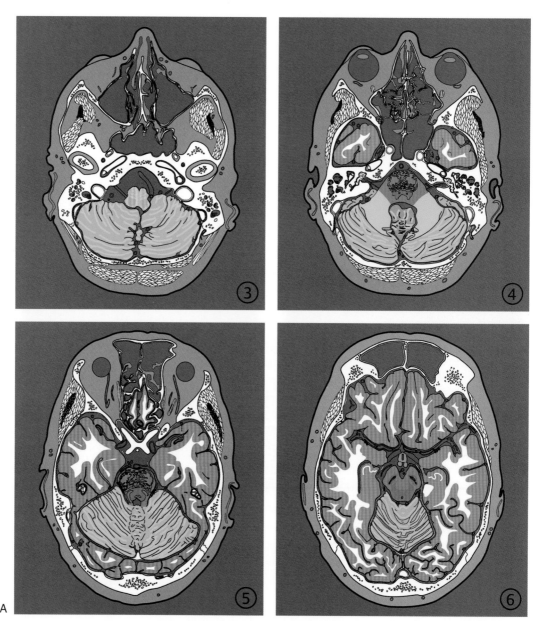

A

图 7.44　**大脑切面图。**大脑的前后连合线切面序列图。圈码序号表示相应切面的编号（▶图 5.1）

图 7.44A　第 3~6 个切面

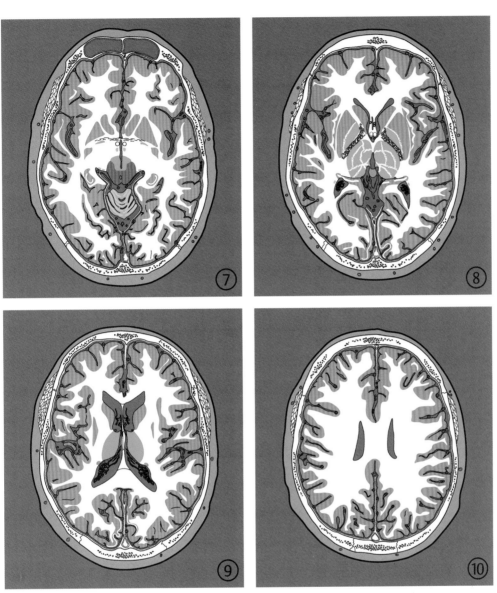

端脑皮质和基底神经节

间脑
中脑
小脑

图 7.44B　第 7~10 个切面

7.7.1 延髓和脑桥

外 观

延 髓

延髓（▶图7.39、▶图7.40、▶图7.41、▶图7.42、▶图7.43、▶图7.44）是大脑分区中的一小部分，体积约为7mL，其在脊髓和脑桥之间的基底表面上长度为2~2.5cm，而其下横切面的面积为1cm²。

前正中裂在延髓前部继续延伸至脊髓。前正中裂两侧的凸起区域代表锥体束（▶图4.1C、▶图6.4B、▶图6.4C、▶图6.7B），而锥体束通路及其交叉（参见▶第10.8.1节）位于前正中裂深处。橄榄位于锥体的外侧并含有下橄榄核。背柱核在延髓背侧上形成小隆起，即薄束和楔束结节。

沿小脑脚分离小脑（▶图6.1B、▶图6.2A）并打开第四脑室后，可见延髓背侧的其他部分。第四脑室底由菱形窝构成。第四脑室在其下方末端连接至脊髓中央管（▶图4.2A、▶图6.4B）。一个小的横向褶皱即闩（▶图4.2A、▶图4.2B、▶图6.3、▶图6.5B、▶图6.5C）形成菱形窝的下界，延髓以此处分为上（开放）和下（闭合）两部分[338]：

● **闭合部分**：这部分延髓在横切面上呈梨形。锥体位于前正中裂旁侧（▶图6.4B）。薄束和楔束核在中央管（▶图6.4B）后方呈向外凸起（▶图6.4B）。

● **开放部分**：在延髓开放部分的后方可见菱形窝底（▶图6.6A、▶图6.7B），由于下橄榄核的凸起，菱形窝壁呈双凸状（▶图6.6B）。

延髓闭合部分和开放部分之间的过渡带位于闩水平（▶图6.5B）。

第XII对脑神经以12~16条根丝自延髓的锥体至橄榄核之间发出（▶图6.1、▶

图6.4B、▶图6.5B、▶图6.6B），而第IX、X和XI对脑神经沿延橄榄核后方的延髓外侧壁出颅（▶图6.5B、▶图6.6B）。第VII和VIII对脑神经在延髓和脑桥交界处的外侧出颅（▶图6.1、▶图6.7B、▶图6.8B，用虚线表示）。在94%的个体中，第VI对脑神经在脑髓和脑桥之间的脑干前方出颅（▶图3.1D、▶图3.9A、▶图5.5、▶图6.1、▶图6.7B）。

脑 桥

脑桥的前部宽度几乎是延髓上段的两倍，其上边界由中脑的大脑脚形成。两个小脑中脚起源于脑桥的侧面（▶图6.1B、▶图10.36A）。延髓一直延伸到脑桥，在菱形窝底部没有明显的分界。菱形窝底部的正中沟即后正中沟（▶图6.6B）也连续地从延髓延伸至脑桥。

脑桥的横切面可分为3个部分，即下部、中部和上部[388]：

● 脑桥下部为与延髓的交界至三叉神经入口以下水平。菱形窝底构成其后壁，向中脑导水管延伸变窄。第四脑室在脑桥下形成成对的后凹（▶图6.8B），向外侧环绕蚓结节（X；▶图3.1C、▶图4.2A、▶图4.2B、▶图6.8B、▶图6.8C、▶图6.9B）。绒球（H X；▶图3.1D、▶图3.10A、▶图6.7A、▶图6.7B、▶图6.8B）位于小脑中脚外侧的桥小脑池内（▶图6.8B），因其椭圆形外形和由此产生的部分容积效应，可能会被误认为肿瘤[388]。

● 脑桥**中部**在CT和MR上可以三叉神经出颅处辨识（▶图6.10D）。第V对脑神经从桥小脑池（▶图5.20、▶图6.8、▶图6.10B）进入颅中窝的三叉神经池。

● 脑桥**上部**以成对的小脑上脚为标志（▶图6.11B、▶图7.55），位于脑桥后方并中断了相邻中脑周围脑池的连续性。第四脑室狭窄的上半部分位于小脑上脚之间。

在以上 3 个垂直分布的轴位切面上均可识别脑桥的前部和后部：

● 脑桥**前部**，包含中继核和脑桥核（▶图 6.8B、▶图 6.9B、▶图 6.10B、▶图 6.11B）。桥小脑纤维从脑桥核走行至小脑。

● 脑桥**后部**是**被盖**，向下与延髓的被盖融合。

内部结构

延髓被盖和脑桥中可见**第 V ~ XII对脑神经核的局部解剖和功能排列**（▶图 6.2）。

脑神经传入核位于外侧，传出核位于菱形窝底内侧。传入核终末和传出核起始以一个发育不良的沟分隔。▶图 6.2A 右侧为传入核终末，左侧为传出神经的运动核。

传入核终末属于三叉（参见▶第 10.1.3 节）、前庭（参见▶第 10.4 节）、听觉（参见▶第 10.5 节）和味觉（参见▶第 10.2 节）系统。

传递同侧面部痛温觉通路的**传入核**是三叉神经脊束核的尾端部分（▶图 6.4B、▶图 6.5B），它从延髓的闩（▶图 4.2A）延伸至脊髓的颈 3 节段。

三叉神经的机械感受器冲动主要传递至脑桥中部三叉神经的主要感觉核（▶图 6.2、▶图 6.9B）。

主要来自咀嚼肌肌梭的冲动传递至三叉神经中脑核（▶图 6.2、▶图 6.9B、▶图 6.10B、▶图 6.11B、▶图 6.12B、▶图 6.13B），其自脑桥中部一直向上延伸至中脑。

前庭核自延髓的上部延伸至接近脑桥的中部（▶图 6.2A、▶图 6.7B、▶图 6.8B、▶图 6.9B）。

听神经的感觉核即耳蜗核（▶图 6.2A、▶图 6.7B）位于延髓上部，邻近第四脑室侧孔。味觉纤维感觉核即孤束核（▶图 6.2、▶图 6.5B、▶图 6.6B）自延髓闭合与开放部分之间的过渡区延伸至接近延髓上缘。

第 XII、XI、X、IX、VII、VI、IV 对脑神经的运动神经元以及第 X、IX、VII 对脑神经的内脏传出神经细胞位于**传出核内**：

● **舌下神经核**（▶图 6.2、▶图 6.5B、▶图 6.6B）：由一个 10mm 长的细胞柱组成，自菱形窝的下部延伸至延髓的闭合部分。其轴突以根纤维在下橄榄核前方穿出延髓，并成束形成第 XII 对脑神经，支配舌肌。

● **疑核**（▶图 6.2、▶图 6.5B、▶图 6.6B、▶图 6.7B）：长 16mm，主要位于延髓上部，紧邻下橄榄核后方。它发出第 IX、X、XI 对脑神经的运动纤维，支配部分咽肌、喉肌和食管，以及部分胸锁乳突肌和斜方肌。

● **面神经核**（▶图 6.2、▶图 6.8B、▶图 6.9B）：4mm 长（沿 Meynert 轴），面神经核位于脑桥下部、外展神经核前方。其纤维环绕外展神经核形成面神经内膝（▶图 6.2B、▶图 6.9B）。面神经核发出轴突支配面部表情肌、镫骨肌和部分舌骨上肌。

● **三叉神经运动核**（▶图 6.2、▶图 6.9B）：长约 4mm，位于脑桥中部，与其发出的轴突一起构成三叉神经运动根，支配咀嚼肌、口底肌和鼓膜张肌。

以下为**内脏传出核**：

● **迷走神经后（背）核**（▶图 6.2、▶图 6.5B、▶图 6.6B）：主要位于菱形窝下部，其纤维组成支配胸腹腔内脏的迷走神经副交感部分。迷走神经后核也是第 IX 和 X 对脑神经传入纤维的终末核。

● **下泌涎核**（▶图 6.2、▶图 10.43A）：位于延髓上部，其神经元发出支配腮腺的副交感神经纤维。

● **上泌涎核**（▶图6.2、▶图10.43A）：位于脑桥下部，其副交感分泌纤维支配泪腺、下颌下腺和舌下腺，以及鼻黏膜和口腔黏膜的腺体。

网状结构

网状结构是一个由位于延髓和脑桥由大小神经细胞组成的疏松网状系统，可分为3个界限不明确的纵向区域[248]：

● **中央区**，包含中缝核（从下到上编号为B1~B8），其中可见5-羟色胺和其他神经递质。这些核可粗略地划分为5-羟色胺能神经细胞（参见▶第11.2节）。脑桥视觉中心即旁正中脑桥网状结构位于脑桥中央（▶图6.10B、▶图6.11B）。

● **内侧区**，包含许多大神经细胞，其轴突大多包含一个长的上升支和一个长的下降支，其间有多个突触连接。

● **外侧区**，主要由具有连接功能的小神经细胞组成。

网状结构由多突触连接，与传入和传出通路以及毗邻传入通路的自主神经系统相汇合。动物体内刺激网状结构可将个体从睡眠中唤醒。循环和呼吸的调节中心也位于网状结构中。

下橄榄系统

下橄榄核及其两个副橄榄核是延髓开放部分最显著的核群（▶图3.10A、▶图6.5B、▶图6.6B、▶图6.7B）。下橄榄核长15mm，延伸至延髓闭合部分上部。这些核类似于一个有明显折叠壁、开口指向内侧的袋子，它们是与小脑相连的中继中心，接收来自脊髓、中脑、端脑运动皮质和基底节的信号。橄榄系统主要作为连接小脑的中继站。

> **临床要点**
>
> 位于Guillian-Mollaret三角的病变导致橄榄核肥大性变性，MRI可见显著变化。Guillian-Mollaret三角由同侧红核和下橄榄核以中央被盖束（红核橄榄纤维）相连，以及对侧齿状核，通过小脑下脚（齿状核橄榄束）与下橄榄核连接，通过小脑上脚（齿状核红核束）与红核连接。齿状核/小脑上脚的损害可累及对侧中央被盖束，导致同侧肥厚性橄榄核变性，并常可见双侧变性[210,213,448]。

化学递质神经元

利用组织化学技术识别神经递质，下列单胺能神经元群主要存在于网状结构中，部分在延髓和脑桥内：

● 去甲肾上腺素能细胞群[A1~A7；由于黑色素的存在，蓝斑是最明显的一组图（▶图6.10B、▶图6.11B）]。

● 位于延髓上部的肾上腺素能细胞群。

● 5-羟色胺能细胞群（B1~B8；见上文）。

● 胆碱能细胞群。

● 含有神经肽的细胞群。

传导通路

前外侧（参见▶第10.1.1节）、内侧丘系（参见▶第10.1.2节）、三叉神经（参见▶第10.1.3节）、味觉（参见▶第10.2节）、前庭（参见▶第10.4节）和听觉系统（参见▶第10.5节）的上行通路，以及运动（参见▶第10.8节）和小脑（参见▶第10.9节）系统的下行通路，穿过延髓和脑桥。

与MRI相比，在CT上显示延髓和脑桥的切面与眶上-枕下平面斜行成角，这样得到的切面与传统神经解剖学教材中的横切面相比，在前方更靠上，在后方更靠下 [75,115,147,281,315,363,424,446,472,484,517,535,623]。

临床要点

延髓和脑桥的病变常累及脑神经核及核间的相互联系，以及与脊髓、小脑和大脑联系的纤维。在大脑或基底节与脊髓之间，传入和传出通路通常同时受累。小病灶导致同侧后组脑神经障碍、对侧肢体轻瘫 / 感觉障碍。临床症状通常有助于定位诊断和区分脑干综合征的类型。文献中没有对各种综合征的统一描述，临床上也很少见到其最典型的形式。Wallenberg 综合征是最常见的综合征之一，表现为急性起病的旋转性眩晕、呕吐和声音嘶哑。体格检查可见眼球震颤、同侧 Horner 综合征、三叉神经功能障碍、腭咽轻瘫和四肢偏瘫。可出现对侧肢体的分离性感觉丧失（痛温觉）。延髓和脑桥的广泛病变可导致延髓麻痹和四肢瘫痪。CT 上的骨伪影干扰了大部分脑干下部小病灶的显示。MRI 是显示脑梗死、多发性硬化病灶和脑干小肿瘤的首选方法。如果不使用特定的序列，新鲜出血可能会被漏诊或误诊。

7.7.2　小　脑

外　观

小脑由蚓部和两个半球组成（▶图 7.39、▶图 7.44、▶图 10.34、▶图 10.35）。小脑前叶、后叶以原裂分开（▶图 3.1C、▶图 4.2A、▶图 4.2B、▶图 5.7、▶图 6.3、▶图 6.9A、▶图 6.10A、▶图 6.11A）。小脑小叶在正中平面最易识别，因为原裂的曲面仅在正中面上呈大致垂直方向，在旁正中平面为斜向。

蚓部（而非半球）呈现出典型的树样结构（小脑活树），在山顶（Ⅳ 和 Ⅴ）和山坡（Ⅵ）之间有原裂的深裂纹（▶图 10.34A）。前叶位于上轴面，对应于其前叶的命名，位于后叶前面（▶图 10.35）。矢状面上可见后叶的大部位于前叶下方（▶图 10.34）。

绒球（H X）（▶图 3.10A、▶图 5.1D、▶图 6.7A、▶图 6.7C、▶图 6.8B、▶图 10.34B）和蚓结节（X；▶图 6.3、▶图 6.8B、▶图 6.9B、▶图 10.34A）形成绒球小结叶，与后叶以后外侧裂分隔（▶表 7.1）。

3 个成对的小脑脚连接小脑和脑干：

- 小脑下脚（▶图 10.36A）连接延髓。
- 小脑中脚（▶图 10.36A）连接脑桥。
- 小脑上脚（▶图 10.36A）连接中脑。

利用 PET 和 fMRI 可对小脑小叶的功能和局部解剖进行描绘，并对每个小叶的功能进行分配。小叶的历史命名没有反映出其功能或发育。Larseil 提出了一套清晰易懂的小脑字母数字命名法（▶表 7.1）[340]，并于 1998 年被解剖学术语委员会认可为小脑的另一套命名法。

蚓部已按脑地形图顺序用罗马数字编号。在右半小脑的正中切面上（▶图 4.2A），蚓部的大多组成部分由括号中的这些数字表示，并以顺时针方向排列。字母 H 被放在半球相应部分的前面，如 "中央小叶翼（H Ⅱ，H Ⅲ）" 或 "绒球（H X）"。表 7.1 中列出了带有字母数字缩写的命名，并用于 PET 和 fMRI 检查中 [522]。

内部结构

小脑有一层很薄的灰质，厚度约为 1mm。成对的小脑核位于白质，从外侧到内侧依次为：

表 7.1　Larseil 用数字和字母数字缩写命名小脑蚓部、叶和小叶

脑叶	蚓部	半球
小脑前叶	·舌叶（Ⅰ）	·中央小叶翼（HⅡ，HⅢ）
	·中央小叶（Ⅱ、Ⅲ）	·前方形小叶（H、Ⅳ、HⅤ）
	·山顶（Ⅳ、Ⅴ）	
原裂		
小脑后叶	·山坡（Ⅵ）	·后方形小叶（HⅥ）
	·蚓叶（ⅦA）	·上、下半月小叶（HⅦA）
	·蚓结节（ⅦB）	·薄小叶（HⅦB）
	·蚓锥体（Ⅷ）	·二腹小叶（HⅧ）
	·蚓垂（Ⅸ）	·小脑扁桃体（H1Ⅹ）
后外侧裂		
绒球小结叶	·蚓部小结（Ⅹ）	·绒球（HⅩ）

- 齿状核。
- 前中间核（栓状核）。
- 后中间核（球状核）。
- 顶核。

小脑的传入和传出通路描述详见小脑系统部分（参见▶第10.9节）。

局部解剖

小脑占了幕下区大部分，男性小脑的平均体积为150mL，女性为135mL[498, 611]。与延髓和脑桥相比，小脑在幕下区所占的主体位置在▶图7.40、▶图7.42和▶图7.44中非常明显。小脑扁桃体（HⅨ）向下延伸，最远至颅后窝（▶图3.1C、▶图4.1C、▶图4.2A，▶图4.2B、▶图5.3、▶图6.4B）。后叶位于扁桃体上方。绒球（HⅩ；▶图5.1D、▶图6.7C、▶图6.8B）位于桥小脑池内（▶图6.8B、▶图6.10B、▶图7.9B、▶图7.12A）。前叶位于轴位切面的最上方（▶图5.8、▶图5.25、▶图10.34、▶图10.35）。

临床要点

小脑病变的特点是肌协同失调（共济失调）、步态异常、肌张力降低、平衡和语言障碍。由于前庭信号传导受损，因此蚓部和绒球的病变导致平衡障碍以及躯干和步态共济失调。小脑半球外侧区病变导致同侧肢体共济失调、意向性震颤和轮替运动障碍。眼球震颤也是常见的小脑症状。CT上的骨伪影会影响图像质量。因此，MRI对该区域的检测更具优势，特别是结合矢状位和冠状位成像，能进一步提高诊断准确率。Arnold-Chiari综合征的特征是延长的舌状小脑扁桃体向尾端下降，凸入椎管方向。

7.7.3　中　脑

外　观

中脑（▶图7.39、▶图7.40、▶图7.41、▶图7.42、▶图7.43、▶图7.44）是大脑的一小部分，向后方长度约2cm，前方约1.5cm，体积约10mL。

中脑后表面由顶盖（四叠体）构成。

上丘（▶图 3.1C、▶图 4.2A、▶图 4.2B、▶图 6.13B、▶图 6.13C）比下丘更宽且高（▶图 3.1C、▶图 4.2A、▶图 4.2B、▶图 5.23、▶图 6.12B、▶图 6.12C）。作为唯一的从脑干后部发出的脑神经，第Ⅳ对脑神经在下丘正下方出颅（▶图 6.1B），绕向前方走行，穿过眼眶到达上斜肌。

中脑前表面可见成对的向前凸起的大脑脚（▶图 6.12A、▶图 6.12C、▶图 6.13B），围绕着脚间窝（▶图 6.12B）和脚间池（▶图 6.12C）。第Ⅲ对脑神经（▶图 4.2A、▶图 4.2B、▶图 6.1A、▶图 6.12B）自脚间窝中穿出，支配眼外肌核和眼内肌。

内部结构

基于导水管方向，中脑在轴位上由以下 3 个平面组成：

- 顶盖（四叠体）位于后方。
- 中脑被盖位于中央。
- 大脑脚位于下方。

导水管以上凸弧形的走行方向连接第三脑室和第四脑室。

中脑的轴位切面需垂直于导水管，因此彼此间并不平行。对中脑部分的连续组织切片沿导水管的上轴或下轴位平面均可进行。因此，中脑的轴位切面影像具有很大的变异性[75,115,147,281,315,363,424,446,472,517,623]。根据对解剖和 CT 的研究，中脑在 CT 上的切面最好沿听眦平面进行，以此方法获得的图像与沿听眶平面获得的图像相比能更好地显示中脑的解剖。此外，在沿听眦平面扫描的图像上可以更清楚地看到脚间池、环池和四叠体池，以及周围血管和神经。MRI 上脑结构和脑池的成像不受伪影干扰，因此对中脑的评估具有特别的优势。MR 附加的矢状位图像，加上原本的轴位图像更有助于定位定向。

中脑顶盖（▶图 4.2D）是一个有 4 个凸起的薄层板状结构。下丘是听觉系统中继站，而上丘是视觉反射中继站。较短的顶盖延髓束和较长的顶盖脊髓束自此区域向下走行至脑干和脊髓中的运动神经元。

中脑被盖含有第Ⅲ和第Ⅳ对脑神经的运动核（▶图 6.2、▶图 6.12B、▶图 6.13B）。动眼神经副交感核即 Edinger-Westphal 核（▶图 10.43A）位于被盖内侧和最上方，支配瞳孔括约肌和睫状肌。第Ⅲ对脑神经根向下穿过红核，自脚间窝出颅。第Ⅳ对脑神经的运动核位于第Ⅲ对脑神经核的下方。

滑车神经根向后走行、交叉并于下丘下方自中脑发出（▶图 6.2、▶图 612B）。这些运动核的后外侧是三叉神经中脑核，在三叉神经系统部分已经进行了描述（参见▶第 10.1.3 节）。网状结构形成被盖的框架，其结构和功能已在延髓和脑桥部分描述。红核和黑质位于中脑被盖内，是基底节的组成部分（参见▶第 10.8.2）。这两个核团中的铁含量在 MRI 成像中有典型的磁敏感效应。红核（▶图 7.45）呈短椭球状，由纵向走行的纤维包裹（▶图 6.13B）。

红核毗连小脑上脚下方，在前方与丘脑底核以一层大约 2mm 宽的纤维层隔开（▶图 7.45）。红核的主要部分由小细胞组成，只有约 1mm 的下盖含有大细胞，包含不到 300 个细胞。黑质是位于中脑基底部的一块神经细胞板（▶图 5.7、▶图 6.12B、▶图 6.13B、▶图 7.45），由含有黑色素的色素细胞构成，因此呈特征性的黑色。多巴胺能神经元（A9）存在于黑质中，其轴突延伸至纹状体。这些黑质纹状体神经元将在多巴胺能神经元部分详述（参见▶第 11.1.1 节）。

成对的**大脑脚**位于中脑的基底部，仅包含来自新皮质的下行传导束。从内侧到外侧有：

- 额桥束（▶图 6.12B、▶图 6.13B）。
- 皮质核束（▶图 6.12B、▶图 6.13B）。
- 锥体束或皮质脊髓束（▶图 6.12B、▶图 6.13B、▶图 7.55）。
- 枕颞桥束（▶图 6.12B、▶图 6.13B）。

脑桥束属于小脑系统（参见▶第 10.9 节），而皮质脊核束和皮质脊髓束是锥体系统的一部分（参见▶第 10.8.1 节）。上行传导束通过中脑的被盖。内侧丘系（▶图 6.9、▶图 6.13B）位于红核的后外侧（▶图 6.13B、▶图 7.45）。

内侧丘系构成同名的内侧丘系系统（参见▶第 10.1.2 节），紧邻前外侧和三叉神经系统纤维。外侧丘系（▶图 6.12B）是听觉系统的一部分（参见▶第 10.5 节），止于下丘（▶图 6.12B）。

临床要点

中脑功能障碍表现为特征性凝视麻痹，第Ⅲ或Ⅳ对脑神经支配的眼肌功能障碍，共济失调，偶有震颤。中脑网状结构和中脑上部结构损伤，以及中脑和间脑交界区损伤，可导致无动性缄默。这些疾病往往源于创伤。

7.7.4 间脑和垂体

间 脑

外 观

间脑（▶图 7.39、▶图 7.40、▶图 7.41、▶图 7.42、▶图 7.43、▶图 7.44）环绕第三脑室，以中脑和端脑为边界，由纤维束穿过的核团区组成。

由于前述的 Forel 轴在新皮质演化过程中的变换，人类间脑的核团区呈现出新的局部解剖位置。关于多数间脑核团区的描绘，最初是在新皮质没有高度发育的低等哺乳动物中进行的，但在比较人类神经解剖学中保留了它们的命名。因此，描述人类间脑像"腹"和"背"亚核的位置是相对于 Forel 轴而言，因此与解剖学中其他部分关于方向的描述有所不同。这种命名上的不一致在平面上眶上 – 枕下平面的前脑图解中尤为明显，在后者中"腹侧或背侧"的解剖位置很容易由头骨的额（前）和枕（后）部分辨识。

在前后连合线平面上的间脑图示自下而上排列，首先只描绘下丘脑及其漏斗（▶图 4.2A、▶图 4.2B、▶图 5.1C、▶图 5.6A、▶图 5.6B、▶图 5.21、▶图 6.11B）。第二幅图描绘下丘脑（▶图 5.7）和终板（▶图 5.7）。随后的图示描绘了下丘脑（▶图 5.8）、部分丘脑、后丘脑（▶图 5.8）和苍白球（▶图 5.8、▶图 5.9A、▶图 5.9B）。下一个层面描绘了丘脑亚核、缰核（▶图 5.9A、▶图 5.9B）及苍白球（▶图 5.9A、▶图 5.9B）。最后即最上层平面仅描绘丘脑（▶图 5.10A、▶图 5.10B）。

内部结构

间脑按从下到上的顺序大致分为以下几个部分：

- 下丘脑。
- 底丘脑。
- 后丘脑。
- 丘脑。
- 上丘脑。

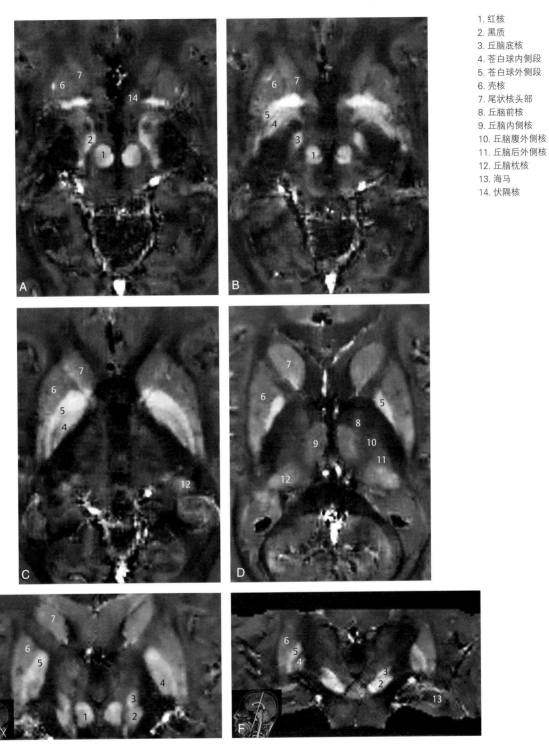

1. 红核
2. 黑质
3. 丘脑底核
4. 苍白球内侧段
5. 苍白球外侧段
6. 壳核
7. 尾状核头部
8. 丘脑前核
9. 丘脑内侧核
10. 丘脑腹外侧核
11. 丘脑后外侧核
12. 丘脑枕核
13. 海马
14. 伏隔核

图 7.45　中脑和上方邻近的深部核团。QSM-MRI 图例。轴位切面沿前后连合线平面方向排列，从下到上依次显示（A~D）。技术参数见 ▶ 第 12 章

图 7.45A　轴下切面

图 7.45B　邻近 ▶ 图 7.45A 且位于其更上方的切面

图 7.45C　邻近 ▶ 图 7.45B 且位于其更上方的切面

图 7.45D　邻近 ▶ 图 7.45C 且位于其更上方的切面

图 7.45E　沿红核 / 齿状核排列方向的切面，这个方向可以显示丘脑底核和红核的亚核

图 7.45F　垂直于前后连合线重建的切面

下丘脑

下丘脑构成间脑的基底部（►图5.7、►图5.8、►图6.3、►图6.12B、►图6.13B），并环绕着**第三脑室**漏斗状的下半部分，后者向下延伸入漏斗隐窝。漏斗连接下丘脑和垂体。下丘脑在前方紧邻终板（►图3.1C、►图4.2A、►图5.7、►图6.13B）和**前连合**（►图3.1C、►图4.2A、►图4.2B、►图5.8）。视交叉位于下丘脑下方（►图3.1C、►图3.6A、►图4.2A、►图4.2B、►图4.2D、►图5.1C、►图5.6A、►图5.6B、►图6.3、►图6.12B）。灰结节和乳头体位于漏斗后方（►图3.1C、►图3.8A、►图4.2A、►图4.2B、►图5.1C、►图6.3、►图6.12B）。下丘脑沟是第三脑室外侧壁上的一个凹槽，它标志着丘脑和下丘脑之间的边界。下丘脑向外侧延伸至丘脑底核（►图7.45）。

下丘脑在形态和功能上**与垂体密切相关**。神经内分泌细胞的轴突纤维从下丘脑经漏斗进入神经垂体即垂体后叶。

这些神经内分泌细胞产生垂体后叶激素，即催产素和血管升压素，下丘脑－神经垂体轴的损伤会导致尿崩症。腺垂体即垂体前叶通过垂体门脉系统与下丘脑相连。下丘脑－漏斗系统产生的物质可刺激垂体前叶激素的释放（释放因子或释放素），或可抑制垂体激素分泌（抑制因子或抑制素）。该系统由结节漏斗多巴胺能系统调控（参见►第11.1.1节）。

根据神经纤维髓鞘化的程度，下丘脑可分为以下区域：

● **弱髓鞘化下丘脑**：由下丘脑－神经垂体系统、下丘脑－漏斗系统的神经细胞和非垂体神经细胞组成。非垂体神经细胞主要位于下丘脑外侧区，控制自主神经功能，如体温调节、饮食、睡眠和情绪行为。

● **强髓鞘化下丘脑**：乳头体的核群属于此区，在形态学和功能上与边缘系统密切相关（参见►第10.11节）。

底丘脑

底丘脑位于间脑的外侧，但不毗邻第三脑室壁。丘脑底核、苍白球和未定带构成底丘脑。底丘脑在前连合切面系列的第7层（►图10.30），位于乳头体后方、内囊后肢后内侧。**丘脑底核**呈透镜状，在大体解剖上可识别（►图3.9A、►图3.9B、►图4.3A、►图7.45）。苍白球位于丘脑底核附近、内囊外侧（►图3.8A、►图3.8B、►图3.9A、►图3.9B、►图4.4A、►图5.8、►图5.9A、►图5.9B、►图7.45）。

外侧苍白球与壳核之间以一薄层纤维即外侧髓板相隔，并在下方毗邻无名质和嗅觉区。苍白球是基底神经节的一部分（参见►第10.8.2节），参与运动功能。**未定带**是中脑网状结构的延续，由位于丘脑底核上方的一薄层细胞组成，邻近两个富含髓鞘的区域（Forel区 H1 和 H2）。

后丘脑

后丘脑由**内侧膝状体**（►图3.10A、►图4.4A、►图5.8）和**外侧膝状体**（►图3.10A、►图5.8）组成，二者均位于丘脑后方。

内侧膝状体是听觉系统的中继核（参见►第10.5节），外侧膝状体是视觉系统的中继核（参见►第10.6节）。

丘　脑

丘脑是由许多核区组成的卵圆形聚集体，其尖端朝向室间孔（Monro孔；►图3.1C、►图3.8A、►图3.8B、►图5.1C、►图5.9A、►图5.9B、►图7.8B、►图7.10A），内表面毗邻第三脑室，外表面连接内囊后肢（▶图 3.9A、▶图 3.9B、▶图 4.4A、▶图 4.4B、▶图 5.9A、▶图 5.9B、▶图 5.24）。丘脑的后区（图 3.10A、▶图 3.10B、▶图 4.3A、4.3B、▶图 5.9A、▶图 5.9B、▶图 7.45）被称为丘脑枕。两侧丘脑通常由神经胶质细胞组成的窄行丘脑间连合相连（图 3.1C、▶图 4.2A、▶图 4.2B、▶图 5.1C、▶图 6.3）。在胚胎期，丘脑上部的一条被称为"附着板"的窄条合并至侧脑室中央部的底部。在▶图 5.10A、▶图 5.10B(别处无说明)中，它位于丘脑切面正上方。尾状核位于丘脑的外侧和上方（▶图 3.8D、▶图 3.9A、▶图 3.9B、▶图 3.10A、▶图 3.10B、▶图 4.4A、▶图 4.4B、▶图 4.4D、▶图 5.8、▶图 5.23）。丘脑纹状体上静脉和终纹位于这两个核区之间的沟内（▶图 3.7C、▶图 3.7D、▶图 3.9C、▶图 3.10C、▶图 3.10D、▶图 5.10A、▶图 5.10B）。

丘脑的核群被**有髓纤维层**分成若干组。在前方，**丘脑前核**由两个纤维层分隔（▶图 3.8A、▶图 5.9A、▶图 5.9B、▶图 7.45）。这些核大部分是边缘系统的中继站（参见▶第 10.11 节）。内侧板标志着丘脑内侧核的边界（▶图 3.9A、▶图 3.9B、▶图 4.3A、▶图 4.3B、▶图 5.9A、▶图 5.9B、▶图 7.45），丘脑内侧核与端脑额叶有向皮质和离皮质联系。本章只描述在丘脑的几个外侧核中对神经功能系统特别重要的核。通常我们只说单方向的传导束，丘脑核包含丘脑皮质纤维和皮质板纤维，在一些中继核上可行立体定向手术。临床上使用的同义词[514]目前已添加至国际命名后面的括号中。腹外侧核（▶图 3.9A、▶图 3.9B、▶图 5.9A、▶图 5.9B、▶图 7.45）与位于额叶中央沟前的 4 区相连。腹外侧核的前部接受来自苍白球的传入纤维，而后部接受来自小脑的传入纤维。

腹后外侧核（旧称腹尾外侧核；▶图 4.4A、▶图 4.4B、▶图 10.1、▶图 10.3）是前外侧系统和内侧丘系的中继核。**腹后内侧核**（旧称腹尾内侧核；▶图 10.6、▶图 10.7B、▶图 10.8B）紧邻腹后外侧核。腹后内侧核是三叉神经系统的中继核（参见▶第 10.1.3 节），并向中央后回传递躯体定位投射。腹后外侧核和腹后内侧核是丘脑的特殊核，与外周躯体和大脑皮质的特定区域有点对点的联系。

因此，这种中继系统不同于非特异性核，后者扩散到端脑的大片区域。髓板内核属于这些非特异性丘脑核，更多内容见上行网状系统（参见▶第 10.3 节）。**丘脑枕**（▶图 7.45）传递听觉和视觉信号，并投射到端脑的次级皮质区。

上丘脑

上丘脑由位于第三脑室顶部的结构组成，包括：

- 第三脑室脉络丛。
- 丘脑髓纹。
- **缰核**（▶图 5.9A、▶图 5.9B、▶图 10.39）。
- 松果腺（松果体；▶图 3.1C、▶图 3.11A、▶图 4.2A、▶图 4.2B、▶图 5.9A、▶图 5.9B、▶图 5.25、▶图 6.3）。

紧邻上丘的正前方是连接中脑核群的**后连合**（▶图 3.1C、▶图 3.10A、▶图 3.10B、▶图 4.2A、▶图 4.2B、▶图 5.1C、▶图 6.3）。松果体长约 1cm，位于顶盖上并附着于间脑顶。大约 10% 的学龄期儿童中可见松果体石（脑砂）。超过 50% 的年龄＞25 岁的个体在 CT 上可见松果体钙化[628]，是松果体的影像学标志。

临床意义

间脑损伤会导致特征性的功能紊乱，在特定病例中可用于定位诊断。

临床要点

体温／水平衡的"中枢性"失调提示下丘脑或下丘脑—神经垂体功能障碍。交感神经或副交感神经等自主神经功能的严重损害也是下丘脑功能紊乱的特征性表现。底丘脑通过苍白球与基底节密切相关，该区域的病变可引起对侧偏瘫，最常见的病因是血管性病变。丘脑的各种功能紊乱取决于其解剖和功能。它不仅接收外部和本体感受的传入冲动[149]，并且作为视觉和听觉传导通路的中继站，负责对传入通路的信号进行整合与协调。病变可引起对侧浅感觉（特别是温度觉）和深感觉障碍。随着躁动性舞蹈样动作的进展，进而可能发生偏侧共济失调和不自主运动。自发性疼痛和痛觉过敏也可见于对侧。丘脑疾病通常因血管疾病引起，肿瘤很少引起完全性丘脑综合征。内侧膝状体的单侧损伤由于听觉通路的双侧互联而无临床表现，而外侧膝状体的单侧损伤则导致对侧视野缺损，包括同向性偏盲。

垂 体

垂体是一个内分泌器官，在解剖学和功能上与下丘脑相关。它呈豆状，平均重0.7g，位于蝶骨体的垂体窝内。腺体在上方以硬脑膜反折，即鞍膈与颅腔分隔，鞍膈有一个小的开口供漏斗通过。垂体分为两部分：

- 腺垂体，前叶（▶图 6.10B）。
- 神经垂体，后叶（▶图 6.10B）。

腺垂体或前叶进一步分为远侧部、结节部和中间部，其中远侧部最大。结节部环绕垂体柄，中间部分毗邻神经垂体。腺垂体通过促性腺激素控制其他内分泌腺的活动。通过电子显微镜和免疫组织化学方法可对腺垂体中的细胞含有的激素进行鉴定：

- 生长激素细胞 [生长激素（growth hormone, GH）=STH]。
- 促甲状腺激素细胞 [促甲状腺激素 =thyrotropic hormome（TSH）]。
- 催乳素细胞 [催乳素 =prolactin（PRL）]。
- 促肾上腺皮质激素细胞 [促肾上腺皮质激素 =adrenocorticotropic hormone (ACTH)]。
- 促性腺细胞 [卵泡刺激素 =follicular stimulating hormone（FSH），黄体生成激素 =luteinizing hormone（LH）]。

促黑素和促脂素是由中间部的内分泌细胞产生的。

神经垂体分为以下两个部分：

- 漏斗、漏斗柄。
- 垂体后叶。

神经垂体不产生激素，它储存并释放由下丘脑神经细胞的轴突运输来的激素。

供应**垂体**的动脉包括：

- 来自颈内动脉的垂体上动脉。
- 来自 Willis 环的垂体下动脉。

垂体上、下动脉可直接供应垂体，也可通过垂体柄周围形成的毛细血管丛供应垂体。血液随后进入一条或两条通向腺垂体的静脉（门静脉），分支（再次）形成毛细血管（**垂体的门脉系统**）。下丘脑调节性神经激素通过这些漏斗血管运输到它们的靶器官，即腺垂体。

7.7.5　端脑

外观

端脑（▶图 7.39、▶图 7.40、▶图 7.41、▶图 7.42、▶图 7.43、▶图 7.44）是大脑最大的部分（超过大脑总重量的 80%，平均体积超过 1 000mL），叠覆于间脑和脑干的大部分。端脑与小脑之间有一个深的横向沟，即容纳小脑幕的大脑横裂。大脑纵裂延伸至胼胝体，将端脑分为两个半球，其间由连续的硬脑膜隔（大脑镰）隔开（▶图 3.2A、▶图 3.2B、▶图 3.4A、▶图 3.4B、▶图 3.8A、▶图 3.8B、▶图 3.15A、▶图 3.15B、▶图 5.8、▶图 5.29）。两个半球朝向正中面的表面称为"大脑内侧面"，并在半球的上缘与外侧面相连。人类大脑半球的外侧面完全由新皮质组成，其表面积在进化过程中由于脑回和脑沟的发育而增加。每个半球分为 4 个脑叶和脑岛，嗅球和嗅束位于额叶下面，属于嗅觉系统（参见▶第 10.7 节）。

内部结构

端脑由灰质和白质组成。**灰质含有神经细胞**，由端脑核和大脑皮质组成。白质含有神经纤维，它们传递传入和传出信号，并促进端脑不同区域之间的信息处理和整合。每个半球都有一个侧脑室，通过室间孔与第三脑室相连。

端脑核

端脑（或大脑）核位于侧脑室侧面。新皮质的上行纤维和下行纤维束将这些核团分为以下几组：

● 尾状核（▶图 3.6A、▶图 3.6B、▶图 3.8A、▶图 3.8B、▶图 3.10A、▶图 3.10B、▶图 4.3A、▶图 4.3B、▶图 4.4A、▶图 4.4B、▶图 4.5A、▶图 4.5B、▶图 5.8、▶图 5.9A、▶图 5.9B、▶图 5.22、▶图 7.45）。

● 壳核（▶图 3.7A、▶图 3.9A、▶图 3.9B、▶图 4.4A、▶图 4.4B、▶图 4.5A、▶图 4.5B、▶图 5.8、▶图 5.22、▶图 7.45）。

● 屏状体（▶图 3.6B、▶图 3.7A、▶图 3.7B、▶图 3.8A、▶图 3.8B、▶图 4.5A、▶图 5.9A、▶图 5.9B、▶图 5.9、▶图 5.23）。

● 杏仁体（▶图 3.8A、▶图 3.8B、▶图 4.5A、▶图 4.5B、▶图 5.6A、▶图 5.6B、▶图 5.21）。

● 隔核（旧称正中隔；▶图 10.39）。

在大脑皮质的进化过程中，**尾状核**呈逗号状。其头部是沿侧脑室额角外侧壁相对较大的隆起，体部像尾巴一样向后方延伸，在侧脑室枕角的顶部转向前方。新皮质的纤维束将尾状核与壳核分开，除了位于前基底部的区域（纹状体底部；▶图 3.6D）。尾状核和壳核的神经细胞在形态和功能上都相似，因此这两个结构并称为**纹状体**，具有重要的运动功能（参见▶第 10.8.2 节）。**壳核**呈贝壳状结构，位于外囊内侧，间脑的苍白球位于壳核的凹陷内。在局部解剖上，壳核和苍白球组成豆状核，但是这两个核区的神经细胞却有显著差异。**屏状核**是位于壳核外侧的小盘状结构，外围是外囊和最外囊。**杏仁体**位于侧脑室颞角的内侧，其中一部分属于嗅觉系统（参见▶第 10.7 节），其余部分属于边缘系统（参见▶第 10.11 节）。隔核（旧称正中隔）是位于前连合和穹隆柱前方的一个核区，属于边缘系统（参见▶第 10.11 节）。

大脑皮质

大脑皮质包围着端脑或大脑，是一层 2~5mm 厚的灰质，男性的灰质体积为 600mL，女性为 540mL，因此灰质具有显著的性别差异。大脑皮质分为 4 个脑叶和

额叶
顶叶
枕叶
颞叶

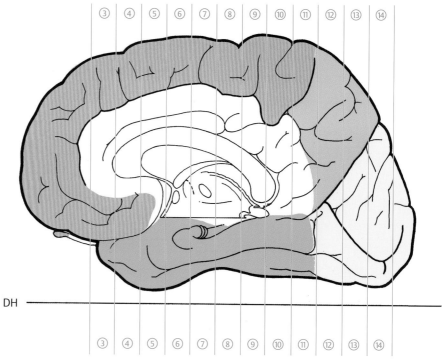

A

图 7.46 脑叶。技术参数见▶第 12 章。DH=German 平面

图 7.46A 额叶、顶叶、枕叶和颞叶边界沿冠状位切片的内侧面观。扣带回、终板旁回和胼胝体下区未包括在任何脑叶内

位置较深的脑岛（▶图 7.46、▶图 7.47、▶图 7.48、▶图 7.49、▶图 7.50）：

- 额叶皮质。
- 顶叶皮质。
- 枕叶皮质。
- 颞叶皮质。
- 岛叶皮质。

各个脑叶间仅部分由脑沟分开（▶图 7.51）[436]。

中央沟（▶图 3.1D、▶图 3.9A、▶图 3.9B、▶图 3.10A、▶图 3.10B、▶图 4.1D、▶图 4.6A、▶图 4.6B、▶图 5.10A、▶图 5.10B、▶图 5.12、▶图 5.14、▶图 5.27、▶图 5.29、▶图 7.51、▶图 7.56）位于左右半球的外侧面上，构成额叶和顶叶的分界，自上缘向外侧沟方向呈两条曲线状延伸。上曲线构成所谓的"手结（Knob）"边界（▶图 5.14、▶图 5.29、▶图 7.52、▶图 7.52A），表现为向后的凸起和向前的凹陷[231, 578, 641]。中央沟在 3D 图像中清

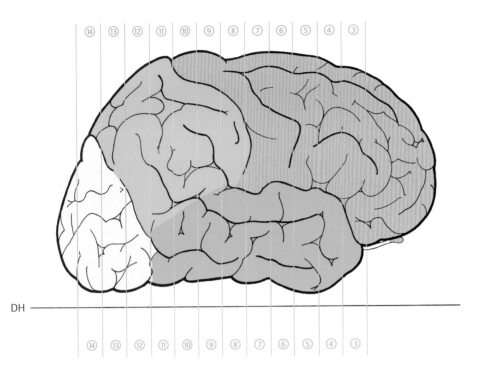

额叶
顶叶
枕叶
颞叶

图 7.46B 额叶、顶叶、枕叶和颞叶边界沿冠状位切片的外侧面观

晰可见（▶图 7.51）。中央沟与正中矢状面和前后连合线平面的不同倾斜角可借助 PC、红蓝眼镜和 CD-ROM 来显示[313]。

外侧沟（▶图 3.6A、▶图 3.6B、▶图 3.8A、▶图 3.8B、▶图 3.11A、▶图 3.11B、▶图 4.6A、▶图 4.6B、▶图 5.7、▶图 5.23、▶图 7.51）构成颞叶和额叶之间的边界，向大脑深部延伸至脑岛，并在一小段上分隔颞叶和顶叶。在左右大脑半球的内侧面上，**顶枕沟**（▶图 3.1C、▶图 3.13A、▶

图 3.13B、▶图 3.15A、▶图 3.15B、▶图 4.2A、▶图 4.2B、▶图 4.3A、▶图 4.3B、▶图 5.9A、▶图 5.9B、▶图 5.11、▶图 5.27）将顶叶和枕叶分开。在左右大脑半球外侧面，顶叶、枕叶和颞叶相互融合，没有明显的边界。

额叶皮质

额叶外侧面有 3 个由不完全脑沟分隔开的弓形脑回：

● **额上回**（▶图 3.1D、▶图 3.2A、▶

额叶皮质

颞叶皮质

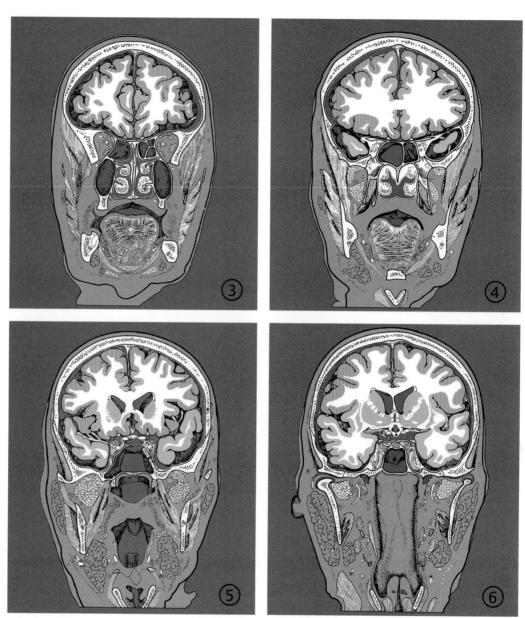

A

图 7.47 额叶、顶叶、枕叶和颞叶皮质的冠状位切面序列图。岛叶皮质、扣带回、胼胝体下区和终板旁回未包含在任何脑叶内。圈码序号表示相应切面的编号

图 7.47A 第 3~6 个切面

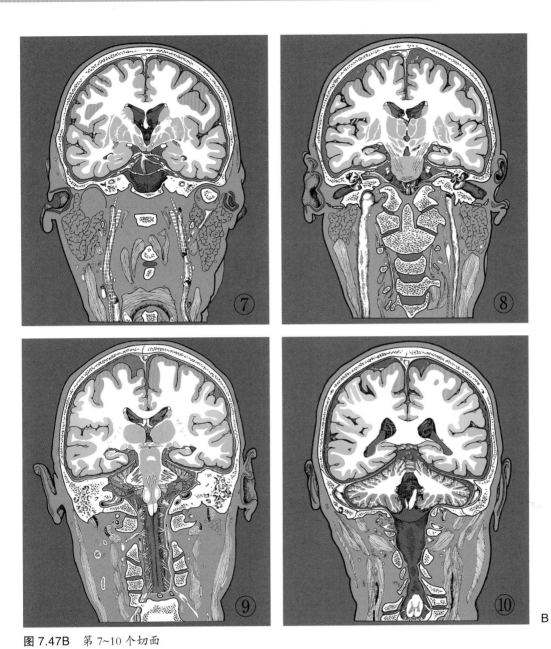

额叶皮质

颞叶皮质

顶叶皮质

图 7.47B　第 7~10 个切面

B

额叶皮质
颞叶皮质
顶叶皮质
枕叶皮质

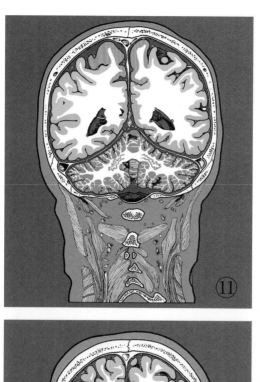

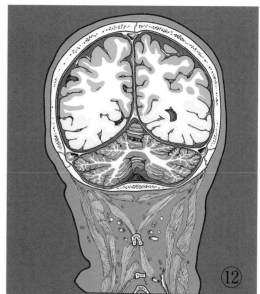

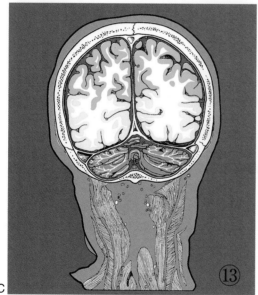

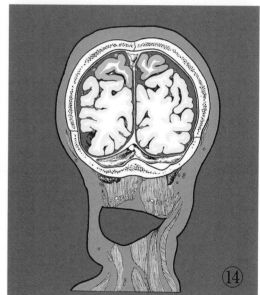

C

图 7.47C 第 11~14 个切面

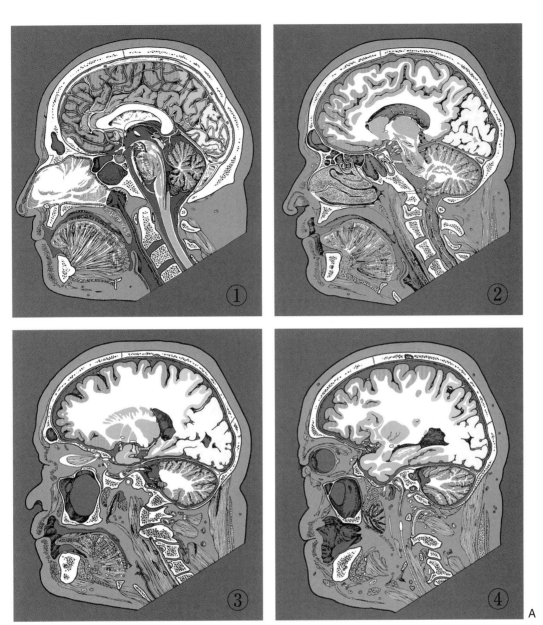

额叶皮质

顶叶皮质

枕叶皮质

颞叶皮质

A

图 7.48　额叶、顶叶、枕叶和颞叶皮质的矢状位切面序列图。 岛叶皮质、扣带回、胼胝体下区和终板旁回未包含在任何脑叶内。圈码序号表示相应切面的编号（▶图 4.1）

**图 7.48A　** 第 1~4 个切面

额叶皮质
顶叶皮质
枕叶皮质
颞叶皮质

B

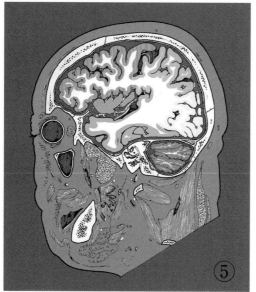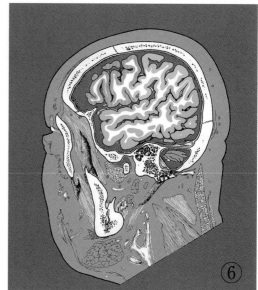

图 7.48B　第 5~6 个切面

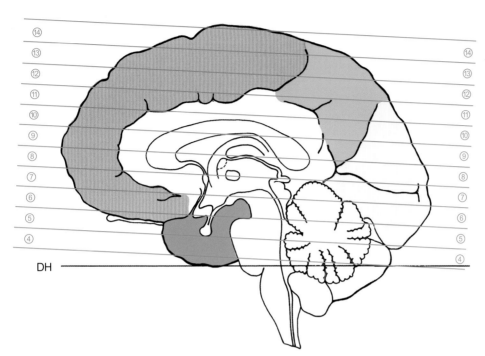

A

图 7.49　额叶、顶叶、枕叶和颞叶的边界。技术参数见▶第 12 章。DH＝German 平面

图 7.49A　大脑沿前后连合线平面切片的内侧面观。扣带回、终板旁回和胼胝体下区未包含在任何脑叶内

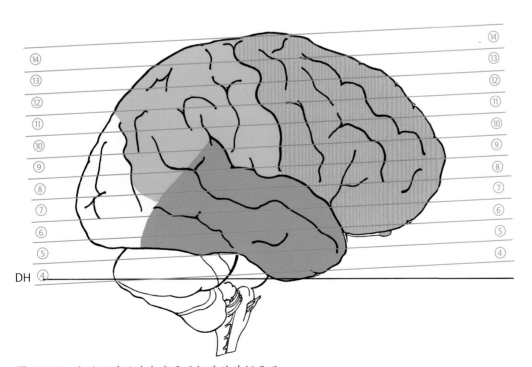

B

图 7.49B　大脑沿前后连合线平面切片的外侧面观

额叶皮质

枕叶皮质

颞叶皮质

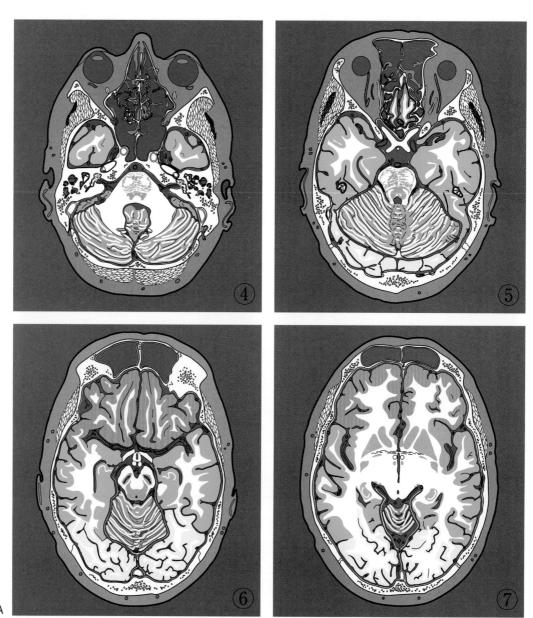

A

图 7.50　额叶、顶叶、枕叶和颞叶皮质的前后连合线切面序列图。岛叶皮质、扣带回、胼胝体下区和终板旁回未包含在任何脑叶内。圈码序号表示相应切面的编号（▶图 5.1）

图 7.50A　第 4~7 个切面

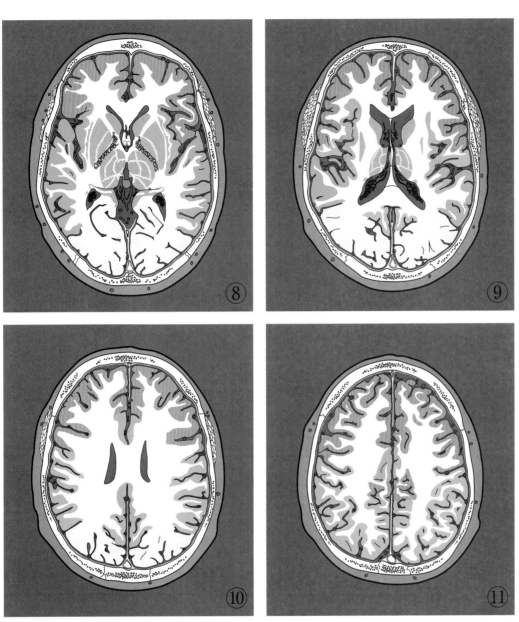

额叶皮质
顶叶皮质
枕叶皮质
颞叶皮质

图 7.50B 第 8~11 个切面

额叶皮质
顶叶皮质

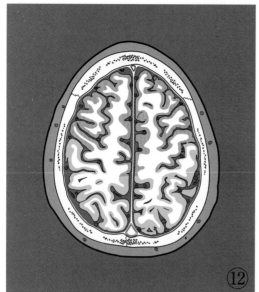

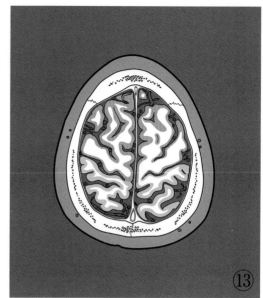

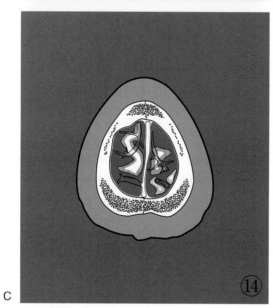

C

图 7.50C 第 12~14 个切面

图 3.2B、▶图 3.3A、▶图 3.3B、▶图 3.6A、
3.6B、▶图 3.9A、▶图 3.9B、▶图 4.1C、
▶图 4.3A、▶图 4.3B、▶图 5.8、▶图 5.11、
▶图 5.21、▶图 5.24、▶图 5.28）。

　　● 额中回（▶图 3.1D、▶图 3.2A、▶
图 3.2B、▶图 3.6A、▶图 3.6B、▶图 3.8A、
▶图 3.8B、▶图 4.1C、▶图 4.5A、▶图 4.5B、
▶图 5.8、▶图 5.12、▶图 5.23、▶图 5.26、

▶图 5.28、▶图 10.25A）。

　　● 额下回（▶图 3.1D、▶图 3.3A、▶
图 3.3B、▶图 3.6A、▶图 3.6B、▶图 3.7A、
▶图 4.1C、▶图 4.1D、▶图 4.6A、▶图
4.6B、▶图 4.6D、▶图 5.7、▶图 5.10A、
▶图 5.10B）。

　　额叶下回被外侧沟的两个分支进一步
分隔。

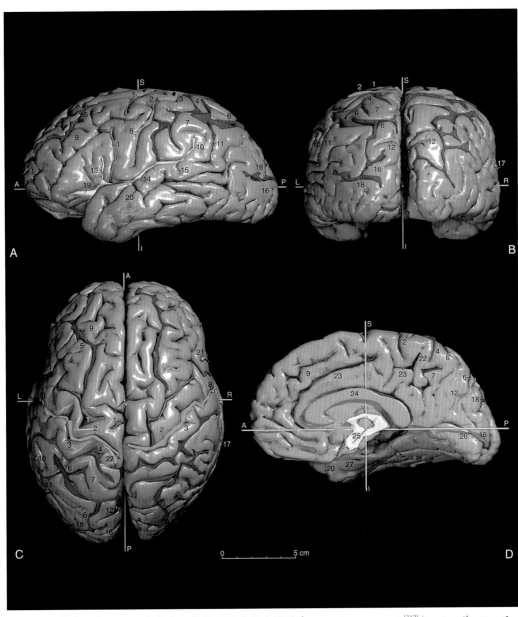

1. 中央前沟
2. 中央沟
3. 中央沟上膝
4. 中央后沟
5. 额上沟
6. 顶间沟
7. 顶叶
8. 中央沟下膝
9. 额叶
10. 外侧沟后升支
11. 第一中间沟
12. 顶枕沟
13. 外侧沟升支
14. 外侧沟后支
15. 外侧沟后降支
16. 枕叶
17. 外侧裂
18. 枕横沟
19. 外侧沟前支
20. 颞叶
21. 对角沟
22. 扣带沟边缘支
23. 扣带沟
24. 胼胝体
25. 第三脑室
26. 距状沟
27. 嗅脑沟

图 7.51　脑沟。真比例尺的脑沟三维模型图（经允许引自 Kretschmann, et al.[312]）。A= 前；P= 后；R= 右；L= 左；S= 上；I= 下

图 7.51A　左侧大脑半球外侧面观　　**图 7.51B**　左侧大脑半球后面观

图 7.51C　左侧大脑半球上面观　　**图 7.51D**　右侧大脑半球内侧面观

矢状位 MR 和 CT 图像上，在靠近额下回表面的切面中，外侧沟区常可见一条稍微倾斜的 M 形皮质带（▶图 7.52B）。外侧沟的垂直上升支与额下回的盖部和三角部毗邻。字母 M 的 V 部分由三角部占据。外侧沟的前支分隔额下回的三角部和眶部[642]。Broca 区（运动语言区）在 95% 以上的个体中位于左侧半球的额岛盖。3 个回都终止于中央前沟（▶图 3.1D、▶图 4.1D、▶图 4.6A、▶图 4.6B、▶图 4.7A、▶图 4.7B、▶图 5.11、▶图 5.13、▶图 5.26、▶图 5.29）。位于中央前沟和中央前沟之

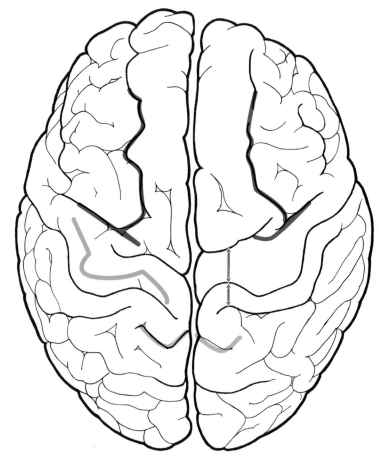

额上沟中央前沟征
（上 T 征或 L 征）

宽中央前回征

手结 Ω 征

括号征

A

图 7.52　采用地标识别中央沟

图 7.52A　*大脑半球上面观*

间的**中央前回**是一个运动区（▶图 3.1D、
▶图 3.8A、图 3.8B、图 3.9A、图 3.9B、
▶图 3.12A、▶图 3.12B、▶图 4.1D、▶
图 4.3A、▶图 4.3B、▶图 4.4A、▶图 4.4B、
▶图 5.9A、▶图 5.9B、▶图 5.12、▶图 5.14、
▶图 5.28）。

　　从大脑的外侧面看，中央前回从前下
到后上斜向半球上缘走行。

　　与枕型（▶图 3.1D）大脑相比，中央
前回在额型大脑中陡直地延伸至 Reid 基线

（Reid's base line，▶图 5.1D）[179, 336]。因
此，在冠状面序列上，中央前回在半球上
缘朝枕向延伸相对较远。旁中央小叶是运
动区的一部分，位于左右大脑半球的内表
面，可被看作额叶的一部分。额上回也位
于左右大脑半球的内表面（▶图 7.22B）。
多变的额叶弯曲即眶回（▶图 3.3A、▶图
3.3B、▶图 3.4A、▶图 3.4B、▶图 5.1D、
▶图 5.7、▶图 7.26B）位于颅前窝内眶顶
上方。直回在其侧方毗邻嗅沟（▶图 3.3A、

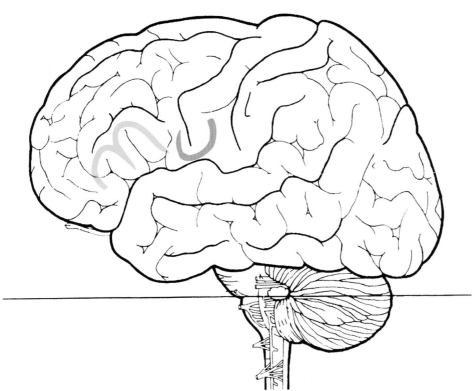

额盖 M 征

额盖下降部与中央前回交界处的 U 征；起源于 M 征 [602]

图 7.52B　左侧大脑半球外侧面观

B

▶图 3.3B、▶图 3.6A、▶图 3.6B、▶图 5.7、▶图 5.18）。

临床要点

在 CT 和 MR（较少见）图像上，中央沟与正中矢状面和前后连合线平面倾斜角的可变性会产生不规则的部分容积效应，导致中央沟成像模糊，从而难以识别。中央沟的识别标准为（▶图 7.51、▶图 7.52）：

• 定位"手结"有助于定位中央沟（见上文）[294]。

• 中央前回和中央后回的皮质厚度和整个宽度之间的差异可提示中央沟的位置。在中央沟大致垂直于 MR 图像层的区域，中央前回的皮质比中央后回更宽。在中央沟外侧壁，中央前回皮质厚度平均为 2.7mm，而中央后回平均厚度为 1.8mm[231, 642]。

● 额上沟通常止于中央前沟，中央前沟紧邻中央沟的前方。在轴位上显示最清楚。

● 括号征提示中央沟的位置。两侧扣带沟的边缘支在靠近大脑上缘处形成一个向前开口的"括号"，指向中央沟，其末端指向两侧的中央后回。在大约95%的个体中，中央沟的内侧端延伸至"括号区"，而在约3%的个体中，中央后沟到达此区[231,624]。

顶叶

顶叶的中央后回（▶图3.1D、▶图3.9A、▶图3.9B、▶图3.11A、▶图3.11B、▶图4.1D、▶图4.3A、▶图4.3B、▶图4.4A、▶图4.4B、▶图4.7A、▶图4.7B、▶图5.10A、▶图5.10B、▶图5.13、▶图5.27、▶图5.29）毗邻中央沟。一条基本不完全的中央后沟自中央后回向后延伸，随后分隔顶上小叶（▶图3.1D、▶图3.13A、▶图3.13B、▶图4.1D、▶图5.13、▶图5.28、▶图5.29）。此外，缘上回（▶图3.1D、▶图3.10A、▶图3.10B、▶图3.11A、▶图3.11B、▶图4.1D、▶图4.6A、▶图4.6B、▶图4.7A、▶图4.7B、▶图5.1D、▶图5.11、▶图5.12）和角回（▶图3.1D、▶图3.13A、▶图3.13B、▶图3.14A、▶图3.14B、▶图4.1D、▶图4.5A、▶图4.5B、▶图4.6A、▶图4.6B、▶图5.1D、▶图5.11、▶图7.26B）被视作顶叶的一部分。缘上回在外侧沟后支周围形成一个凹形。角回围绕颞上沟枕端延伸。左右半球内侧面上的楔前叶（▶图3.1C、▶图3.13A、▶图3.13B、▶图3.15A、▶图3.15B、▶图4.3A、▶图4.3B、▶图5.1C、▶图5.11、▶图5.12、▶图5.14、▶图7.22B）也被视作顶叶的一部分。

枕叶

枕下回是枕叶外侧的不规则弯曲（▶图3.1D、▶图3.14A、▶图3.14B、▶图3.15A、▶图3.15B、▶图4.1D、▶图4.3A、▶图4.3B、▶图4.5A、▶图4.5B、▶图4.6A、▶图4.6B、▶图5.7、▶图5.9A、▶图5.9B、▶图5.25）。

枕颞外侧回（▶图3.7A、▶图3.7B、▶图3.13A、▶图3.13B、▶图3.15A、图3.15B、▶图4.6A、▶图4.6B、▶图5.7、▶图5.8B）和枕颞内侧回（▶图3.13A、图3.13B、▶图3.15A、▶图3.15B、▶图4.5、▶图5.8）位于枕叶下表面，朝向小脑幕。这些脑回的一半属于枕叶，另一半属于颞叶。楔叶位于枕叶内侧（▶图3.1C、▶图3.14A、▶图3.14B、▶图3.15A、▶图3.15B、▶图5.1C、▶图5.11、▶图5.12），位于顶枕沟（▶图4.3A、▶图4.3B）和距状沟（▶图4.3A、▶图4.3B）之间。距状沟两侧的区域（▶图3.1C、▶图3.13A、▶图3.13B、▶图3.15A、▶图3.15B、▶图3.15D、▶图4.2B、▶图4.3A、▶图4.3B、▶图5.1C、▶图6.3、▶图10.18）属于初级视皮质。

颞叶

颞叶有3个相对于Reid基线斜行的颞回（▶图5.7）。

● 颞上回（▶图3.1D、▶图3.6A、▶图3.6B、▶图3.9A、▶图3.9B、▶图3.12A、▶图3.12B、▶图4.1C、▶图4.7A、▶图4.7B、▶图5.1D、▶图5.7、▶图5.9A、▶图5.9B、▶图5.22、▶图5.23）。

● 颞中回（▶图3.1D、▶图3.6A、▶图3.6B、▶图3.9A、▶图3.9B、▶图3.12A、▶图3.12B、▶图4.1C、▶图4.7A、▶图4.7B、▶图5.1D、▶图5.6A、▶图5.6B、▶图5.8、▶图5.22、▶图5.24）。

● 颞下回（▶图3.1D、▶图3.7A、▶

图 3.7B、▶图 3.12A、▶图 3.12B、▶图 4.6A、▶图 4.6B、▶图 4.7A、▶图 4.7B、▶图 5.5、▶图 5.7）。

这些颞回以颞上沟和颞下沟分隔。位于外侧沟深处、颞上回和岛叶下缘之间的是颞横回（Heschl 回）。通常右侧有 2 个横回，左侧只有 1 个 [183,184]。它们从前外侧走向后内侧，斜向正中矢状面，比起沿前后连合线平面定向的切面（▶图 5.9），在冠状面（▶图 3.10A、▶图 3.10B）和矢状面（▶图 4.6A、▶图 4.6B、▶图 4.7A、▶图 4.7B）上更清晰可见。颞横回在冠状位 MR 图像上表现为向上隆起，而在矢状位 MR 图像上，颞横回呈 Ω 形（Omega）或蘑菇形，CT 图像有时可呈心形。颞横回在轴位图像上呈典型的自正中矢状面向前外侧倾斜的走行 [642]。初级听觉皮质主要位于颞横回或颞横前回（当存在两个颞横回时）。颞横后回与颞平面相连（▶图 4.7A、▶图 4.7B），左侧颞平面通常大于右侧 [182,184]，这一发现被认为与语言功能侧化有关 [184]。

枕颞外侧回和枕颞内侧回与颞下回在颞叶下部毗邻。**海马旁回**（▶图 3.7、▶图 3.8A、▶图 3.8B、▶图 3.10A、▶图 3.10B、▶图 4.4A、▶图 4.4B、▶图 5.6A、▶图 5.6B、▶图 5.8）及其钩回（▶图 4.4A、▶图 4.4B、▶图 5.7）位于更内侧。颞叶的这些部分为大脑皮质系统发育中较古老的部分。**海马**位于颞叶深处，与侧脑室的颞角毗邻（▶图 3.8A、▶图 3.8B、▶图 3.9A、▶图 3.9B、▶图 3.9F、▶图 3.11A、▶图 3.11B、▶图 4.5A、▶图 4.5B、▶图 4.5D、▶图 5.8、▶图 5.22、▶图 5.24）[151]，其与胼胝体的原始皮质和胼胝体前的一个小脑回共同构成边缘系统的内边界（参见▶第 10.11 节）。海马旁回是扣带回邻近胼胝体和胼胝体下

区的一部分，围绕胼胝体形成边缘系统的外旋环（▶图 3.1C、▶图 3.4A、▶图 3.4B、▶图 3.7A、▶图 3.7B、▶图 3.11A、▶图 3.11B、▶图 4.3A、▶图 4.3B、▶图 5.1C、▶图 5.8、▶图 5.10A、▶图 5.10B、▶图 5.23、▶图 5.26、▶图 10.39），位于大脑半球内侧，与大脑的 4 个脑叶融为一体（▶图 7.46）。

脑 岛

岛叶位于外侧沟深部（▶图 3.6A、▶图 3.6B、▶图 3.8A、▶图 3.8B、▶图 4.6A、▶图 4.6B、▶图 5.8、▶图 5.10A、▶图 5.10B、▶图 5.23、▶图 5.25），被新皮质的额叶、顶叶和颞叶所覆盖。相应的脑回因此被称为“额盖、顶盖和颞盖”。内脏神经系统在脑岛内。

在前后连合线平面自下而上逐层移动，第一个看到的是颞叶下表面（第 4 个切面；▶图 7.50）。在第 5 个切面向上 1cm 的切面中可见颅前窝和含有嗅球、嗅束的筛板，以及额叶基底部。额叶和颞叶的大部分可见于第 6 和第 7 个切面，顶叶的一部分也可见于侧脑室中央部水平。侧脑室以上切面不再出现颞叶，最上面的两个切面仅包含额叶和顶叶（▶图 7.50C）。

大脑皮质结构

基于端脑发育的系统发育和个体发育研究，大脑皮质可分为以下区域：

● **旧皮质**：旧皮质为大脑皮质系统发育中较古老的部分，即嗅觉皮质。新皮质的显著发育导致其移位到颞叶的内基底侧。沿嗅束的外侧束（外侧嗅纹）至颞叶内侧面可定位旧皮质。此处可见环回和半月回，表现为两个大致相当于粟粒大小的水平状凸起。它们被梨状前皮质和杏仁核周围皮质所覆盖，属于旧皮质和嗅觉系统

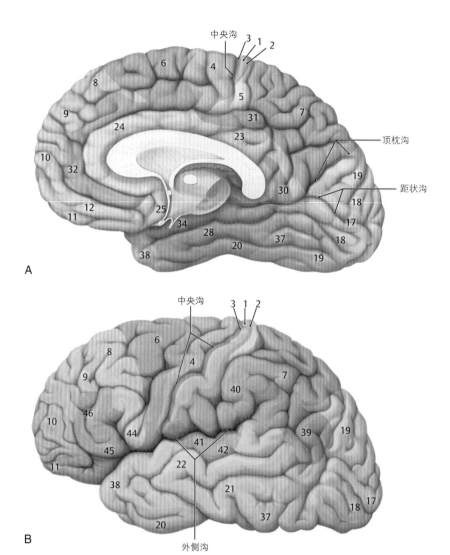

图 7.53　新皮质的 Brodmann 分区（经允许引自 Schuenke，Schulte，Schumacher. Atlas of Anatomy.
2nd. Stuttgart：Thieme Publishers，2009. 插图来自 Karl Wesker/Markus Voll. [535] ）

1/2/3 区 = 初级躯体感觉皮质

4 区 = 初级躯体运动皮质

17 区 = 视皮质

41/42 区 = 初级听觉皮质

图 7.53A　右侧大脑半球矢状位切面内侧面观

图 7.53B　左侧大脑半球外侧面观

（参见 ▶ 第 10.7 节）。

● **古皮质**：古皮质也由大脑皮质系统
发育中较古老的部分组成，最初位于大脑
半球内侧。古皮质的大部分如齿状回、海
马和海马下托，由于新皮质的显著发育而
被推挤进颞叶内部。

● **新皮质**：人类大脑皮质超过 90% 为新皮质，在系统发育过程中它几乎延伸至整个端脑表面，因此覆盖了系统发育上较古老的新皮质区域，如脑岛。

根据细胞构筑、神经构筑、胶质构筑、血管构筑、化学构筑和色素构筑研究，可将大脑皮质分为以下几种类型：

● **同形皮质**：大脑皮质的这一区域由基本类似的 6 层细胞组成，同形皮质主要对应新皮质[556]。

● **异形皮质**：异形皮质大多由 3 层或 4 层细胞组成，包括旧皮质和古皮质。

● **中间皮质**：中间皮质是进化过程中在同形皮质和异形皮质之间发育形成的过渡皮质。中间皮质的结构介于典型的 6 层同形皮质和 3 层或 4 层异形皮质之间。中间皮质由旧皮质周围皮质和古皮质周围皮质（合称为周围异形皮质）以及原同形皮质组成。旧皮质周围皮质在人类中非常小，其围绕着旧皮质。古皮质周围皮质呈弧形围绕胼胝体，其由终板旁回、胼胝体附近的部分扣带回、束状回和内嗅皮质组成。这些区域属于边缘系统（参见 ▶ 第 10.11 节）。原同形皮质位于同形皮质边缘，在进化过程中，于同形皮质与周围异形皮质交界处发育形成。

根据从形态学、生理学和临床研究中获得的信息，可将**同形皮质**分为以下几个区：

● **初级皮质区**：初级皮质区与外周有传入和传出的联系，特征为外周 – 皮质或皮质 – 外周之间的点对点联系。前外侧系统、内侧丘系、三叉神经系统投射至中央后回（▶ 图 3.1D、▶ 图 3.9A、▶ 图 3.9B、▶ 图 3.11、▶ 图 4.1D、▶ 图 4.3A、▶ 图 4.3B、▶ 图 4.3D、▶ 图 4.4、▶ 图 4.7、▶ 图 5.11、▶ 图 5.14、▶ 图 5.27、▶ 图 5.29）

的 Brodmann 3 区、1 区和 2 区（▶ 图 7.53）。这些细胞构筑区在中央后回形成 3 条带，按 3、1、2 的顺序排列。它们的躯体定位已于感觉系统中详述（参见 ▶ 第 10.1 节）。味觉系统的初级皮质区（参见 ▶ 第 10.2 节）位于顶盖及脑岛边缘的一个区域。前庭系统和顶叶皮质区之间的联系位于顶间沟周围。听觉系统的初级皮质区直径约 2mm，位于外侧沟深处的颞叶颞横前回（▶ 图 3.10A、▶ 图 3.10B、▶ 图 4.6A、▶ 图 4.6B、▶ 图 4.7A、▶ 图 4.7B），细胞构筑上对应 Brodmann 41 区。双侧半球的初级视皮质体积为 12mL，大体解剖上可通过位于枕叶的距状沟上下唇的 Vicq d'Azyr 束（Gennari 纹；▶ 图 5.10C）识别（▶ 图 4.2D、▶ 图 4.3A、▶ 图 4.3B、▶ 图 10.18、▶ 图 10.19D、▶ 图 10.20A）。纹状区与视网膜的各个分区有严格的局部对应关系，将在视觉系统部分详述（参见 ▶ 第 10.6 节）。初级传出运动皮质大部分位于额叶的中央前回（▶ 图 3.1D、▶ 图 3.8A、▶ 图 3.8B、▶ 图 3.12A、▶ 图 3.12B、▶ 图 4.1D、▶ 图 4.3A、▶ 图 4.3B、▶ 图 4.3D、▶ 图 4.4A、▶ 图 4.4B、▶ 图 5.9A、▶ 图 5.9B、▶ 图 5.12、▶ 图 5.26、▶ 图 5.29）及其周围，细胞构筑上对应 Brodmann 4 区和 6 区（▶ 图 7.53B）。运动神经元也位于 Brodmann 3 区、1 区、2 区及其邻近的顶叶部分[135, 342]。运动皮质的躯体定位见锥体系部分（参见 ▶ 第 10.8.1 节）。

● **次级皮质区**：这些区域以嵌合模式发育，特别是在灵长类动物的新皮质进化过程中，并不是由神经元连接至外周或感觉器官，而是作为"关联"场主要具有认知功能。次级皮质区包含额盖的运动语言区，以及位于初级听觉皮质和角皮质之间的感觉语言区（参见 ▶ 第 10.10 节）。

● **辅助区**：这些辅助区位于初级皮质和大脑系统发育较古老区域之间的边界。

——感觉辅助区位于大脑半球外侧面的初级感觉皮质和岛叶之间[507]。

——听觉辅助区也位于大脑半球的外侧，在初级听觉皮质和岛叶之间。

——视觉辅助区位于大脑半球内侧面的纹状区和古皮质周围皮质之间[507]。

——运动辅助区是 Brodmann 6 区的一部分，位于大脑半球的内侧面[69, 454]。

辅助区与外周的对应联系没有初级区发达，但辅助区对相应初级区的功能丧失具有部分代偿能力。

白质

白质位于大脑皮质下，由许多纤维束组成，这些纤维束连接不同皮质区之间，或与中枢神经系统的其他区域连接（▶图7.54、▶图7.55）：

● 联合纤维。

● 连合纤维。

● 投射纤维。

联合纤维通过短或长的纤维束将大脑半球的皮质区相互连接。短弓状纤维在相邻脑回之间呈弧形走行，其位于大脑皮质正下方。长联合纤维将各个脑叶的脑回相互连接。扣带（▶图5.11、▶图7.54、▶图7.55、▶图10.39）是位于扣带回白质内的纤维束，它从额叶至颞叶环绕胼胝体，是 Papez 环路的一部分。

连合纤维连接左右大脑半球相应的皮质区。**前连合**在大脑正中视图上的前后连合线平面序列的第 7 个切面中可见（▶图5.1C）。它将左右半球的旧皮质（嗅觉皮质）连接起来（参见▶第10.7节）。此外，前连合的纤维将额叶和颞叶小的新皮质区互相连接。胼胝体是连接两侧新皮

质的一个大的横向纤维束。在大脑正中视图上，**胼胝体**自额叶到枕叶分为膝部、体部和压部（▶图4.2A、▶图4.2B、▶图5.1C）。胼胝体膝部（▶图5.9A、▶图5.9B、▶图5.10A、▶图5.10B）、体部的一部分（▶图5.1C、▶图5.11）和压部（图5.10A、▶图5.10B）可见平行于前后连合线平面的切面。两个钳形纤维束自胼胝体发出，小（额）钳（▶图5.10、▶图7.55A）进入额叶，而大（枕）钳（▶图5.10、▶图7.55A）延伸至枕叶和颞叶。

后连合（▶图3.1C、▶图3.10A、▶图3.10B、▶图4.2A、▶图4.2B、▶图5.1C、▶图6.3）连接中脑被盖核团区，而非端脑的纤维束。投射纤维束为大脑皮质和大脑深部中心或脊髓之间提供传入和传出联系。

端脑的**投射纤维**包括感觉（参见▶第10.1节）、味觉（参见▶第10.2节）、前庭（参见▶第10.4节）、听觉（参见▶第10.5节）、视觉（参见▶第10.6节）和嗅觉（参见▶第10.7节）系统的终末纤维，还包括锥体（参见▶第10.8.1节）和动眼神经通路（参见▶第10.8.3节）的起始部分。边缘系统（参见▶第10.11节）主要通过投射纤维与间脑形成突触联系。在进化过程中，**大脑皮质的投射纤维**形成扇形纤维束，称为放射冠（▶图7.54）。

这些投射纤维形成**内囊**，在与前后连合线平面平行的切面上，其两肢在间脑-端脑区形成一个向内侧的钝角。内囊在外侧毗邻豆状核，后者由苍白球和壳核组成。内囊前肢位于尾状核头部和豆状核之间，内囊膝位于室间孔水平，内囊后肢位于丘脑和豆状核之间（▶图5.9、▶图5.23、▶图5.24、▶图7.54）。传出投射纤维

走行于内囊后肢。

听辐射和视辐射自内囊后面的后丘脑走行至听觉皮质（参见 ▶ 第 10.5 节）和视皮质（参见 ▶ 第 10.6 节）。丘脑投射纤维分叉呈扇形束，走行于内囊前肢和后肢。少量的投射纤维形成**外囊**（▶ 图 3.7A、▶ 图 3.7B、▶ 图 5.9、▶ 图 5.22），位于壳核和屏状核之间。内囊纤维在中脑的大脑脚会聚（▶ 图 5.7、▶ 图 5.22、▶ 图 6.12A、▶ 图 6.13B、▶ 图 6.13C）。

异形皮质的投射纤维从海马结构发出，经海马伞和穹隆，主要到达下丘脑（▶ 图 3.8、▶ 图 3.9A、▶ 图 3.9B、▶ 图 3.9D、▶ 图 3.10、▶ 图 3.11A、▶ 图 3.11B、▶ 图 4.2A、▶ 图 4.2B、▶ 图 4.4A、▶ 图 4.4B、▶ 图 5.10A、▶ 图 5.10B、▶ 图 5.23、▶ 图 5.25、▶ 图 6.13B、▶ 图 10.39）。

半卵圆中心是指胼胝体上方的端脑白质（▶ 图 5.11、▶ 图 5.12、▶ 图 5.27、▶ 图 5.28）。在轴位上，它在各自半球上呈半卵圆形，由联合纤维、连合纤维和投射纤维组成。

临床意义

根据其与各个脑叶神经功能系统的毗邻关系，端脑病变可导致特征性临床症状，可用于定位诊断。

临床要点

额叶运动皮质的病变可导致 Jacksonian 癫痫发作，最初表现为局灶性运动症状。额叶后部的急性病变引起对侧弛缓性偏瘫伴巴宾斯基征（Babinski Syndrom）阳性，无痉挛，后期才可能出现反射亢进，远端肢体的精细运动将额叶运动皮质的病变可导致 Jacksonian 癫痫发作，最初表现为局灶性运动症状。额叶

后部的急性病变引起对侧弛缓性偏瘫伴巴奥斯基征（Babinski Syndrom）阳性，无痉挛，后期才可能出现反射亢进，远端肢体的精细运动将永久性受损。运动前皮质的病变导致运动迟缓。广泛性损伤导致运动不能症。语言优势半球的额盖损伤导致构音障碍和运动性失语。累及额叶中回基底部的损伤可导致向患侧凝视。额叶的广泛性病变导致器质性精神综合征，表现为主观能动性丧失、精神心理抑制和情绪障碍。步行困难常可见。额叶与嗅球和嗅束的局部解剖关系可解释颅前窝病变引起的嗅觉丧失。

顶叶中央后回的病变导致对侧外周敏感度和空间定向力减退，而对振动觉和痛觉的影响较小。顶叶的病变可诱发感觉性 Jacksonian 癫痫发作。顶叶综合征的特征性症状是对空间和躯体定位异常，通常影响对侧半身，很少同时累及双侧。在这种情况下，患者经常出现忘记在对侧脚上穿袜子等情况。广泛的病变可引起严重的失用症和位置觉异常，青少年可发生肌肉萎缩和偏侧萎缩。言语主导半球顶叶皮质下部损伤可导致命名性甚至感觉性失语症。

枕叶病变累及视辐射 / 视皮质表现为特征性的对侧视野缺损。累及视束的病变可引起闪光幻视。视幻觉产生于短暂性枕极缺血，常与偏头痛并发[449]。双侧纹状区完全丧失导致皮质盲。

颞叶病变可以引起一系列症状。双侧颞横回病变导致皮质聋，而单侧损伤可能无临床表现。优势半球颞上回病变可导致 Wernicke 失语。双侧海马结构病变可导致记忆和学习受损，甚至导致严重的遗忘综合征。颞叶后区损伤可能与同向性偏盲或上象限偏盲有关。病变或疤

1. 放射冠
2. 视辐射
3. 内囊
4. 大脑脚
5. 胼胝体

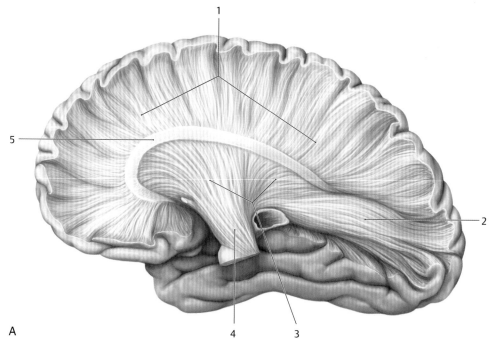

A

图 7.54 **白质纤维束。**投射纤维束、连合纤维束和联合纤维束（▶图 7.54A、▶图 7.54B、▶图 7.54C；经允许引自 Schuenke，Schulte，Schumacher. Atlas of Anatomy. 2nd . Stuttgart：Thieme Publishers，2009. 插图来自 Karl Wesker/Markus Voll[535] 和 Larsell[340]. ）

图 7.54A 显示投射纤维的大脑标本

6. 弓状纤维（U 型纤维）
7. 上纵束
8. 额颞束

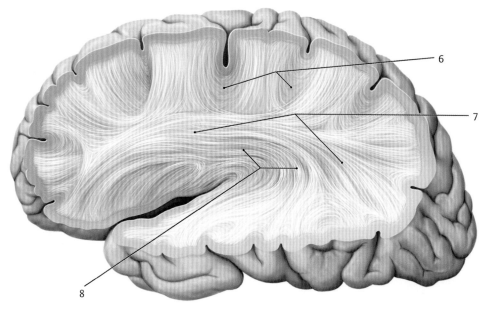

B

图 7.54B 显示联合纤维的大脑标本

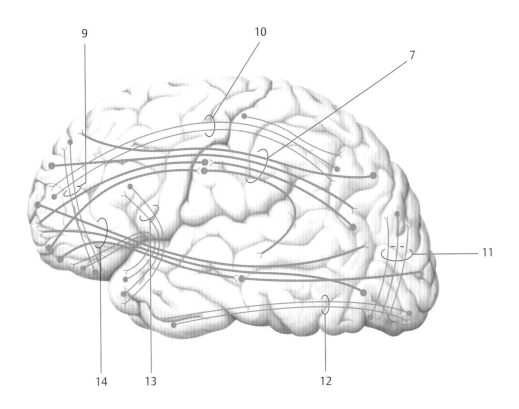

7. 上纵束
9. 眶额束
10. 枕额上束
11. 枕垂直束
12. 下纵束
13. 钩束
14. 枕额下束

C

图 7.54C 联合纤维

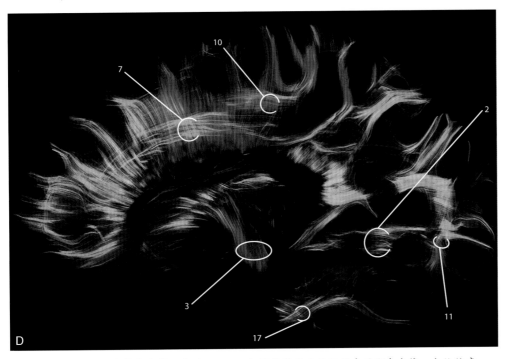

2. 视辐射
3. 内囊
7. 上纵束
10. 枕额上束
11. 枕垂直束
17. 小脑中脚

图 7.54D 3D-MR 传导束成像。基于 7T-DTI 扫描获得的白质纤维束的彩色成像，矢状位旁正中面观。技术参数见▶第 12 章（经允许引自 Dr. A. Anwander. MPI for Human Cognitive and Brain Sciences.Germany. ）

3. 内囊（投射纤维）
5. 胼胝体
7. 上纵束
10. 枕额上束
12. 下纵束
13. 钩束
14. 扣带
15. 前连合
16. 枕额下束

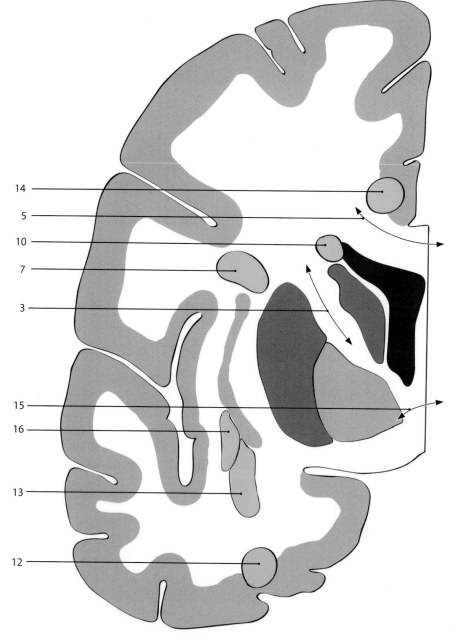

E

图 7.54E 端脑冠状位切面上的连合纤维束和联合纤维束（经允许引自 Larsell.[340]）

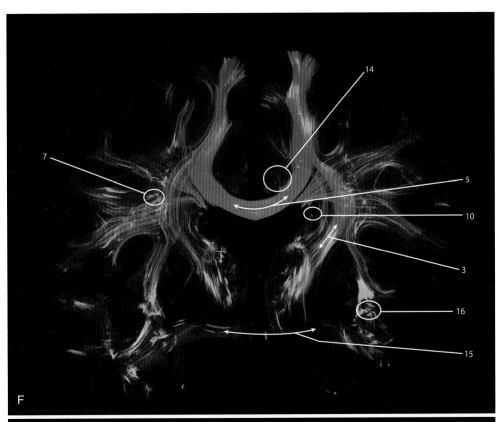

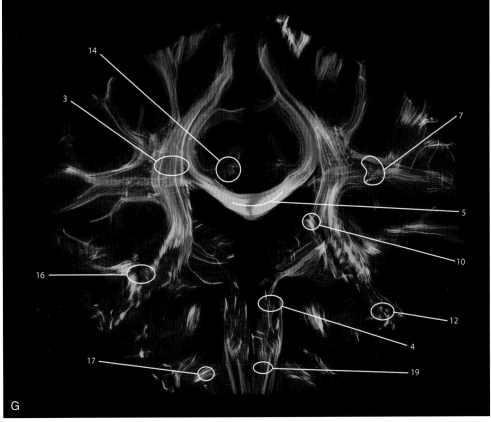

图 7.54F、G 3D-MR 传导束成像。基于 7T-DTI 扫描获得的白质纤维束的彩色成像。位于前连合水平和脑桥水平的两个冠状面视图。技术参数见▶第 12 章（经允许引自 Dr. A. Anwander. MPI for Human Cognitive and Brain Sciences. Germany. ）

1. 扣带
2. 胼胝体，额钳
3. 尾状核头
4. 皮质脊髓束
5. 胼胝体
6. 枕额上束
7. 放射冠
8. 胼胝体，枕钳
9. 外囊
10. 内囊
11. 穹隆
12. 视辐射
13. 前连合
14. 胼胝体下区
15. 后连合
16. 钩束
17. 视束
18. 齿状核丘脑束
19. 内侧丘系
20. 脊髓丘脑束
21. 视神经
22. 桥横纤维
23. 小脑上脚
24. 小脑中脚
25. 小脑下脚
26. 小脑红核束

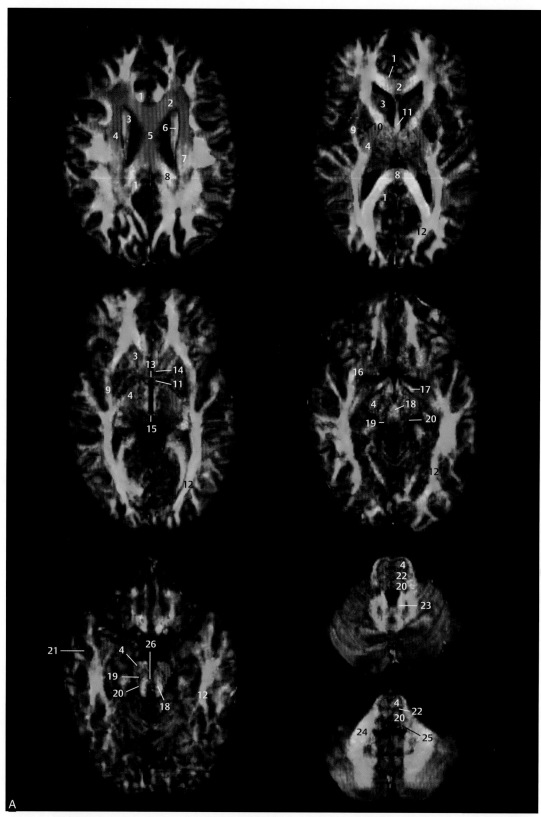

图 7.55 白质纤维束。利用 MR 弥散张量成像描绘白质纤维束，技术参数见▶第 12 章。对每个图像的像素计算相对于 MR 设备 Z 轴的组织主要弥散方向，并用颜色标示。红色表示右、左，绿色表示前、后，蓝色表示头、尾

图 7.55A 沿前后连合线平面方向的切面图像

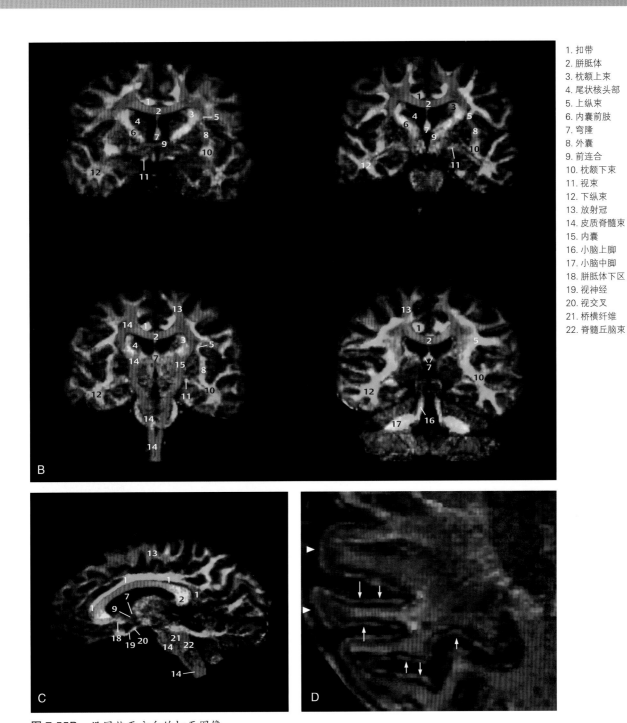

1. 扣带
2. 胼胝体
3. 枕额上束
4. 尾状核头部
5. 上纵束
6. 内囊前肢
7. 穹隆
8. 外囊
9. 前连合
10. 枕额下束
11. 视束
12. 下纵束
13. 放射冠
14. 皮质脊髓束
15. 内囊
16. 小脑上脚
17. 小脑中脚
18. 胼胝体下区
19. 视神经
20. 视交叉
21. 桥横纤维
22. 脊髓丘脑束

图 7.55B　沿冠状面方向的切面图像

图 7.55C　沿矢状面方面的切面图像

图 7.55D　高分辨率测量下用 1.0mm 各向同性矩阵和 0.5mm 各向同性插值算法所得的切面。基于脑回在穿过皮质过程中颜色的变化 [前边缘和后边缘为绿色（箭头），外侧边缘为红色（三角）]，经右侧顶叶皮质的切面描绘了皮质的柱状构形

痕常导致癫痫发作（精神运动性癫痫）。

胼胝体的连合纤维将信息从一个半球传递至另一个半球。胼胝体中断导致所谓的大脑半球间离断效应（interhemispheric disconnection effect）。胼胝体前部病变产生单侧共济失调。此外，该区域的肿瘤可能使患者变得冷漠，明显失去动力并导致缄默症。胼胝体后部中断可导致患者对通过非语言优势半球获得的知识的语言表达受损。

7.8 大脑发育成熟过程

Eva Bültmann

对大脑发育的认识及对其发育阶段的划分对儿童大脑的评价具有决定性的意义。新生儿大脑表面在足月时已发育完善，有脑沟和脑回，但白质的成熟，即髓鞘化，还并不完全。相反，这始于妊娠第 5 个月起的脑神经髓鞘化[30]，进展相对缓慢，因此出生时大脑只有少数区域完成了髓鞘化。孕后期，髓鞘化以连续而固定的模式自尾端向头端，由后向前进行[30]。此外，大脑每个区域的后部首先髓鞘化，髓鞘化的过程在生命早期即使用的功能系统中比在后期才调用的系统中进行得更快[30]。髓鞘化在出生后前两年内进行得很快，之后明显减慢[211]。

MRI 是一种很好的评估大脑表面的成像工具，它能详细描述白质成熟伴髓鞘化的过程[30,31,296]。

与出生后前两年快速髓鞘化相应的信号改变常可见于常规的 T1 和 T2 加权 MRI 图像[30,31,224,296,558]，这一过程应于 2 岁时基本完成。随着 MR 技术的进一步发展、新序列的引入和更高场强的应用，现在可更精细地显示髓鞘化过程。例如，弛豫时

间的分析显示，白质和灰质的短 T1 信号持续至青春期，可能与髓鞘化增加和含水量持续下降有关[558]。连接大脑相关区域之间的纤维的髓鞘化偶尔可持续至出生后 30~40 年[30]。对 24 个月以下的幼儿髓鞘化阶段的划分具有重要意义，因此常规 MRI 成像仍然是显示髓鞘化程度最重要的方式。采用常规的 T1 和 T2 加权成像，对妊娠 40 周后足月分娩的个体，大脑成熟的主要阶段如下[30,211,224]：

一般来说，在生命的前 6~8 个月，髓鞘化程度的变化在 T1 加权图像上最为明显，而 T2 加权图像对 6~24 个月时髓鞘化的显示更为敏感。

足月出生时，大脑只有少数部分有髓鞘，与灰质相比，白质呈 T1 低信号（▶图 7.56）。因此，该图像类似于成人大脑的 T2 加权图像。只有脑干后部上行结构在出生时表现出 T1 加权高信号，形态学上标志着髓鞘化。丘脑外侧部、内囊后肢后部和放射冠中央部，以及中央前回和中央后回都是出生时 T1 加权高信号的幕上结构。在 T2 加权图像上，出生时脑干后部结构和小脑蚓部呈低信号，而在幕上区、脑前外侧部、内囊后肢的一小段和壳核外侧缘呈低信号。与皮质其他部分相比，中央前回和中央后回的皮质带也稍呈低信号。

随着髓鞘化的进展，深部和晚期皮质下小脑白质的 T1 加权信号增强，以致出生后 **3 个月**时小脑的成像与成人相似（▶图 7.57）。另一方面，与脑干后部相比，脑干前部仍呈极弱的低信号，提示此区域的不完全髓鞘化。在幕上区，内囊后肢呈明显的 T1 加权高信号，前肢及深部枕叶白质呈微弱的高信号。在放射冠中央区，

白质的成熟过程由后向前稍有进展。白质的大部分仍无髓鞘，因此 T1 加权图像上呈低信号。在 T2 加权图像上，这些区域的髓鞘化在此时更为离散。内囊前肢和枕叶深部白质在 T2 加权图像上无信号减低。

在 6 个月时，幕下结构在 T1 加权图像上呈髓鞘化，此时已与成人大脑没有区别（▶图 7.58）。在幕上区，内囊、胼胝体膝部和压部完全为高信号。随着进行性髓鞘化过程的进展，深部白质的 T1 加权信号也在增强，尤其是顶叶和枕叶区域，而额叶和颞叶皮质下区域仍为低信号。在 T2 加权图像上，脑干呈均匀低信号，小脑中脚此时已重度髓鞘化。在幕上区，内囊和胼胝体的髓鞘化由后向前进行，以致后肢和压部呈显著低信号，而前肢和膝部则呈较低信号。放射冠中央区的白质呈低信号，而幕上的其余白质仍无髓鞘且呈高信号。

在 9 个月时，T1 加权图像上的幕上成像接近成人（▶图 7.59），除了颞叶皮质下白质仍无髓鞘因此呈 T1 加权低信号。与顶枕叶白质相比，额叶、皮质下白质髓鞘化尚不完全，因此表现为低信号。

在 T2 加权图像上，小脑半球髓鞘化的进展也伴随着小脑白质信号的减低。在幕上区，内囊前肢和胼胝体膝部此时也呈显著低信号。深部白质，特别是在旁中央和枕区的髓鞘化明显增加。另一方面，皮质下白质基本上仍未成熟且在 T2 加权图像上呈高信号。

在 12 个月时，T1 加权图像几乎完全接近成人大脑（▶图 7.60）。

颞叶白质仍不完全髓鞘化，幕上区的皮质下部分髓鞘化也不完全。在 T2 加权图像上，小脑白质髓鞘化进一步增加。在幕上区，颞叶白质仍无髓鞘且 T2 加权图像呈高信号；与之不同的是，自顶枕区向额叶区发展，深部白质的信号明显减低。

在 18 个月时，T1 加权图像表现为与成人图像相一致的成熟模式（▶图 7.61）。

在 T2 加权图像上，幕下区完全髓鞘化，幕上区髓鞘化也基本完成，只有颞叶白质仍为高信号。

随着放射冠白质的逐渐成熟，一些位于三角区后上方和侧脑室外侧的区域通常仍为高信号（▶图 7.63），即髓鞘化的终末区。这一现象可持续至 10 岁，有时甚至 20 岁以前都可见。颞叶和额叶皮质下白质的髓鞘化最后发生，因此 T2 加权信号尚未减低。

在 24 个月时，幕上和幕下区域的白质呈 T1 加权高信号，T1 加权图像上的髓鞘化过程结束（▶图 7.62）。在 T2 加权图像上，髓鞘化基本完成，但皮质下区域，特别是颞区的信号减低可能缓慢持续到 30 个月。侧脑室外侧的终末区以及三角区后上方可能表现为 T2 加权高信号，直至 20 岁（▶图 7.63）。表 7.2 总结了年龄相关的髓鞘化过程。

表 7.2　年龄依赖性髓鞘化过程（引自 Barcovic 的文献）[30]

解剖结构	T1 加权	T2 加权
脑干后部	妊娠 25~27 周	妊娠 27~30 周
小脑中脚	出生时	0~2 个月
小脑白质	0~4 个月	3~5 个月
内囊后肢		
前部	1 个月	4~7 个月
后部	妊娠 36 周	妊娠 40 周
内囊前肢	2~3 个月	7~11 个月
胼胝体		
膝部	4~6 个月	5~8 个月
压部	3~4 个月	4~6 个月
半卵圆中心	2~4 个月	7~11 个月
枕叶白质		
深部	3~5 个月	9~14 个月
皮质下	4~7 个月	11~15 个月
额叶白质		
深部	3~8 个月	11~18 个月
皮质下	7~15 个月	14~30 个月

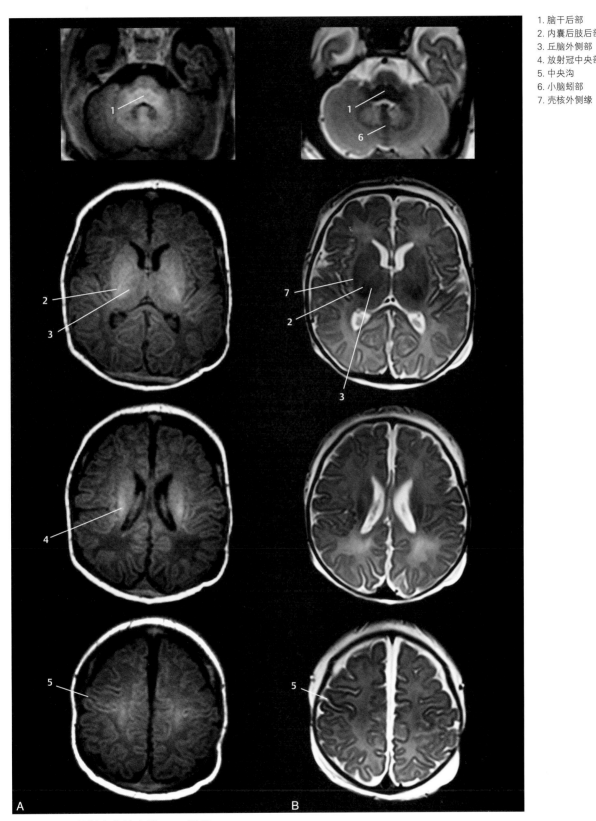

1. 脑干后部
2. 内囊后肢后部
3. 丘脑外侧部
4. 放射冠中央部
5. 中央沟
6. 小脑蚓部
7. 壳核外侧缘

图 7.56　足月新生儿的大脑 MRI 图像

图 7.56A　T1 加权 MRI 图像

图 7.56B　T2 加权 MRI 图像

1. 脑干前部
2. 小脑深部白质
3. 内囊前肢
4. 内囊后肢
5. 枕叶深部白质
6. 额叶无髓鞘白质
7. 放射冠中央部
8. 顶叶无髓鞘白质

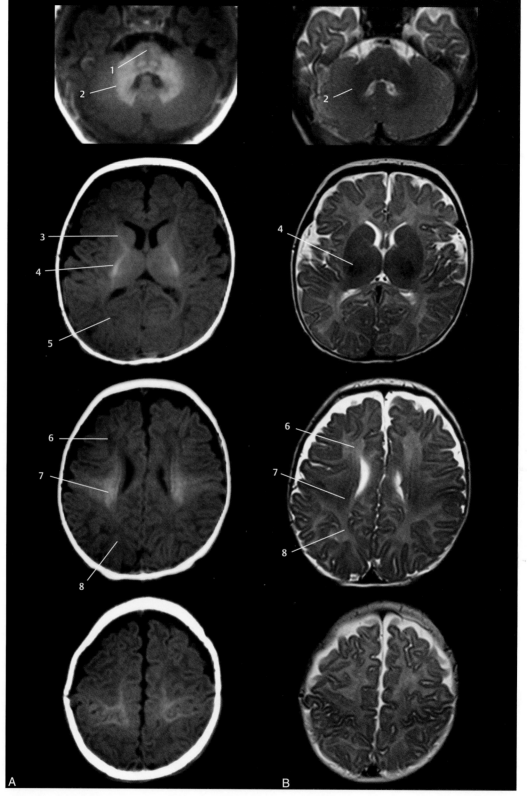

图 7.57　3 个月时的大脑 MRI 图像

图 7.57A　T1 加权 MRI 图像

图 7.57B　T2 加权 MRI 图像

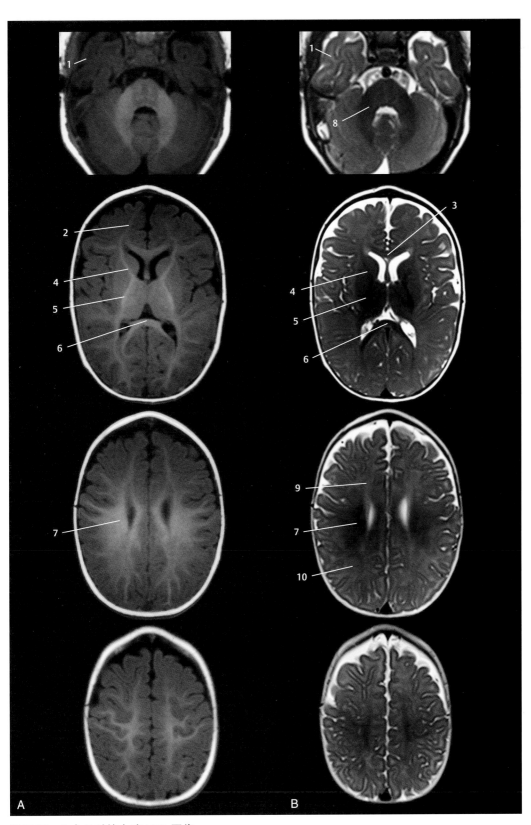

1. 颞叶皮质下白质
2. 额叶皮质下白质
3. 胼胝体膝
4. 内囊前肢
5. 内囊后肢
6. 胼胝体压部
7. 中央区深部白质
8. 小脑中脚
9. 额叶深部白质
10. 顶叶白质

图 7.58　6 个月时的大脑 MRI 图像

图 7.58A　T1 加权 MRI 图像

图 7.58B　T2 加权 MRI 图像

1. 颞叶皮质下白质
2. 额叶皮质下白质
3. 顶枕叶白质
4. 小脑周白质
5. 胼胝体膝
6. 内囊前肢
7. 中央区深部白质

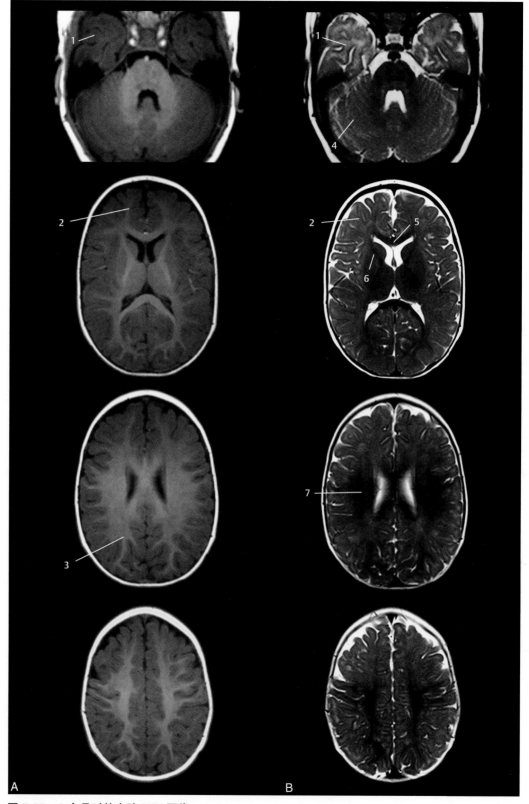

图 7.59　9 个月时的大脑 MRI 图像

图 7.59A　T1 加权 MRI 图像

图 7.59B　T2 加权 MRI 图像

1. 颞叶白质
2. 额叶深部白质
3. 中央区深部白质
4. 顶叶深部白质

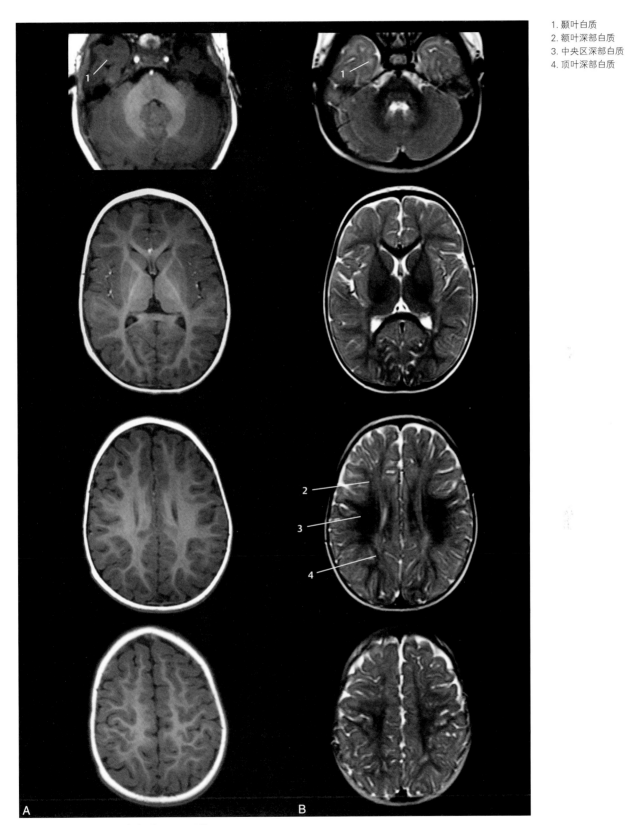

图 7.60　12 个月时的大脑 MRI 图像

图 7.60A　T1 加权 MRI 图像

图 7.60B　T2 加权 MRI 图像

1. 颞叶白质
2. 终末区

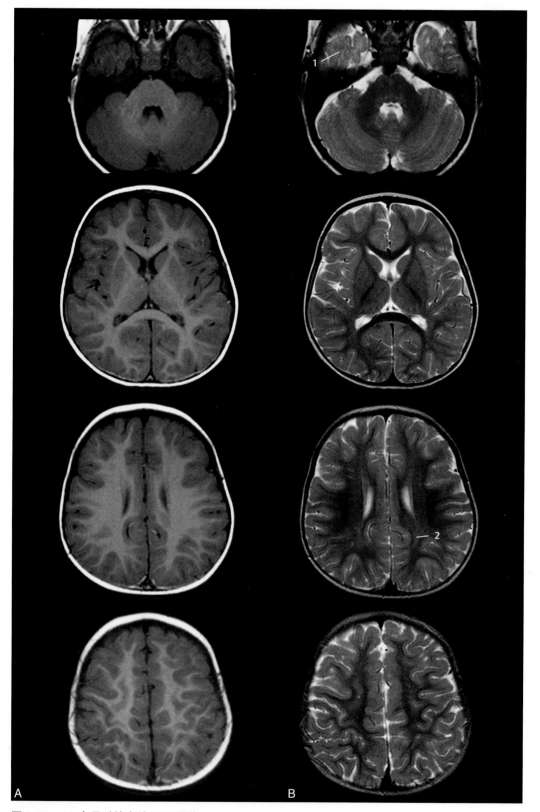

图 7.61　18 个月时的大脑 MRI 图像

图 7.61A　T1 加权 MRI 图像

图 7.61B　T2 加权 MRI 图像

1. 颞叶白质
2. 终末区

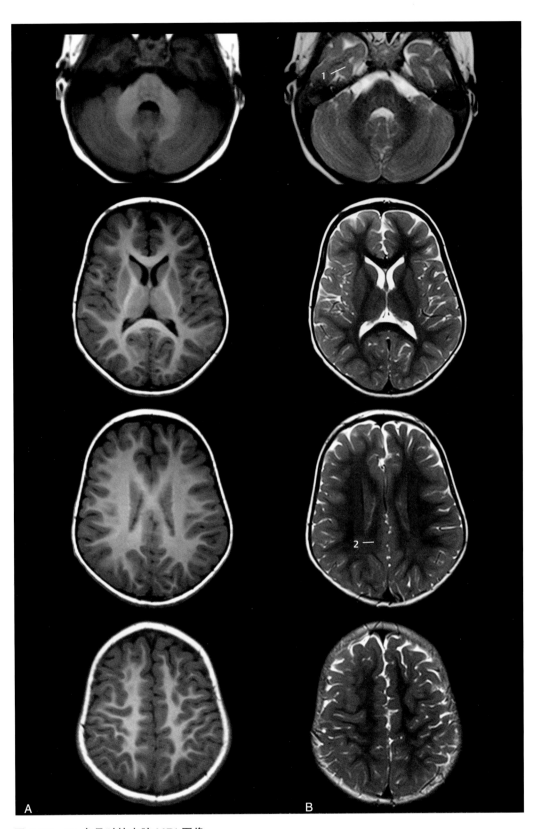

图 7.62　24 个月时的大脑 MRI 图像

图 7.62A　T1 加权 MRI 图像

图 7.62B　T2 加权 MRI 图像

1. 终末区

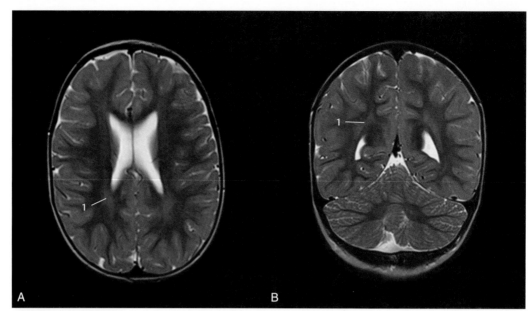

图7.63 **晚期髓鞘化。**以三角区上方的终末区为例，12岁儿童的 T2 加权信号持续增强

图 7.63A 轴位图像

图 7.63B 冠状位图像

形态学旨在描述解剖结构的位置关系。在横断面成像时代之前颅骨形态学的经典教科书中喜欢根据解剖标本的构想和利用外科专业的丰富经验来描绘解剖结构。

随着横断面成像方法的进步，需要专门的**3D解剖结构知识**来解释相互平行的截面之间的关系。等距离、依次排列的头部CT和MRI图像可以比作建筑师对整个建筑物及其不同楼层的再现。当直角物体在建筑物中占主导地位时，解剖结构的形状更加复杂，产生各种组合模式，导致了图形的多变。

单个层面的位置在解剖学中特别重要。我们可以看到▶图3.1显示的是侧面观的冠状位序列、▶图4.1A、▶4.1B显示了正面观的矢状位序列、▶图5.1、▶图5.16和▶图6.3分别显示了侧面观的双连合线序列、眶上－枕下序列和脑干序列。前面观对应冠状位序列（▶图3.2~3.25）。因此，切线的位置决定了切片内的结构（▶图3.1）。解剖结构位于相邻两条切线之间的间隔内。MRI图像是根据示意图来选择的。矢状位序列的描绘是从内侧开始（▶图4.2~▶4.13）。双连合线序列、眶上－枕下序列（▶图5.2~▶图5.30）和脑干序列（▶图6.4~▶图6.13）都是从下面开始。因此，每个圈码序号下方的线确定了该切面内的结构（▶图5.1、▶图5.16、▶图6.3）。

8.1 面部骨骼

面部骨骼又称面颅，构成面颅的骨限制了呼吸系统和消化系统近端，并封闭了眼眶。骨性鼻腔由5块骨组成，而颌骨由4块骨组成。各骨由于彼此相互靠近而可能成为两个或多个区域的一部分。因此，硬腭形成了鼻腔底部及口腔顶部。

8.1.1 鼻部骨骼

筛骨是由鼻囊原基软骨发育而来的不成对的骨性结构，由中央的T形骨片和两侧成对的骨质组成，如冠状位所见：

● **筛板**（筛状薄骨片；▶图3.3C、▶图3.17、▶图4.8）：形成了"T"字形的水平支。

● **垂直板**：对应于"T"字形的垂直支。

● **筛窦**（▶图3.1B、▶图3.2A、▶图3.2B、▶图3.16、▶图4.1B、▶图4.3A、▶图4.3B、▶图4.9、▶图5.1B、▶图5.4、▶图5.17、▶图5.35、▶图6.9A）：位于鼻腔和眼眶之间，颅前窝下方。

筛板作为一个正中和旁正中结构与额骨相连。这个薄骨板中有一些嗅神经穿行的孔洞，嗅神经起始于嗅黏膜，到达位于嗅窝内的嗅球。

临床要点

筛骨顶部嗅窝的深度与筛窦手术计划的制订相关。

根据Keros分类将其分为以下3种类型：

（1）Keros Ⅰ型：1~3mm。

（2）Keros Ⅱ型：4~7mm。

（3）Keros Ⅲ型：8~16mm（也被称为"危险筛骨"）[189,289]

鸡冠从位于正中平面的筛板突入颅腔

（▶图 3.2C、▶图 3.2D、▶图 3.16、▶图 4.1B、▶图 4.2C、▶图 4.2D、▶图 4.8、▶图 5.6A、▶图 5.6B、▶图 5.18、▶图 6.12A、▶图 6.13A），并与大脑镰相连。

垂直板是筛板下方鸡冠的延续，并形成骨性鼻中隔的上部。眶板（旧称纸样板；▶图 3.2C、▶图 3.2D、▶图 3.3C、▶图 3.3D、▶图 3.16、▶图 3.17、▶图 6.10A）形成筛窦的外侧壁，将筛窦与眼眶分开。**筛窦气房**是含气的空腔，与鼻腔连通。前组和中组筛窦气房开口于中鼻道（中鼻甲之下），后组筛窦气房开口于上鼻道（中鼻甲之上）。整个筛骨迷路的体积大约为 10mL[336]。**上鼻甲**和**中鼻甲**从筛骨迷路的内侧伸入鼻腔。中鼻道位于中鼻甲的下方（▶图 3.2A、▶图 3.2B、▶图 3.3A、▶图 3.3B、▶图 3.4A、▶图 3.4B）。前、中组筛窦气房以及上颌窦和额窦引流入中鼻道的月牙形开口即半月裂（▶图 3.2A、▶图 3.3A、▶图 4.3A、▶图 4.3A、▶图 6.8A、▶图 6.9A）。该区域和中鼻甲一起被称为"鼻道窦口复合体"。

独立的**下鼻甲**长度约为 4cm，比其他鼻甲大。在冠状面上见到的这种位于硬腭上方的钩形结构可作为其影像学标识（▶图 3.2A、▶图 3.2B、▶图 3.3A、▶图 3.3B、▶图 3.4A、▶图 3.4B、▶图 3.16、▶图 3.17、▶图 4.3A、▶图 4.3B、▶图 5.3、▶图 6.4A、▶图 6.5A）。

骨性鼻中隔的下部由不成对的**犁骨**形成。**鼻中隔**由一个软骨部分和两个骨性部分组成。

成对的鼻骨是长方形的小骨，形成鼻梁的上部。

小的四边形、成对的泪骨位于眼眶内壁，形成鼻外壁的一部分。

8.1.2　颌骨的解剖

上颌骨是面部的中心骨骼，与眼眶、鼻腔和口腔相邻，形成硬腭的大部分。它由一个中央部分或主体和 3 个突起[①]组成：

● 上颌窦占上颌骨体的大部分，并且是气化最大的鼻窦。冠状位（▶图 3.1B、▶图 3.2A、▶图 3.2B、▶图 3.3A、▶图 3.3B、▶图 3.4A、▶图 3.4B、▶图 3.17）、矢状位（▶图 4.1B、▶图 4.4A、▶图 4.4B、▶图 4.6A、▶图 4.6B、▶图 4.10）和轴位图像（▶图 5.1B、▶图 5.31、▶图 6.3）。

● **上颌骨**的额突在鼻骨和泪骨之间向上延伸到额骨。

● 额突与颧骨相连

● 腭突是一块水平的骨板，与其后的腭骨相连，两者共同形成**硬腭**（▶图 3.1B、▶图 3.2C、▶图 3.2D、▶图 3.3C、▶图 3.3D、▶图 3.4C、▶图 3.4D、▶图 3.16、▶图 3.17、▶图 4.3C、▶图 4.3D、▶图 4.8）。

● 牙槽突包含有上颌牙的齿槽，当牙齿脱落后其会被吸收，在上颌骨的矢状位序列中可以清楚地显示。上颌骨在上牙所在位置是狭窄的，并且缺乏延伸到口腔的坚硬的牙槽突（▶图 3.3C、▶图 3.3D、▶图 4.8、▶图 4.9、▶图 5.2）。

腭骨是由形成硬腭的水平板和形成翼腭窝内侧界的近似垂直板组成。

颧骨嵌入上颌骨、颞骨和额骨之间（▶图 3.1B、▶图 3.2C、▶图 3.2D、▶图 3.5B、▶图 3.17、▶图 4.1B、▶图 4.7C、▶图 4.7D、▶图 5.3、▶图 5.5、▶图 5.17、▶图 5.31、▶图 6.5A）。

[①] 译者注：应为 4 个突起

下颌骨是唯一的颅底以关节相连活动的面部骨骼。前部或称为体部组成一个马蹄形弯曲（▶图 3.1B、▶图 3.2C、▶图 3.2D、▶图 3.3C、▶图 3.3D、▶图 3.16，▶图 4.1B、▶图 4.2C、▶图 4.2D、▶图 4.4C、▶图 4.4D、▶图 4.8），而下颌骨的升支从体部向上突起（▶图 3.1B、▶图 3.5C、▶图 3.5D、▶图 3.6C、▶图 3.6D、▶图 3.20，▶图 4.1B、▶图 4.7C、▶图 4.12）。下颌牙包含在下颌骨体部的齿槽内，牙齿脱落后齿槽部会被吸收，这样下颌管走形就更接近于无牙的齿槽边缘（▶图 3.16、▶图 3.18）。升支从体部的下颌角垂直向上延伸，分成两个突起，即尖锐的冠状突（前部；▶图 3.1B、▶图 4.13）和髁突（后部；▶图 4.13）。冠状突被认为可能是骨化的肌腱，因为它埋藏于颞肌肌腱纤维内（▶图 4.7C）。髁突首先逐渐变细至下颌颈（▶图 3.1B、▶图 3.21），然后向上延伸为横向的下颌头（▶图 3.1B、▶图 3.7C、▶图 3.7D、▶图 3.21）。下颌孔位于升支内侧，下牙槽神经和血管经此进入下颌管（▶图 4.7A、▶图 4.7C、▶图 4.12）。使用高分辨率的螺旋 CT 或薄层现代体层扫描仪（如牙科体层断层扫描）能够很好地解释包括面部骨骼的病理改变（如骨折、破坏）在内的复杂的空间关系 [365]。CT 扫描要求包含轴位、规定格式的冠状位和矢状位。轴位图像最好平行于下眶耳平面 [254,365]，宽窗用于显示骨骼结构，窄窗用于软组织影像。

8.2　鼻腔和鼻旁窦

8.2.1　形　态

成对的鼻腔始于鼻孔，通过鼻前庭向后延伸，最后在后鼻孔处与鼻咽部相通。

鼻腔被鼻中隔分为左右两个腔。

所有鼻旁窦都与鼻腔相连，并由以下部分组成：

- 筛窦。
- 上颌窦。
- 蝶窦。
- 额窦。

在冠状位和矢状位上可以清楚地看到位于中央的鼻腔和鼻窦延伸到 Reid 基线的上方和下方（▶图 3.2~3.25、▶图 4.2~4.13）。蝶窦可向后延伸至外耳道中点垂直线。鼻腔和鼻窦位于颅前窝下方、眶和颅中窝的内下方以及口腔的上方。在后部，鼻腔通过位于冠状位第 4 层和第 5 层之间的后鼻孔延伸到咽部。蝶窦（▶图 3.6A、▶3.6B）位于冠状位第 5 层咽部的上方（▶图 3.6A、▶图 3.6B），这些区域有很大的个体差异。鼻旁窦具有重要的临床意义，因为它们可能发生感染、肿瘤或创伤。超声、CT、MRI 和内镜检查都是评估此类病变有效的方法。

鼻腔内侧壁由鼻中隔形成（图 3.2A、▶图 3.2B、▶图 3.3A、图 3.3B、▶图 3.16、▶图 4.1B、▶图 4.2B、▶图 4.8、▶图 5.3、▶图 5.31、图 6.6A），鼻中隔靠近中线，在其前部或后部可有侧向的偏斜，被称为"鼻中隔偏曲"（▶图 3.3A、▶图 3.3B、▶图 3.17）。

鼻腔的外侧壁被向内侧突出的鼻甲所扩展，每个鼻甲下方有一个鼻道：

- 上鼻道较短，平均长度不足 2cm[332]，引流后组筛窦。

- 中鼻道通过半月裂与额窦，前、中组筛窦，以及上颌窦相连（▶图 3.2A、▶图 3.2B、▶图 3.3A、▶图 4.3A、▶图 6.9A）。在图 4.3A 中中鼻甲已被部分切开，可见半月裂的前部和上部（▶图 4.3A）。被中鼻甲掩盖的半月裂后下部用虚线表示。

● 鼻泪管（▶图 6.6A、▶图 8.1）向**下鼻道**引流，并将泪液引入鼻腔。

筛窦和上颌窦已在其相应的骨骼中描述。蝶窦和额窦是成对的，成对的蝶窦通常位于蝶骨体内。在 12% 的病例中，蝶窦仅延伸至鞍结节垂直线（鞍前型），84% 包绕垂体窝（鞍型）；而有 4% 位于蝶骨体外。在冠状序列中可见鞍型蝶窦（▶图 3.1B、▶图 3.5A、▶图 3.5B、▶图 3.6A、▶图 3.6B、▶图 3.7A、▶图 3.7B、▶图 3.8A）[332]。蝶窦引流入上鼻甲上的蝶筛隐窝。两侧蝶窦通常由间隔不对称地分隔（▶图 3.5A）。蝶窦的顶壁与视神经关系密切（▶图 3.5A、▶图 3.5B）。了解蝶窦的结构（蝶筛气房、蝶视隐窝）在经蝶骨入路的垂体手术中特别重要。在 4% 的病例中，视神经管仅由视神经鞘膜和蝶窦黏膜组成。因此视神经在经蝶骨入路垂体手术中容易受损伤[332]。

额窦具有高度变异性且通常双侧不对称（▶图 4.1B）。左侧额窦在右侧额骨的前部被切开（▶图 4.2A、▶图 4.2B），其前壁形成骨性眉弓，表现出一定的个体差异。额窦的底部通过一块薄骨板与眼眶分开。

8.2.2 鼻旁窦的血供

鼻腔各壁由**上颌动脉和眼动脉**的分支供血。上颌动脉（▶图 9.1）分出蝶腭动脉，经过鼻黏膜下的蝶腭孔离开翼腭窝，进入鼻腔，为外侧壁和内侧壁的后部供血。筛前动脉起源于**眼动脉**，该动脉在穿过颅骨后迂回进入鼻腔。这个复杂的路径可能是整个骨性眼眶晚期系统发育以及哺乳动物新皮质显著增大的结果。筛前动脉通过筛

前孔离开眼眶，首先进入颅前窝，然后通过筛板进入鼻腔前部，分支供应鼻腔内侧和外侧壁的血流。

鼻黏膜中的静脉引流入眶静脉、翼静脉丛和面静脉。下颌角处和咽后部的淋巴结接受来自鼻黏膜的淋巴引流。

8.2.3 鼻腔的神经分布

鼻黏膜中的**嗅区上皮**可能与纤毛呼吸上皮不同，其较厚且略带褐色。嗅觉区域由位于上鼻甲中央和与之相对应的鼻中隔上的 4 个一分硬币大小的区域组成。从组织学上讲，**嗅上皮**包含嗅细胞，其基底轴突产生**嗅觉纤维**。然后，第 I 对脑神经（嗅神经）的纤维穿过筛骨筛板进入颅腔，终止于嗅球。

鼻腔的感觉支配来自眼神经和上颌神经，它们的末端分支包含内脏运动纤维，分布于鼻黏膜的黏膜腺体。

眼神经分出鼻睫状神经，再进一步形成筛前神经。然后在筛前动脉迂回走行过程中与之伴行，穿过颅前窝支配鼻腔黏膜的前部。

上颌神经分支支配鼻腔后部的内、外侧壁黏膜。

岩大神经含有到鼻黏膜腺体的副交感神经节前纤维。来自翼腭神经节（▶图 10.43B）的节后纤维加入翼腭窝的感觉纤维。

交感神经节后纤维也沿着动脉分支走行至翼腭窝，并与感觉纤维一起到达鼻黏膜。

8.3 眼眶

8.3.1 形态

眼眶容纳眼球，是视觉系统的感受器（参见▶第 10.6 节）。眼球受到以下结构

的保护[77]：

- 眼眶的骨壁。
- 眼睑。
- 结膜。
- 泪器。

筋膜鞘或 Tenon 囊（Tenon's capsule）包绕眼球，就像关节囊包绕一个球体。

眼外肌使眼球的运动极为精细。

视神经从眼球向后延伸至视交叉。

眼眶的形状类似于空心的四棱锥，其底部朝外，视神经管形成其顶点，视神经从此处离开眼眶。四棱锥的顶点朝向后内方。

眼眶的 4 个壁在冠状位上最方便观察（眼眶顶部，▶图 3.2C、▶图 3.2D；眼眶底部，▶图 3.2C、▶图 3.2D）且在后部明显变圆并彼此融合（▶图 3.4、▶图 3.17）。眼动脉和视神经在视神经管内紧密相对（▶图 3.5A、▶图 3.5B、▶图 3.5C）。

眼球的前极大约位于眼眶上缘和下缘相切的平面。由于球后突起在眼眶内占据了空间，眼球可在矢状位方向移动。如果眼眶骨壁不发生移位，水肿、血肿、炎性病变和肿瘤可以使眼球向前突出。钝性挤压伤（例如用拳头击打）可能会导致薄弱的眶底肌出现骨折，从而将眼眶内容物挤入上颌窦（▶图 3.2A、▶图 3.2B、▶图 3.3A、▶图 3.3B）。

眼眶通过多个开口与以下结构相连：

- 颅中窝：通过有视神经和眼动脉穿行的**视神经管**（▶图 3.18、▶图 5.37），以及动眼神经、滑车神经、三叉神经第 1 支（眼神经）、外展神经、眼上静脉穿行的**眶上裂**（▶图 3.18）相连。
- 颞下窝和翼腭窝：通过颧神经和眼下动脉穿行的眶下裂相通。
- 鼻腔：通过鼻泪管相通。

- 面部：通过眶下血管和神经（▶图 3.2B、▶图 3.2D、▶图 3.3A、▶图 3.3B、▶图 3.3C、▶图 3.3D）穿行的眶下管（▶图 3.2B、▶图 3.16、▶图 3.17）相通。
- 颅前窝：通过筛前血管和神经穿行的筛前孔相通。
- 后组筛房和蝶窦：通过筛后血管和神经穿行的筛后孔相通。

Hermann von Helmholtz 在 1850 年发明了检眼镜并用于眼底检查，即使在今天检眼镜依然非常重要。此外还可以使用光学相干断层扫描进行高分辨率的视网膜检查[659]。新的影像学技术（MRI）的进步在眼眶球后病变的诊断中最为明显，因此可以更加详细地描述球后空间结构。

8.3.2　眼睑和泪器

眼睑和泪器保护角膜免于干燥、混浊或溃疡。眼轮匝肌的泪腺部和眼睑部位于较大的上眼睑（▶图 4.5A、▶图 4.5B）和较小的下眼睑内。该肌肉的泪腺部分起源于泪管，而其眼眶部分可部分延伸超过眼眶的边界（▶图 3.2C）。眼轮匝肌的 3 个部分像环一样围绕着眼裂，有助于眼睑的闭合，并且其泪腺部将眼泪引流向鼻腔。该肌肉由面神经支配。

上睑提肌（▶图 3.2C、▶图 3.3C、▶图 3.3D、▶图 3.4C、▶图 4.5C、▶图 4.6C）起源于眼外肌的总腱环，并插入上眼睑的结缔组织中。它可以抬高上眼睑并受动眼神经支配。

上睑肌和下睑肌形成一个环，该环由横纹肌和眼睑之间的薄层平滑肌组成。上睑肌起源于上睑提肌，并沿上眼睑的睑板（坚韧的结缔组织）向外扩展，而较薄的下睑肌则起源于下直肌，并插入下眼睑的睑板。由颈交感神经纤维支配的睑肌（平滑肌）张力增加可导致眼裂增宽，而交感神经张力降低（如疲劳时）可导致眼裂变窄。

　　三叉神经第一支的分支司上眼睑的感觉，而下眼睑的感觉纤维来自三叉神经的第二支。

　　结膜覆盖上、下眼睑的后表面及眼球的巩膜，一直延伸到角膜的边缘，进而形成一个小结膜囊，内部充满泪液。

　　泪腺位于眼睛的上外侧角，与额骨紧密相连（▶图 3.2C、▶图 3.2D、▶图 4.6C、▶图 5.18、▶图 8.2）。它由从面神经发出的副交感神经纤维支配，行经岩大神经、翼腭神经节、颧神经和泪神经，并接受颈交感干颈动脉周围丛的交感神经纤维。泪腺分泌的泪液进入结膜囊，通过眼睑运动转移至眼内侧角。然后这些泪液被泪管和眼轮匝肌的泪部一起引流，并通过泪囊和鼻泪管进入下鼻道（▶图 8.1）。

8.3.3　眼球的筋膜鞘

　　筋膜鞘或 Tenon 囊形成一个关节腔，眼球位于其中，就像在球窝关节中一样，可以在 3 个主轴上自由旋转。眼球的视轴可绕一个假想的穿过其中心的垂直轴向内（内收）或向外（外展）转动。视轴可以围绕额轴向上或向下转动，也可以围绕矢状轴向内侧或外侧转动。眼外肌的功能由其位置和相对于各个主轴的牵拉方向决定。Tenon 囊由致密的结缔组织鞘组成，仅在视神经进入点和角膜巩膜移行处（角膜缘）附着在巩膜上。眼外肌肌腱在连接至眼球之前穿过该筋膜鞘中的裂隙。

8.3.4　眼外肌

　　6 块眼外肌位于眼眶脂肪内，使眼球运动，其中有 5 块肌肉和上睑提肌起于总腱环，这是一个位于围绕视神经管入眶处的纤维组织环，并横跨眶上裂的中心部分，它形成了肌性金字塔的顶点，来自视神经管的视神经和眼动脉与来自眶上裂的动眼神经、鼻睫神经和外展神经一起穿行于此。眼外肌很容易在冠状位片中辨识，因为它们的位置关系与命名一致，即上 / 下和内 / 外，清晰可见。

　　上直肌（▶图 3.2C、▶图 3.2D、▶图 3.3C、▶图 3.3D、▶图 3.4C、▶图 3.4D、图 4.5C、▶图 4.5D、▶图 5.6、▶图 6.12A）斜向走行，与矢状视轴成 25°角。当视轴直向前时，其效应端部分位于垂直轴的内侧。上直肌主要作为提肌，其辅助功能是眼球的内收和内旋。当眼球外展至 25°时，它的效应端部分移至垂直轴，因此在这个位置上其作用就是单纯提肌。上直肌受动眼神经支配。

　　下直肌（▶图 3.2C、▶图 3.2D、▶图 3.3B、▶图 3.3C、▶图 3.3D、▶图 3.4C、▶图 3.4D、▶图 4.5C、▶图 4.5D、▶图 5.5、▶图 6.9A）在眼球下方斜向前走行，与视轴成 25°角，其效应末端部分与上直肌相似，当视轴直向前时，位于垂直轴的内侧。它主要作为降肌，并且具有内收和外旋的辅助功能，由动眼神经支配。

　　内直肌（▶图 3.2C、▶图 3.2D、▶图 3.3B、▶图 3.3C、▶图 3.3D、▶图 3.4C、▶图 3.4D、▶图 4.4C、▶图 4.4D、▶图 5.6A、▶图 5.6B、▶图 6.10A、▶图 6.11A）沿眼球内侧走行。它的效应末端部分位于垂直轴的内侧，并穿过眼睛上升和下降的主额轴，并且与旋转轴的方向相同。因此，它是单纯的内收肌，并由动眼神经支配。

　　外直肌（▶图 3.2C、▶图 3.2D、▶

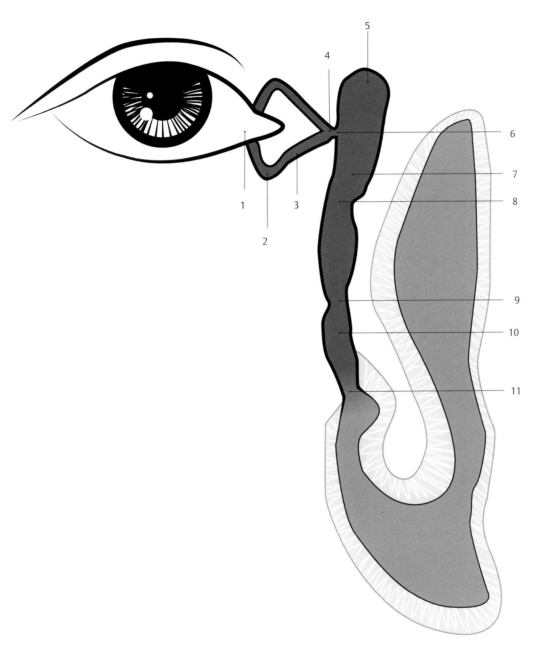

1. 泪点
2. 泪小管壶腹
3. 下泪小管
4. 迈尔窦（Maier sinus；泪囊憩室）
5. 泪囊穹隆
6. Rosenmüller 和 Hauske 阀
7. 泪囊
8. Krause 阀
9. Taillefer 阀
10. 鼻泪管
11. 泪襞

图 8.1　正常泪道系统解剖图。右眼示意图，前面观

图 3.3C、▶图 3.3D、▶图 3.4C、▶图 3.4D、
▶图 4.5C、▶图 4.6C、▶图 4.6D、▶图
6.10A、▶图 6.11A）位于眼球外侧面，其
效应末端部分位于眼球所有位置的垂直轴
外侧面。它向外转动眼球（单纯外展肌），
由外展神经支配。

　　上斜肌（▶图 3.2C、▶图 3.2D、▶
图 3.3C、▶图 3.3D、▶图 3.4B、▶图 3.4C、

▶图 3.4D、▶图 6.12A）首先沿眼眶内侧
壁的上方向前走形，然后其肌腱穿过一个
软骨半环即滑车，以 55° 角向后转，走行
于垂直轴内侧，最后止于眼球的后外侧象
限。它主要是眼降肌，因为其效应末端部
分向前方拉动眼球，同时还使眼球外展及
内旋。内旋的增加与外展的程度成正比。
该肌由滑车神经支配。

下斜肌（►图 3.2C、►图 4.5C、►图 4.5D、►图 4.6C、►图 6.8A）起源于眼眶底壁前部靠近鼻泪管入口处并斜向后走行，其与视轴约成 50° 角。它的肌腱插入眼球的后外侧象限，其效应末端部分位于垂直轴内侧。该肌肉使眼球上升并外展和外旋，并由动眼神经支配。

有关眼肌功能障碍的临床要点，详见►第 10.8.3 节。

8.3.5 眼眶的血管

眼动脉是颈内动脉的一个分支，是眼眶的主要动脉，通过视神经管出颅中窝，走行于视神经下方。它通过总腱环进入眼眶。通常越过视神经并在外侧沿上斜肌的上方（►图 3.3C）向前走行（►图 3.4C、►图 3.5C、►图 3.5D、►图 5.6A、►图 5.6B、►图 7.19B）。眼动脉的分支为眼眶内容物供血，并参与眼睑、筛窦和蝶窦的黏膜，以及面部和头皮区域的血液供应。在眼眶内，它通常与脑膜中动脉的分支**吻合**。在 4% 的病例中，脑膜中动脉提供大部分的血供。眼动脉末端与面动脉较大的吻合支位于眼内眦处，并在颞区与颈外动脉发出的颞浅动脉有吻合。这些颈内动脉和颈外动脉分支之间的吻合支具有重要的临床意义。这些吻合可在颈内动脉狭窄和闭塞的情况下维持血液供应。眼动脉中的血流方向可以通过多普勒超声确定[20,421,618]。

眼动脉分支：

● 视网膜中动脉宽度为 0.2mm，为视神经供血，其闭塞可导致失明。

● 眼动脉的其他分支供应眼球的脉络膜、泪腺、筛窦、蝶窦、内眦和前额。

● 前文在对鼻腔的描述中已经提到过筛前动脉。这条动脉穿过筛前孔，到达颅前窝，并在此处分出脑膜前动脉，然后通过筛板进入鼻腔前部。

眼眶的静脉几乎总是独立于动脉走行，通常管径较宽。眼上静脉（►图 3.3C、►图 3.4C、►图 3.4D、►图 3.5C、►图 5.6A、►图 5.6B、►图 7.35B）引流眼球、眼眶上部、眼睑和筛窦。它与面静脉吻合，并通过眶上裂与海绵窦吻合。眼上静脉和面静脉都没有瓣膜，因此眼眶的血液不仅可以向前引流到面部，而且可以向后引流到海绵窦。由于面部静脉可引流进入海绵窦，因此面部的疖肿或化脓性感染可能会导致脑膜炎。眼下静脉沿眼眶底壁走行，汇入眼上静脉，或通过眶下裂进入翼静脉丛。

8.3.6 眼眶的神经

眼神经及其分支起源于三叉神经，为眼球的感觉神经，主要分布于角膜和结膜，还包括泪腺、上眼睑、前额和内眦的皮肤、筛窦和蝶窦的黏膜及鼻黏膜的前部和鼻梁的皮肤（►图 8.2）。

眼神经在进入眶上裂之前通常分为 **4 个主要分支：**

● 一个分支向后走行至小脑幕。

● 泪腺神经，沿外直肌的上方走行至泪腺。

● 额神经（►图 3.4A、►图 8.2、►图 10.7A）位于上睑提肌上方，然后分开各分支分布于前额 [包括眶上神经（►图 3.2A、►图 3.3A、►图 8.2、►图 10.7A），眼眶上方第 V 对脑神经第 1 分支的一个压迫点]。

鼻睫神经（►图 3.3A、►图 3.4A、►图 8.2、►图 10.7A）位于肌锥内，发出分支到眼球以及筛窦、蝶窦和鼻腔前部的黏膜，最后分支到内眦和鼻梁的皮肤。

支配 6 块眼外肌和上睑提肌的运动神

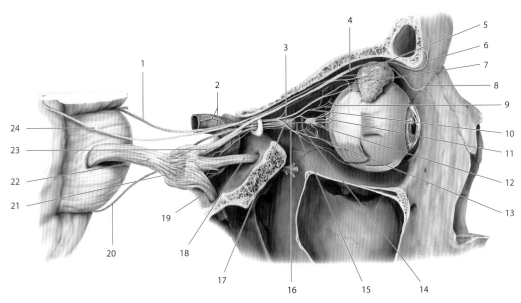

1. 动眼神经
2. 颈内动脉和颈内动脉丛
3. 动眼神经上支
4. 额神经
5. 泪腺神经
6. 眶上神经
7. 泪腺
8. 滑车下神经
9. 睫状长神经
10. 鼻睫神经
11. 睫状短神经
12. 睫状神经节
13. 副交感神经根
14. 鼻睫神经根
15. 交感神经根
16. 动眼神经下支
17. 视神经
18. 上颌神经
19. 下颌神经
20. 外展神经
21. 三叉神经节
22. 三叉神经
23. 眼神经
24. 滑车神经

图 8.2　眼眶的神经分布。去除颞骨后的右侧眼眶示意图（经允许引自 Schuenke, Schulte,Schumacher. Atlas of Anatomy.2nd. Stuttgart：Thieme Publishers, 2009. 插图来自 Karl Wesker/Markus Voll.[535]）

经来自第Ⅲ、Ⅳ和Ⅵ对脑神经。另外，第Ⅲ对脑神经将副交感神经的冲动传递到睫状神经节，再传递到神经节后纤维，支配眼睛的固有肌肉，即瞳孔括约肌和睫状肌。

动眼神经（►图 3.1C、►图 3.5A、►图 8.2）通过眶上裂和总腱环进入眼眶，然后分为上支（支配上直肌和上睑提肌）和一个较大的下支（支配内直肌；►图 3.4A），以及下直肌和下斜肌。此外，该下支会向睫状神经节发出分支（►图 8.2、►图 10.43B）。该副交感神经节平均长 3mm，位于眼球后方 18mm 处[332]。

滑车神经（►图 3.4A、►图 3.5A）穿过眶上裂并走行于总腱环的上方。因此该神经位于肌锥的上方并支配上斜肌。

外展神经（►图 3.4A、►图 3.5A）穿过眶上裂和总腱环支配外直肌。

眶下神经在眼眶底壁上方或在其内走行（►图 3.2A、►图 3.2B、►图 3.3A、►图 3.3B、►图 3.4A、►图 3.4B、►图 4.5A、

►图 5.3、►图 10.7A），不支配任何眶内容物。

8.3.7　眼球

眼球（►图 3.2A、►图 3.2B、►图 4.5A、►图 4.5B、►图 4.6A、►图 4.6B、►图 5.5、►图 5.17、►图 6.10A、►图 10.18）的形状近似球形，直径为 24mm。眼球在前方被半透明的角膜覆盖。眼球的轴贯穿其前极和后极。视神经离开眼球后立即向内侧至视盘区域的后极（►图 3.2A），视网膜神经纤维会聚于此。视网膜中央凹（►图 3.2A），即视网膜中央感光最敏锐的区域，位于视盘的外侧。视轴穿过中央凹，并穿过晶状体和角膜的最大曲率点。眼球的赤道是冠状面上眼球直径最大的平面。

眼球壁由 3 层组成：

● 外层由两部分组成：巩膜和角膜。

● 中间层（葡萄膜）由脉络膜、睫状体和虹膜组成。瞳孔括约肌和瞳孔开大肌

位于虹膜内。

● 内层是视网膜，其包括含有视杆细胞／视锥细胞（视觉感受细胞）的视觉部分和非视觉视网膜（不含视觉感受细胞）。

眼球的前部有两个由虹膜分隔的腔隙，即前房和后房，后房与玻璃体相邻。

晶状体（►图 4.5A、►图 6.10A）由位于后房的带状纤维悬挂。调节近视和远视的眼部结构包括晶状体、带状纤维、睫状体和虹膜。在调节过程中，瞳孔的收缩和扩张由瞳孔括约肌和瞳孔开大肌协调。关于眼球的更多细节可以查找相关文献[263,332]。

8.3.8 视神经

视神经（►图 3.3A、►图 3.3B、►图 3.4A、►图 3.4B、►图 3.5A、►图 3.5B、►图 4.4A、►图 4.5A、►图 4.5B、►图 5.17、►图 6.10A）起自巩膜筛板，其眶内部分平均长度为 3cm[332]，周围被坚韧的硬脑膜层、软脑膜和蛛网膜包裹。视神经在眼眶中的轻微弯曲走形有助于眼球的自由运动。视神经鞘膜紧密附着在视神经管的骨壁上。MRI 是评估各种累及视神经病变的重要诊断工具。

8.4 口腔

口腔（►图 3.2A、►图 3.2B、►图 3.4A、►图 3.4B、►图 3.5A、►图 4.2A、►图 4.2B、►图 4.3A、►图 4.4A、►图 4.5A）从唇开始，一直延伸到咽峡部（►图 3.6A、►图 3.6B）。口腔被两排牙齿和被牙龈覆盖的上颌骨和下颌骨的牙槽缘分为两部分：口腔前庭（即唇和面颊与牙齿之间的裂隙状空间）和固有口腔。

对于口腔病变，采用视诊和触诊，必

要时进行肿瘤活检，通常足以进行临床诊断。现代影像学技术可以准确评估肿瘤的范围和生长模式如恶性行为模式，用于制订治疗及随访计划，这些信息对于外科医生非常重要，例如，外科医生必须决定某个特定的患者是否需要行部分或完全舌切除术。因此，本章和以下各节将重点介绍口腔形态结构的相互关系，特别是其与邻近区域的相互关系，如颞下窝（面部的深部区域）和口咽。读者还可以参阅系统描述口腔结构的专著[176,517,623]。

8.4.1 口腔顶壁

口腔顶壁的前 2/3 由硬腭形成，后 1/3 由软腭形成。

● **硬腭**（►图 3.1B、►图 3.2C、►图 3.2D、►图 3.3C、►图 3.3D、►图 3.4C、►图 3.4D、►图 3.16、►图 3.17、►图 4.3C、►图 4.3D、►图 4.8）也形成了鼻腔的底壁。蝶腭动脉的一个分支和鼻腭神经的一个分支从鼻腔穿过切牙孔进入口腔（►图 4.2C、►图 4.8）。

● **软腭**（►图 3.5C、►图 3.5D、►图 3.6C、►图 3.18）是可以活动的，并向后延伸，在正中形成一个悬雍垂（►图 3.6A、►图 3.6C、►图 4.2A、►图 4.2B）。软腭的肌肉即腭帆张肌（►图 3.5C、►图 3.5D、►图 4.4C）和腭帆提肌，其功能分别为牵张和上提软腭。

8.4.2 口腔底壁

口腔底壁是肌性的，由下颌舌骨肌、颏舌骨肌和二腹肌组成，这些肌肉均直接或间接与舌骨相连。

● **下颌舌骨肌**（►图 3.2C、►图 3.2D、►图 3.3C、►图 3.3D、►图 3.4C、►图 3.4D、

▶图 3.5C、▶图 4.2C、▶图 4.3C、▶图 4.4C、▶图 4.5C）是成对的肌肉，形成了口腔的肌性底壁。每块肌肉分别起自下颌骨的下颌舌骨肌线，并由来自三叉神经第 3 支的下颌舌骨肌神经和下颌神经支配。

● **颏舌骨肌**（▶图 3.2C、▶图 3.2D、▶图 3.3C、▶图 3.3D、▶图 3.4C、▶图 3.4D、▶图 4.2C、▶图 4.3C、▶图 4.4C）位于下颌舌骨肌的内侧，并由第 2 脊神经支配。

● **二腹肌**前腹起自下颌骨的内表面，位于下颌舌骨肌下方（▶图 3.2C、▶图 3.2D、▶图 3.3C、▶图 3.3D、▶图 3.4C、▶图 3.4D、▶图 4.3C、▶图 4.4C）。二腹肌有一条中间腱，向后移行为二腹肌后腹（▶图 3.5C、▶图 3.6C、▶图 4.5C）。该肌肉由来自三叉神经第 3 支的下颌舌骨肌神经和下颌神经支配。二腹肌后腹附着于乳突的内侧面（▶图 3.7C、▶图 3.7D、▶图 3.8C、▶图 3.8D、▶图 3.9C、▶图 3.9D、▶图 3.10C、▶图 3.10D、▶图 4.6C、▶图 4.6D、▶图 4.7C），并由面神经支配。

8.4.3　舌

舌位于口腔底部，被下颌骨包围，在冠状面呈蘑菇状或块状（▶图 3.2A、▶图 3.2B、▶图 3.3A、▶图 3.3B、▶图 3.4A、▶图 3.4B、▶图 3.5A、▶图 3.5B），其尖端、体部和根部可以在矢状面中识别（▶图 4.2A、▶图 4.2B、▶图 4.3A、▶图 4.3B、▶图 4.4A）。舌是一个被黏膜包裹的肌性器官。在舌背上有一个浅沟，即界沟，将舌分为后部的舌根和前部的舌体。轮廓乳头位于界沟的前部。

舌很灵活。舌外肌起自下颌骨、舌骨和茎突的内侧面，允许舌沿其牵拉方向运动：

● 颏舌肌。

● 舌骨舌肌。

● 茎突舌肌。

舌的固有肌肉可以使其形状发生变化，由垂直、纵向和横向的肌纤维在 3 个空间平面上垂直交织组成。舌由舌下神经支配，舌下神经从口底到达舌（▶图 3.2A、▶图 3.3A、▶图 3.4A、▶图 3.5A、▶图 3.10A、▶图 4.3A、▶图 4.4A）。

临床要点

舌下神经的周围性瘫痪会导致舌表面皱缩及其肌肉质量减少。当单侧周围性舌下神经瘫痪时，伸舌偏向病侧。

8.4.4　咽 峡

咽峡（▶图 3.6A、▶图 3.6B）连接口腔与口咽，可见两个活动的腭弓，即腭舌弓和腭咽弓，它们可以封闭口咽。与其名称类似的肌肉位于腭舌弓和腭咽弓内，并向外延伸至软腭。在经鼻呼吸期间，这些肌肉及悬雍垂的肌肉会封闭口腔。

腭舌肌和腭咽肌包绕腭扁桃体，其在冠状位（▶图 3.6A、▶图 3.6B）和矢状位图像（▶图 4.3A、▶图 4.3B）是一个小的结构。

8.4.5　口腔的血管

口腔各壁丰富的血供来自颈外动脉分支，这些分支之间相互吻合。舌动脉走行于舌骨上方（▶图 3.6C、▶图 3.7C、▶图 9.1）并为舌供血。口腔底部由面动脉的分支颏下动脉（▶图 3.2C、▶图 3.3C、▶图 3.4C、▶图 3.5C）供血，而口腔顶部由面动脉、上颌动脉和咽升动脉的分支供血（▶图 9.1）。

口腔的静脉引流是通过颈内静脉的分支进行的（▶图9.2），该区域淋巴引流的途径是 从舌和上腭引流到下颌下淋巴结和颈深淋巴结。

8.4.6　口腔的神经支配

舌神经是下颌神经的一个分支（▶图3.3A、▶图3.4A、▶图3.5A、▶图3.6A、▶图4.3A、▶图4.4A、▶图4.5A），为舌尖的黏膜提供感觉神经支配，而**舌咽神经**支配界沟区域，迷走神经支配舌根。**面神经**的分支鼓索神经（▶图7.5、▶图10.43B）接受舌前2/3的味觉传入。位于轮廓乳头的味蕾由舌咽神经支配，舌根的味觉感受器受迷走神经感觉纤维支配。口腔顶部感觉神经支配来自上颌神经（第Ⅴ对脑神经的第2支）的分支。

8.5　咀嚼器官

8.5.1　颞下颌关节

下颌骨关节头与下颌窝的关节面和关节结节共同形成颞下颌关节（▶图3.7C、▶图3.7D、▶图4.7C、▶图4.7D、▶图4.13）。下颌头与颞骨关节面之间有一个称为关节盘的关节软骨（▶图3.7C、▶图4.7C、▶图4.7D、▶图6.5A、▶图6.6A）。下颌窝的关节面比下颌骨头部大得多，它们与松弛的关节囊结合在一起，使下颌骨头部具有很大的活动度。当口张开时，下颌骨头部在其关节盘上向前滑动至关节结节，这是一个铰链和滑行运动的结合。当咀嚼时，下颌骨围绕垂直轴做单侧旋转运动，并在两侧之间交替进行。

8.5.2　咀嚼肌

咀嚼肌由4块肌肉组成，它们从颅骨的侧壁或底部起始，然后插入下颌骨中，并由下颌神经第3支的运动支支配。在冠状位上可以清楚地看到它们的形态（▶图7.37）。

● **颞肌**（▶图3.2C、▶图3.2D、▶图3.3C、▶图3.3D、▶图3.4B、▶图3.4C、▶图3.4D、▶图3.5C、▶图3.5D、▶图3.6C、▶图3.6D、▶图3.7C、▶图3.7D、▶图3.8C、▶图4.6C、▶图4.6D、▶图4.7C、▶图4.7D、▶图5.5、▶图6.5A）是一块扇形肌肉，起自颞窝，其纤维会聚后插入下颌骨的冠状突中（▶图3.1B、▶图3.4C、▶图3.4D、▶图3.5C、▶图3.5D、▶图4.7C、▶图4.7D）。颞肌的肌纤维呈羽状排列，呈现出复杂的横断面外观。它是一个强有力的咬合肌肉。

● **咬肌**（▶图3.3C、▶图3.3D、▶图3.4B、▶图3.4C、▶图3.4D、▶图3.5C、▶图3.5D、▶图3.6C、▶图3.6D、▶图3.7C、▶图4.7C、▶图4.7D、▶图5.2、▶图5.3、▶图6.4A）起源于颧弓（▶图3.1B、▶图3.4C、▶图3.4D、▶图3.5C、▶图3.5D、▶图3.6C、▶图3.6D）并插入下颌升支外侧（▶图3.5C、▶图3.5D、▶图3.6C、▶图3.6D、▶图3.7C、▶图3.7D、▶图4.12），其与颞肌和翼内肌协同工作。

● **翼内肌**起源于蝶骨翼窝（▶图3.5C、▶图3.5D），并插入下颌升支的内侧面（▶图3.6C、▶图3.6D、▶图3.7C、▶图3.7D），与咬肌一起形成肌性条带。

● **翼外肌**有两个头部（▶图3.5C、▶图3.5D、▶图5.2）。上头起源于蝶骨大翼的下表面，下头则起源于翼突外侧板。这两部分肌肉几乎水平并行，因此在冠状面上显示其横切面（▶图3.6C、▶图3.6D、▶图3.7C、▶图3.7D）。翼外肌从内侧向外侧倾斜走行，因此在矢状面上是一个斜行的切面(▶图4.5C、▶图4.5D、▶图4.6C、▶图4.6D、▶图4.7C)。翼外肌插入下颌骨的髁突中，并斜向前和向内拉动相应的下颌骨升支。单侧翼外肌收缩可使下颌进行研磨运动，有助于咀嚼；双侧翼外肌收缩通过下颌的滑动运动有助于张口。

唇、面颊和舌的肌肉也与咀嚼肌一起参与咀嚼动作。

8.6　侧面部区域

侧面部区域包括从上方的颧弓(▶图3.1B、▶图3.4C、▶图3.4D、▶图3.5C、▶图3.5D、▶图3.6C、▶图3.6D)至下方的下颌角(▶图3.1B)的空间。侧面部区域向前延伸至面颊部，两者之间没有明显的界线，向后包含耳郭和外耳道(▶图3.9C、▶图3.9D)，并被下颌骨升支(▶图3.5C、▶图3.5D、▶图3.6C、▶图3.6D、▶图3.7C、▶图3.7D)分为浅层和深层侧面部区域。

8.6.1　侧面部的浅层

侧面部区域的浅层包含咬肌(▶图3.4C、▶图3.4D、▶图3.5C、▶图3.5D、▶图3.6C、▶图3.6D)，是一个强有力的咀嚼肌(参见▶第8.5.2节)。该肌肉的前方是颊脂垫，后方是腮腺(▶图3.6C、▶图3.6D、▶图3.7B、▶图3.7C、▶图3.7D、▶图3.8、▶图5.2)，其中腮腺的一小部分位于咬肌表面(▶图3.6C、▶图3.6D)。腮腺导管从腺体的上部发出，并引流至口腔前庭(▶图3.4C、▶图3.4D)。腮腺筋膜包裹着腮腺，其中包含腺体、由面神经形成的神经丛、耳颞神经的分支、颈外动

脉的一部分、下颌后静脉(▶图9.2)及淋巴结。

外耳包括**耳郭**(▶图3.9C、▶图3.9D)和**外耳道**(▶图3.9C)。成人的外耳道长约36mm。外耳道的内2/3位于颞骨内，外1/3由软骨形成，并且大部分位于下颌骨头部的后方(▶图3.8C、▶图3.8D、▶图4.13)。鼓膜(▶图3.9C)是将外耳道与鼓室分隔开的薄膜(▶图3.9C、▶图7.5)。

8.6.2　侧面部的深层

侧面部的深层大部分被颞下窝占据。颞下窝的侧壁即下颌骨升支前文已经介绍过。其内侧壁由蝶骨翼突外侧板形成(▶图3.5C、▶图3.5D、▶图3.18)。颞下窝继续向后并向内侧延伸至咽旁间隙，这两个间隙之间的边界是由翼内肌和翼外肌的内表面形成(▶图3.7C、▶图3.7D)。颞下窝向前延伸至上颌窦后壁(▶图3.4、▶图4.10)。该界面位于冠状位第3个切片上(▶图3.4C)。颞下窝继续在后方越过下颌骨升支，延伸到侧面部区域的浅层。颞下窝顶部是由蝶骨大翼的颞下表面形成，其中包含卵圆孔(▶图4.11、▶图5.37B)。颞下窝也向上外侧延伸到颞窝，颞肌的下部位于该区域内(▶图4.7C、▶图4.7D)。

8.6.3　侧面部的血管

颈外动脉垂直穿过腮腺。在冠状序列中，该部分颈外动脉位于第6个切面(▶图3.7C)，因此在该切面的浅面不可见。颈外动脉在颞下颌关节水平分成两个终末支，即颞浅动脉和上颌动脉(▶图9.1)。上颌动脉从下颌骨的颈部向内侧走形，通常位于翼外肌的外侧(▶图4.6C、▶图4.6D)。在冠状序列的▶图3.7C、▶图3.7D、

▶图 3.6C 和▶图 3.6D 中可以看到该动脉位于翼外肌的内侧。进入翼腭窝（▶图 4.4C、▶图 4.4D），然后分出其终末支。上颌动脉为咀嚼肌、大部分鼻腔/口腔黏膜、牙齿、上腭、大部分硬脑膜和颅骨供血。

静脉在颞下窝形成翼静脉丛（▶图 3.7C、▶图 7.35B），呈复杂的网络状，然后通过上颌静脉引流入下颌后静脉（▶图 9.2）。

淋巴管引流入颈深和咽后淋巴结。

8.6.4 侧面部的神经支配

面神经（▶图 3.9A）从茎乳孔（▶图 3.9C、▶图 5.37B）出颅，发出一条小分支支配二腹肌后腹，然后穿过腮腺，并分出独立分支支配各面部的表情肌。

下颌神经（▶图 4.5A、▶图 4.5B）穿过卵圆孔到达颞下窝，神经主干与紧靠颅底的耳神经节关系密切（▶图 4.5A、▶

图 4.5B、▶图 10.43B）。下颌神经支配咀嚼肌和口底肌肉的运动。它也是口底、舌前 2/3 黏膜和下颌下部皮肤的感觉神经。下颌神经（▶图 3.7A、▶图 4.5A、▶图 4.5B）在颞下窝的上部发出分支：

- 一些分支支配咀嚼肌。
- 颊神经支配下颌部的黏膜和皮肤。
- 下牙槽神经支配下颌牙。它进入下颌孔（▶图 4.7A、▶图 4.7C）并在下颌管内走行（▶图 3.2A、▶图 3.3A、▶图 3.4A、▶图 3.5A、▶图 3.6A、▶图 4.3A、▶图 4.4A、▶图 4.5A、▶图 4.6A），其终末分支出颏孔支配颏和下唇的皮肤。
- **舌神经**（▶图 3.3A、▶图 3.4A、▶图 3.5A、▶图 3.6A）支配舌黏膜。在颞下窝中，**鼓索**在后方加入舌神经，鼓索将副交感神经节前纤维带到下颌下神经节，并含有舌的味觉纤维。

颅颈交界区指头颅与颈部之间的区域。从系统的角度来看，咽部被认为是颈部的一部分。在临床实践中，鼻腔的病变很容易扩散到鼻咽部，反之亦然。口腔在解剖学上和病理上与口咽密切相关。本章将首先详细介绍咽部的形态，特别是在临床背景下其与鼻腔和口腔的关系。接下来描述颅颈交界区，颅颈交界区从头颅底部的后下表面（乳突到枕外隆突水平）开始，一直向下延伸到前两个颈椎及其附着的肌肉[332]。

9.1　咽和咽旁间隙

9.1.1　咽部的形态

咽是一条长 12~15cm 的纤维肌管，从颅骨的底部延伸到环状软骨水平的食管起始部，位于颈椎前部，一直延伸到第 6 颈椎，颈椎的屈曲和伸展会改变咽部的横断面外观。在冠状序列中，咽后壁显示在一个冠状平面上（▶图 3.7C、▶图 3.7D）；而在矢状序列中，它倾斜于冠状平面（▶图 4.2A、▶图 4.2B）。

与密闭的咽后壁不同，前壁具有 3 个用于空气和食物通过的开口,因此将咽分为：

- 鼻咽：咽的近端部分（旧称上咽），通过后鼻孔与鼻腔相通。
- 口咽：咽的中间部分（旧称中咽），通过咽峡与口腔相通。
- 喉咽：咽的远端，通过喉入口处延伸到喉。

正中和旁正中切面最适合评估鼻咽和口咽，也是描绘咽后间隙的最佳位置。

鼻咽（▶图 3.6A、▶图 3.6B、▶图 3.7C、▶图 3.7D、▶图 4.2A、▶图 4.2B）在功能上类似于鼻腔，具有相似的黏膜和复层纤毛上皮。鼻咽顶壁形成颅底外侧壁，位于枕骨的咽结节、颞骨尖端和一小部分蝶骨下表面之间。不成对的咽扁桃体位于鼻咽后壁。▶图 4.2A 显示了一名 70 岁男子萎缩的咽扁桃体。咽鼓管咽口位于鼻咽侧壁、下鼻甲向后延伸处，该开口的上缘和后缘被咽鼓管的软骨部分抬高。腭帆提肌在咽鼓管咽口下缘产生一个黏膜隆起。淋巴网状结缔组织，即咽鼓管淋巴结，位于咽鼓管咽口的黏膜内，这形成了咽部淋巴组织的一部分，如果发生病理性增大，可能会影响鼓室的通气。

口咽（▶图 3.7C、▶图 4.2A、▶图 4.2B、▶图 4.3A）是舌根、一对腭咽弓和悬雍垂后方的空间。放射科医生将口咽[594]定义为咽部的一部分，其从硬腭的水平延伸至舌骨。

咽部最下端的喉咽始于喉入口对应处，向下延伸至食管的入口。

9.1.2　咽壁的肌肉

咽壁的肌肉包括：

- 咽缩肌。
- 咽提肌，即腭咽肌和茎突咽肌。

通过比较冠状序列和矢状序列图片，可以更好地理解咽壁的薄层肌肉形态（▶图 7.37、▶图 7.38）。

咽上缩肌、咽中缩肌和咽下缩肌分别起源于颅骨、舌骨和喉，它们的纤维向后向上走形，在咽后壁正中缝处汇合。咽缩肌的收缩会同时向上拉动舌骨和喉。咽上缩肌凸入咽腔（Passavant嵴），可以抵抗软腭关闭鼻腔。咽缩肌由舌咽神经（Ⅸ）和迷走神经（Ⅹ）支配。

咽提肌可收缩和抬高咽壁和喉，并插入喉中。它们由舌咽神经（Ⅸ）支配。

9.1.3 咽壁的血管

咽升动脉为咽壁供血并与甲状腺上、下动脉和舌动脉形成大量吻合。

咽壁的静脉引流处位于咽缩肌后方的咽丛。

咽壁的淋巴回流经咽后淋巴结到达颈深淋巴结。

9.1.4 咽壁的神经

舌咽神经（Ⅸ）、迷走神经（Ⅹ）和交感干提供咽壁的传入和传出神经支配，它们是重要的神经反射通路，例如吞咽和保护反射。吞咽反射的传入和传出通路通过延髓的吞咽中枢协调。

9.1.5 咽旁间隙

咽旁（咽侧）间隙位于头和颈以及咽部外侧和后外侧之间的过渡区域。该间隙向外侧以翼内肌、翼外肌和腮腺的筋膜囊为界，而向内侧则一直延伸到咽壁。其颅骨边界为颅骨底部的三角形区域，该区域包含颈内动脉管、颈静脉孔和舌下神经管开口，在尾端延伸到颈动脉三角的结缔组织筋膜。茎突、茎突咽肌、茎突舌肌和茎突舌骨肌从头侧进入咽旁间隙，并将其分割为茎突前间隙和茎突后间隙。

- 茎突前间隙富含脂肪，并有小血管在其中走行，包括咽升动脉（▶图9.1）。
- 以下结构均通过茎突后间隙：颈内

动脉（▶图3.8C、▶图3.8D、▶图4.5C、▶图4.5D）、颈内静脉（▶图3.9C、▶图3.9D、▶图4.6C、▶图4.6D）、舌咽神经（▶图3.9A、▶图4.5A）、迷走神经（▶图3.8A、▶图4.5A）、副神经（▶图3.9A、▶图4.5A）和舌下神经（▶图3.9A、▶图4.5A）。

目前的间隙划分依据是颈部筋膜的层次、疾病可能的传播途径以及它们发生的可能性（▶图5.2A），使用的缩写与其公认的英文名称一致（例如 BS = buccal space，颊间隙）。咽旁间隙很容易在冠状切面上识别，并且通常是两侧对称的，任何原因引起的这种对称性偏离都提示存在占位性病变。在 MRI T1 加权图像上，该间隙是通过咀嚼肌和咽缩肌之间包含的脂肪组织来识别的[594]。咽后间隙是咽后壁与颈深筋膜之间的裂隙，颈筋膜椎前层位于颈椎前方。

9.2 颅颈交界区

颅颈交界区包含颅底后下部分，自枕外隆凸（▶图4.2C、▶图4.2D、▶图4.8、▶图5.1B、▶图5.6A、▶图5.6B）至枕骨的咽结节（▶图4.2C、▶图4.2D、▶图4.8），第1、2颈椎（▶图3.1B）及其附丽的肌肉。该区域向外侧延伸到乳突（▶图3.1B、▶图3.10C、▶图3.10D、▶图3.24、▶图4.1B、▶图4.7C、▶图4.7D、▶图4.13、▶图5.1B、▶图5.3、▶图5.18）。枕骨、寰椎和枢椎形成功能关节单元，可以在3个方向上自由活动。肌肉围绕脊柱头端形成一个锥形结构，并一直延伸到颅骨。该肌肉包括颈部侧方和后方的浅层和深层肌肉，前方有两块椎前肌肉。肌肉在3个空间轴上的不同收缩状态可能导致颅颈交界区图像的各种变化，从而使该区域 CT 和 MRI 的解释变得复杂。正中和旁正中切片有助于解剖定位。

9.2.1　颅颈交界区的骨骼

颅颈交界区的主要骨骼有：

● 枕骨，呈碗状，枕骨大孔处于偏心位（▶图 3.1B、▶图 3.12C、▶图 3.12D、▶图 3.24、▶图 3.25、▶图 4.8、▶图 5.17、▶图 6.3）。人字缝线（▶图 4.8）延伸超出颅颈交界区上界，即枕外隆凸（▶图 4.8）。成对的枕骨髁（▶图 3.9C、▶图 3.9D、▶图 3.23、▶图 4.1、▶图 4.4D、▶图 4.9、▶图 4.10）位于枕骨大孔的前外侧（▶图 3.23）并形成寰枕关节的凸状关节面。

● 几乎呈环状的寰椎（▶图 3.1B、▶图 4.1B）具有一个纤细的前弓（▶图 3.8C、▶图 3.21、▶图 4.2C、▶图 4.2D、▶图 4.8）和后弓（▶图 3.11C、▶图 3.25、▶图 4.2C、▶图 4.2D、▶图 4.8、▶图 5.2），以及两个坚固的外侧块（▶图 3.9C、▶图 3.9D、▶图 3.10C、▶图 3.22、▶图 3.24、▶图 4.4C、▶图 4.4D、▶图 4.10、图 5.2）。凹状关节面位于外侧块上方与枕骨髁形成关节（▶图 3.10C、▶图 3.23、▶图 4.4C、▶图 4.4D、▶图 4.10）。近乎平坦的外侧块下表面形成寰枢外侧关节（▶图 3.9C、▶图 3.9D、▶图 3.23、▶图 4.4C、▶图 4.4D、▶图 4.10）。前弓朝向后方的内侧面（▶图 4.8），包含一个光滑的平面，形成寰枢正中关节（▶图 4.8）。椎动脉及其伴随的静脉在寰椎后弓的沟中走行（▶图 3.10C、▶图 3.10D、▶图 3.11C）。寰椎通常在冠状位图像上更突出，因为它比相邻的颈椎更宽（▶图 3.23）。

第 2 颈椎即枢椎（▶图 3.1B）的特征是钉子状齿突（▶图 3.1B、▶图 3.9C、▶图 3.22、▶图 4.2C、▶图 4.2D、▶图 4.8、▶图 5.2）向上突入寰椎的环内形成一个枢轴关节。它与寰椎前弓内侧面形成关节，即寰枢正中关节（▶图 4.8）。

9.2.2　颅颈交界区的关节

枕骨、寰椎和枢椎之间的连接形成以下两个关节：

● 寰枕关节。

● 寰枢关节。

寰枕关节（▶图 3.10、▶图 4.4C、▶图 4.4D）是由枕骨髁与寰椎上方的关节面形成的一对椭球关节。屈曲和伸展（点头运动）围绕冠状轴进行，而侧向运动则围绕矢状轴进行。位于枕骨和寰椎之间的韧带对这两个关节起到加强作用。

寰枢正中关节是由枢椎的齿状突与寰椎前弓及寰椎横韧带形成的环所构成的关节。寰椎前弓（▶图 4.2C、▶图 4.2D）和齿突（▶图 4.2C、▶图 4.2D）之间以及齿突和寰椎的横韧带（▶图 4.2C、▶图 4.2D）之间形成的两个关节面可在中间的切面中识别。这个枢轴关节的轴线纵向穿过枢椎的齿突。这两个正中关节在功能上与两个寰枢外侧关节相匹配。寰枢椎外侧关节（▶图 3.9C、▶图 3.9D、▶图 3.23、▶图 4.4C、▶图 4.4D、▶图 4.10）由寰椎下部成对的几乎平坦的关节面与枢椎上表面相对应的成对平面形成。这两个关节被封闭在一个松弛的关节囊内，因此左右两侧都可以进行约 25° 的旋转运动。

9.2.3　颅颈交界区的肌肉

颈椎周围的颈部肌群以锥形的方式延伸到颅底。位于颈椎后方和侧面的几块特别强壮的肌肉被称为"项部肌肉"，包含浅层和深层的肌肉。这些肌肉可以将头向后拉伸，也可以使头围绕齿状突的长轴左右旋转。肌锥前部位于颈椎前方，特别是它的两个屈肌，即头长肌和头前直肌。

颈部肌肉

斜方肌降部是颈后部最表浅的肌肉（►图 3.14C、►图 3.14D、►图 3.15C、►图 3.15D、►图 4.3C、►图 4.3D、►图 4.4C、►图 4.4D、►图 4.5C、►图 4.5D、►图 4.6C、►图 4.6D、►图 4.7C、►图 4.7D、►图 5.2），主要起源于一侧枕外隆凸（►图 4.2C、►图 4.2D）和颈椎棘突，并插入锁骨和肩胛骨。斜方肌接受来自副神经和颈神经前支的运动神经支配。竖脊肌位于斜方肌深面和脊柱后方，由脊神经的后支支配。以下肌肉由浅到深分层排列：

- 头夹肌。
- 头半棘肌和头最长肌。
- 深部或较短的项部肌肉。

头夹肌（►图 3.12C、►图 3.12D、►图 3.13C、►图 3.13D、►图 3.14C、►图 4.3C、►图 4.3D、►图 4.4C、►图 4.4D、►图 4.5C、►图 4.5D、►图 4.6C、►图 4.6D、►图 4.7、►图 5.2）呈平坦的四边形，起源于第 3 颈椎到第 3 胸椎棘突，止于乳突。颈夹肌位于头夹肌尾侧。

头半棘肌（►图 3.14C、►图 3.15C、►图 4.3C、►图 4.4C、►图 4.4D、►图 4.5C、►图 4.6C、►图 4.6D、►图 5.2）起源于第 3~6 胸椎的横突，并插入枕骨后侧、枕外隆凸外侧。

头最长肌位于头半棘肌外侧，起源于第 3 颈椎至第 3 胸椎的横突，并止于乳突。

深部或较短的项部肌肉位于枢椎和枕骨之间，并紧贴骨骼，使头部可以进行精

细运动。4 对深部项部肌肉分别为：

- **头后小直肌**（►图 3.12C、►图 3.12D、►图 3.13C、►图 3.13D、►图 5.2）起源于寰椎后弓的一个小结节，向上延伸至枕骨外侧面、大孔后缘向后约 1cm 处。

- **头后大直肌**（►图 3.13C、►图 3.13D、►图 5.2）起源于枢椎的棘突（►图 3.1B、►图 3.13C）并向外沿头后小直肌插入枕骨外表面。

- **上斜肌**（►图 3.11C、►图 3.11D、►图 3.12C、►图 3.12D、►图 5.2）起源于寰椎的横突（►图 3.23、►图 4.1B），插入枕骨外表面头后大直肌附着处的外侧，距枕骨大孔边缘约 2cm 处。

- **下斜肌**（►图 3.11C、►图 3.12C、►图 4.4C、►图 4.4D、►图 4.5C、►图 4.5D、►图 4.6C、►图 4.6D）起源于枢椎的棘突（►图 3.1B、►图 3.12C），并插入寰椎的横突（►图 3.23、►图 4.1B、►图 4.6C）。

- **肩胛提肌**紧靠颈椎外侧，起源于上颈椎横突，并插入肩胛骨。它形成了肩胛带肌肉的一部分，并通过臂丛神经接受脊神经前支和肩胛后神经支配。

肌锥前部

两块椎前肌形成了肌锥前部。**头长肌**（►图 4.3C）起源于第 3~6 颈椎的横突，并插入枕骨基底部。**头短直肌**起源于寰椎横突，其走行路径与头长肌相似。

9.2.4 颅颈交界区的血管

颅颈交界区的后部区域由 3 根相互形成多个吻合的血管供血：

枕动脉是颈外动脉的一个分支，在颈部区域走形于二腹肌后腹内侧（►图 3.8C、►图 3.8D、►图 3.9C、►图 3.9D、►图 3.10C、►图 3.10D）和乳突内侧面（►图

3.11C、▶图 3.12C、▶图 3.12D、▶图 3.13C、▶图 3.13D、▶图 3.14C、▶图 3.15C、▶图 9.1）。**椎动脉**作为第 1 分支起自锁骨下动脉（▶图 9.1），进入第 6 颈椎的横突孔，并向头侧穿过其余颈椎的横突孔。椎动脉穿出横突孔后在寰椎外侧块走形，然后转向内侧（▶图 3.10C、▶图 3.10D、▶图 3.11C、▶图 9.1），并在此处发出供应颈部深层肌肉的分支。椎动脉穿过寰枕筋膜进入颅腔，更进一步的走行将在颅内动脉部分中进行描述（参见▶第 7.4 节）。

细小的**颈深部动脉**起源于锁骨下动脉，在最后一个颈椎与第 1 胸椎的横突之间走行进入后颈部深面，在此为颈部肌肉供血。

颈部的静脉引流是经浅静脉进入颈外静脉（▶图 9.2），和经两个深静脉即椎静脉和颈深静脉进入头臂静脉。这些颈部静脉与枕静脉和**枕下静脉丛**相吻合（▶图 3.11C、图 3.11D、▶图 3.12C、▶图 3.13C、▶图 9.2）。该静脉网连接窦汇（▶图 3.15C、▶图 3.15D、▶图 4.2、▶图 5.6、▶图 7.33B、▶图 7.35A），并经导静脉与乙状窦相通（▶图 3.10C、▶图 3.11C、▶图 3.11D、▶图 4.6C、▶图 4.6D、▶图 4.7C、▶图 4.7D、▶图 5.6A、▶图 5.6B、▶图 5.19、▶图 7.33B、▶图 7.35A）。

9.2.5　颅颈交界区的神经

颅颈交界区的肌肉受以下神经支配：

- 包含颈神经前支的副神经。
- 颈神经后支。
- 颈神经前支。

在冠状序列中可清楚地看到相应的肌肉和肌群依形态层次排列（▶图 7.37）。

斜方肌由副神经和上部脊神经前支支配，位于后方，是这些肌肉中最表浅的肌肉。脊神经后支分布到竖脊肌的各个部分。第 1 颈神经的后支是**枕下神经**，它主要是运动神经，支配颈部的深层肌肉，即**头最长肌**和头半棘肌。第 2 颈神经较大的后支即**枕大神经**（▶图 3.11A、▶图 3.12A、▶图 3.13A、▶图 3.14A、▶图 3.15A），主要是感觉神经，其分支支配头后部的皮肤。

9.2.6　颅颈交界区的临床意义

颅颈交界区的临床意义在于骨折、脱位和先天性畸形。

临床要点

骨折和脱位最常见的原因是交通事故造成的鞭击伤或头朝下跳入浅水，前两种情况颈椎最易骨折，寰椎的后弓比前弓更容易发生骨折，齿突骨折是枢椎最常见的损伤。在第 1、2 颈椎没有明显脱位的情况下，不会出现神经功能受损，这种骨折只有随后发展为假性关节才会被发现。枢椎的齿突（▶图 4.2C、▶图 4.2D）可以向后移动，压迫脊髓（▶图 3.10A、▶图 3.10B、▶图 3.11A、▶图 4.1C、图 4.2A、▶图 4.2B、▶图 4.2D、▶图 5.2、▶图 6.3）从而导致截瘫。半脱位可见于严重的类风湿关节炎和寰枢关节脱位伴韧带断裂时 [47]。

颅颈交界区的先天性畸形包括寰枕融合、颅底陷入、Arnold-Chiari 综合征或 Dandy-Walker 畸形 [4,87,245]：

在寰枕融合病例中，寰椎与枕骨融合，枕骨大孔缩小且常发生畸形，由此枢椎成为第一块活动的椎骨。齿突可向后移位，导致椎动脉血供受损及脑脊液循环受阻，最终可导致延髓缺血和脑积水。

1. 颈总动脉
2. 颈外动脉
3. 甲状腺上动脉
4. 舌动脉
5. 面动脉
6. 下唇支
7. 上唇支
8. 脑膜中动脉
9. 颞浅动脉
10. 内眦动脉
11. 耳后动脉
12. 上颌动脉
13. 枕动脉
14. 咽升动脉
15. 颈内动脉
16. 颈动脉分叉与颈动脉体
17. 椎动脉
18. 甲状颈动脉干
19. 锁骨下动脉

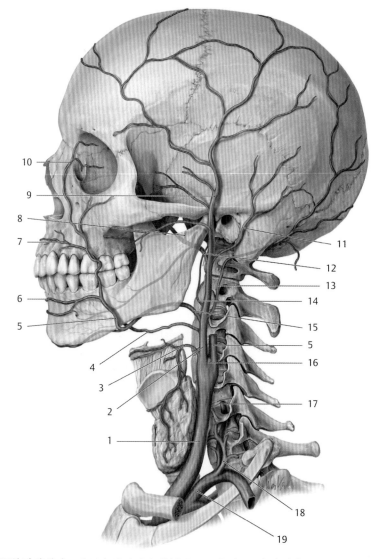

图 9.1　颈外动脉分支。头颈部的动脉血供侧面观示意图（经允许引自 Schuenke, Schulte, Schumacher, et al. Atlas of Anatomy. 2nd. Stuttgart: Thieme Publishers, 2009.[535]）

●颅底陷入可能会产生类似的症状，其特征是枕骨大孔和上颈椎的改变。

●在 Arnold-Chiari 综合征中，小脑扁桃体伸长并呈舌形，向椎管内移位；延髓变形并向尾侧移位。这些变化很容易在正中或旁正中 MR 图像中识别。有指征时可进行神经外科手术对延髓进行减压，以恢复脑脊液循环[255,323,468]。

●Dandy-Walker 畸形的特征包括小脑蚓部发育不良和第四脑室不规则扩张。此外还可能出现胼胝体发育不良，其他的大脑畸形和脑外畸形。

存在畸形或有临床证据证实存在异常的情况下，行 MRI 检查可显示其解剖关系。

9.3　颅颈交界区的血管

躯干和头部之间的大血管束穿行颈部，包含以下血管：

●颈总动脉。

●颈内静脉。

●淋巴管网络汇聚形成颈淋巴干，引流入颈内静脉和锁骨下静脉结合处的静脉角。

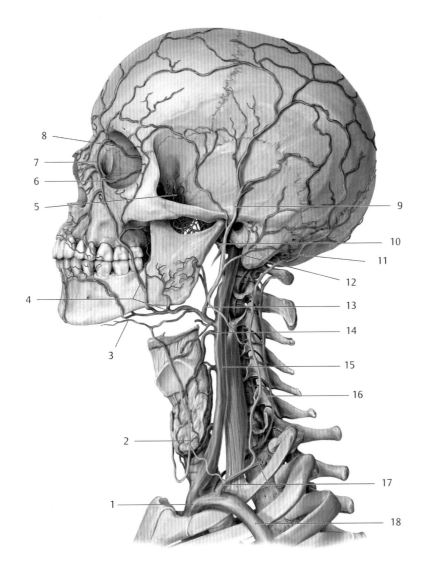

1. 左头臂静脉
2. 颈前静脉
3. 颏下静脉
4. 面静脉
5. 翼丛
6. 眼下静脉
7. 内眦静脉
8. 眼上静脉
9. 颞浅静脉
10. 上颌静脉
11. 枕静脉
12. 耳后静脉
13. 下颌后静脉
14. 甲状腺上静脉
15. 颈内静脉
16. 颈外静脉
17. 肩胛上静脉
18. 锁骨下静脉

图 9.2　头颈部主要的浅静脉（经允许引自 Schuenke, Schulte, Schumacher, et al. Atlas of Anatomy. 2nd.Stuttgart: Thieme Publishers,2009. [535]）

迷走神经也在该神经血管束中，紧贴胸锁关节后方走行。该血管束出胸腔入口，在胸锁乳突肌内侧走行，然后进入颈动脉三角。在甲状软骨上方，颈内动脉延续颈总动脉进入咽旁间隙（参见 ►第 9.1.5 节）。

9.3.1　颅颈交界区的动脉

在 2/3 的病例中，**颈总动脉**（►图 3.8C、►图 4.5D、►图 4.7C、►图 9.1）在第 4 颈椎水平处分为颈外动脉（►图 3.8C、►

图 4.7C、►图 9.1）和颈内动脉（►图 3.8C、►图 3.8D、►图 4.7C）。在其余病例中，颈总动脉在第 3 或第 5 颈椎水平分叉，罕见在第 2 或第 6 颈椎水平分叉[339]。

颈内动脉（►图 4.5C、►图 4.5D、►图 7.24）进入颅底的颈动脉管，此部分走行时不发出任何分支，颈内动脉的其余走行将在脑动脉章节中介绍（参见►第 7.4 节）。

颈外动脉在颈动脉三角中发出分支，为颈部的器官、面部和头皮供血（►图 9.1）。

● 前：

—甲状腺上动脉。

—舌动脉。

—面动脉。

—上颌动脉。

● 内：

—咽升动脉。

● 后：

—枕动脉。

● 上：

—颞浅动脉。

甲状腺上动脉在颈部下降至甲状腺（▶图 9.1）。**舌动脉**（▶图 3.6C、▶图 3.7C、▶图 4.6C、▶图 9.1）起源于颈部的颈动脉三角内并走行至舌尖，该血管已在口腔章节中描述。**面动脉**（▶图 3.6C、▶图 3.7C、▶图 4.6C、▶图 4.7C、▶图 9.1）也是在颈动脉三角内由颈外动脉分出，首先沿下颌骨走行，在咬肌前缘越过下颌骨下缘，然后进入面部。面动脉在内眦处与眼动脉末端、滑车上动脉和眶上动脉相吻合。**上颌动脉**（▶图 3.5C、▶图 3.5D、▶图 3.6C、▶图 3.6D、▶图 3.7C、▶图 3.7D、▶图 4.6C、▶图 4.6D、▶图 4.7C、▶图 5.2、▶图 6.4B、▶图 9.1）为面部较深区域供血（参见▶第 8.6.2 节）。

较小的**咽升动脉**在咽旁间隙向颅底走行（▶图 9.1）。

枕动脉向后走行至颅颈交界区（▶图 9.1）。

颞浅动脉（▶图 3.4C、▶图 3.4D、▶图 3.5C、▶图 3.5D、▶图 9.1）越过颧骨进入颞区，像面动脉一样与滑车上动脉和眶上动脉相吻合。

临床要点

对于神经介入放射科医生而言，在介入手术过程中了解并仔细寻找危险吻合口非常重要。颈外动脉分支最重要和潜在的颅外或颅内吻合有：

● 从面动脉经眼动脉与颈内动脉吻合。

● 从上颌动脉、筛动脉经眼动脉、圆孔动脉与颈内动脉吻合。

● 从脑膜中动脉经岩支与迷路动脉吻合。

● 从枕动脉经第 1 颈椎（C1）、第 2 颈椎（C2）吻合到椎动脉。

● 从枕动脉经茎乳动脉与小脑前下动脉吻合。

● 从咽升动脉（枕部），经基底颅神经的滋养血管与小脑前下动脉和小脑后小动脉吻合。

在健康个体中，颈内动脉分支的血压高于颈外动脉分支的血压。因此，血流从颅内经眼动脉及其末端分支进入面动脉和颞浅动脉分支。这种从颅内到颅外的生理性血流方向在颈内动脉无代偿性狭窄或闭塞的情况下可以减弱，甚至逆转。血液的流速和流向可通过无创多普勒超声检查测量。

9.3.2 颅颈交界区的静脉

板障静脉是颅骨松质骨内的薄壁静脉，通过导静脉（▶图 3.8E、▶图 4.7C、▶图 5.4）与硬脑膜窦和头皮静脉相通。头部软组织的血液引流入以下静脉和静脉丛中（参见▶第 9.2 节）：

● **面静脉**收集面部浅表面区域的血液，起自内眦，斜行穿过面颊和下颌骨。

● **翼静脉丛**（▶图 3.7C、▶图 5.2、▶图 7.35B、▶图 9.2）是面部深层区域的一个静脉网（参见▶第 8.6.2 节），引流入面静脉和下颌后静脉，并与海绵窦相沟通。

● **下颌后静脉**收集颞区的血液，走行于外耳道前方下颌骨后方，朝向颈内静脉穿过腮腺。

● **颈外静脉**主要接受颈部的血液，并引流入颈内静脉或锁骨下静脉。

● **颈内静脉**引流颅内静脉窦的血液，通常右侧比左侧大。在脑干序列中，这种差异非常明显（▶图 6.5A）。颈内静脉起自颈静脉孔（▶图 3.23），位于（▶图 3.9C、▶图 3.9D、▶图 4.5C、▶图 9.2）颈内动脉后方（▶图 3.8C、▶图 3.8D、▶图 4.5D、▶图 5.2），在神经血管鞘内位于颈总动脉外侧。颈内静脉汇入锁骨下静脉，在胸锁关节后方形成头臂静脉。

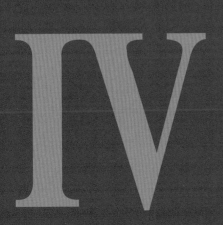

第四部分 神经系统——神经
功能系统和神经活
性物质

IV

神经功能系统是**众多神经元集合指令**，参与了神经信息处理过程中的传入信号和传出信号，包括味觉、听觉、视觉、嗅觉、运动等功能。本章节仅描述在临床上容易进行检查并具有明确诊断意义的神经功能系统。随着神经组织学、神经生理学、个体发育学、神经病理学、动物实验、神经病学、神经外科和神经放射学的发展，**神经元通路**和中枢神经通路学的很多理论在这些研究中得到了相互印证。Fritsch 和 Hitzig[177] 在 1870 年通过神经外科干预首次发现了中央前回中锥体束的体位顺序，并在此后很多研究中得到了证实[170,424,453]。支配躯干运动的皮质脊髓束和支配头面部运动的皮质核束在皮质区域的边界大约位于中央前回靠近大脑上缘的 2/3 和中央前回靠近外侧裂的 1/3，并且躯体（皮质脊髓束）和头部（皮质核束）感知刺激的区域存在一定的重叠。

重复刺激前中央回的相同区域，可以记录到不同肌肉的收缩[170,453]。在神经组织学中，从 4 区的大脑上缘到外侧沟，仅能看到 Betz 巨细胞的大小逐渐减小。在动物实验中，已经采用了不同的标记方法来定位单个皮层神经细胞与运动周围神经之间的神经元连接。

近年来，PET、fMRI 和 MEG 等影像学技术已成功应用于躯体感觉和运动区域的功能定位[137,294,398]。因此，本书中的插图仅代表当前知识体系下可能的神经功能系统图示。

神经功能系统在胚胎期发育不完全，神经细胞在胚胎期具有很强的**可塑性**。大脑越年轻，对神经元损伤的代偿越好。如果由于遗传或外部原因使得小脑未能在胚胎早期发育，其他神经元几乎可以完全代偿其功能。有文献报道过一例先天性小脑发育不全的患者，该患者一生中完全没有小脑受损的相应症状。并且在胼胝体先天性发育不全的患者中也观察到了类似的情况[593]。研究表明，婴儿的大脑比成人的大脑能更好地代偿神经功能缺陷。但是，某些神经结构的围产期病变可能会导致严重的功能障碍，例如双侧枕叶皮质受损后失明。在儿童期神经功能损害的代偿能力可能是由于现有神经元之间重新建立突触连接。针对哺乳动物的研究表明，与出生后相比，在围产期形成和发育的神经细胞数量更多，并且这些神经细胞在出生后开始起着重要的作用。最近研究发现，成年大脑在脑损伤后的皮质重组方面也具有很大的潜力[9,98,205,226,329]。干细胞研究领域也发现干细胞在婴儿和成年人大脑重组中起到了很大的作用[286,550,570]。

定位理论将功能分配给中枢神经系统中的特定神经元集合，该理论主要基于学龄儿童、青少年和成人的神经学发现。随着认知和情绪动机功能的日益复杂，在明确的**神经元集合**中进行定位变得越来越困难。这些复杂的功能已在 ▶ 第 10.13 节中进行了介绍。很多新的方法可以用来描述复杂**神经网络**，这些新方法可以说明大脑不同区域之间的相互作用，从而可以解释为什么多区域的脑损害可能导致完全不同的高级功能丧失。针对性地检测脑的静息激活态能扩展我们对脑功能的理解，因此即使没有外部刺激，我们也可以观察到特定神经网络的活化[171]。

连接学是神经科学中的一个新的跨学科分支，主要研究激活和静息条件下神经元网络在智能中的重要性。术语"**连接组**"是指生物神经系统中所有连接的总和。1986年，生物学家 John White 和其同事通过电子显微镜成功地完全重建了秀丽隐杆线虫的神经系统[614]。由于人类的神经元数量更多，因此在人脑中实施类似的项目要复杂得多，直到2010年，**人类连接组项目**（美国国立卫生研究院）才解决了这一问题。该项目的核心是使用成像程序对测试对象的单个连接体进行宏观描述。例如，采用解剖学或功能特性将大脑区域之间的连接描绘为网络图中的节点。影响连接网络模型图描述的因素包括遗传因素、学习过程和脑实质的病理改变。

需要指出的是，活动状态并不能说明为什么特定功能需要特定组织区域；连接网络的原理说明了为什么不连续的病灶可能导致弥漫性损伤[493]。由于存在不连续的神经功能系统，从目前可获得的数据来看，在解剖学上可清楚地区分特定功能区域的数量很少。大脑是一个复杂而又相互联系的宏观系统，大脑的不同区域参与了各种生理、认知和情感等功能。

神经功能系统的位置已在图谱中显示[▶图3.2、▶图3.3、图3.4、▶图3.5、图3.6、▶图3.7、▶图3.8、▶图3.9、▶图3.10、▶图3.11、▶图3.12、▶图3.13、▶图3.14、▶图3.15（冠状位序列）；图4.2、▶图4.3、▶图4.4、▶图4.5、▶图4.6、图4.7（矢状位序列）；▶图5.2、▶图5.3、▶图5.4、▶图5.5、▶图5.6、▶图5.7、▶图5.8、▶图5.9、▶图5.10、▶图5.11、▶图5.12、▶图5.13、▶图5.14、▶图5.15（前后连合线平面序列）；▶图6.4、

▶图6.5、▶图6.6、▶图6.7、▶图6.8、▶图6.9、▶图6.10、▶图6.11、▶图6.12、▶图6.13（脑干序列）]。

▶图10.13 中介绍的**神经元网络**已经在▶图10.44、▶图10.45、▶图10.46、▶图10.47、▶图10.48、▶图10.49、▶图10.50、▶图10.51、▶图10.52 中分别基于fMRI结果进行了简要描述。▶第1.3节总结了很多将尸体神经解剖学结果转化为体内研究存在的一些问题和困难，但是这些研究结果在分析神经功能系统时又必须将其考虑在内。到目前为止，关于神经功能系统的个体变异性方面的研究数据还很少[84,191,319,527,608]。尽管存在这样或那样的局限性，但医生在每天的临床实践中都会诊断偏盲、共济失调、失语症和许多其他神经系统综合征，并根据这些症状推测可能的损伤部位。本书所描述的在冠状位、矢状位和前后连合线平面中的主要神经功能通路有助于协助临床诊断，并且基于最新的临床研究发现、现代影像技术发现和功能诊断的发展，目前已有的神经通路学理论也在不断更新中。

10.1 感觉系统

10.1.1 前外侧系统

前外侧系统（▶图10.1、▶图10.2）接受来自下肢、躯干、上肢和颈部的伤害性感受器（疼痛），热感受器（热、冷），以及机械感受器的信号。**一级神经元**的胞体及其假单极神经细胞位于脊髓神经节内，其轴突终止于脊髓后角的感觉神经元。**二级神经元**向头的方向传导，如脊髓丘脑前束、脊髓丘脑侧束和脊髓网状束。脊髓丘脑束在脊髓前连合交叉到对侧，然后在

对侧前外侧束上行。脊髓网状束作为多突触传导通路上行至后脑的中间网状结构，进一步上行至**丘脑的板内核**。这些**丘脑神经元**广泛地联络整个大脑皮层，特别是进入扣带回和前额叶皮层的某些皮质区域，其中在扣带回中可能与感知心理疼痛有关[651]。

脊髓丘脑束在延髓和脑桥穿过网状结构。它与脑桥–中脑的内侧丘系相连，通常脑桥–中脑的孤立病变也会累积多个传导通路。脊髓丘脑束终止于丘脑的**腹外侧后核**，随后三级神经元的轴突组成丘脑顶叶束通过内囊的后肢到达中央后回。按照

1. 中央后回皮质
2. 邻近岛叶的顶盖
3. 丘脑顶叶束
4. 丘脑髓板内核
5. 丘脑腹后外侧核
6. 内侧网状结构
7. 脊髓丘脑前束和侧束
8. 脊髓网状束
9. 脊髓后根（背根）
10. 脊神经节
11. 脊髓前连合

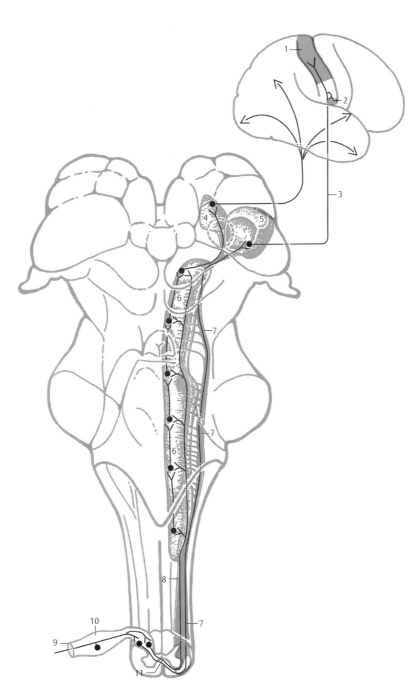

图 10.1　前外侧系统和上行网状系统。脊髓、延髓、脑桥、中脑和间脑后面观及大脑半球侧面观。疼痛刺激激活上行网状系统和大脑内侧面扣带回中的前额叶皮质（经允许引自 Nieuwenhuys, et al.[424]）

1. 脊髓丘脑侧束和前束

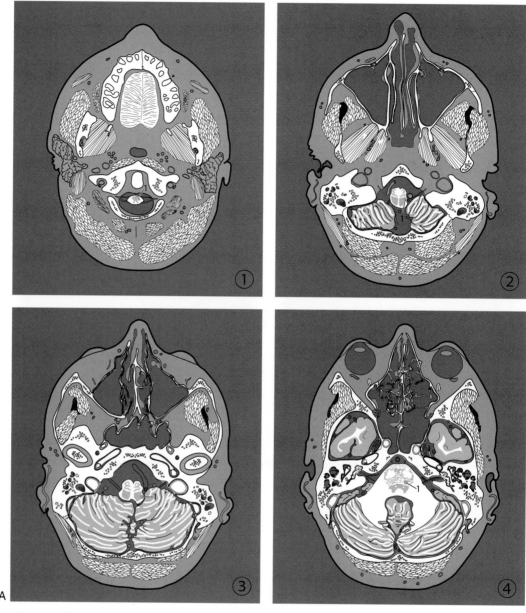

图 10.2　**前外侧系统**。沿前后连合线平面的序列图。圈码序号表示相应切面的编号（▶ 图 5.1）

图 10.2A　第 1~4 个切面

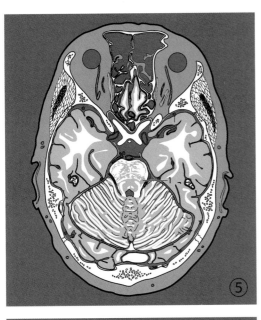

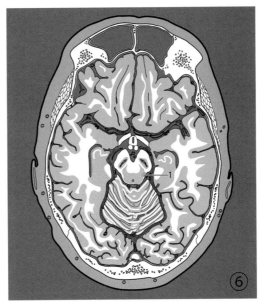

1. 脊髓丘脑前束和侧束
2. 丘脑腹后外侧核（略高于断层位置）
3. 丘脑顶叶束

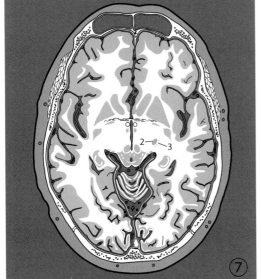

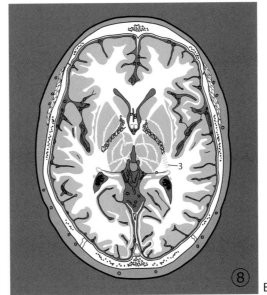

B

图 10.2B　第 5~8 个切面

1. 丘脑顶叶束
2. 中央后回皮质

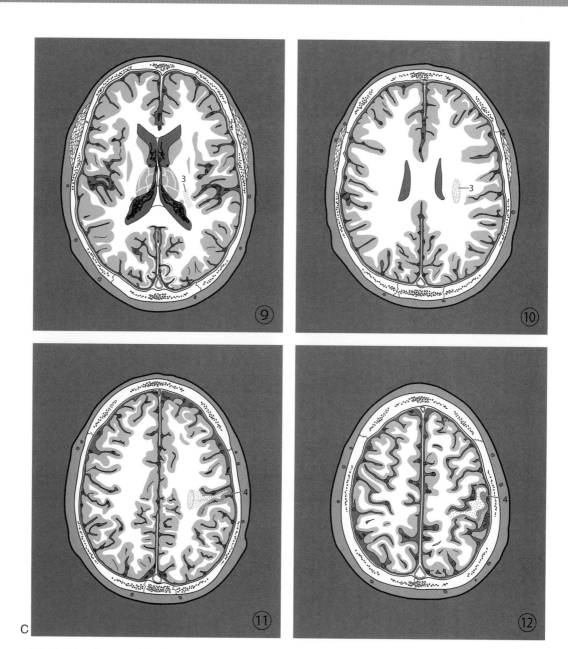

图 10.2C 第 9~12 个切面

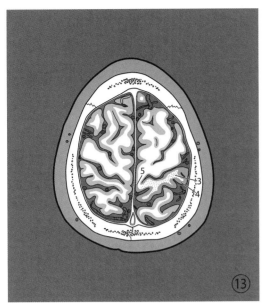

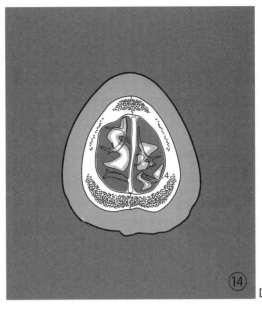

3. 丘脑顶叶束
4. 中央后回皮质
5. 旁中央小叶初级躯体感
觉皮质

图 10.2D 第 13~14 个切面

Brodmann 分区，位于中央后回的 3 区、1 区和 2 区是感觉投射区（▶图 7.53）。这些躯体感觉区域在这个狭小的皮质区域中以体位方式排列，即对侧下肢的投射区域位于大脑半球的上边缘，对侧躯干、上肢和颈部的投射区域位于上边缘和外侧裂之间的中央后回的上 2/3 处（▶图 10.1）。继发性疼痛投射区位于顶叶岛盖区（▶图 10.1），痛觉投射到初级和次级区域。因此，临床上脊髓丘脑束的损害将导致疼痛和温度觉障碍[625]。

10.1.2 内侧丘系

内侧丘系（背柱通路；▶图 10.3，▶图 10.4，▶图 10.5）的感受器包括皮肤、肌梭、肌腱器官中的机械感受器，以及位于下肢、躯干、上肢和颈部等部位的本体感受器。**一级神经元**的胞体位于脊神经节内，这些单极神经细胞的轴突以体位方式排列在脊髓的背柱中，即每个皮节的通路分层排列。来自下半身的轴突走行于薄束（中央脊髓延髓束），而来自上半身的轴突走行于楔束（外侧脊髓延髓束）。

薄束终止于延髓的**薄束核**（▶图 6.4B，▶图 6.4C），而**楔束**终止于**楔束核**（Burdach；▶图 6.4B，▶图 6.4C）。由于薄束核和楔束核位于脊髓上端背侧，因此将它们统称为"背柱核"。它们位于延髓与脊髓交界区的下部区域，其下端位于锥体束交叉水平。这些核团及其纤维在延髓的背侧表面形成了两个肉眼可见的凸起，位于中间的薄束结节（▶图 6.4C）和位于外侧的楔束结节（▶图 6.4C）。从薄束核和楔束核发出**二级神经元**的轴突弓形向上延伸至对侧，然后向上形成内侧丘系，走行于延髓中央区域（▶图 6.5C）。内侧丘系分为两个带，在延髓横切面的正中平面上彼此相邻。在脑桥中，内侧丘系靠近脑桥被盖的前缘（▶图 6.9C），而在中脑，内侧丘系走行于位于中脑被盖的外侧（▶图 6.12C）。在中脑和间脑连接部，内侧丘系从中央向外侧移行，并终止于**丘脑腹后外侧核**。轴向 T2 加权 MR 图像上，可以通过其形态及其与周围结构的对比进行识别[70,130]。

1. 中央后回皮质
2. 丘脑顶叶束
3. 丘脑腹后外侧核
4. 内侧丘系
5. 内侧弓状纤维
6. 楔束核（Burdach 核）
7. 薄束核（Goll 核）
8. 楔束
9. 薄束
10. 脊神经后根
11. 脊神经节

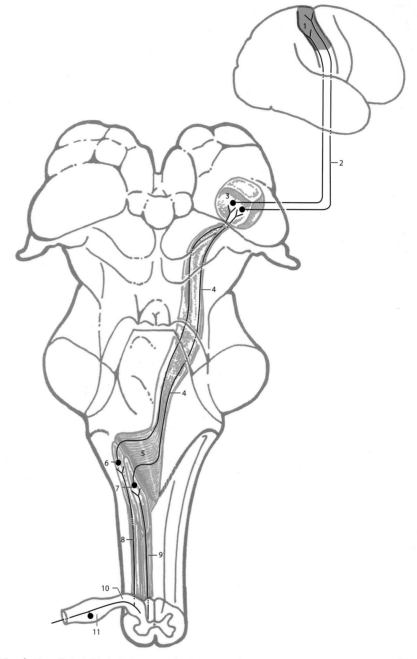

图 10.3　内侧丘系。脊髓、脑干和间脑后面观以及大脑侧面观（经允许引自 Nieuwenhuys, et al.[424]）

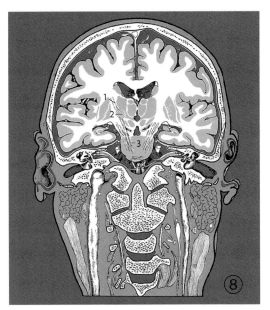
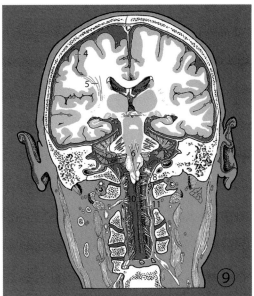

1. 丘脑顶叶束（在切面后部）
2. 丘脑腹后外侧核（在切面后部）
3. 内侧丘系（在切面后部）
4. 中央后回
5. 丘脑顶叶束
6. 内侧丘系
7. 内侧弓状纤维
8. 楔束核
9. 薄束核
10. 薄束
11. 楔束
12. 中央后回和旁中央小叶初级躯体感觉皮质（在切片内）

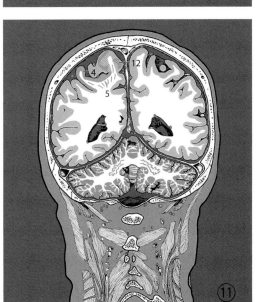

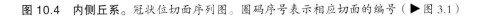

图 10.4 **内侧丘系。**冠状位切面序列图。圈码序号表示相应切面的编号（▶ 图 3.1）

1. 楔束
2. 薄束
3. 内侧弓状纤维
4. 楔束核
5. 薄束核
6. 内侧丘系

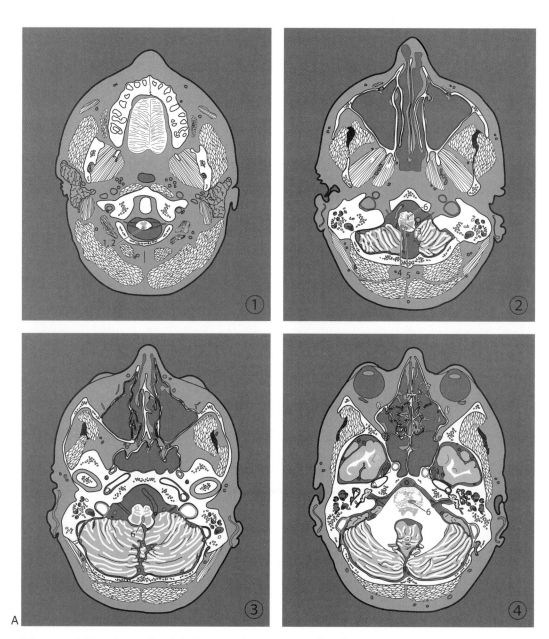

图 10.5　内侧丘系。沿前后连合线平面的序列图。圈码序号表示相应切面的编号（▶图 5.1）

图 10.5A　第 1~4 个切面

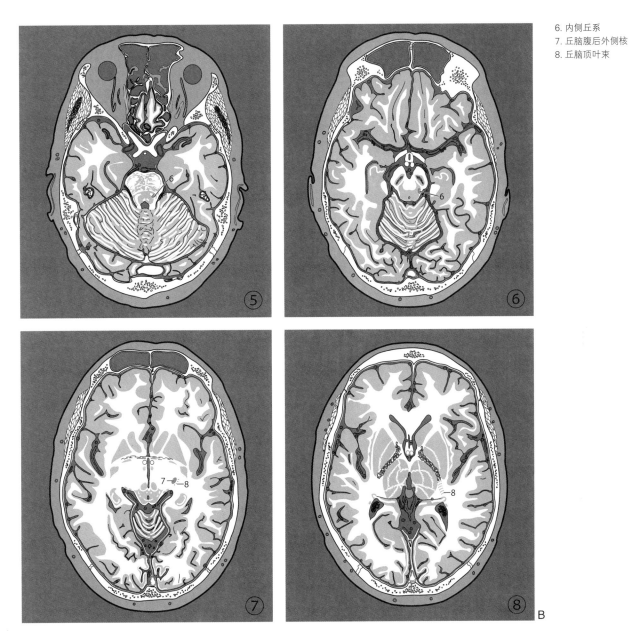

6. 内侧丘系
7. 丘脑腹后外侧核
8. 丘脑顶叶束

图 10.5B　第 5~8 个切面

8. 丘脑顶叶束
9. 中央后回

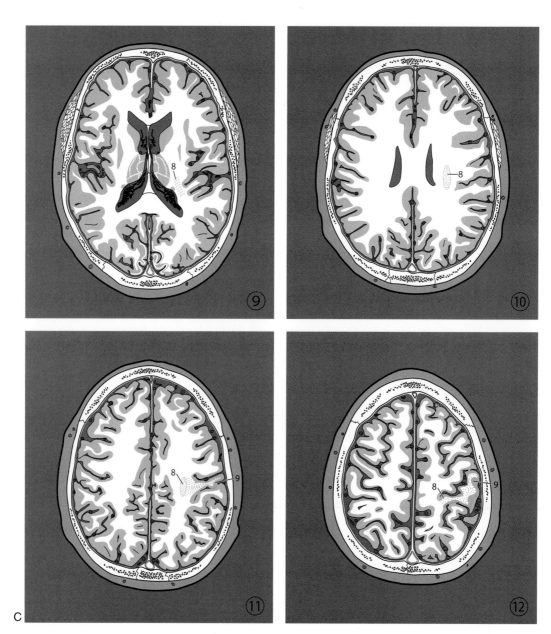

图 10.5C　第 9~12 个切面

8. 丘脑顶叶束
9. 中央后回
10. 旁中央小叶初级躯体
　感觉皮质

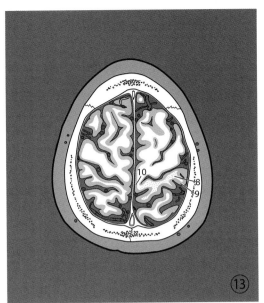
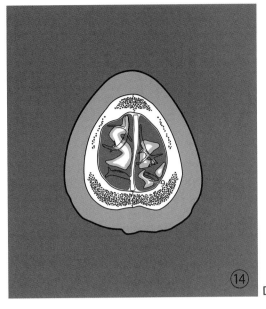

图 10.5D　第 13~14 个切面

丘脑腹后外侧核比邻丘脑枕，其后界被一个几乎是三角形的含纤维的区域（Wernicke）划分[229,514]，它在丘脑的外下方形成一个凹槽。在轴位 MR 图像上可以通过内囊后肢、丘脑枕及三角区（Wernicke）作为标志来识别丘脑腹后外侧核[511,608]。三级神经元从丘脑腹后外侧核发出，组成丘脑顶叶束投射至中央后回和旁中央小叶。

在人体标本中，无论是通过肉眼还是显微镜观察，丘脑顶叶束都是无法准确定位的，但是在婴儿大脑的组织学切片上，我们可以看到清晰的界线[463]。丘脑顶叶束位于皮质脊髓束后方，沿内囊后肢横向斜向上方延伸，在放射冠的外侧边缘延伸到中央后回和旁中央小叶。中央后回初级感觉皮层的前缘为中央沟，躯体运动和感觉纤维在中央沟底部没有相交[463]。中央后沟的底部为丘脑顶叶束的后界。在中央后回的皮层内，从形态学上我们无法将内侧丘系的初级感觉皮层与三叉丘系的初级感觉皮层区完全分开，通常我们利用生理实验数据来划定分界。通过局部麻醉下植入脑表电极刺激患者的主要躯体感觉皮层[630]，患者描述刺激后躯体特定区域会产生麻木感。这些研究利用特殊卷尺工具在中央后回区域内对大脑半球上边缘到外侧裂的距离进行测量[608]。通过测量选择中央后回上 70% 的下切面作为内侧丘系和三叉丘系的边界。由于中央沟在矢状面和轴向平面均可见，因此可以用作在 MR 图像上识别中央后回的标志（▶图 7.52A）[231,511,602]。

大脑半球内侧面旁中央小叶的主要躯体感觉皮层呈三角形结构（如 Brodmann 的插图所示[76]；▶图 7.53）。中央沟终点的下部分与扣带沟垂直，构成三角形前缘。假定该三角形皮质区域的下端由该连接线的上部 2/3 与下部 1/3 之间的边界表示，扣带沟的边缘分支有助于在轴向 MR 图像中识别中央旁小叶，通常在内侧观察中央沟后方的沟[231,511]。

内侧丘系的躯体定位与脊髓丘脑系统一致（参见▶第 10.1.1 节）。内侧丘系的中断会导致深感觉障碍（振动觉和位置觉）和某些浅感觉障碍（两点辨别觉）。

10.1.3 三叉丘系

面部皮肤以及鼻黏膜、鼻旁窦、口腔和牙齿的疼痛、冷热刺激通过三叉神经的分支（▶图 10.6、▶图 10.7、▶图 10.8）传输信号至三叉神经**半月神经节**的假单极神经细胞。三叉神经节的中央轴突向脑桥方向延伸，作为三叉神经的脊髓束穿过脑桥到达**三叉神经脊束核**的尾侧。三叉神经脊束核的这一部分位于延髓的外侧，从延髓顶向下延伸，在 C2 平面到达颈段脊髓。它与脊髓背灰角的感觉神经元相对应，后者也传递疼痛和热信号。位于**外侧的三叉丘脑束**起源于三叉神经脊核尾侧的二级神经元，向上穿过延髓，然后与脊髓丘脑束一起进入丘脑，最后进入中央后回。这些通路的主要躯体感觉区域位于外侧裂附近的中央后回基底部。三叉神经脊束核吻部（长约 14mm）位于脑桥下部，而其尾部（长约 11mm）位于延髓内[6]，传递来自牙齿的痛觉[199,613]。

面部皮肤、眼睛、鼻腔和口腔的机械感受器通过三叉神经的分支将信号传递到**三叉神经节**的假单极神经细胞。这个神经节的中心轴突延伸为三叉神经的感觉根（三叉神经大部），主要延伸至三叉神经的感觉主核，其早期被称为"**三叉神经脑桥核**"，后来因为三叉神经脊束核的头部也位于脑桥而被重新命名。三叉神经感觉主核位于脑桥被盖外侧，与三叉神经入口在同一平面。感觉主核的**二级神经元**轴突向相反方向交叉，作为三叉丘脑纤维继续向丘脑腹后内侧核延伸。**三级神经元**以丘脑顶叶束的形式从该核中产生，并传递**到中央后回的下 1/3**。这些通路传递浅感觉和深感觉，而非痛温觉。从感觉主核发出至腹后内侧核的未交叉纤维称为 Wallenberg 束或后侧三叉丘脑束[527]，其在脑桥被盖层和中脑的位置比感觉主核的主要通路更偏后。同侧和对侧束紧挨着位于**腹后内侧核**附近。

▶图 10.6 描述了外侧三叉神经丘脑束（疼痛和温度信号）、前部三叉神经丘脑束（疼痛和温度信号）和感觉主核发出的三叉神经丘脑束（机械感觉）在同时达到腹后内侧核前，在脑桥 – 中脑连接平面相互靠近。三叉丘系与上半脑桥和中脑的内侧丘系非常接近，所以这两条纤维通路只能在哺乳动物大脑实验标记后才能在组织学上区分。组织学结果显示，**三叉丘系**的纤维位于这个共同纤维束的内侧系纤维后方。

咀嚼肌的肌梭传入是通过假单极神经细胞传导的，这些细胞并不在三叉神经结内，而是位于**三叉神经的中脑核**，从脑桥菱形窝底面外侧发出，延伸至中脑中央导水管灰质。假单极神经细胞的中央轴突与三叉神经运动核相连，为咬肌反射提供单突触通路。

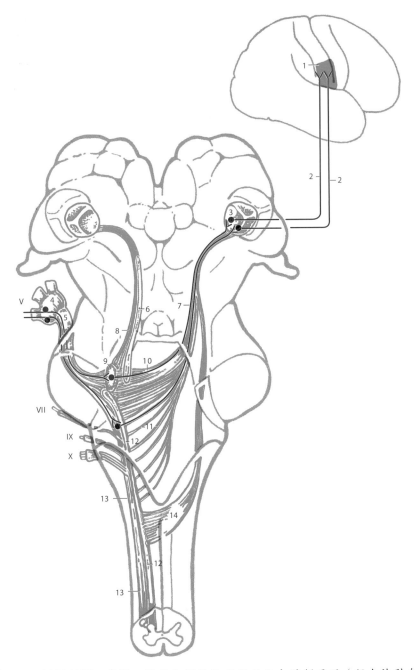

1. 中央后回
2. 丘脑顶叶束
3. 丘脑腹后外侧核
4. 三叉神经节
5. 三叉神经感觉根
6. 三叉神经中脑核
7. 三叉丘系
8. 三叉丘束后部
9. 三叉神经初级感觉核
10. 源自三叉神经初级感
    觉核的三叉丘束
11. 三叉丘束前部
12. 三叉神经脊束核
13. 三叉神经脊束
14. 外侧三叉丘脑束
V: 三叉神经
VII: 面神经
IX: 舌咽神经
X: 迷走神经

图 10.6　三叉丘系。脊髓、脑干和间脑后面观以及大脑侧面观（经允许引自 Nieuwenhuys，Schmidt，et al.[527]）。图中的罗马数字表示对应的脑神经

1. 眶上神经
2. 眶下神经
3. 下牙槽神经
4. 鼻睫神经
5. 腭大神经
6. 舌神经
7. 额神经
8. 颚神经
9. 眼神经
10. 上颌神经

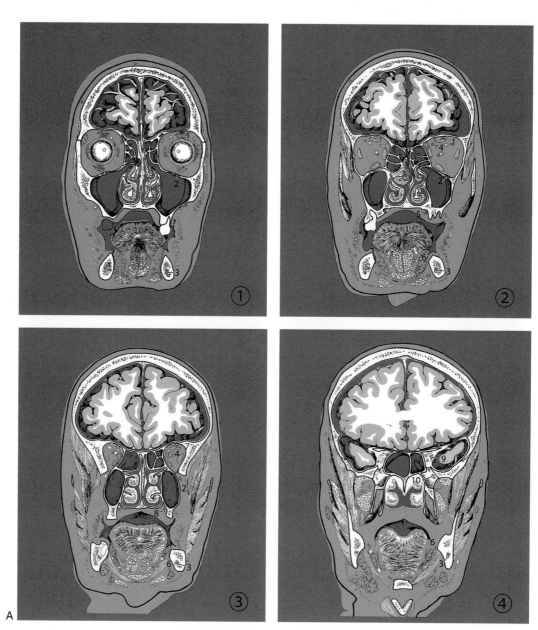

图 10.7　外周和中枢三叉丘系的冠状位切面序列图（经允许引自 Maiden-Tilsen[380]，Schmidt[527]）。
圈码序号表示相应切面的编号（▶图 3.1）

图 10.7A　第 1~4 个切面

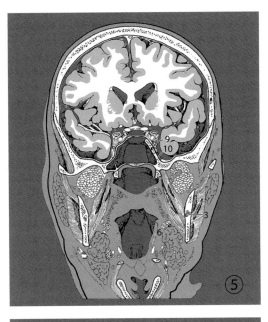

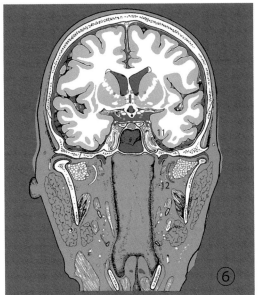

3. 下牙槽神经
6. 舌神经
9. 眼神经
10. 上颌神经
11. 三叉神经节
12. 下颌神经
13. 三叉神经
14. 中央后回
15. 丘脑顶叶束
16. 中央后回
17. 丘脑腹后内侧核（在
    切面后部）
18. 三叉丘系（在切面内）

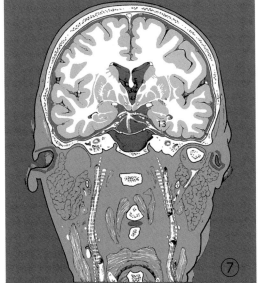

图 10.7B　第 5~8 个切面

14. 中央后回
15. 丘脑顶叶束
18. 三叉丘系
19. 三叉神经感觉主核
20. 三叉神经脊束核
21. 外侧三叉丘脑束

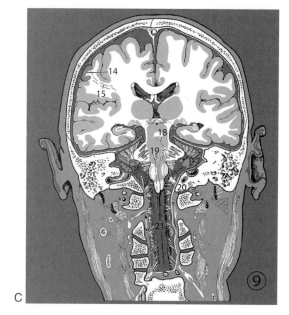

图 10.7C　第 9 个切面

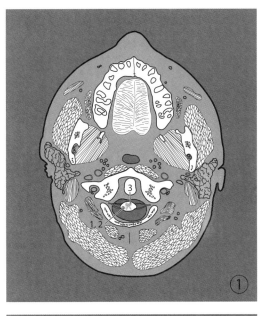
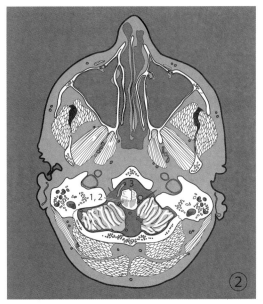
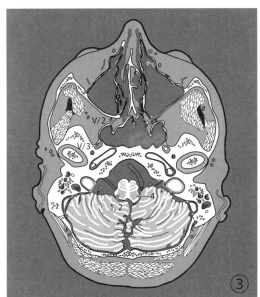
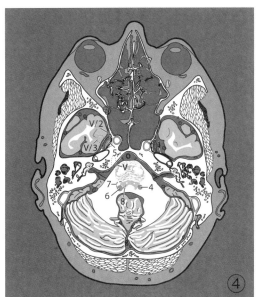

1. 三叉神经脊束
2. 三叉神经脊束核
3. 外侧三叉丘脑束(在切面内)
4. 外侧三叉丘脑束
5. 三叉神经节
6. 三叉神经感觉主核
7. 来自三叉神经感觉主核的
　三叉神经丘脑束
8. 后侧三叉丘脑束
V: 三叉神经
V/2: 上颌神经
V/3: 下颌神经

A

图 10.8　三叉丘系。沿前后连合线平面的序列图（经允许引自 Maiden-Tilsen[380] 和 Schmidt[527]）。
圈码序号表示相应切面的编号（▶ 图 5.1）
图 10.8A　第 1~4 个切面

4. 外侧三叉丘脑束
7. 源自三叉神经感觉主核
   的三叉丘脑束
8. 后部三叉丘脑束
9. 三叉丘系
10. 三叉神经中脑核
11. 丘脑腹后内侧核
12. 丘脑顶叶束

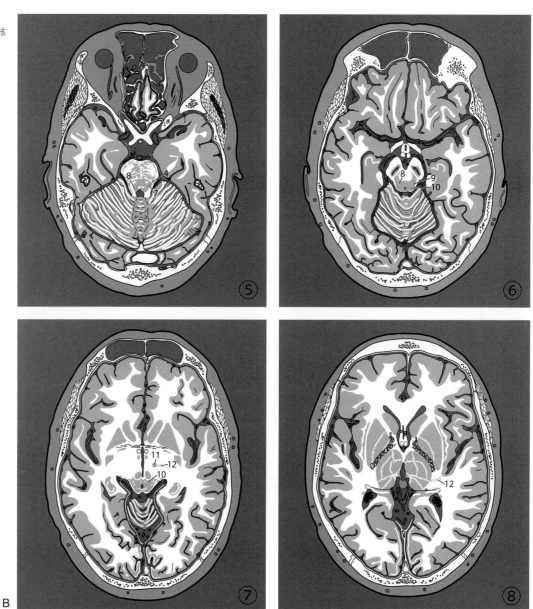

图 10.8B　第 5~8 个切面

12. 丘脑顶叶束
13. 中央后回

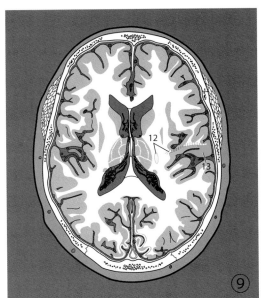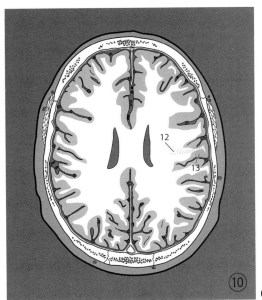

图 10.8C　第 9~10 个切面

C

10.1.4 临床意义

病变对个体感觉系统的影响总结如下：

临床要点

延髓前外侧和内侧丘系的分离过程解释了为什么延髓前外侧部的孤立损伤会出现分离感觉障碍。这些损伤通常是血管病变的结果，会引起对侧疼痛和感觉障碍。一级感觉神经元和（或）二级三叉神经元起始部分的附加损伤可能导致同侧面部感觉减退。这引起了交叉感觉障碍，如由延髓外侧病变引起的Wallenberg综合征。内侧丘系的损伤损害了触觉辨别，即触觉、位置感和振动感。延髓中线附近的病变可导致该感觉系统的单侧或双侧损伤。脑桥上方的分离性感觉障碍很少见，因为这两个感觉系统很接近。三叉神经系统也是如此。孤立的感觉丧失如疼痛和温觉只出现在上颈脊髓和（或）延髓损伤中。

内囊后部病变通常由于该区域所有感觉系统受累而导致累及全身的整个对侧感觉障碍。从半卵圆中心的丘脑皮层通道向感觉皮层投射区域的损伤会导致对侧身体感觉障碍。体感诱发电位（SEP）能够客观地测量周围和中枢感觉系统的功能障碍。如果通过脊髓、脑干和初级皮层躯体感觉区的表面电极获得典型的SEP，可通过对神经的重复电刺激实现局部定位[366,521,564]。

10.2 味觉系统

面神经、舌咽神经和迷走神经将味蕾和游离神经末梢的味觉信号传递到延髓（▶图10.9、▶图10.10）。一级神经元的细胞核或胞体位于膝状神经节和第IX、X对脑神经的上、下神经节内。它们的中央轴突终止于孤束核的味觉部分，并在其上延伸至卵圆核。然后这条通路上升，以类似于三叉神经系统靠近内侧丘系的方式上行，并到达丘脑亚核。三级神经元从这里投射到顶叶岛盖和岛叶边缘区域[48,88]。

临床要点

味觉受损主要是由味蕾的病变或第VII、IX和X对脑神经的病变引起的，而不是味觉核团和皮层的病变。

10.3 上行网状系统

网状结构（▶图6.12B、▶图10.1）由延髓、脑桥和中脑被盖中央区有序的神经细胞网络构成，被脑神经核、中继核和下行纤维所包围。

内侧丘系穿过网状结构[469]；网状结构接收来自脊髓和所有感觉脑神经的传入信号，然后通过丘脑的板内核投射到大脑皮层。网状结构由于是多突触的传导，在感受器和皮层神经细胞之间形成了一个非特异性的神经元系统和神经网络。相比之下，特异的处理系统在信号产生感受器和大脑主要区域的神经细胞之间表现为点对点的传导，比如内侧丘系和视觉通路。上行网状系统也投射到许多皮质下结构，如纹状体、视前区、隔核和下丘脑区域[65,424]，还与下行网状系统密切相关[75]。

临床要点

网状结构与运动系统、边缘系统和其他系统之间的联系非常复杂，单独分析这个复杂系统的功能障碍很困难。网状结构中的上行纤维对端脑有激活作用。网状系统的损伤可能导致注意力涣散、意识受损或无意识[255,651]。

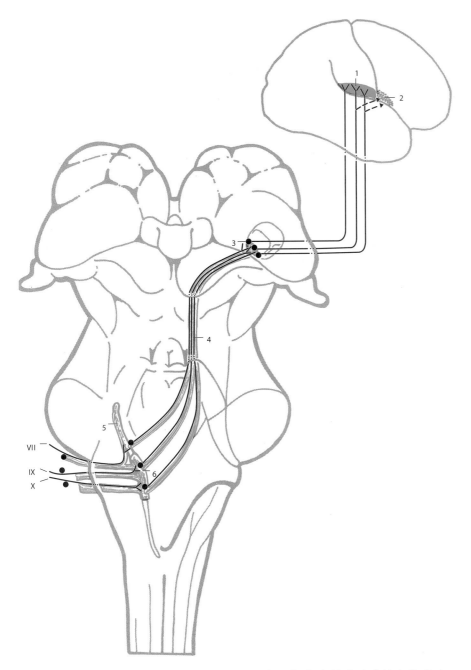

1. 顶岛盖
2. 脑岛旁味觉皮质区
3. 丘脑腹后内侧核
4. 后侧（背侧）三叉丘脑
   束中的味觉纤维
5. 卵圆核
6. 孤束核的味觉部
VII: 面神经
IX: 舌咽神经
X: 迷走神经

图 10.9 味觉系统。 脑干和间脑的后方视图及大脑的侧面观（经允许引自 Nienwenhuys ,et al.[424]）。图中的罗马数字表示面神经（Ⅶ）、舌咽神经（Ⅸ）和迷走神经（Ⅹ）

1. 舌咽神经和迷走神经
2. 面神经和鼓索
3. 孤束核（在切面内）
4. 后侧三叉丘脑束中的味
   觉纤维

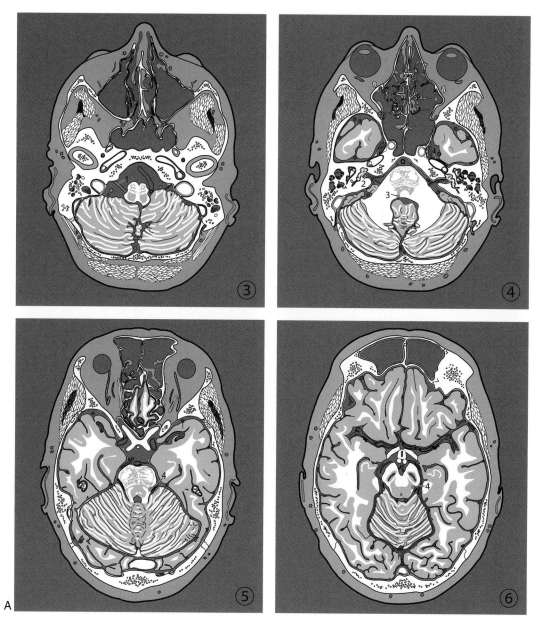

图 10.10　味觉系统。沿前后连合线平面的序列图。圈码序号表示相应切面的编号（▶图 5.1）

图 10.10A　第 3~6 个切面

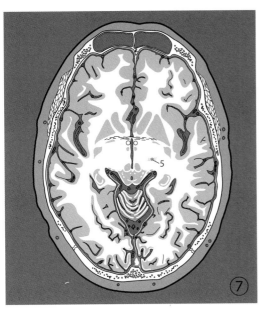
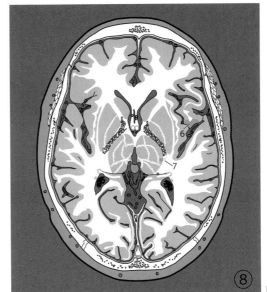

图 10.10B　第 7~8 个切面

10.4 前庭系统

前庭系统中的感觉感受器（▶图 10.11、▶图 10.12、▶图 10.13）分布在**半规管及内耳迷路的球囊和椭圆囊上**。通过嵌在凝胶基质中的小碳酸钙晶体，半规管的感觉细胞可以感受来自头部的角加速度，同时球囊和椭圆囊中的感受细胞可以感受直线加速度。在地球引力场中的直线加速度的相关信息因此被传递给中枢神经系统[93]。

角加速度及直线加速度的信号通过前庭系统中的神经元进行传递。第一级前庭神经元的胞体分布在内耳的**前庭神经节**内。这些双极细胞的外周轴突位于半规管、球囊和椭圆囊的感觉细胞中。而其中枢轴突组成了第Ⅷ对脑神经的**前庭神经**，在桥小脑角进入脑干。来自半规管感觉细胞的

纤维主要终止于前庭上核和内侧核，有些直接延伸至小脑的绒球小结叶。这些纤维与球囊和椭圆囊中的感觉细胞有突触联系，然后传递到下前庭核。只有少量初级前庭传入纤维终止于外侧前庭核。

前庭神经核接受来自脊髓、网状结构及小脑的传入信号，从外侧前庭核发出外侧前庭脊髓束下行至脊髓。其余的前庭核纤维经内侧纵束传导至脑干控制眼外肌和颈肌的运动神经元，并且通过前庭脊髓束传导至脊髓。这些通路形成了一个代偿系统，在复杂环境下能够稳定眼睛的位置和头部的姿势。头部的每一次运动都伴随着眼睛的反射运动，这样被观看的物体在视网膜上形成一个稳定的图像，从而保证了空间中的视觉定位。

1. 前庭顶叶皮质区
2. 丘脑腹侧中间核
3. 动眼神经核
4. 滑车神经核
5. 前庭丘脑束
6. 小脑
7. 内侧纵束
8. 上前庭核
9. 外展神经
10. 前庭神经
11. 前庭下核
12. 前庭内侧核
13. 前庭外侧核（Deiters 核）
14. 外侧前庭脊髓束
15. 内侧前庭脊髓束

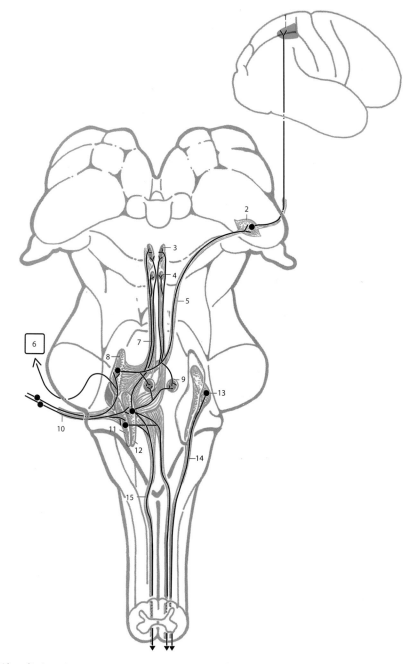

图 10.11　前庭系统。脊髓、脑干及间脑的后方视图及大脑的侧面观（经允许引自 Nieuwenhuys, et al.[424]）

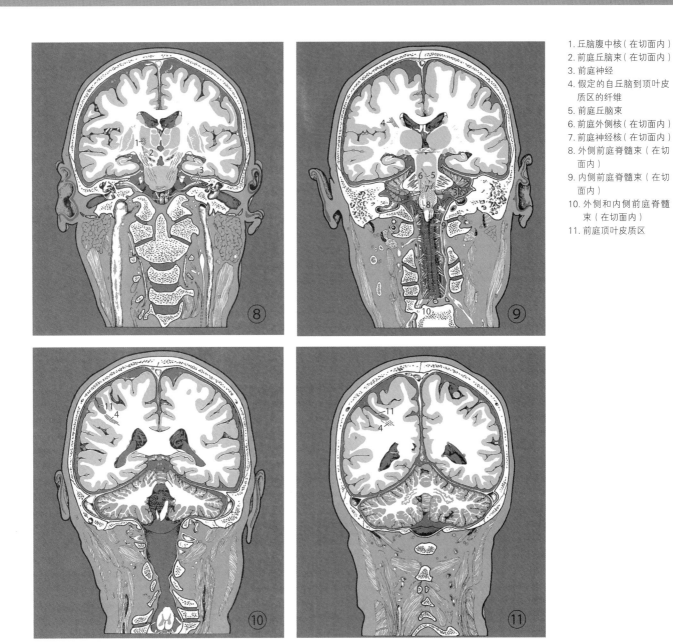

1. 丘脑腹中核（在切面内）
2. 前庭丘脑束（在切面内）
3. 前庭神经
4. 假定的自丘脑到顶叶皮质区的纤维
5. 前庭丘脑束
6. 前庭外侧核（在切面内）
7. 前庭神经核（在切面内）
8. 外侧前庭脊髓束（在切面内）
9. 内侧前庭脊髓束（在切面内）
10. 外侧和内侧前庭脊髓束（在切面内）
11. 前庭顶叶皮质区

图 10.12 前庭系统。 冠状位切面序列图。圈码序号表示相应切面的编号（▶图 3.1）

1. 内侧前庭脊髓束
2. 外侧前庭脊髓束
3. 前庭神经
4. 前庭神经核
5. 前庭外侧核

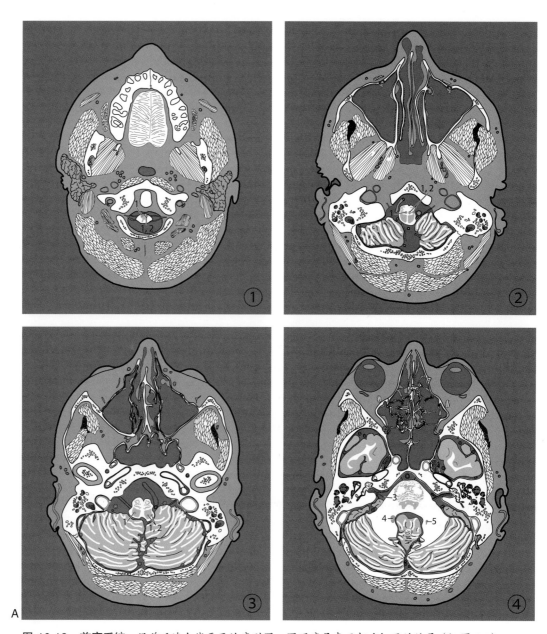

图 10.13　前庭系统。沿前后连合线平面的序列图。圈码序号表示相应切面的编号（▶图 5.1）
图 10.13A　第 1~4 个切面

前庭系统与眼部、颈部、躯干、上肢和下肢肌肉的很多神经元有纤维联系（前庭反射）。前庭系统和大脑皮质之间的通路较少，这些通路可能与丘脑的腹后核中继然后传递到顶内沟周围的顶叶皮质[424]。

另一种途径是通过丘脑腹后外侧核到达中央后回的 3 区，但在▶图 10.11、▶图 10.12、▶图 10.13 中没有显示。其他小的前庭皮质区域（7 区，岛叶和岛叶皮质区）已在猴子身上得到了证实[94]。

6. 前庭丘脑束
7. 丘脑腹中核（在切面内）

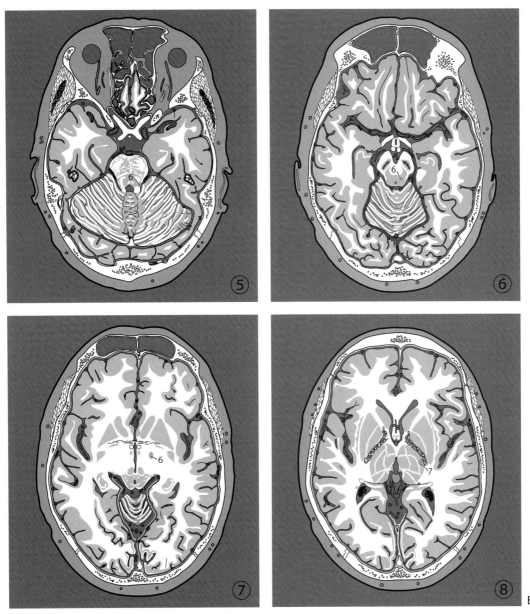

图 10.13B　第 5~8 个切面

B

8. 假定的自丘脑到顶叶皮
质区的纤维
9. 前庭顶叶皮质区

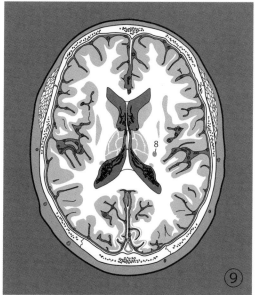

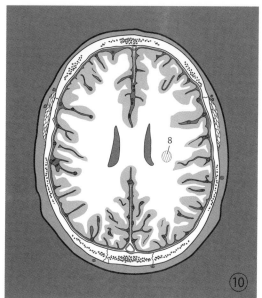

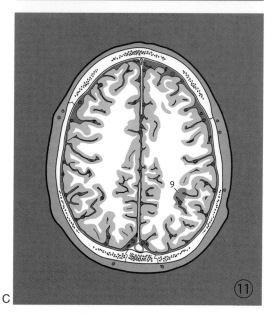

图 10.13C　第 9~11 个切面

临床要点

前庭系统病变会导致前庭性眩晕，急性前庭病变早期可引起眩晕症状。单侧前庭器官病变可在数周后得到补偿，而双侧病变可出现步态不稳[149,387,407,408]。

"眼球震颤"是指通过脑干系统产生的一系列眼球快速或缓慢的不自主或反射运动。自发性眼球震颤通常是病理性的，由周围性或中枢性病变引起。周围病变影响半规管和（或）前庭系统的第一级前庭神经元的神经末梢。参与视觉运动功能的小脑、延髓、中脑和间脑的病变可导致视物性眼球震颤[351,387]。凝视性眼球震颤是在当眼球固定时发生眼球摆动，是动眼神经系统的一种先天性疾病。自发性眼球震颤在解除眼球固定后可以观察到，在周围性及中枢性前庭损害中均能见到。由于不同的病变可能导致类似的眼球震颤，因此仅凭眼球震颤不足以进行定位诊断。分离性眼球震颤即外展眼球显示明显的眼球震颤，提示脑干眼外肌核区中线附近有病变。旋转性和垂直性眼球震颤也提示中枢病变的存在。

10.5 听觉系统

声波通过外耳道到达鼓膜，它的振动被中耳的听骨链放大，然后传送到卵圆窗（▶图 7.5、▶图 7.6），产生的内淋巴运动被**耳蜗内螺旋器的毛细胞**所感知，并被传递到听觉系统的神经元系统（▶图 10.14、▶图 10.15、▶图 10.16、▶图 10.17）。从解剖学上来说，蜗后听力性损伤是由于此神经元系统受损所致。该系统的一级神经元是由**耳蜗内的耳蜗（螺旋）神经节**双极神经细胞形成的。它们的外周纤维分布在毛细胞的基底。双极神经节细胞的中央轴突组成了**蜗神经**（第Ⅷ对脑神经蜗神经部分），从颞骨岩部经内听孔进入桥小脑角的延髓。中枢轴突又分为两个分支：一个向后耳蜗核方向延伸，另一个向前耳蜗核方向延伸。二级听神经元起源于这两个核。

● **后耳蜗核**的轴突位于听觉通路的后部，并沿第四脑室髓纹下的菱形窝底走行。它们向相反的方向交叉，向前经过并在**外侧丘**上升到达下丘。在这一过程中，可能会连接更多的神经元。听觉信号从下丘神经细胞的轴突经下丘臂传递到**内侧膝状体**，这是听觉系统的最后一级神经元，从这里传递听觉辐射至初级听觉皮层（41 区，▶图 10.15、▶图 7.53）。后者大约位于外侧沟深处的**颞横前回（颞横回）**[225]。颞横回仅在伸展外侧沟时的脑凸处可见。

● 前听路在斜方体中，由**前耳蜗核**通过上橄榄核及斜方体的核向对面穿过，与外侧丘系相连，然后遵循与前面所描述的后听路相同的过程。前听路的另一部分仍位于同一侧，通过上述皮层下中心同侧上行至**大脑初级听觉皮层**（41 区）。

当一个声源离一只耳朵的距离比另一只耳朵远时，听觉通路的同侧和对侧通路使得高度特化的神经元可以确定两个**声源**之间的传播时间，因此仅通过听觉就可以实现声源的定向定位。第二级和更高级的听觉神经元可以高度专业化辨别特殊的声音模式，可能过滤出有用的声音，例如来自背景噪声的讲话。

耳蜗前核和后核（▶图 6.7B）位于延髓内，在桥髓交界处前庭蜗神经进入点的前面[579]。耳蜗核位于第四脑室侧隐窝水平的延髓外侧表面（▶图 6.7B、▶图 10.15）。小脑下脚与耳蜗核在其前内侧相邻，

1. 视交叉
2. 颞叶
3. 第三脑室
4. 颞横回初级听觉皮质
5. 丘脑
6. 松果体
7. 侧脑室
8. 胼胝体压部
9. 听觉辐射
10. 内侧膝状体
11. 下丘臂
12. 下丘
13. 下丘连合
14. 外侧丘系核
15. 外侧丘系
16. 脑桥
17. 上橄榄核
18. 螺旋神经节内双极细胞
19. 蜗神经
20. 前（腹）蜗神经核
21. 斜方体
22. 斜方体核
23. 后（背）蜗神经核
24. 后声纹
25. 延髓

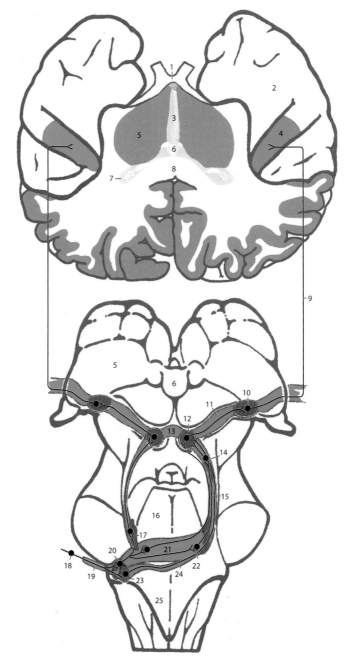

图 10.14 听觉系统。脑干和间脑的听觉系统神经回路示意图，两个颞叶的后视图，并通过视交叉上方和通过胼胝体压部中心的横切面上（经允许引自 Nieuwenhuys, et al.[424]），该平面位于前后连合线平面前方向下约 20°，后方向上约 20°

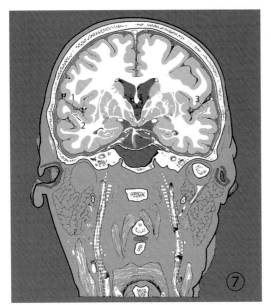

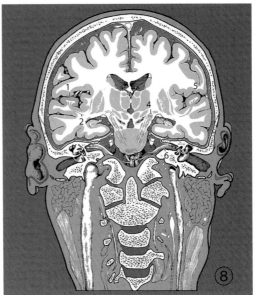

1. 颞横前回
2. 听觉辐射
3. 颞横回（在切面后部）
4. 内侧膝状体（在切面后部）
5. 颞横回
6. 蜗神经
7. 内侧膝状体
8. 下丘臂
9. 下丘（在切面后部）
10. 外侧丘系（在切面内）
11. 上橄榄核
12. 耳蜗前核（腹侧核）、后核（背侧核）（在切面内）

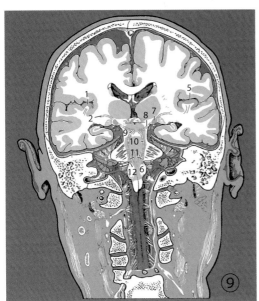

图 10.15　听觉系统。 冠状位切面序列图。圈码序号表示相应切面的编号（▶ 图 3.1）。同侧和对侧的前听道部分可见来自左侧的耳蜗神经，右半球只有两个颞横回

1. 下丘
2. 外侧丘系（在切面外侧）
3. 斜方体
4. 第四脑室髓纹
5. 下丘臂
6. 外侧丘系
7. 上橄榄核
8. 蜗神经（在切面内）
9. 耳蜗前核、后核（在切面内）
10. 听觉辐射（在切面外侧）
11. 内侧膝状体
12. 蜗神经
13. 听觉辐射（部分在切面内）

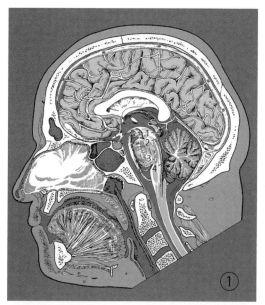

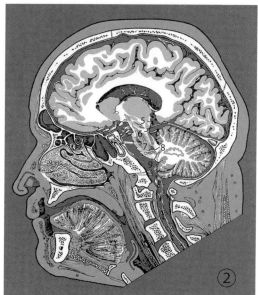

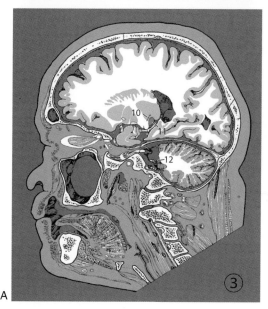

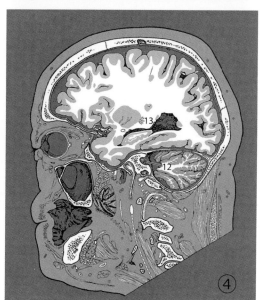

A

图 10.16　听觉系统。矢状位切面序列图。圈码序号表示相应切面的编号（►图 4.3、►图 4.4A、►图 4.4B、►图 4.5）

图 10.16A　第 1~4 个切面

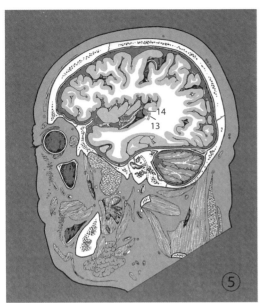 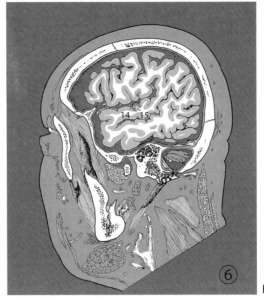

13. 听觉辐射（部分在切
面内）
14. 颞横前回
15. 听觉辐射

图 10.16B　第 5~6 个切面

有助于 MR 图像中耳蜗核的间接定位 [19]。

只有较大的听觉通路前部及在斜方体穿行的通路在 ►图 10.15、►图 10.16、►图 10.17 中显示出来。斜方体的纤维从蜗神经核前缘出核，逐渐向上延伸至小脑下脚的前方，并继续延伸至由上橄榄核和斜方体核组成的同侧和对侧听觉复合体。纤维穿过内侧丘系的前部以及脑桥下部的脑桥核后侧。斜方体可直接在 MR 图像上识别，也可通过其与内侧丘系的位置关系来识别 [19]。

外侧丘系（►图 6.9B、►图 6.10B、►图 6.11B、►图 10.14）起源于上橄榄核的核复合体和斜方体的核，终止于下丘（►图 6.12B），长度大约为 25mm。听觉信号可能通过外侧丘系神经元的一个或多个突触传递。在 ►图 10.14、►图 10.15、►图 10.16、►图 10.17 中没有对这些进行更详细的描述。外侧丘系在脑桥被盖外侧向上延伸，并在中脑和脑桥连接处紧贴脑桥被盖后外侧面下方。它与小脑上脚的**外侧表面**连接，靠近下丘，从其前外侧向后者辐射。

在第一矢状切面上可以看到**下丘**，它是位于中脑导水管后的四叠体的下隆起（►图 4.2A、►图 4.2B）。外侧丘系可以通过与邻近结构的对比在轴向 MR 图像上识别 [130]。由于其暴露的位置，下丘图像在 MR 矢状位、轴位和冠状位可以清晰显示 [19,511]。

下丘的周围轴突形成**下丘臂**，这是中脑被盖侧面的一条窄束纤维。在中脑和间脑交界处，下丘臂向外侧弯曲约 5mm，从后内侧进入**内侧膝状体**。内侧膝状体位于间脑内的中脑下侧。内侧膝状体前表面与内囊相邻（►图 3.10A、►图 3.10B、►图 4.4A、►图 4.4B、►图 5.8），内侧膝状体最大直径为 8~9mm，垂直跨度为 5~6mm。它由以下三部分组成：

● **次级内侧核：**这个小的次级核位于主核的后内侧，含有大细胞 [399]。电生理学检查表明，它获得躯体感觉、前庭和听觉传入，因此是多模态的 [10,399]。

● **次级背核：**这是一个小的三角形核区域，接收视觉和听觉信号。

● **次级腹侧核：**这是最大的核区，包含小细胞，也被称为"主要部分"，接收

1. 蜗神经
2. 蜗神经核（在切面内）
3. 斜方体（在切面内）
4. 外侧丘系
5. 内侧膝状体
6. 下丘臂
7. 下丘

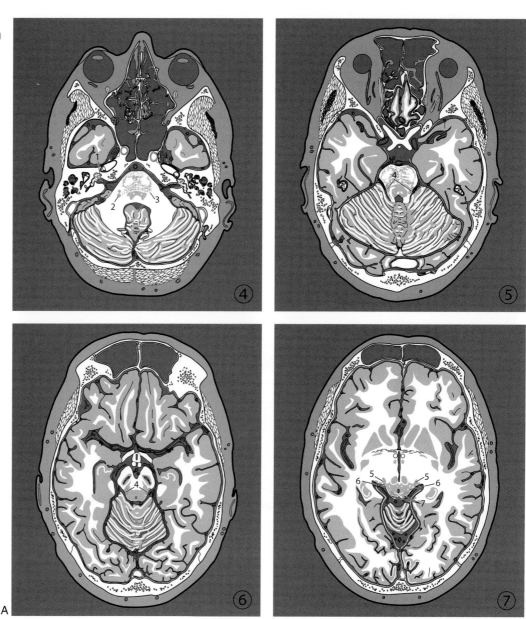

图 10.17　听觉系统。沿前后连合线平面的序列图。图码序号表示相应切面的编号（▶图 5.1）

图 10.17A　第 4~7 个切面

8. 听觉辐射
9. 颞横回

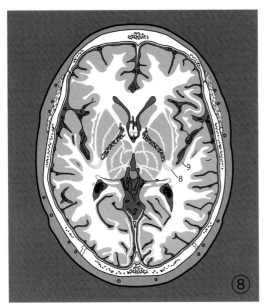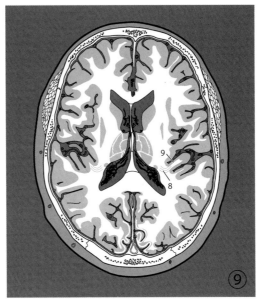

B

图 10.17B　第 8~9 个切面

纯粹的听觉信号[279]。

下丘臂的纤维到达内侧膝状体的后内侧面，其纤维以听觉辐射的形式向两侧发出[312,314]。

听觉辐射将内侧膝状体与初级听觉皮层相互连接。它首次在人类婴儿大脑的髓鞘发生显微标本上进行了描述[461]，随后的研究揭示了更多的细节[73,315]。

听觉辐射从内侧膝状体的前外侧边缘开始，初始纤维向上横向弯曲，位于视束上方和丘脑顶叶束下方。

它的后上部毗邻外侧膝状体，后下部毗邻枕核，前上部毗邻丘脑其他部分。此外在侧面，视辐射在其后部与听觉辐射相邻。听觉辐射通过**内囊后肢的后端**，再经过**苍白球外侧的后部**，沿着壳核和屏状核，最后沿岛叶皮质后缘向前弯曲，向上至颞横回白质到达初级听觉皮层。

初级听觉皮层在细胞结构术语中被称为"41 区"[650]。Brodmann[76]定位 41 区大致位于颞横回区域，41 区位于颞横回的前方。42 区形成了一个围绕 41 区的弧形，

这个区与 41 区一致被称为颞横回区的**颞上颗粒区**[155]。采用了神经系统染色技术，发现初级听觉皮层位于颞横回内侧，与颞面相邻[68,69]。作为电生理学研究的一部分，在 20 多例患者的术中记录到来自听觉皮层区域的听觉诱发电位[102,307]。电位相对恒定，在颞横前回和颞横后回的中间 2/3 处有较短的延迟，而颞平面和颞上回周围区域的电位振幅较小，延迟较长。一般来说，右侧可见两个颞横回（颞横前回和颞横后回），左侧可见一个颞横回[182,183]。**颞横回**位于外侧沟深处颞上回的上方。它从岛叶的后缘开始，与岛叶之间由圆形沟分隔，从后内侧斜向下至前外侧，后受到颞横沟的限制。整个颞横回和初级听觉皮层被**顶叶岛盖**覆盖，因此在完整的半球不能直接看到。颞横回在横断面、冠状面和矢状面 MR 图像上容易识别[19,639,642]。

相比于内侧丘系、视觉系统和皮质脊髓系统，听觉系统（参见▶第 10.5 节）是最短的神经功能系统，它的初级皮层区位于外侧沟的深处[312,314]。

临床要点

文中所描述的一些脑干核团不仅是中继核，而且是反射中心，神经纤维将斜方体的核团与第 7 对脑神经的运动核团连接起来，形成从 Corti 螺旋器到镫骨的反射弧。这种肌肉在听到高强度的声音时会反射性地收缩，从而抑制声波从鼓膜到镫骨的传输（镫骨反射）。失去这种反射就会引起听觉过敏。

附加的反射通路从下丘延伸到上丘，调节与眼睛和头部运动有关的反射，以响应听觉刺激。此外，网状结构的神经元与听觉通路的上行部分平行连接。

一条通路从听觉皮层和下丘向下延伸至脑桥下端橄榄核。一条传出通路（Rasmussen 橄榄耳蜗束）起源于这些橄榄核周围，并延伸到耳蜗，终止于 Corti 器的毛细胞。该束含有胆碱能纤维（参见▶第 11.4 节）和脑啡肽能纤维（参见▶第 11.7.4 节）。实验结果显示，听觉神经产生的脉冲可以通过刺激该橄榄耳蜗束来抑制。

临床要点

临床上可区分中耳、耳蜗、耳蜗后听力损失。诊断中耳耳聋可以进行包括使用音叉等简单的检查。除了听力检测，神经生理学测试如 AEP 或 BERA 可用来区分耳蜗或耳蜗后听力缺陷。早期声刺激诱发脑干电位在国际上的命名不一致[387,564]。重复声刺激后使用表面电极记录 AEP 可定位脑干周围和中枢各级病变[366]。

对于可疑的施万细胞瘤（通常称为"听神经鞘瘤"）或其他桥小脑角占位性病变以及中枢性听力缺失的患者，MRI 或静脉注射对比剂的薄层 CT 是首选诊断方法。

10.6 视觉系统

10.6.1 结 构

视觉系统的光感受器位于**视网膜**（▶图 10.18、▶图 10.19、▶图 10.20、▶图 10.21）。从视杆细胞和视锥细胞发出的光信号通过双极神经细胞传递到多极神经细胞。这些多极神经元的中枢突沿视网膜内层延伸并汇于视盘，通过巩膜的筛层形成**视神经**。在眼眶内，视神经长约 3cm，弯曲移行，以保证眼球的自由移动。视神经以锐角穿过前后连合线平面，通过长约 5mm 的骨性**视神经管**到达**视交叉**（▶图 10.21A）。随着眼球的侧方运动，神经在眼眶内侧重新复位[504]。视神经在眼眶内狭窄的蛛网膜下腔中由软脑膜、蛛网膜和硬脑膜包裹，而这些脑膜层与视神经管的骨壁紧密融合。

视交叉下方是蝶窦和蝶鞍，蝶鞍包含垂体腺（垂体）。下丘脑位于上后方，颈内动脉位于视交叉外侧。来自鼻侧的视网膜（颞侧视野）纤维穿过视交叉，而来自颞侧的视网膜（鼻侧视野）纤维在同侧走行。

交叉和未交叉的纤维形成约 4cm 长的视束。视束沿着中脑和间脑之间的边界走行，直到外侧膝状体，大部分纤维在此终止（▶图 3.10A、▶图 3.10B、▶图 5.8、▶图 10.19C、▶图 10.20A、▶图 10.21B）。

外侧膝状体位于丘脑的枕核下方，紧邻内侧膝状体。外侧膝状体最大的轴向切面类似帽子的形状，最大直径为 8~9mm。显微镜下外侧膝状体由 6 层细胞层组成，细胞层之间由白色薄带（视束纤维）分隔。视束的大部分纤维在此处终止于四级神经元。交叉的视神经纤维终止于第 1 层、第 4 层和第 6 层，未交叉的视神经纤维终止于第 2 层、第 3 层和第 5 层，第 1 层和第 2 层由大细胞神经细胞组成，第 3~6 层由副细胞神经细胞组成。一小段视

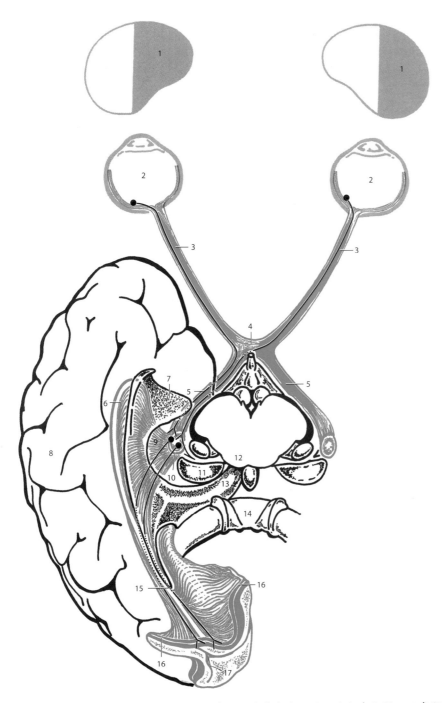

1. 视野的对应（同名）部分
2. 眼球
3. 视神经
4. 视交叉
5. 视束
6. 视辐射的颞叶膝部
7. 侧脑室颞角
8. 颞叶
9. 视辐射
10. 外侧膝状体
11. 丘脑枕核
12. 上丘
13. 侧脑室中央部
14. 胼胝体压部
15. 侧脑室枕角
16. 初级视皮质
17. 距状沟

图 10.18　视觉系统（内面观）。间脑和中脑的基底部分位于两个视束之间，只有颞叶和枕叶从右脑端部显示出来，两个同名的视野用灰色覆盖。图中显示了从视网膜到视皮质的通路（经允许引自 Nieuwenhuys, et al.[424]）

1. 视神经盘
2. 视网膜
3. 视神经

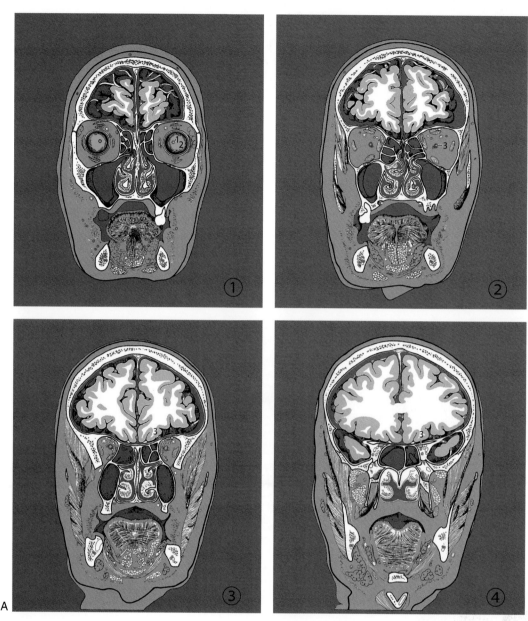

图 10.19 视觉系统。冠状位切面序列图，对视辐射的描述引自 Talairach 的文献 [573]（▶图 3.1）

图 10.19A 第 1~4 个切面

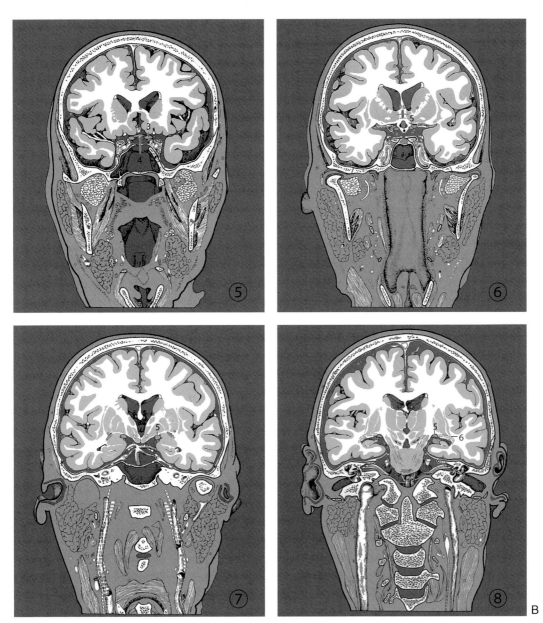

3. 视神经
4. 视交叉
5. 视束
6. 视辐射，Meyer 环路

B

图 10.19B 第 5~8 个切面

7. 外侧膝状体
8. 视辐射
9. 初级视皮质下唇

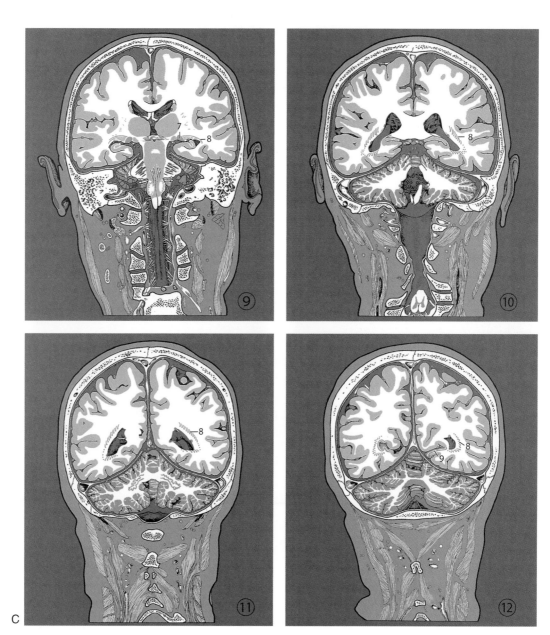

图 10.19C　第 9~12 个切面

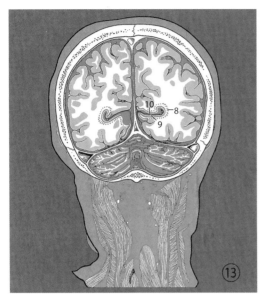
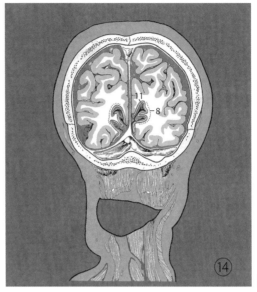

8. 视辐射
9. 初级视皮质下唇
10. 初级视皮质上唇
11. 初级视皮质

D

图 10.19D 第 13~14 个切面

束纤维延伸至上丘和顶盖前区，这些区域调节眼内肌和眼外肌的反射，第三组纤维形成通向大脑皮层的膝状体外通道（▶图 10.19D）。

　　视神经辐射起源于外侧膝状体，最初走行于侧脑室的颞角，然后向内侧转向视皮质 [106,107,263,603]。神经细胞从外侧膝状体的内侧半区主要投射到初级视皮质的上部和其余部分，从外侧半区投射到下部。视辐射可以在 MR 图像及 3~12 个月婴儿大脑的组织切片上分辨出来 [384]。在矢状面上，视辐射在侧脑室的颞角及枕角侧面（▶图 10.19C）。它在冠状剖面上呈钩状，钩的开口部分朝向中间。视辐射纤维起源于

外侧膝状体侧面的下半部分。在视辐射的上层纤维中含有外黄斑纤维，外黄斑纤维一直延伸到初级视皮质上部的前部，而中层纤维则含有将视网膜黄斑的信号传递到初级视皮质枕部的纤维。视辐射的下层纤维在侧脑室旁的颞角前缘穿行，并在其下方走行，到达初级视皮质下部的前部。对这一区域的选择性损伤会损害视野上象限外围（黄斑外）部分的感知 [236]。

　　视辐射近端呈弓形，称为膝部或 Meyer 环路，在青少年及成人的脑组织切片上没有清晰的分界，因为它与其他纤维相联合，在组织切片上表现为融合在一起。这些可以单独染色，它们的走行路线仅在婴儿大

1. 视神经
2. 视交叉
3. 视束（在切面内）
4. 初级视皮质上唇
5. 初级视皮质下唇
6. 视神经（在切面内）
7. 视束
8. 外侧膝状体（在切面内）
9. 视辐射
10. 初级视皮质
11. 视网膜
12. 视辐射（在切面内）

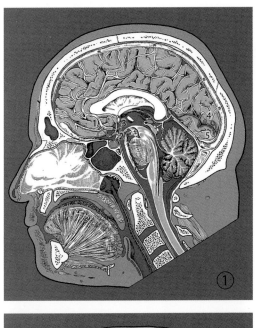

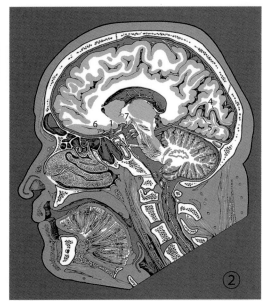

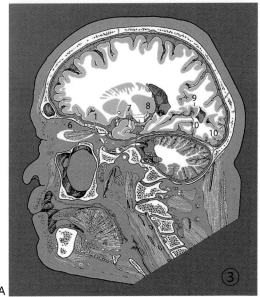

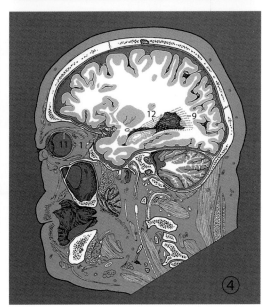

A

图 10.20 视觉系统。矢状位切面序列图，对视辐射的描述引自 Talairach 的文献[573]。圈码序号表示相应切面的编号（▶图 4.1）

图 10.20A 第 1~4 个切面

9. 视辐射
11. 视网膜

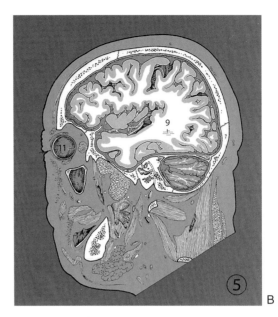

图 10.20B 第 5 个切面

脑中可以确定，在婴儿大脑中，视辐射这类大的神经投射束首先发育。婴儿大脑在发育后体积增加两倍以上，然后将这些发现转移到成人大脑中。因此，在成长过程中，可能只有**视辐射膝部**进行了重建。在矢状外层的视辐射，其进一步发展过程已经在组织学和显微镜下确定，位于侧脑室的颞角和枕角区域。

初级视皮质（根据 Brodmann 纹状区或 17 区；► 图 7.53）主要位于枕叶的中间部，邻近距状沟，形成复杂的视野神经元网络。超过一半的初级视皮质位于距状沟内表面，它深入到枕叶，一直延伸到侧脑室。初级视皮质的白质在距状沟区域内与侧脑室的枕角相邻。在汇入顶枕沟前，视皮质向前、向下延伸至距状沟。左、右大脑半球的初级视皮质是不对称的，存在个体间差异[560]，有可能延伸至大脑枕极。

1. 视网膜
2. 视神经
3. 视交叉
4. 视束

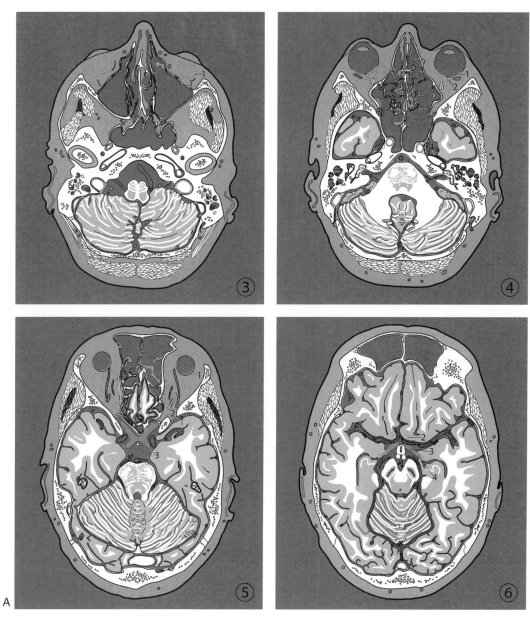

图 10.21　视觉系统。沿前后连合线平面的序列图。圈码序号表示相应切面的编号（▶图 5.1）
图 10.21A　第 3~6 个切面

它在很大程度上遵循了一个类似于双连合线平面的路线 [574]。距状沟内可见皮层的弓形和凹陷 [508]。初级视皮质在组织学上被分类为颗粒状或感觉型。在宏观及微观上，视觉纤维层也被称为 Gennari **枕状带**（▶图 5.10C），位于第 4 个切面，由外侧膝状体延伸至初级视皮质的有髓鞘轴突组成。

临床要点

　　颞皮质切除术的临床经验表明，如果手术切口位于后侧连合的顶额平面前 1cm 以上，则视野无损伤 [573]。这个平面穿过后

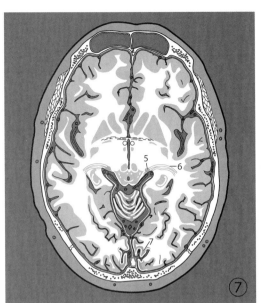

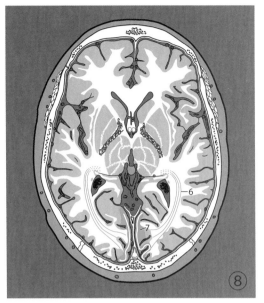

5. 外侧膝状体
6. 视辐射
7. 初级视皮质

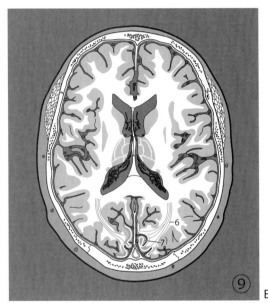

B

图 10.21B 第 7~9 个切面

连合，垂直于中位平面和 Talairach 的前后连合线平面。这些发现表明，视神经辐射距离侧脑室颞角额极的距离多变，并不像 Meyer 环路中所描述的向前延伸那么远[263]。此外，部分颞叶切除术可能造成大、小或没有视野缺损[23]，这些结果提示了 Meyer 环路的多变性。

距状沟很容易在 MR 图像的正中和旁正中位切面上分辨出来（▶图 4.2B、▶图 4.2D、▶图 4.3A、▶图 4.3B、▶图 4.3D）。它在前方与顶枕沟相连，两条沟都围合枕叶楔形部分，即楔状沟。

视皮质的上部和下部在轴向剖面上并不能明确分开，距状沟呈波浪状，几乎与轴面平行。这些在宏观的轴向切片上也很难辨别，但在冠状切片上却可以清楚地看到。距状沟深入枕叶（►图 3.13A、►图 3.14A、►图 3.14B、►图 3.14D、►图 3.15A、►图 3.15B、►图 3.15D）。视皮质的白质与禽距的侧脑室枕角相邻。利用回波平面 fMRI 成像技术可以显示初级视皮质 [129]。

10.6.2 视网膜定位图

在双眼的视网膜感光器上形成了视野中物体的反向、倒置和更小的图像。从视网膜到初级视皮质，这些光感受器的**空间构型**保持不变，被称为"网膜定位图"。

网膜定位已在 MRI 研究中得到证实 [129]。

视网膜的感光细胞与初级视皮质之间存在如下空间排列：

● 视神经纤维在**视交叉**处发生部分交叉，由左、右两侧视神经（以及左视野）发出的视觉信号到达右侧初级视皮质（纹状区）。

● 视网膜的下同名象限（对应于视野的上同名象限）投射到位于距状沟（初级视皮质下部）下方的视皮质。

● 视网膜黄斑特化具有最高的视敏度，在位于枕极的初级视皮质有最大的投射区。双眼外视野（眼外的）的视皮质位于枕极前方，单眼外视野的视皮质位于枕顶沟附近。

除了主视路外，还有一个小的、次级的膝状体外途径，这可能部分弥补了前者的缺陷。这种膝状体外投射绕过外侧膝状体，到达丘脑的上丘和枕核。光信号从丘脑核区传输到初级和次级视皮质区 [456,470,543]。

临床要点

虽然通过检眼镜及 OCT 可以很好地评估视网膜，可能也需要一些补充的成像

检查，尤其在检眼镜无法看到的视网膜前部损伤。成像还可以帮助识别眼内肿瘤、屈光介质混浊，以及评估眼眶球后空间。球后紊乱的临床症状包括单眼视觉障碍、眼球运动疼痛、眼球突出和眼睑水肿。超声和 MRI 可用于评估视神经的病理变化和功能障碍，以及球后空间病变。视神经、直肌和眼球的最大周长都能清晰地成像，这些诊断形式可以不断重复。MR 和 CT 图像显示视神经的改变，显示了球后空间的病理结构。视神经的直径可以通过选择冠状面来确定 [476]。

视觉诱发电位（VEP）是评价视神经功能障碍，尤其是对视神经炎是一种敏感的诊断方法 [366]。MRI 也可以鉴别多发性硬化的视神经病变。视交叉区的障碍可导致视野缺损，表现为双颞侧偏盲和较少见的双鼻侧偏盲。这些症状，以及激素紊乱或偶然在颅骨 X 线检查中发现的蝶鞍扩张需要进一步的神经影像学评估。视交叉区的病变过程可在 CT 上看到；蝶鞍的骨破坏可能偶尔被发现，MRI 对该区域的评估具有重要的诊断价值，视束和（或）外侧膝状体病变可能导致对侧同向偏盲。高灵敏度、多平面成像技术和颅底 CT 骨伪影的缺失解释了在评估疑似视神经和视交叉病变时 MRI 优于 CT 的原因。同侧象限盲和同侧偏盲并伴有闪光幻觉和一过性黑蒙等刺激症状表明了一个视神经辐射区的病理过程。影响双侧视皮质的血管或创伤性损伤可导致皮质盲。

10.7 嗅觉系统

嗅觉上皮位于筛骨筛板下的鼻腔顶

部，在 $2cm^2$ 的区域内分布嗅觉感受器（▶图 10.22、▶图 10.23、▶图 10.39）。大约有 20 个嗅丝的中枢突出向上延伸，通过筛状板成为**嗅神经**。一级神经元终止于嗅球，形成几个突触球样终末，即嗅觉纤维球。它们是与僧帽细胞建立接触的细胞。与猴子和猿相比[561]，人类的嗅球很小并且垂直、扁平，平均长度为 10mm，宽度为 $4.5mm^{[526]}$。

僧帽细胞的轴突形成嗅神经束，延伸到属于古皮质的端脑基部小皮层区域，并被分为内侧嗅纹和外侧嗅纹。内侧嗅纹向胼胝体膝下的嗅三角区延伸，与嗅觉灵敏动物的嗅结节相对应。外侧嗅纹向外侧延伸，在岛叶边缘急剧弯曲，投射于半月回的前梨状皮质和杏仁核周围皮质（▶图

5.7）[562]。这些小的皮层区域隐藏在颞叶和邻近的岛叶边缘之间的夹角中。杏仁核周围皮层是杏仁体的一部分。嗅觉通路直接通向同侧嗅觉皮层而不交叉。左右嗅中枢由前连合连接。

临床要点

嗅觉的丧失与味觉的主观损伤有关，这可能是由嗅觉和味觉信号的共同皮层处理引起的。嗅觉的减弱是由于鼻黏膜损伤或嗅觉神经和（或）嗅球损伤引起的。这些往往是创伤后引起，但也可能是由嗅觉沟的脑膜瘤引起。患者很少主动注意到单侧损害。嗅觉幻觉可由嗅神经束的病变引起，并可作为颞叶癫痫的相关症状（即"钩突危象"）。

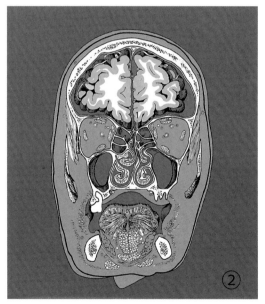
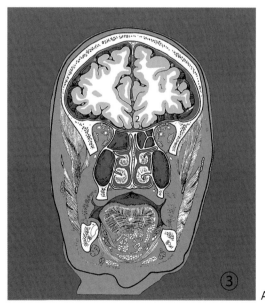

1. 嗅球
2. 嗅神经束

A

图 10.22　嗅觉系统。冠状位切面序列图，圈码序号表示相应切面的编号（▶图 3.1）

图 10.22A　第 2～3 个切面

2. 嗅神经束
3. 外侧嗅纹
4. 前梨状皮质和杏仁核周围皮质
5. 杏仁核周围皮质

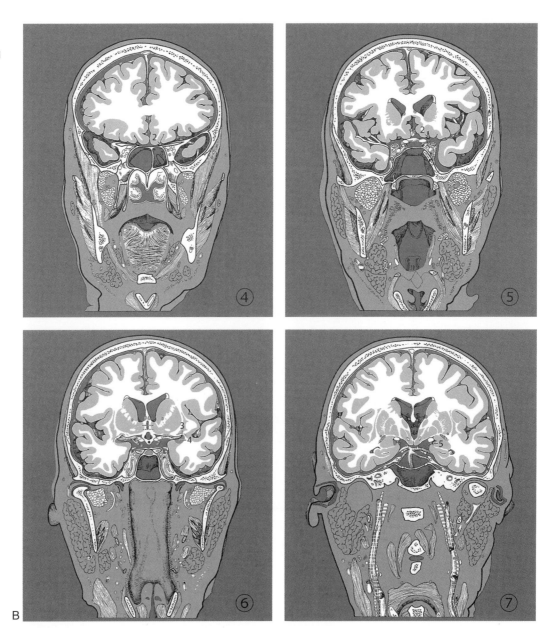

图 10.22B　第 4~7 个切面

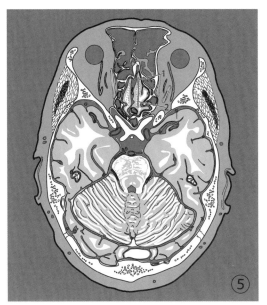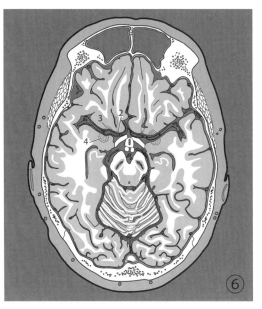

1. 嗅球
2. 嗅神经束
3. 嗅三角（在切面内）
4. 前梨状皮质和杏仁核周围皮质（部分在切面内）

图 10.23　嗅觉系统。沿前后连合线平面的序列图。圈码序号表示相应切面的编号（▶图 5.1）

10.8　运动系统

皮质和皮质下神经元与中脑、脑桥、延髓和脊髓的运动神经元突触相连[326–328]。过去的几十年间，解剖和生理学研究表明，皮质和皮质下神经细胞通过反馈回路紧密相连，这一发现导致两个独立运动系统的经典概念被修订。即锥体（随意运动）系统和锥体外系统（不随意运动）。每天的活动（例如行走或跑步时摆动手臂）说明了这些动作与自动系统之间的联系。因此，随意运动代表着随意动作和不随意动作的结合。因此，锥体通路也是个体基底节和主要纹状体丘脑环路的重要输出途径。

临床要点

临床查体和神经病理学检查有助于将神经系统症状与锥体系统或特定的基底节联系起来。例如，巴宾斯基征可能是由于锥体通路疾病引起，而运动减少则与黑质病变相关。因此，我们希望保留使用"锥体系统"这一术语，但是基底节的各个运动系统将被单独对待。运动系统疾病的检测在临床诊断中至关重要。昏迷或仅部分合作的患者通常可以进行运动功能的最佳检查。运动障碍在临床上可能很明显，以至于简单的神经系统查体就足以对病变大致定位。因此，可以在对患者进行全面的神经系统检查之前采取更紧急的诊断或治疗措施。

"一级运动神经元"的中枢损伤特征为瘫痪、多突触反射的消失（如浅表腹部反射）以及巴宾斯基组群的病理反射的出现。此外根据病变部位的不同，四肢痉挛性瘫痪和反射亢进也会以不同的速度进展，最终出现典型的临床表现，即远端突出的瘫痪和典型姿势的形成（如Wernicke-Mann 瘫痪）。

10.8.1　锥体系统

锥体系统（▶图 10.24、▶图 10.25、▶图 10.26、▶图 10.27）始于**大脑运动皮质**、中央沟前后以及中央前后回周围的锥体细胞。用细胞构造学的术语来说，这主要包括 4 区和 6 区，以及 3、1、2、5 区，其中4 区和 6 区分别是初级运动皮质和辅助运动皮质所在部位，感觉运动区位于中央沟的后方（参见▶第 10.13.3 节）[135,175,342]。

初级运动皮质（4 区；▶图 7.53）表现出良好的躯体定位组构，支配腿部肌肉运动的神经细胞位于半球的内侧面，负责躯干、手臂和面部，咀嚼肌、舌和咽喉肌神经支配的皮质区域从上缘向外侧裂延伸。所有运动神经元都接收对侧的传入信号。咀嚼肌、咽喉肌和某些面部表情肌肉（枕额肌和眼轮肌）的运动神经元也接受同侧神经支配。

以下三个大脑区域参与了随意运动的准备和起始：

● **辅助运动皮质**（部分 6 区，SMA）[69,454]位于大脑半球内侧面，额上回前部到旁中央小叶之间，呈现出基本的躯体定位组构，这个区域参与运动的计划 [137,172,491]。

● **前运动皮质**对应大部分 6 区，位于额叶 4 区前部，负责复杂的运动，大多为学习运动 [174,447,626]。

● **上顶叶皮质**（5 区）位于中央后回后方，并为运动系统提供空间信息。

初级运动皮质（4 区）接收和处理来自辅助运动皮质、前运动皮质、上顶叶皮质和小脑的信号。初级运动皮质和辅助运动区的锥体细胞向脊髓（通过皮质脊髓束）和脑干（通过皮质核束）的运动神经元发出运动命令。

皮质脊髓系统主要起源于中央前回外侧面上部的运动皮质和大脑半球内侧面旁中央小叶相邻的中央部分。60%~80% 的皮质脊髓纤维来自中央前回[168]，一些纤维起自躯体感觉区（3 区、1 区和 2 区），突触终止于脊髓后角的传入纤维，影响传入信号。Brodmann4 区 [76] 或初级运动皮质同时占据了中央前回和中央旁小叶，靠近半球上缘整个中央前回宽度，并一直局限于其后唇。这与最近的染色构筑学研究一致，其揭示了中央前回的 4 区靠近中央沟附近，主要位于其前壁，约占旁中央小叶的 1/3 [69]。

皮质脊髓纤维（锥体通路）传递运动冲动给对侧脊髓的运动神经元 [84,85,620]。起自大脑皮质躯体特定区域的大小锥体细胞轴突延伸穿过内囊、大脑脚、脑桥前部和延髓。在轴位上，内囊后肢被描绘成丘脑和豆状核之间的近似矩形区域 [85]。这个狭窄的矩形从前到后被分为三部分，皮质脊髓束的位置通过指定的前、中、后 1/3 来大致定位。此束在上位**间脑**层面大概位于矩形的中 1/3 处，而在下位间脑层面位于矩形的后 1/3 处，包括最后面的区域。皮质脊髓束主要位于大脑脚的中 1/3 处。脑桥核位于脑桥前部的皮质脊髓束纤维之间，与大脑脚的紧密纤维束相比，脑桥的外围更大。锥体通路在延髓的前表面形成双侧条状的突起或锥体（因此得名）。高

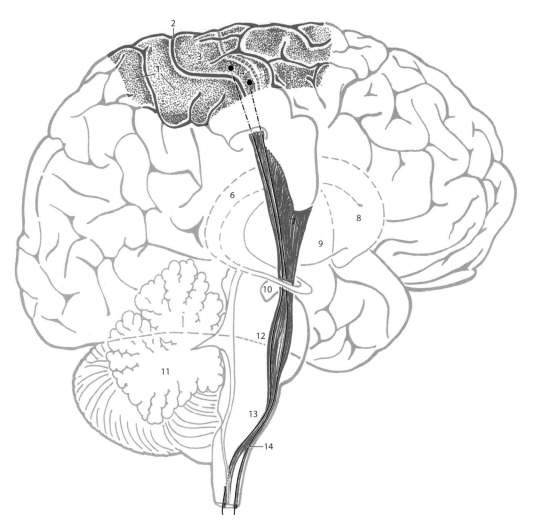

图 10.24 锥体系统。锥体束的侧视图（经允许引自 Nieuwenhuys, et al.[424]）。锥体束起源于大脑皮质，长的皮质下行系统已透明绘制，脑干和小脑从中线分开，除了锥体束和黑质外，相应的右半部分均被切除

1. 额上回
2. 额中回
3. 皮质脊髓束
4. 大脑脚部位的皮质脊髓束
5. 辅助运动区
6. 中央前回
7. 内囊后肢部位的皮质脊髓束
8. 中央前回
9. 中央后回
10. 锥体部位的皮质脊髓束
11. 锥体交叉
12. 前索部位的皮质脊髓前束
13. 侧索部位的皮质脊髓侧束

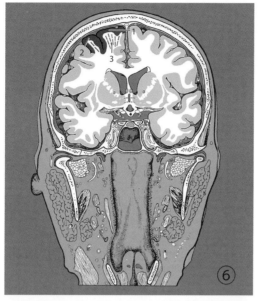
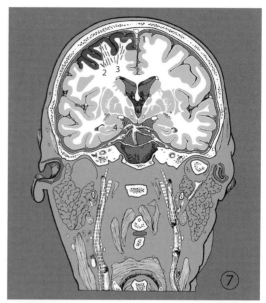
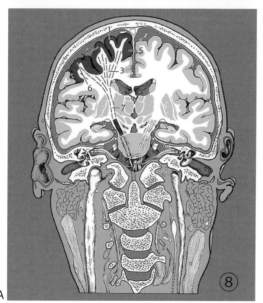
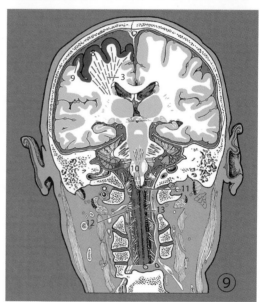

A

图 10.25　**锥体系统**。锥体束及其起源区域的冠状位切面序列图。图码序号表示相应切面的编号（▶ 图 3.1）

图 10.25A　第 6~9 个切面

达 90% 的纤维在延髓和脊髓交界处的**锥体交叉处**交叉，形成皮质脊髓侧束，并在侧索中下行。锥体通路中少部分未交叉的纤维作为皮质脊髓前束在前索中向胸髓的中央下行，并在相应的脊髓节段处交叉。中间神经元作为锥体通路和脊髓运动神经元之间的中继，通常与众多运动神经元连接或形成负反馈回路的一部分。

PET 检查表明，对侧和同侧运动皮质的血管随个体肌肉的运动而增加。运动皮质的单侧磁刺激也导致双侧中轴躯干肌肉的效应。因此，可以从这些观察中推论出近端肢体和中轴躯干肌运动神经元的**对侧和同侧神经支配**。

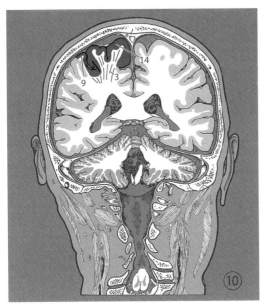

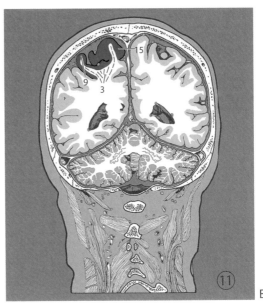

3. 皮质脊髓束
9. 中央后回
14. 中央前回（下肢远端
　肌肉）
15. 中央前回（足部肌肉）

图 10.25B　第 10~11 个切面

皮质核纤维起源于中央前回下 1/3 锥体细胞，邻近前运动皮质，毗邻躯体感觉区（3 区、1 区、2 区和 5 区）。然后这些纤维穿过内囊、大脑脚并到达脑桥和延髓的第 V、VII、IX、X、XII 和部分 XI 对脑神经的运动核团。第 V、IX 和 X 脑神经的运动核接收同侧运动皮质额外的纤维传入，因此受双侧支配。第 XI 和 XII 对脑神经的运动核仅接收对侧大脑皮质的纤维传入。面神经的运动核具有两个不同的神经支配区域：枕额肌和眼轮匝肌的额腹接受同侧和对侧纤维传入，而其余面部肌肉仅接收对侧信号。

临床要点

了解面神经运动核的这种可变神经支配对区分中枢性和周围性面神经麻痹非常有必要，例如，由于卒中引起内囊区域单侧病变累及皮质核纤维，导致对侧除了枕额肌和眼轮匝肌额腹外全部的面部肌肉瘫痪。患侧前额可以皱眉，而面颊和口的面部肌肉瘫痪（中枢性麻痹）。面神经横切导致同侧所有面部肌肉瘫痪（周围性麻痹）。

运动皮质的躯体定位组构及其相对较广泛的皮质脊髓纤维和皮质核纤维散布可以解释运动皮质及其周围病变经常出现部分瘫痪或单瘫。运动皮质的刺激性过程可能导致局灶性癫痫发作。

1. 辅助运动区
2. 旁中央小叶
3. 大脑脚部位的皮质脊髓束
4. 脑桥部位的皮质脊髓束
5. 锥体部位的皮质脊髓束
6. 锥体交叉
7. 皮质脊髓前束（对侧）
8. 中央前回（下肢肌肉）
9. 中央后回
10. 皮质脊髓束
11. 皮质脊髓束（在切面内）
12. 脑桥部位的皮质脊髓束

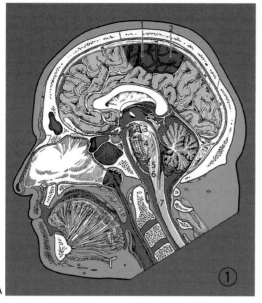
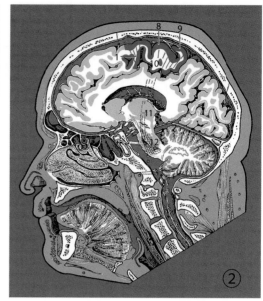

图 10.26　**锥体系统**。锥体束及其起源区域的矢状位切面序列图。圈码序号表示相应切面的编号（▶图 4.1）
图 10.26A　第 1～2 个切面

内囊区病变导致严重的对侧偏瘫，原因是在内囊区一侧半球的所有运动纤维紧密聚拢。在内囊后肢感觉通路的中继在形态分布上与运动纤维接近，可以解释偏身感觉障碍和偏瘫同时出现。内囊后肢的部分病灶可以损害视觉通路，导致对侧同向性偏盲。偏瘫、中枢性面瘫和眼球运动障碍表明病灶在中脑和脑桥。脑桥和延髓病变导致同侧脑神经功能障碍，包括吞咽及语言障碍（第Ⅸ、Ⅹ、Ⅻ对脑神经），以及对侧偏瘫。

经颅磁刺激可以通过测定中枢传导时间来评估运动通路的功能。这种非侵入性检查是通过放置在头顶上的电线圈中产生表现出时间变化的强磁场，然后测量对侧肢体的运动反应来进行的。皮质脊髓纤维病变因为纤维束的完全破坏导致反应电位丧失，部分破坏会导致波幅降低[108,366,564]。

10.8.2　基底节的运动系统

基底节的运动系统（▶图 10.28、▶图 10.29、▶图 10.30）由皮质下核团组成，它们与运动皮质具有广泛的联系，并在它们之间形成多个环路或回路。基底节神经元形成与这些**神经环路**相对应的几个调节回路。神经元从网状结构、前庭系统、小脑和皮质区域接收传入的信号（传入），并主要通过锥体束以及下行的多突触通路（包括网状脊髓和前庭脊髓束）发送信号（传出）。

基底节的结构包括纹状体（丘脑和尾状核）、苍白球、丘脑底核、黑质、红核和前庭外侧核。立体定向手术已证明，丘脑外侧核的小核，即腹侧前核和腹侧核，主要影响肌强直和震颤。因此，这些较小的核也可被认为是基底神经节的一部分。

基底节的重要**传入信号**通过一些小的丘脑核团（如板内核）从网状结构到达纹状体。传导通路从小脑的齿状核穿过丘脑

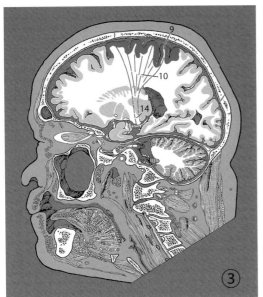

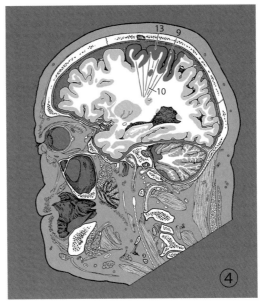

9. 中央后回
10. 皮质脊髓束
13. 中央前回
14. 内囊后肢部位的皮质脊
   髓束

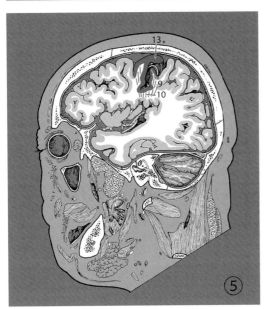

B

图 10.26B 第 3~5 个切面

1. 皮质脊髓侧束
2. 皮质脊髓前束
3. 皮质脊髓束

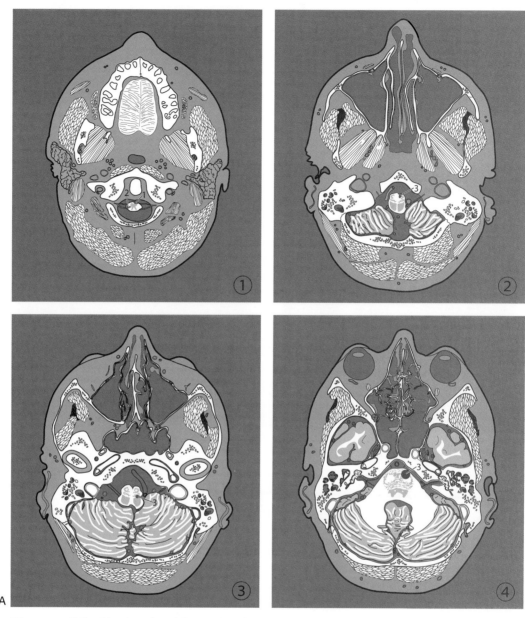

A

图 10.27 锥体系统。锥体束及其起源区域沿前后连合线平面的序列图。圈码序号表示相应切面的编号
（▶图 5.1）

图 10.27A 第 1~4 个切面

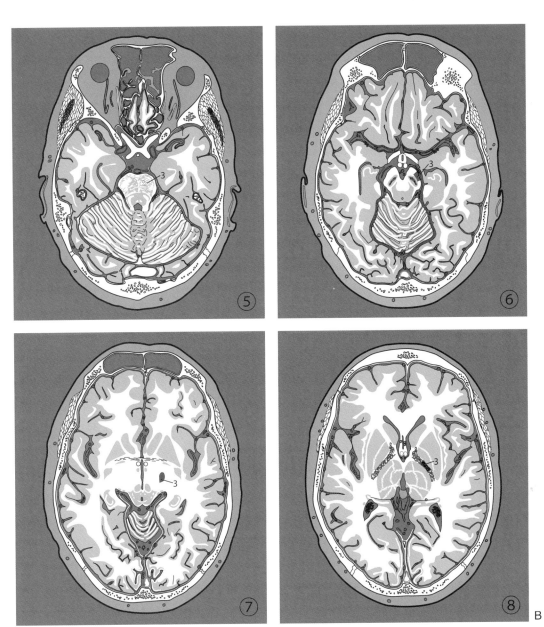

3. 皮质脊髓束

图 10.27B　第 5~8 个切面

3. 皮质脊髓束
4. 中央前回
5. 前运动皮质
6. 躯体感觉皮质
7. 旁中央小叶

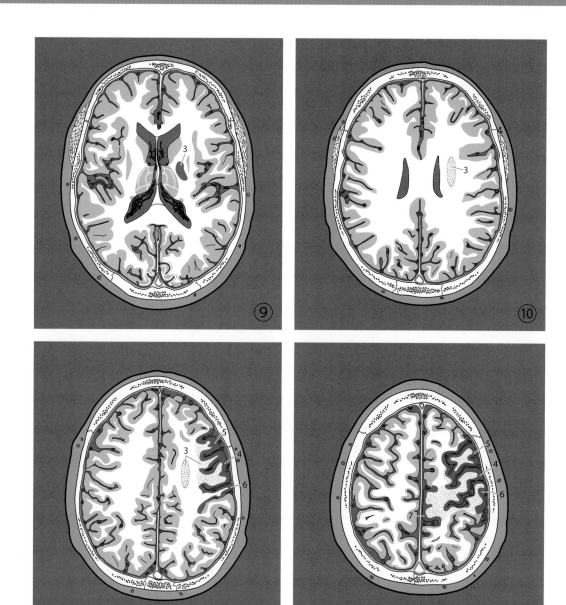

C

图 10.27C 第 9~12 个切面

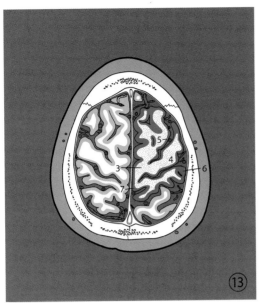
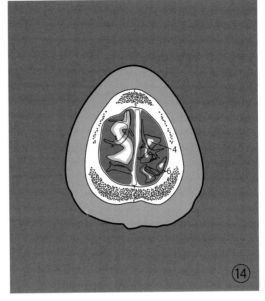

3. 皮质脊髓束
4. 中央前回
5. 运动前皮质
6. 躯体感觉皮质
7. 旁中央小叶

⑬　⑭　D

图 10.27D　第 13~14 个切面

的腹外侧核，到达苍白球和运动皮质。中脑－纹状体 5- 羟色胺能系统的细胞体位于中脑的中缝核后部终止于纹状体。

基底节的**主要环路**从新皮质投射到纹状体，并通过苍白球中继到丘脑的腹侧前核和腹侧核，然后再反过去投射至运动皮质（4 区和 6 区）。该回路主要是收集整个新皮质的信息并为运动皮质处理信息。

另外，三个辅助环路将上述基底节的核团与纹状体连接，起着以下核心作用：

● **第一辅助回路**从纹状体发出纤维至苍白球，再到丘脑中央中核，最终返回纹状体。

● **第二辅助回路**连接苍白球和丘脑底核，最后再返回苍白球。

● **第三辅助回路**（纹状体→黑质→

1. 尾状核头部（在切面后部）
2. 尾状核头部
3. 壳核
4. 屏状核
5. 尾状核体部
6. 丘脑腹侧核（在切面内）
7. 苍白球

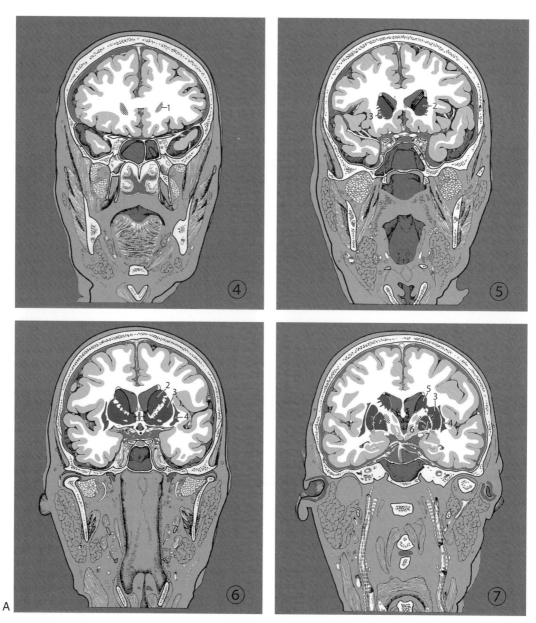

图 10.28　基底节系统。基底节的冠状位切面序列图。圈码序号表示相应切面的编号（▶图 3.1）
**图 10.28A　**第 4~7 个切面

纹状体）包含两种不同的神经递质，即 GABA 和多巴胺。纹状体为 GABA 神经纤维，而黑质则是多巴胺能神经纤维。

皮质核纤维和皮质脊髓纤维是基底节的重要传出通路，其起源于运动皮质并从纹状体环路接收信号。运动信号除沿锥体束外，还沿下行的平行通路传输。平行通路起源于基底节，通过黑质延伸到顶盖和网状结构，然后随着顶盖脊髓束和网状脊髓束下行至脊髓。前庭外侧核的一些下行纤维如外侧前庭脊髓束，也接收基底节的传出信号。

纤维束将基底节和**边缘系统**相连接。苍白球缰核纤维将苍白球内侧部和缰外侧核（边缘系统的一部分）相连接。

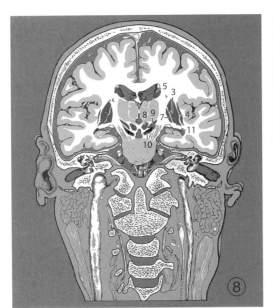

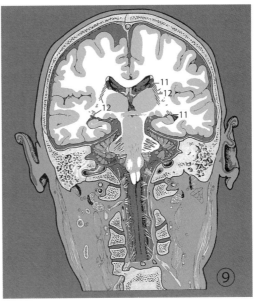

3. 壳核
4. 屏状核
5. 尾状核体部
7. 苍白球
8. 红核
9. 丘脑底核
10. 黑质
11. 尾状核尾部
12. 尾状核尾部（在切面内）

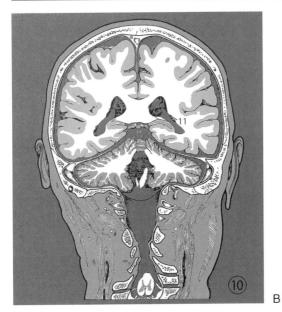

B

图 10.28B　第 8~10 个切面

1. 丘脑底核（在切面内）
2. 红核（在切面内）
3. 黑质（在切面内）
4. 尾状核体部（在切面内）
5. 尾状核头部
6. 丘脑腹外侧核
7. 丘脑底核
8. 黑质
9. 尾状核体部
10. 尾状核尾部
11. 壳核
12. 苍白球外侧核
13. 苍白球内侧核

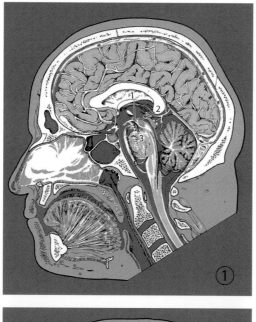
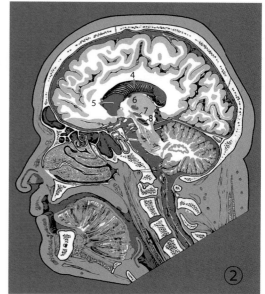
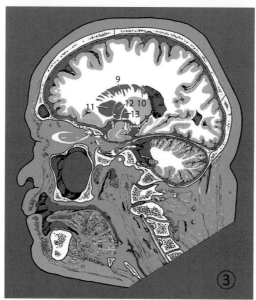
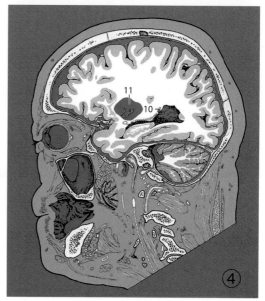

图 10.29　基底节系统。基底节的矢状位切面序列图。圈码序号表示相应切面的编号（▶图 4.1）

临床要点

基底节病变引起特征性的运动功能和语言改变，包括自发性运动增多、肌张力改变（尤其是强直和运动减少）、震颤和特征性姿势异常。在遗传性亨廷顿舞蹈病中，临床症状（运动增多和痴呆）的严重程度通常与CT和MR扫描所显示的脑室扩大有关，继而出现弥漫性皮层下萎缩，首先累及尾状核和壳核[565]。甚至在临床症状出现之前以及在脑萎缩发生之前，可能已经存在基底节代谢的减少[86,619]。

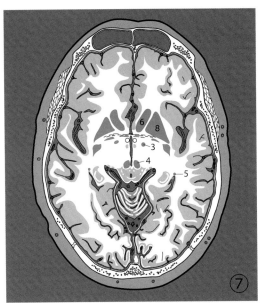
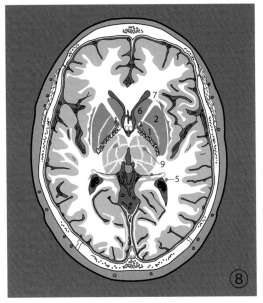

1. 苍白球
2. 壳核
3. 丘脑底核（在切面内）
4. 红核（部分在切面内）
5. 尾状核尾部
6. 尾状核头部
7. 屏状核
8. 纹状体
9. 丘脑腹外侧核

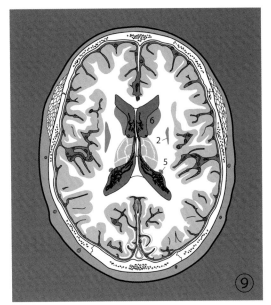

图 10.30　基底节系统。基底节沿前后连合线平面的轴位序列图。圈码序号表示相应切面的编号（▶ 图 5.1）

帕金森综合征患者的 CT 很少出现和病理学一致的发现。虽然正常的发现相对罕见，但脑积水和（或）蛛网膜下腔的扩大相对较常见。帕金森综合征通常被认为主要是黑质纹状体多巴胺能系统障碍（参见 ▶ 第 11.1.1 节）。PET 和 SPECT 可以用来区分帕金森病和临床上类似的运动障碍[86]。

解剖学上不一致的病变可能会导致手足徐动，并出现多样的 CT 和 MR 表现。偏身投掷主要与脑血管病累及丘脑底核及其联络纤维相关。

10.8.3 眼球运动系统

眼球运动系统（▶图10.31、▶图10.32、▶图10.33）通过第Ⅲ、Ⅳ和Ⅵ对脑神经控制眼外肌的运动。眼球运动的紊乱具有一定的临床意义，包括凝视麻痹、瞳孔反射障碍、会聚麻痹、眼球震颤和第Ⅲ、Ⅳ和Ⅵ对脑神经麻痹都是很明显的临床症状。仅对眼球运动进行神经系统检

1. 后顶叶皮质
2. 辅助眼区（大脑半球内侧面）
3. 额叶眼区
4. 背侧前额叶皮质
5. 皮质下行纤维
6. 内侧纵束吻端中缝核
7. 上丘
8. 动眼神经核
9. 滑车神经核
10. 脑桥旁正中网状结构
11. 外展神经核

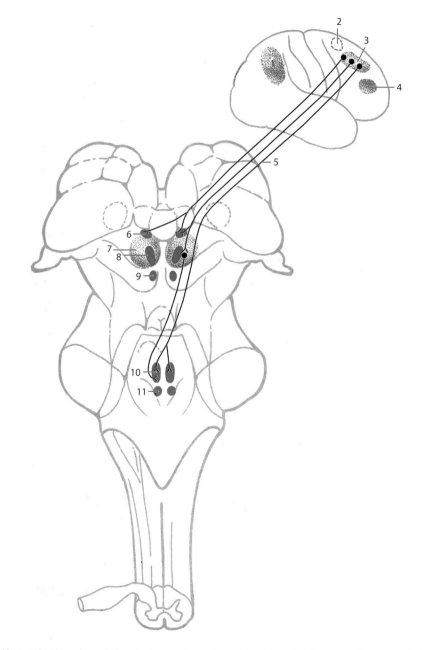

图10.31　快速目标性眼球运动（扫视）系统是眼球运动功能的一部分。大脑的外侧以及脑干和间脑的后面观（经允许引自 Büttner-Ennever[92],Horn, et al.[256,257]；Kömpf, et al.[302]）。眼球的扫视运动神经环路上至上丘和核上性视觉中心。核上性视觉中心包括内侧纵束吻端中缝核和脑桥旁正中网状结构

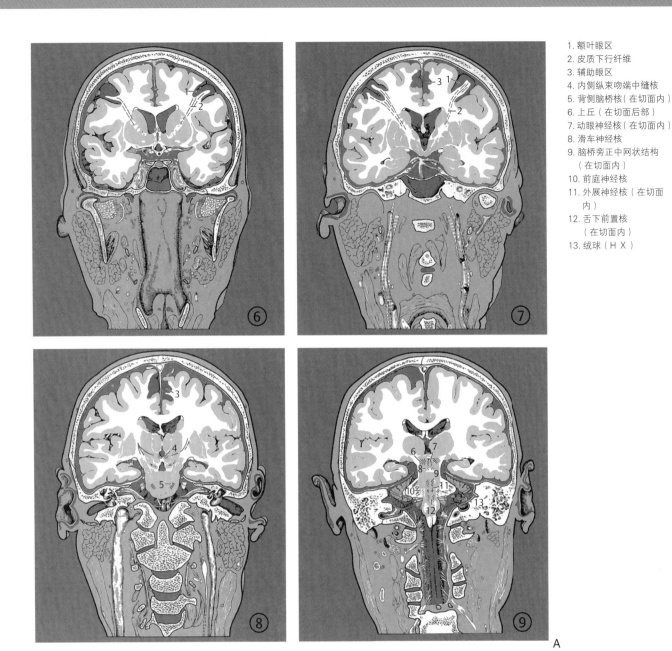

1. 额叶眼区
2. 皮质下行纤维
3. 辅助眼区
4. 内侧纵束吻端中缝核
5. 背侧脑桥核（在切面内）
6. 上丘（在切面后部）
7. 动眼神经核（在切面内）
8. 滑车神经核
9. 脑桥旁正中网状结构
   （在切面内）
10. 前庭神经核
11. 外展神经核（在切面
    内）
12. 舌下前置核
    （在切面内）
13. 绒球（ＨＸ）

图 10.32　快速目标性眼球运动（扫视）和缓慢眼球追踪是眼球运动功能的一部分。冠状位切面序列图。
圈码序号表示相应切面的编号（▶图 3.1）

图 10.32A　第 6~9 个切面

查通常有助于病变的定位[263,264,351,582]。眼球运动有几种类型，例如扫视（快速眼球运动）、缓慢追踪、前庭眼反射和会聚运动，所有这些都由相对独立的神经连接控制。这些神经网络在第Ⅲ、Ⅳ和Ⅵ对脑神经的运动神经水平汇聚。第Ⅲ和Ⅳ对脑神经的核团位于中脑被盖的导水管底部（▶图 6.2、▶图 6.12B、▶图 6.13B）。外展神经核（第Ⅵ对脑神经）位于第四脑室底部下方的脑桥被盖（▶图 6.2、▶图 6.9B）。在过去的几十年中，尤其是对灵长类动物，从动物实验中获得了有关这些眼球运动神经连接的宝贵信息[92,256,257,263]。

14. 后顶叶皮质
15. 顶 – 枕叶皮质
16. 初级视皮质
17. 小脑山坡（Ⅵ）
18. 蚓叶（ⅦA）

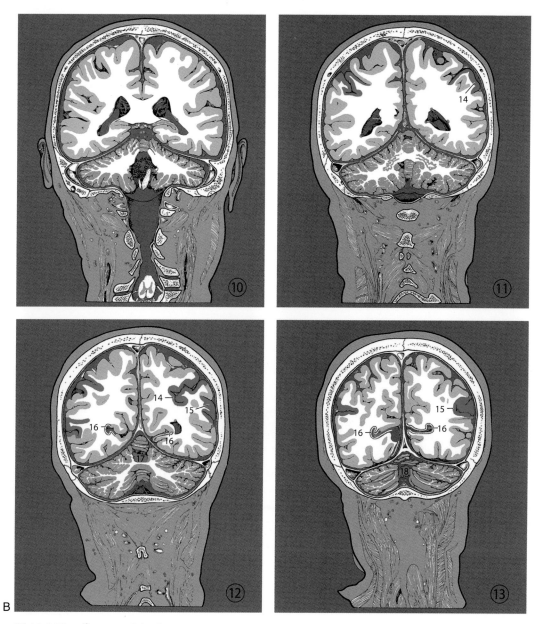

B

图 10.32B　第 10~13 个切面

扫 视

　　扫视是眼球从一个注视点移动到另一个注视点的快速运动。因此特定的观察对象集中在视网膜中央凹上。这些眼球运动可以由大脑皮质的各个区域主动控制，也可以由前庭系统触发（参见 ▶第 10.4 节）。额叶眼区和上丘都参与了扫视运动，动物实验表明，只有这些区域联合病变才能永久性地损害眼球的扫视运动。

　　扫视是由顶叶和额叶脑区的神经网络控制的（ ▶图 10.31 ）。后顶叶皮质从初级视皮质接收视觉信号（ ▶图 10.31、▶图 10.32B、▶图 10.33B ），并将这些信号进一步传输至额叶眼区（ ▶图 10.31、▶图 10.32A、▶图 10.33B ）。额叶眼区进一步与辅助眼区和背侧前额叶皮质相连（ ▶图 10.31 ）。PET 研究已将额叶眼区定位在中央前沟和邻近的中央前回中

16. 初级视皮质

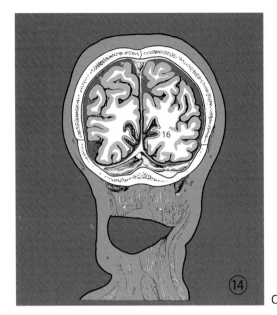

图 10.32C 第 14 个切面

间。额叶眼区的皮质下行纤维穿过内囊延伸到上丘，固视的核上性中枢在中脑间脑连接部、脑桥、基底节和丘脑。内侧纵束吻端间质核（▶图 10.31、▶图 10.32A、▶图 10.33A）和中脑间脑连接处的 Cajal 间质核。垂直扫视是由内侧纵束吻端间质核的神经细胞产生[256, 257]，水平扫视由脑桥旁正中网状结构诱发（▶图 10.31、▶图 10.32A、▶图 10.33A），其纤维投射至外展神经核，包含运动神经元和中间神经元。这些中间神经元通过内侧纵束与对侧内直

肌的运动神经核表现出强的突触连接。该环路构成共轭眼球运动的基础，因为共轭眼球运动的协同器从同一核区内的运动神经元和中间神经元接收命令。 眼的垂直性共轭运动也已经被证明是通过中间神经元进行类似连接[92]。

眼球的平滑追踪

眼球的平滑追踪运动可使眼睛紧紧跟随运动的物体，从而使它们连续成像在视网膜的中央凹上。该系统控制眼球运动

1. 辅助眼区
2. 初级视皮质
3. 内侧纵束吻端间质核
4. 上丘
5. 动眼神经核
6. 滑车神经核
7. 脑桥旁正中网状结构
8. 外展神经核
9. 舌下前置核
10. 小脑山坡（Ⅵ）
11. 蚓叶（ⅦA）
12. 蚓结节（ⅦB）
13. 背外侧脑桥核

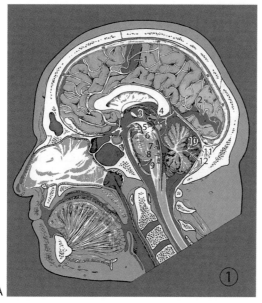
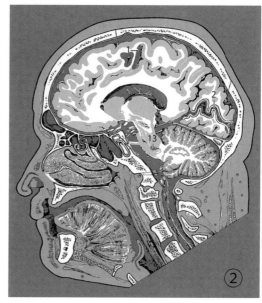

A

图 10.33　快速目标性眼球运动（扫视）和缓慢眼球追踪是眼球运动功能的一部分。矢状位切面序列图。圈码序号表示相应切面的编号（▶图 4.1）

图 10.33A　第 1~2 个切面

的旋转角度和移动速度与物体速度相一致，眼球追踪运动需要动力和注意力。视觉信号通过视网膜、视神经和外侧膝状体到达视皮质。恒河猴的实验过程表明，顶 – 枕皮质的颞叶上内侧（medial superior temporal, MST）病变导致眼球的平滑追踪运动受损。人大脑同源的顶 – 枕皮质大约位于 Brodmann 分区的 19 区和 39 区（▶图 7.53）[580]。纤维束将这些区域与额叶眼区相连，顶 – 枕叶皮质和额叶眼区控制着皮质下行通路至脑桥后外侧核。眼球平滑追踪运动的神经通路进一步通过小脑，即绒球（HⅩ）、山坡（Ⅵ）和蚓叶（ⅦA），最后通过前庭神经核到达眼球运动神经核[302, 351]。去除猴子的小脑会导致眼球平滑追踪运动完全丧失[612]。

前庭眼反射

前庭眼反射通过眼球运动来补偿头部的运动，以稳定视网膜上的视觉图像。例如，如果头向左转，则两只眼睛将向右补偿，以使视网膜的中央凹接收到相同的外界图像。甚至可以在昏迷患者中证明**前庭眼反射**的存在，此反射的神经网络包含基本的三级神经元：一级神经元的细胞胞体位于前庭神经节，其在旋转运动时从半规管接收信号，并将信号传递给前庭神经核（二级神经元），直线性加速运动产生的信号通过椭圆囊和球囊的感觉细胞上的耳石到达（参见▶第 10.4 节），眼肌的运动神经元形成三级神经元和效应神经元。这些眼球运动因为仅涉及三级神经元而属于最快的眼球运动。"前庭系统"部分已经描述了这种反射通路（▶图 10.11）。

辐辏运动

双眼注视近物时出现双眼会聚，它们的运动前区神经元位于中脑 – 间脑连接处，▶图 10.33A 中所示的舌下前置核下神经

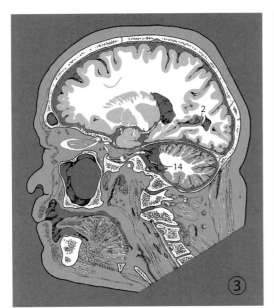

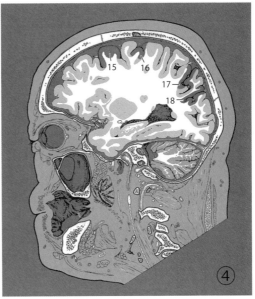

2. 初级视皮质
14. 绒球（HX）
15. 背外侧前额叶皮质
16. 额叶眼区
17. 后顶叶皮质
18. 顶 – 枕叶皮质

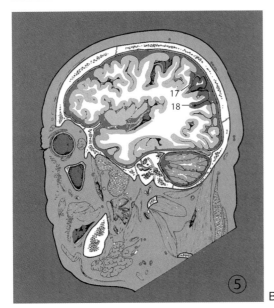

B

图 10.33B　第 3~5 个切面

与大多数眼球运动区域（包括前庭神经核和部分小脑）之间存在神经连接。因此可以认为，舌下前置核接受眼球运动传出功能的复制，从而稳定固视的方向。

临床意义

各种眼球运动系统疾病将导致不同的症状。

临床要点

凝视麻痹的特征是眼球在水平或垂直方向的共轭运动受限或不能。凝视麻痹主要起源于核上区，因此前庭眼反射和眼球偶尔的平滑追随运动保留，通常没有复视。外展神经核损伤会导致支配对侧内直肌的运动神经元和中间神经元丧失，从而导致同侧凝视麻痹（核间性眼肌麻痹）[92]。因此孤立的外直肌病变不可能是由于外展神经核病变所致。

大脑病变引起同侧的皮质脑桥束纤维中断，导致的对侧水平凝视麻痹通常是短暂的，并伴有短暂的双侧共轭偏差（Déviationcon jugée），其被凝视麻痹所掩盖，直接朝向病变侧，在昏迷患者中尤为明显。癫痫患者脑部受刺激会导致阵发性凝视偏向病灶对侧。脑桥病变可导致凝视麻痹朝向病变侧，共轭偏向另一侧。

内侧纵束吻端间质核病变可出现垂直凝视麻痹，上视麻痹更为常见，常与会聚麻痹同时出现，称为"帕里诺综合征（Parinaud's syndrome）"。内侧纵束病变导致其与外展神经核或动眼神经核之间的连接中断会引起核间性眼肌麻痹，出现一侧或双侧眼球外展受损和凝视诱发的眼球震颤，向前看时没有复视，可能由多发性硬化或血管病所致[302,351]。

动眼神经、滑车神经和外展神经病变的主要症状是复视。在没有其他神经系统症状的情况下，临床上很难区分肌源性和神经源性麻痹，核下性和核性病理改变应考虑为神经源性。病史和相关症状对做出诊断至关重要。核下性眼肌麻痹伴三叉神经第1支受累应考虑"眶上裂综合征（Syndrome of the superior orbital fissure）"所致。眶尖综合征（orbital apex syndrome）可以被认为是更进一步的损害，伴有视神经、眼动脉和眼眶静脉损害。

瞳孔异常在临床诊断中起重要作用。中脑病变导致双侧瞳孔散大，而瞳孔缩小表明病变在脑桥。瞳孔大小不等的原因可能是动眼神经麻痹时单侧瞳孔散大（通常伴上睑下垂和眼球运动功能受损）或单侧瞳孔缩小（霍纳综合征，瞳孔缩小与同侧上睑下垂以及眼球内陷）。瞳孔反应异常可能是由视神经病变（黑蒙性瞳孔）、动眼神经病变或者由功能性眼内病变引起的。

10.9 小脑系统

小脑几乎接收人体所有感受器的纤维传入，包括本体感受器，躯体感受器，以及前庭、听觉、视觉和其他感觉感受器（▶图 10.34、▶图 10.35、▶图 10.36）[75]。皮质－脑桥－小脑束从大脑的新皮质经过脑桥核到达小脑。这些传入小脑的通路穿过巨大的小脑中脚。

大多数传出通路起源于小脑的核团，并主要通过小脑上脚离开小脑。小脑中传入纤维与传出纤维的比为 40∶1[237]，此数值奠定了小脑对于从站立和行走到说话的所有运动功能的**协调作用**。

小脑从前庭神经核接收有关头部空间位置的信息，前庭小脑束将信号从**前庭系统**主要传入蚓部小结（X）。这些信号的最终目的地先前被认为是绒球小结叶，最近的动物实验表明，绒球主要接受内脏运动传入[338]。小脑接收四肢和躯干的**本体感觉**，通过脊髓小脑前束、脊髓小脑后束（▶图 10.36）和楔小脑束终止于前叶、蚓锥体（Ⅷ）和小脑薄叶（H Ⅶ B）。小脑的其他**传入连接**为听觉和视觉通路。下橄榄核发出的橄榄小脑束可投射至小脑的任何区域[446]，脑干的去甲肾上腺素能神经元和 5- 羟色胺能神经元纤维也到达小脑皮质的所有区域。在实验条件下，这些似乎促进了兴奋性传导至苔状纤维和爬行纤维。传入系统主要终止于小脑皮层，传入侧支也到达小脑核。浦肯野细胞（Purkinje cell）的轴突将小脑皮层与小脑核连接起来。

大脑新皮质与小脑半球外侧区的小脑皮质之间存在很多联系。皮质脑桥束从大脑皮质发出，穿过内囊到达脑桥核，在发出侧支到脑桥核之后，脑桥核的神经元轴突又传递到对侧小脑半球外侧区域的小脑皮质。小脑皮质通过**皮质 – 脑桥 – 小脑连接**从新皮质接收有目的的运动活动信息。

小脑皮质根据其传出通路在功能上分成**纵向区域**，这些区域的方向垂直于小叶间沟。每侧小脑半球从内侧到外侧分为以下三个皮质核区：

● 小脑蚓部。

● 峡部，连接小脑蚓部和半球的中间区域（中间部）。

● 大的小脑半球外侧区（外侧部）。

三个区域之间的过渡是连续的，并无肉眼可见的边界。

这些投射区的浦肯野细胞与同侧核团

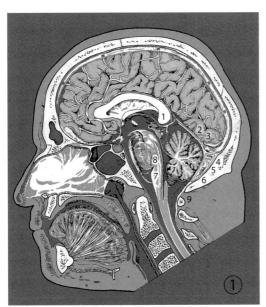
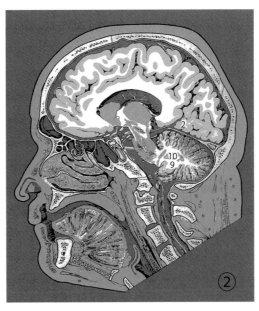

1. 山顶（IV，V）
2. 原裂
3. 山坡（VI）
4. 蚓叶（VII A）
5. 蚓结节（VII B）
6. 蚓锥体（VIII）
7. 蚓垂（IX）
8. 蚓部小结（X）
9. 小脑扁桃体（H IX）
10. 齿状核

前叶

绒球小结叶

后叶

图 10.34　小脑系统。小脑脑叶的矢状位切面序列图。圈码序号表示相应切面的编号（▶图 4.1）

**图 10.34A　**第 1~2 个切面

2. 原裂
11. 绒球（H X）

前叶

绒球小结叶

后叶

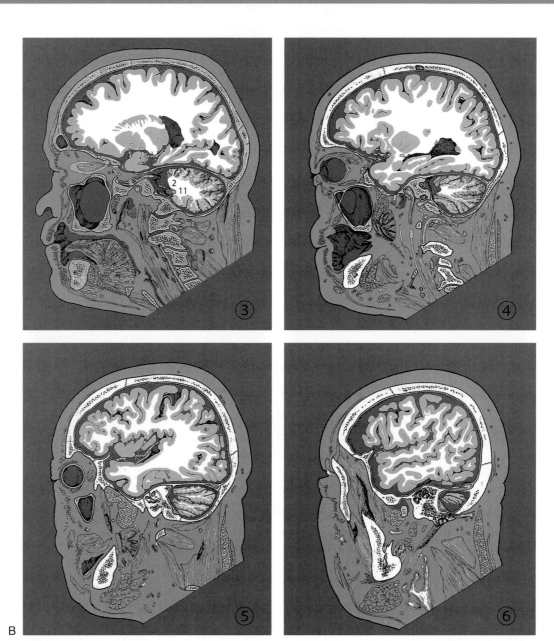

图 10.34B 第 3~6 个切面

相连。小脑蚓部的浦肯野细胞投射到小脑顶核和前庭神经核，而中间区的浦肯野细胞则投射到中间核（球状核和栓状核）。外侧区的浦肯野细胞与齿状核相连。

中间核和齿状核的轴突通过小脑上脚（▶图 10.36B）在中脑交叉，终止于红核（▶图 10.36B）和丘脑腹外侧核（▶图 10.36B）。红核通过运动通路的侧支接收运动皮质的信号。因此，**红核**可以看作一个中继站，它将运动的学习过程传递给皮质脊髓束，并将自动运动传递到红核脊髓束。小脑可通过腹外侧核对额叶的运动皮质施加影响。

小脑皮质的浦肯野细胞通过发送骨骼肌系统位置的传入束接收时间信号，并通过皮质 - 脑桥 - 小脑通路接收有目的的运动信息。比较这些信号可以使运动系统协调运行。因此小脑病变不会导致运动系统瘫痪，而是缺乏及时的动作协调。

一侧小脑半球都与同侧脊髓纤维相连，这是由于小脑的传出通路在中脑**交叉**，并通过红核脊髓束和锥体束再次交叉，因此，单侧小脑病变会导致**同侧功能障碍**。

临床要点

小脑蚓部病变导致双侧运动和平衡功能障碍，出现躯干性共济失调并无其他小脑症状[38,446,468]，这些患者通常表现出蹒跚步态（"醉酒样"）。

小脑半球外侧区病变的特征是运动协调性受损，即使存在视觉提示，小脑性共济失调中所涉及的肌肉也会失去协调功能。即使睁开眼睛，在指鼻试验中也会看到意向性震颤。不能再进行快速重复的运动（轮替不能）。目标性运动不准确（辨距不良）。言语通常不连续，一句话经常被拆分为单音节（典型的障碍是构音障碍），肌张力降低（低张力性肌肉）。

1. 小脑扁桃体（H IX）
2. 蚓垂（IX）
3. 蚓锥体（VIII）
4. 蚓部小结（X）
5. 绒球（H X）

前叶
绒球小结叶
后叶

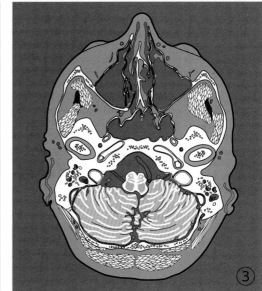

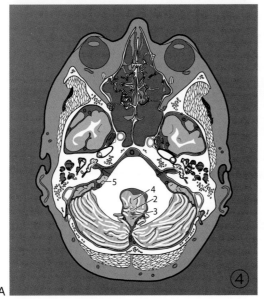

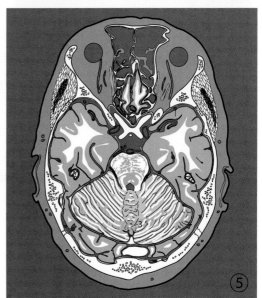

A

图 10.35　小脑系统。 小脑脑叶沿前后连合线平面的序列图。圈码序号表示相应切面的编号（▶ 图 5.1）。

图 10.35A　第 2~5 个切面

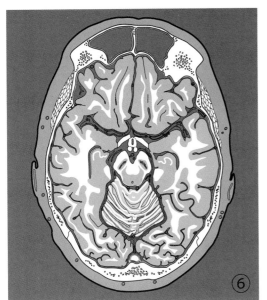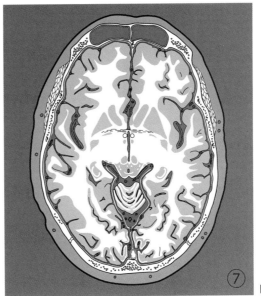

前叶
后叶

图 10.35B 第 6~7 个切面

B

1. 丘脑
2. 皮质脑桥束
3. 红核
4. 中脑顶盖
5. 小脑上脚交叉
6 小脑上脚
7. 小脑前叶蚓部
8. 脊髓小脑前束
9. 原裂
10. 脑桥
11. 三叉神经
12. 桥小脑束
13. 小脑下脚
14. 小脑中脚
15. 下橄榄核
16. 橄榄小脑束
17. 小脑半球后叶
18. 外弓形纤维
19. 脊髓小脑后束

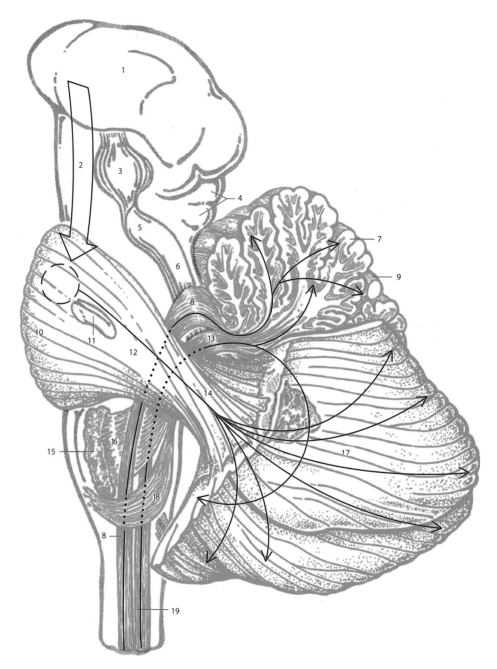

A

图 10.36　小脑系统

图 10.36A　小脑传入系统的侧视图。小脑前叶的左半部分已被切开，绒球小结叶和左侧后叶的一部分纤维已从小脑中脚分离并切除（经允许引自 Nienwenhuys, et al.[424]）

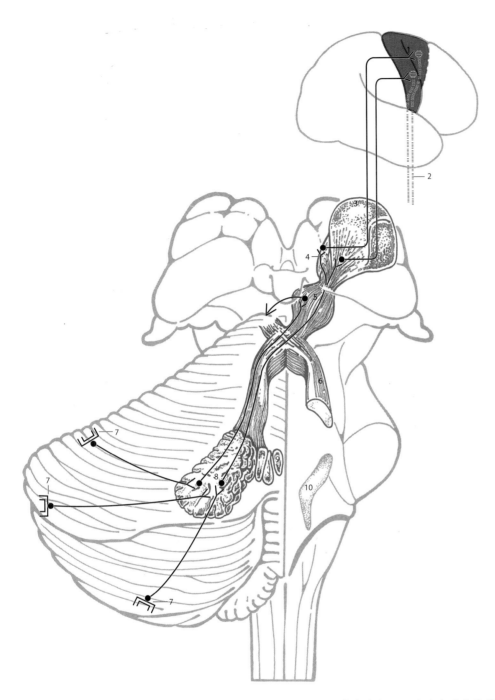

1. 初级运动皮质和前运动
　 皮质（4区和6区）
2. 锥体束
3. 丘脑腹外侧核
4. 丘脑腹前核
5. 红核
6 小脑上脚
7. 浦肯野细胞
8. 齿状核
9. 小脑顶核
10. 前庭神经核

B

图 10.36B　小脑传出系统。传导束和核团的后面观，小脑已在中线切开，除了小脑上脚外后半部分已切除（经允许引自 Nieuwenhuys, et al.[424]）

10.10 语言区域

Broca（1861） 和 Wernicke（1874）医生首先对讲话和语言区域进行了定位，然后以此为基础，失语症的定位研究主要由临床医生进行，近几十年来也由语言学家进行，因为"失语症"的诊断只能在生活中进行。

95%以上的失语症患者累及大脑左半球[192]，表明语言区为单侧。99%以上的右利手和约60%的左利手者优势半球在左侧，而其余人似乎都是双侧半球来进行语言处理[49]。语言区域的定位分布是根据**临床发现**得出的。

语言障碍通常由血管闭塞引起[192,227,352]，因为无法通过形态学标准缩小该区域的精确位置，所以病理改变可能会比实际语言区域更大，目前已经发布了各种定位描述。

三个语音区域的边界如 ▶图 10.37、▶图 10.38 所示，它们的大小对应于文献中描述的最小范围[192,227,352]。PET 研究（通过估计葡萄糖代谢、局部氧利用及局部脑循环）和fMRI研究提供了更多的信息[3,374,416]，然而仍需要对大量失语症患者进行随访研究，并对健康志愿者进行广泛研究。

感觉性语言区或 Wernicke 区位于初级听觉皮质和角回之间的颞上回，并由颞中后动脉(大脑中动脉的一个分支)供血[227]，视觉性语言区位于角回[192]。语音区域与位于新皮层中的初级皮质相邻。

运动性语言区或 Broca 区位于初级运动皮质前方的额叶，占据了额下回的岛盖部（▶图 7.53）。按照细胞构筑学标准，该区对应 Brodmann 分区的 44 区（▶图 7.53）[149]。感觉性语言区位于听觉、视觉和初级感觉区之间，即颞横回、纹状区和

1. 上纵束（弓状束）
2. Broca 区

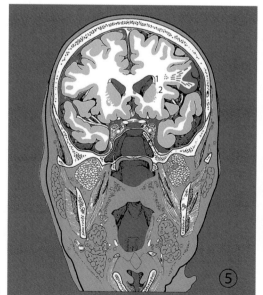
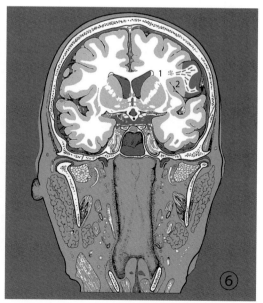

图 10.37 **语言区域。** 冠状位切面序列图的前视图，圈码序号表示相应切面的编号（▶图 3.1）

图 10.37A 第 5~6 个切面

1. 上纵束（弓状束）
3. Wernicke 区

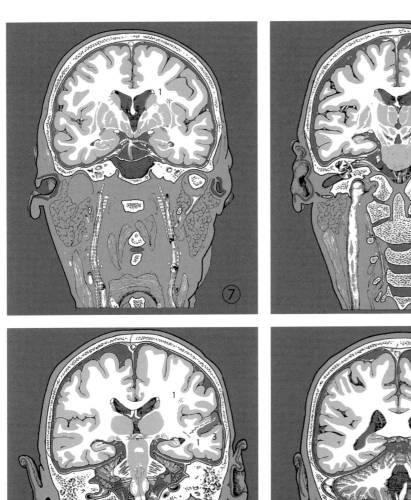

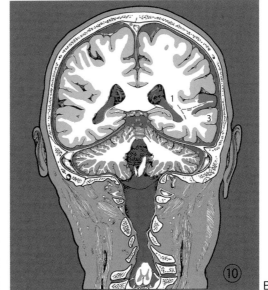

图 10.37B　第 7～10 个切面

中央后回之间。

　　CT 上[59]中央前沟动脉闭塞[227]损害 Broca 区和邻近的岛叶。

　　上纵束（▶图 7.54、▶图 7.55、▶图 10.37）位于壳核的后外侧边界，在内囊和外囊投射通路之间。上纵束（**弓状束**）的

这些纤维在颞叶、顶叶和额叶之间呈弧形延伸，从而将 Wernicke 区、视觉性语言区和 Broca 区相互连接。

　　其他一些语言区位于辅助运动区和尾状核头[123]。

1. 上纵束（弓状束）
4. 角回

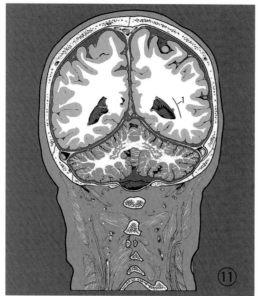

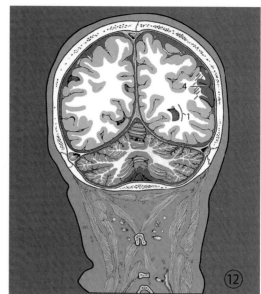

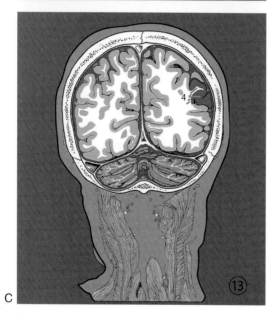

C

图 10.37C　第 11~13 个切面

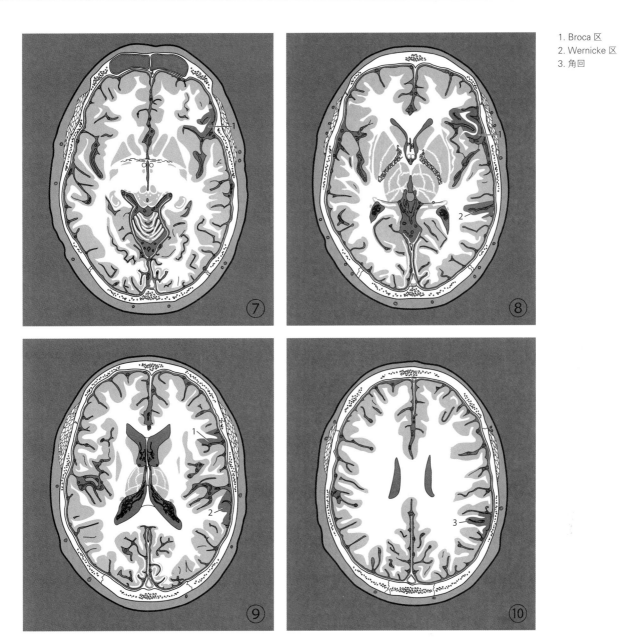

1. Broca 区
2. Wernicke 区
3. 角回

图 10.38　语言区域。 沿前后连合线平面轴位切面的下视图。圈码序号表示相应切面的编号（▶图 5.1）

临床要点

完全性失语是以语言无意识为主要特征的严重语言障碍，患者口语流畅性明显受损且伴有构音障碍，几乎不可能进行交流。

感觉性失语（又称为 Wernicke 失语、接受性失语、句法性失语、声学性失语或实用性失语）的主要症状是丧失了对语音和语义的理解能力，但保留口语流畅性。

运动性失语（又称为 Broca 失语、表达性失语和言语性失语）是起源于 Broca 区的病变，其特点是语法障碍，语言理解相对保留，但语速减慢，口语清晰度也可能受损。

找词困难是健忘性失语的特征，虽然语言流畅性有保留，但经常出现语句中断、搜索词汇的行为，交流轻微受损。

通常文献中将失语症分为流利型失语和非流利型失语。流利型失语由中央沟后部病变所致，而非流利型失语由中央沟前部病变所致 [49]。皮层和皮层下损伤可能引起失语，被称为"传导性失语"，尤其是左侧丘脑病变引起的失语 [8,80,432,483]。临床上可通过复述能力未受损来排除传导性失语。优势半球的辅助运动区梗死（▶图 10.25A、▶图 10.26A）最初可导致严重的口语障碍，个别表现为声音嘶哑，后期出现语速减慢，大多数患者伴有运动障碍。尾状核头（▶图 3.7A、▶图 3.7B、▶图 4.3A、▶图 4.3B）、壳核前部和优势半球内囊前肢可导致非典型语言障碍，只有少数患者的症状以 Broca 和 Wernicke 失语为特征。这些病变最常见的病因为中央前外侧动脉血管供血区梗死（外侧豆状动脉；▶图 7.29、▶图 7.30、▶图 7.32）[123]。

非侵入性 fMRI 可作为侵入性 Wada 测试的替代方法，可以确定语言优势半球 [371,553]。

10.11 边缘系统

边缘系统（▶图 10.39、▶图 10.40、▶图 10.41、▶图 10.42）由皮质部和皮质下部组成。皮质部从旧皮质和中间皮质演化而来，并且由于新皮质的进化而被推至大脑半球的内侧和下侧区域。这些皮质在胼胝体周边形成边缘，因此被称为"边缘系统"。旧皮质和中间皮质位于胼胝体前方、上方和后方，因此分为前、上和后连合皮质区域。部分旧皮质形成边缘系统的内缘，而中间皮质区域形成其外缘。旧皮质的前连合皮质区包括胼胝体下区内侧部分；上连合皮质区包括胼胝体上灰被；后连合皮质区包括海马结构。胼胝体周围的外环由胼胝体下区外部构成，部分扣带回靠近胼胝体和海马 [561]。电刺激这些区域会产生情绪反应，如愤怒、恐惧、欲望和性欲亢进，对自主神经系统产生相应的影响，因此 MacLean 将边缘系统命名为"内脏大脑"。

边缘系统皮质部与某些皮质下结构具有传入和传出的连接。这些皮质下结构包括隔核、视前区、乳头体和其他，下丘脑亚核、丘脑前核和边缘中脑也被认为是边缘系统的一部分。

人类的胼胝体下回和灰被（即胼胝体上回）发育相对较差，但是位于颞叶内侧的海马体积比猿猴大 [309,561]。在发育过程中，**海马结构**向内侧脑室的颞角方向折叠，因此海马沟具有两个弯曲唇缘的 C 形结构（▶图 3.9E、▶图 3.9F）。**齿状回**位于该结构的上缘。术语齿状是指其表面的缺口外观。海马体的**弯曲部分**（Ammon 角）卷入侧脑室底。"C"的下缘主要由海马下托区形成。

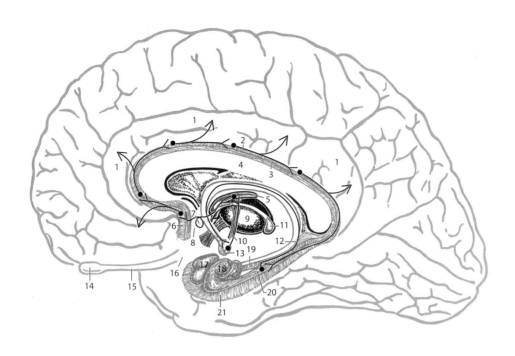

1. 扣带回
2. 扣带
3. 灰被
4. 胼胝体
5. 丘脑前核
6. 胼胝体下区
7. 前连合
8. 隔核
9. 丘脑内侧核
10. 乳头丘脑束
11. 缰核
12. 穹隆
13. 乳头体
14. 嗅球
15. 嗅束
16. 前梨状皮质
17. 杏仁体
18. 海马
19. 齿状回
20. 海马下托
21. 海马旁回

图 10.39　边缘和嗅觉系统。正中矢状位图（经允许引自 Nieuwenhuys, et al [424]；Stephan.[561]）。第三脑室被删除，因此可见 Papez 环，包括乳头丘脑束和丘脑前核

海马结构与海马回、隔核、下丘脑亚核以及脑干的多巴胺能（参见 ▶ 第 11.1.1 节）和 5- 羟色胺能神经元（参见 ▶ 第 11.2 节）有传入连接，其主要的传导束是**穹隆**，是非常致密的纤维束，主要由海马的传出纤维组成。最初的穹隆纤维形成海马神经纤维，为白色薄层，衬在海马体的脑室表面。它们在海马内侧聚集形成海马伞，弓形至胼胝体下方形成穹隆柱，在穹隆连合处，部分纤维交叉至对侧。穹隆体继续在胼胝体下方走行朝向室间孔（Monro 孔）。这些纤维继续走行然后分离成两个穹隆柱（在前连合后部），形成室间孔的

内侧边界，其下缘朝向下丘脑。前连合纤维直接延伸至**隔核**、直回和额叶皮层，而分支纤维束到达前连合下方的纹状体核和丘脑前核。穹隆的主要纤维束到达**下丘脑**，在该处大多数纤维终止于乳头体。

乳头丘脑束（Vicq d'Azyr's bundle）来源于**乳头体**并传至**丘脑前核**。这些区域的纤维束通过扣带回返回至海马结构。这种环路（海马、乳头体、丘脑前核、扣带和海马结构）被称为 **Papez 环**（Papez circuit）。辐射状联络纤维从此投射到额叶皮层、扣带回和海马旁回。当双侧海马、**穹隆**或乳头体病变时这些神经通路可能

1. 扣带回皮质（在切面内）
2. 扣带回皮质
3. 胼胝体下区（部分在切面内）
4. 隔核（在切面内）
5. 穹隆（在切面内）

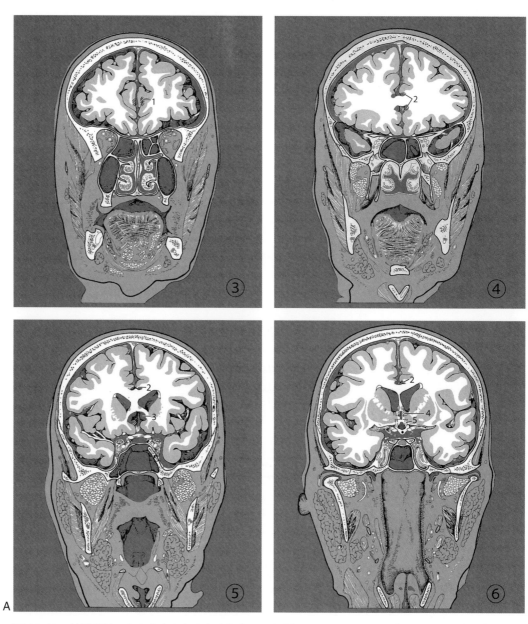

A

图 10.40　边缘系统。包含穹隆和乳头体的皮质区和重要核团区的冠状位切面序列图。图码序号表示相应切面的编号（▶图 3.1）

图 10.40A　第 3~6 个切面

会受损，从而引起**近期记忆丧失**[267,495]。**杏仁体**是由数个核团和一个皮质区域组成的复合体，位于侧脑室颞角的顶端。它一部分属于嗅觉区域（参见▶第 10.7 节），另一部分属于边缘系统。杏仁体与嗅球、特定的下丘脑核团、脑干和端脑的皮质区域有传入通路。其主要的传出通路是终纹和杏仁体腹侧纤维。终纹在尾状核和丘

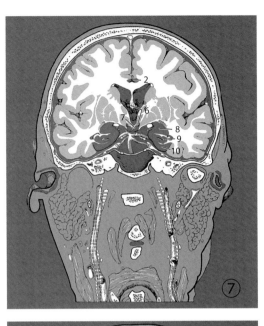

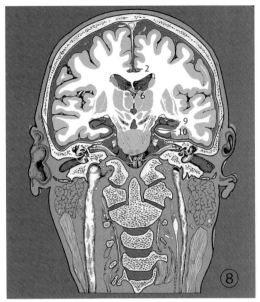

2. 扣带回的中间皮质
6. 穹隆
7. 乳头体
8. 杏仁体（部分边缘）
9. 海马结构
10. 海马旁回
11. 中间皮质

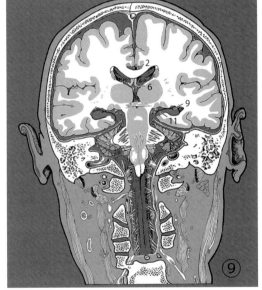

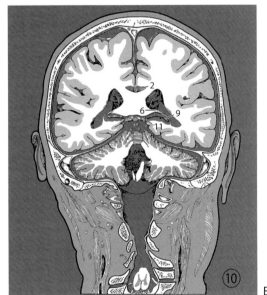

B

图 10.40B　第 7~10 个切面

脑之间呈弓形，并伸入隔核、下丘脑核，网状结构以及特定的端脑区域。

　　隔核（旧称隔中核或前连合隔区）在**边缘系统的皮层下区域**中起着核心作用。

前脑内侧束将隔核与下丘脑和中脑的重要区域相连。

　　这种纤维连接是双向的，称作隔核 – 中脑束及中脑 – 隔核束。这些区域是下丘

2. 扣带回的中间皮质

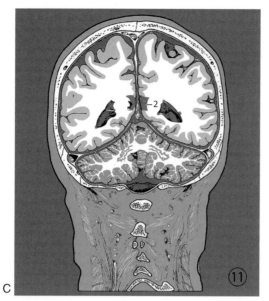

图 10.40C 第 11 个切面

脑的视前区域，下丘脑外侧和内侧核，以及中脑的边缘核区域。后者包括中脑被盖的前部区域、脚间核、中缝后核和被盖后核（of Gudden）。乳头被盖束将乳头体和中脑被盖部相连。**后纵束（of Schütz）**将这些核团区域与延髓联系。丘脑的髓纹绕过下丘脑从边缘系统延伸到缰核。缰核脚间束将缰核与延髓联系。

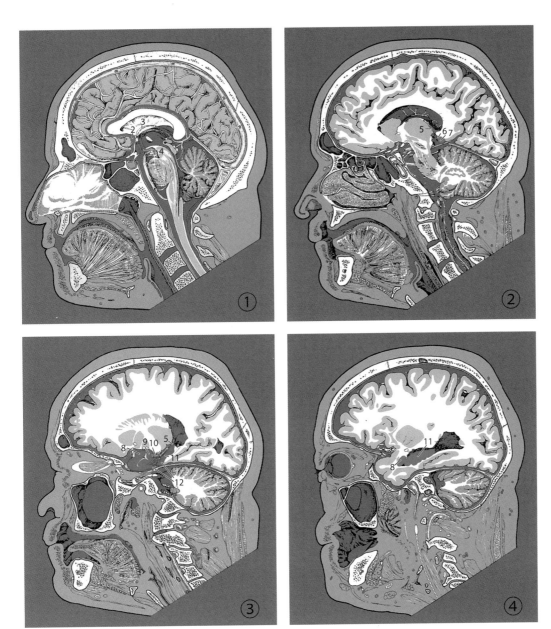

图 10.41　边缘系统。包含穹隆和乳头体的皮质区和重要核团区的矢状位切面序列图。圈码序号表示相应切面的编号（▶图 4.1）

1. 中间皮质和后连合皮质区
2. 杏仁体（仅部分边缘）
3. 海马结构
4. 胼胝体下区
5. 乳头体（在切面内）
6. 海马旁回，钩回
7. 海马旁回
9. 穹隆

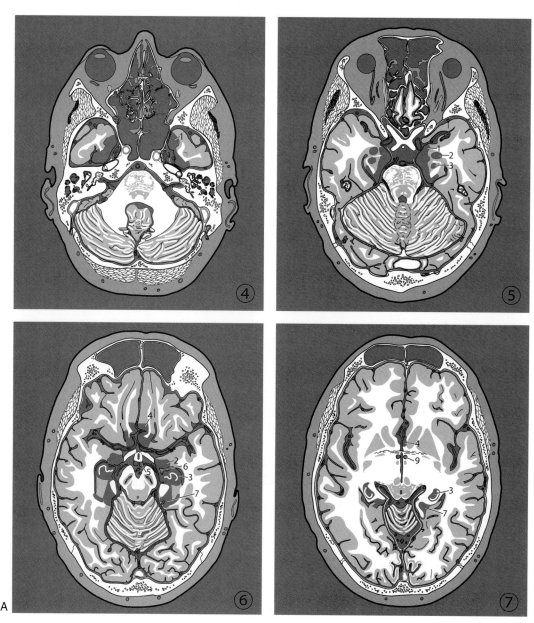

图 10.42　边缘系统。包含穹隆和乳头体的皮质区和重要核团区的沿前后连合线平面的序列图。圈码序号表示相应切面的编号（▶图 5.1）

图 10.42A　第 4~7 个切面

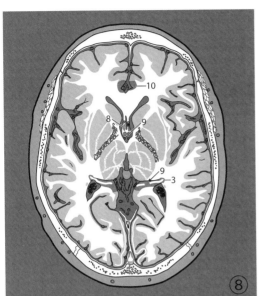

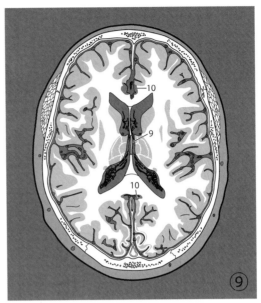

3. 海马结构
8. 隔核
9. 穹隆
10. 中间皮质和扣带回皮质
　（靠近胼胝体的部分）

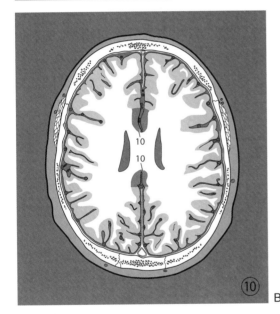

B

图 10.42B　第 8~10 个切面

10.12   自主神经系统

头部的自主神经系统（▶图 10.43）支配眼睛和眼眶的平滑肌、泪腺和唾液腺，血管的平滑肌细胞和头皮的汗腺，以及竖毛肌。根据经典理论，这种传出途径是双重神经支配的。一级神经元的胞体位于中枢神经系统中，而二级神经元的胞体位于中枢神经系统外的神经节中。节前纤维离开中枢神经系统，并与二级神经元突触连接，神经节后纤维向靶器官或末梢器官延伸。与身体其他部位一样，这些自主神经传出纤维被分为**副交感神经部分**和**交感神经部分**。副交感神经部分承担了消化和能量合成（合成代谢）的营养功能；交感神经部分承担了运动功能，"战斗或逃跑"反应以及由此产生的大量能量输出。通过发现某些神经肽的突触作用，拓宽了**自主神经系统**的经典概念（参见 ▶ 第 11.7 节）[168,422]。神经肽有调节副交感神经和交感神经系统递质的作用。

10.12.1   头部副交感神经系统

头部的**一级副交感神经元的胞体**位于中脑、脑桥和延髓，神经节前纤维离开大脑的第 Ⅲ、Ⅶ 和 Ⅸ 对脑神经。**副交感神经节**（睫状、翼腭、下颌和耳）靠近它们的靶器官，因此副交感神经纤维的节后部分相对较短。

动眼神经的副交感神经运动核（of Edinger-Westphal）位于**中脑被盖**，紧邻导水管。神经节前纤维连接动眼神经并穿过眶上裂进入睫状神经节（▶图 8.2、▶图 10.43B）。它位于眼球后方约 18mm，视神经旁。睫状神经节的节后纤维到达瞳孔括约肌（瞳孔收缩）和睫状肌（眼睛的调节）。从动眼神经的副交感神经核（E-W核）到瞳孔括约肌的双神经通路也代表了**瞳孔反射**的传出通路。

面神经的一级副交感神经元的胞体位于紧靠下半部菱形窝底部的**上泌涎核**。神经节前纤维从面神经的中间神经延伸到颞骨

1. 动眼神经
2. 动眼神经副交感核团
   （E-W 核）
3. 上泌涎核
4. 下泌涎核
5. 椎动脉壁交感神经纤维
6. 颈内动脉壁交感神经纤维
7. 中间神经
8. 舌咽神经

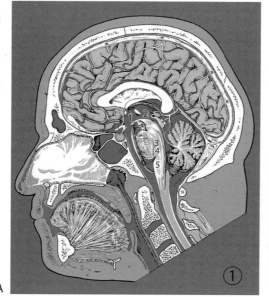

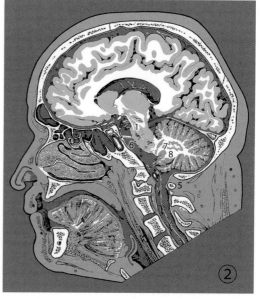

图 10.43   **自主神经系统。**头部自主神经系统的矢状位切面序列图，副交感神经部分被标记为蓝色，交感神经部分被标记为红色，圈码序号表示相应切面的编号（▶ 图 4.1）

图 10.43A   第 1~2 个切面

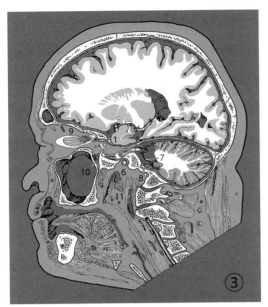
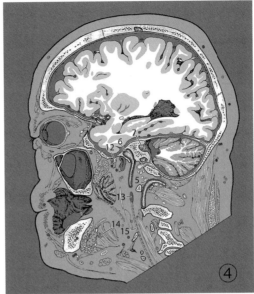

1. 动眼神经
5. 椎动脉壁交感神经纤维
6. 颈内动脉壁交感神经纤维
7. 中间神经
8. 舌咽神经
9. 睫状神经节（在切面侧边）
10. 翼腭神经节（在切面内）
11. 颈上神经节（在切面侧边）
12. 耳神经节
13. 颈上神经节
14. 下颌下神经节（在切面侧边）
15. 节后纤维
16. 岩大神经
17. 鼓索支
18. 颈外动脉壁交感神经纤维

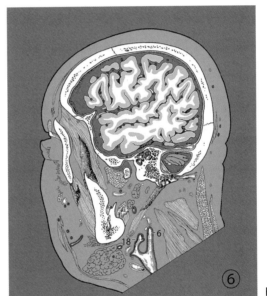

图 10.43B　第 3~6 个切面

岩部内耳道（▶图 7.4）。岩大神经从面神经管入口处的中间神经分离出来。该神经离开颞骨岩部，经过颅中窝硬脑膜下方，并穿过小骨翼管（或翼管）到达位于翼腭窝的**翼腭神经节**（▶图 3.5C、▶图 3.5D、▶图 5.4；神经节见▶图 10.43B）。它的

神经节后纤维与颧神经伴行到达泪腺，并且通过鼻和腭神经到达鼻腔和上腭的腺体。**鼓索**从面神经的中间神经（在面神经管的末端）发出，走形于鼓室黏膜下，通过小骨管到达颅底的颞下窝，到颞下颌关节后内侧加入舌神经。神经节前纤维到达

下颌下神经节，在下颌下三角区，位于下颌舌骨肌后缘（▶图 10.43B）。神经节后纤维到达下颌下腺、舌下腺及舌腺。

舌咽神经的一级副交感神经元的胞体靠近延髓上部菱形窝底的下泌涎核。其神经节前纤维首先在舌咽神经中走形，通过颈静脉孔进入岩骨。较短的岩大神经来源于神经丛。之后离开岩骨，走形于颅中窝的硬脑膜下，经过小骨管到达**耳神经节**（▶图 4.5、▶图 10.43B）。该神经节位于下颌神经内侧的卵圆孔下方。神经节后纤维连接耳颞神经并支配腮腺。

迷走神经及其副交感神经纤维从延髓外侧穿出，经过颈静脉孔（▶图 3.23、▶图 5.31、▶图 6.5B）。该神经在颈内动脉和颈内静脉之间的神经血管束中走行（▶图 3.9C、▶图 3.9D）。**迷走神经的副交感神经**支配心脏、肺和胃肠道，该神经未在▶图 10.43 中描述。

10.12.2　头部交感神经系统

头部一级交感神经元的胞体位于**脊髓的侧角**中，位于 C8、T1~T3 节段[422]。神经节前纤维与相应的脊髓神经一起离开椎管，并随着脊柱交感神经干到达二级神经元所在的**颈上神经节**。颈上神经节（▶图 3.8A、▶图 4.4A、▶图 4.5A）是纺锤形的膨大，平均长度为 28mm[336]。这个神经节位于第 1 颈椎和第 2 颈椎平面的颈内动脉后面，并被颈深筋膜包裹。神经节后纤维在脑动脉周围形成动脉周围神经丛，并支配瞳孔开大肌（瞳孔扩张）、睑板肌（睑裂变宽）、动脉的平滑肌、头皮的汗腺（兴奋性）、泪腺和唾液腺（抑制性）。

临床要点

同侧霍纳综合征是由于交感神经的单侧病变所致：瞳孔因瞳孔括约肌麻痹而收缩（瞳孔缩小）；上睑下垂是由于睑板肌失去神经支配（眼睑下垂）；眼球内陷是由于眼眶肌肉的麻痹（▶图 3.4C、▶图 3.4D、▶图 4.5C）或眼球后脂肪血液减少所致。霍纳综合征患者常伴有结膜充血，同侧面部、手臂和胸部的汗液减少或无汗，同侧泪液分泌也减少。

10.13　神经网络
Dina Wittfoth

10.13.1　任务态激活和静息态激活

在早期 fMRI 研究期间，神经网络研究采用的是简单的激活模式，目的是在各种条件下**减去大脑活动**来定位神经元相关功能。减法逻辑要求的条件根据需要检查的神经功能不同而有所不同，而在其他方面则应尽可能相同。在关于对象识别的里程碑式研究中，Rafi Malach 及其同事研究了物体识别激活过程与感知抽象图形识别激活过程之间的差异。使用统计学验证了其结果的显著性差异，并揭示了激活枕叶外侧皮层的功能[381]。但是应该注意的是，这两种情况的变化不止一个方面，因此不应在枕叶外侧皮质中对"对象识别"功能进行明显的局限化，例如复杂性、亮度、命名、意识和对刺激的关注程度互不相同。此外，无法确定所有测试对象是否都以相同的方式理解和执行任务，尤其是在复杂的认知或情感研究组中。在任务并不困难的情况下，其他思考过程通常也会在后台运行。另外，当参与者由于认知或运动受限而无法完成预期任务时也会出现困难。

然而，即使在这种情况下，最新的研究进展仍可以获取大脑活动相关的信息。**静息态激活**是一种非常有用的测量方法，它可以独立于认知和（或）运动功能，甚至独立于意识水平（如在麻醉或昏迷患者中）描绘大脑的功能。使用**静息态功能 MRI（rs-fMRI）**对功能连通性的研究，即**静息状态下大脑活动的测量**，已经确定了几个**内在神经网络**，这些网络在健康个体、不同意识状态下的个体以及不同物种身上都得到了一致性的验证结果[58,109,494]。认识到激活模式中的"静止阶段"也与特征性激活模式相关联使得 rs-fMRI 得以发展。对这些模式的系统性研究揭示了静息态激活神经网络的可复制模式，类似于激活条件下所见的静止网络，但具有额外的成分。当受试者在 MRI 舱内安静休息且不执行明确的任务时使用 rs-fMRI 中已建立的功能成像序列来检查**区域间的相互作用**[58]。静息态激活与任务态激活类似，会导致脑血流和氧合的改变。血液中氧合的变化又可以描记为 BOLD 对比。通过 rs-fMRI 识别的**网络**（也称为"组件"）由功能上相互关联的区域组成，这些区域具有高度相关的 BOLD 激活配置[349,403]。此外这些组件对于不同的测量参数、单个组、测量部位和样本量非常稳健[403,549]，也可以使用其他方法（如 EEG 或 MEG）进行验证。

10.13.2　神经网络中的数据处理

　　大部分静息态激活组代表了激活条件下认知功能基础上的**功能网络**[494,549]。根据评估的维度，可以将这些网络进一步细分为**子网络**，而这些维度又可能与越来越具体的功能相关联。然而，高维方法的一致性较差，因此通常无法从中得出广义的推论。这些关联在静息时的特征是它们部分（但不限于）与解剖连接相对应[647]。因此，神经网络代表了**"更高"功能**的基础，使外部刺激与内部过程耦合。

　　基于 Korbinian Brodmann 的 47 个大脑区域（即所谓的 Brodmann 区域；▶图 7.53）的**细胞结构学构图**，M. Mesulam[391]假设将皮质功能分为 5 个不同的区域。随着大脑复杂性的增加，将功能区划分为初级皮层、单向性联络皮质区、多向性联络皮质区、旁边缘和边缘系统。从外部至内部的梯度可以进一步被识别为：单向性和多向性联络皮层区域主要与外部感觉输入的处理有关，而边缘区域与情感动机的内部环境有关。

　　外部感觉知觉的特征主要影响神经元数据处理的模式，例如，针对不同类别的外部刺激可以识别各种信息处理途径。在视觉领域，从**初级视皮质**延伸到**顶叶背侧**的通路主要处理空间信息，而从**视皮质跨枕颞交界腹侧**的通路与物体相关信息的处理有关[450]。另外，高度发达的大脑神经系统会对未知事件和事物进行快速识别，同时预防无意识的快速反应。因此，保留的大部分大脑新皮层用于单向性（特定模式）数据处理，以确保感觉编码的准确性。广泛的**多向性联络皮质区**还可以实现随后的感官整合。

　　前额叶皮层、顶叶后皮层以及颞叶外侧皮层和海马旁回的部分属于多向性联络皮质区。这些区域的特征是不同模式的单向性联络皮层的会聚传入，因此，这些区域的病变总是导致各种模式的功能缺陷。**边缘系统**分为颞极、岛叶和眶部以及海马部分。在细胞结构上，这些区域代表同型同皮质和边缘结构的原始异型皮质之间的过渡区域。它们包括海马复合体、杏仁核复合体、前梨状区嗅皮层、隔区、无名质（substantia innominata），表现为原始异型皮质结构，并与下丘脑具有明显的**相互连通性**。**多向传输**是指整个多向性联络传输、旁边缘和边缘区，因为它们对来自特定方式的**感觉输入**没有特异性。它们从下位单向性联络皮质区以及其他多向传输区接收到传入信号。这些来回传输的复合物形成了所谓的**多向传导集中区**，可以通过自上而下或反馈回路，对单向联络区的数据处理过程产生影响[391]。

当回应内部或外部刺激时网络结构显示出明显增加的活性，但是，这不仅取决于特定刺激物的特征，而且在很大程度上还取决于生物体**目前的状态和目标**。通常情况下，神经元网络可以归因于一些基本的、与特定领域的心理功能，例如核心情感、概念化、执行注意力功能或外在感受性知觉，这些功能是多种精神状态的要素。

大脑高级内在网络的研究对于全面了解心理状态和执行功能特别有用，并且可以整合新的神经科学研究证据[361,391,438]。此概念也与病变研究的发现密切相关，该研究表明特定部位与特定功能之间存在明显的联系，病变部位与临床表现之间的复杂关系则表明了这一点。例如，痉挛性瘫痪显然与运动皮层及其上行通路的损伤有关，而认知综合征，如注意力缺陷，可能由于多种损伤引起[450]。一些主要的神经元网络及其相关的心理功能已在下文进行了详细描述。我们仅详细介绍了功能成像最常检查和重复的那些高级认知和情感网络，从而得出广义的推论。

为此，研究者已使用并整合了 rs-fMRI 检查的结果以及功能成像激活研究的结果。

10.13.3　感觉和运动功能

视觉和听觉等基础感觉功能以及运动功能也与皮层区域网络内的激活有关。

视觉网络

视觉刺激的最初数据处理发生在主视皮质（V1，又称横纹皮层、矩状皮层或 BA 17），它覆盖距状沟（▶图 10.44、▶图 3.14A、▶图 3.14B、▶图 4.2B、▶图 7.53），并专门处理来自膝状体的大细胞层和小细胞层的投影。

这将创建一个精确的视网膜图像。该区域的神经元对方向、运动、双眼视差、长度、空间频率、波长和亮度很敏感。下游枕叶**视觉联络区** [V2 = BA 18、V3、V4 和 V5（MT）= BA 19] 单突触连接到 V1；与 V1 不同，它们表现出个体差异。单向性视觉关联区域可分为上游纹状体周围成分（BA 18/19）和下游颞叶成分 [颞下区域，例如 BA 21~22，外侧枕颞回（又称梭状回；▶图 3.7A、▶图 3.7B、▶图 4.6A、▶图 4.6B、▶图 5.8、▶图 7.53）]。上游网络节点由神经网络组成，这些神经网络专门对视觉印象的相对基本属性进行编码。另一方面，下游区域主要专注于化合物特性的编码。在梭状回以及舌和枕下回的相邻部分可以辨别模式和形式。反应性神经元细胞群选择性地分配给特定的视觉刺激类别，例如面部 { 梭状回面部区（fusiform face area, FFA），枕叶面部区（occipital face area, OFA）、物体 [枕外侧复合体（lateral occipital complex, LOC）] 或单词，在**梭状回后期**的数据处理阶段中识别。海马旁回中的某些神经元群专门感知大型环境特征，例如建筑物 [海马旁区（parahippocampal place area, PPA）]。静息时也可以看到视觉区域之间的内在相关

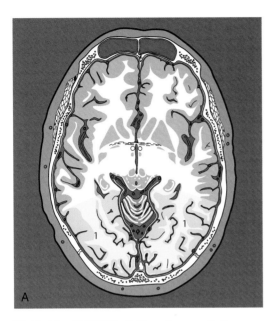

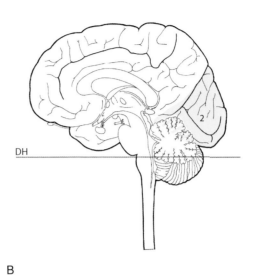

1
1
A
2
DH
B
1. V1~V5 外侧，梭状回、舌下回和枕下回(IOG)
2. V1~V5 内侧，IOG

图 10.44　视觉网络。DH = German 平面

图 10.44A　第 7 个前后连合线切面

图 10.44B　大脑和脊髓上段内侧视图

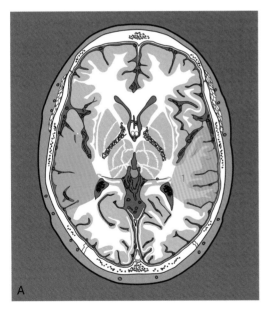

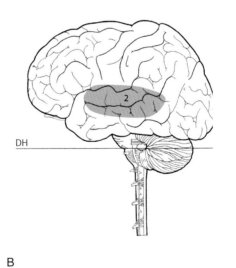

1
A
2
DH
B
1. 颞横回（Hesch）
颞上回（STG）
颞中回（MTG）
2. 颞上回
颞中回

图 10.45　听觉网络。DH = German 平面

图 10.45A　第 8 个前后连合线切面

图 10.45B　大脑和脊髓上段外侧视图

性，该视觉区域延伸到主要和次要区域、枕叶内侧和外侧，以及纹状体外区域。在行为层面上，这些区域主要与认知维度、语言、拼写和空间方向相关[361,391,549]。

听觉网络

听觉感知是听觉功能的组成成分，例如言语理解和产生。这些都可以在静息态下被复制，并且可以通过激活颞上回和颞横回的主要和次要听觉皮质而表现（▶图10.45，参见▶第10.5节）[361,549]。主听觉皮层（又被称为A1）位于大脑外侧窝（sylvius）颞叶平面的下方。

听觉感知的主要方面是音频图谱。A1神经元专门用于感知基音和基频。**单向性联络听觉皮质**位于颞上回（BA 22）以及内侧颞回（BA 21）的一部分（▶图7.53）。颞上回中部和前部专门针对特定语音参数进行编码，这对于理解口语非常重要[391,645]。

感觉运动网络

中央前回和后回，辅助运动区（supplementary motor，SMA）和躯体感觉皮层以及后岛叶之间相互作用构成了一个感觉运动网络（▶图10.46），该网络与静息激活的部分小脑一起参与动作的执行以及身体对疼痛的感知。感觉运动信息首先在初级体感皮层（中央后回前侧BA3b，又称S1）和初级运动皮质（中央前回BA 6的后边缘，又称M1）中处理（▶图7.53）。单向性联络体感相关区域位于部分顶上皮层的下游BA 5、BA 7和BA 2[403,549]。

10.13.4 执行功能和注意力

执行功能

复杂神经网络中发生的高级心理过程被归纳为"执行功能"一词，但到目前为止，还不能通过单一综合定义来解释所有相关功能。执行功能实际上是包括与预期，

1. 辅助运动区（SMA）
初级运动皮质内侧部
躯体感觉皮质内侧部
2. 运动前皮质
躯体感觉皮质
3. 初级运动皮质外侧部
运动前皮质外侧部
躯体感觉皮质外侧部
部分顶上小叶（SPL）
外侧部

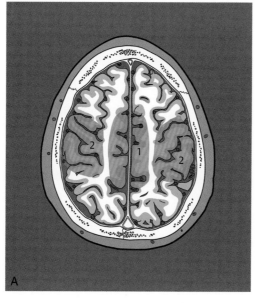

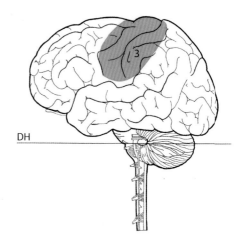

图 10.46 感觉运动网络。DH = German 平面
图 10.46A 第12个前后连合线切面
图 10.46B 大脑和脊髓上段外侧视图

行动计划和启动，认知灵活性，信息和流程的协调、排序和监控有关的所有心理过程。因此，执行功能的目的是在多个阶段计划和跟踪行动或意图，这是通过关注与所涉及的行动有关的信息以及禁止不必要的信息来进行的。最重要的是，执行功能是在陌生环境中能够适应不断变化的环境并优化行为的先决条件[42,113,121,588]。执行功能以及注意力有时被称为**额叶功能**。根据 Smith 和 Jonides[547] 的研究，可以确定记忆和执行功能的五个组成部分：

- 注意和抑制。
- 任务管理。
- 规划。
- 监控。
- 编码（工作存储器中的表示形式）。

功能影像学和脑区病灶研究表明，尽管额叶皮层不应与上述功能等同，但这些功能确实与额叶密切相关（▶图 10.47）。额叶皮层由 Brodmann 区 8~12 区、

44~47 区、24~32 区（▶图 7.53），以及额叶和扣带回区域组成[209]。

额叶皮质的后部由运动区、运动前区和辅助运动区组成。额叶皮层的前部被称为前额叶皮质，主要从丘脑及脑干接收传入信号。

由于其丰富的纤维联系，**前额叶皮质**是较高认知功能的中央中继站[581]。在功能上，运动前区由背外侧和腹外侧前额叶皮质（认知功能，DLPFC / VLPFC），眶额皮质（情绪、动机和社交行为以及 OFC），以及背内侧和腹内侧前额叶皮质（控制和监视功能，DMPFC / VMPFC）组成。

一个内在的额顶叶或**执行控制网络**由双侧背外侧**前额叶皮质**（dorsolateral prefrontal cortex, DLPFC）、下顶叶皮质和顶内沟（inferoparietal cortex and intraparietal sulcus, IPC 和 IPS）、楔前叶和中央扣带回皮质（middle cingulate cortex, MCC）组成，可调节其他网络的活动，并通过选择性获

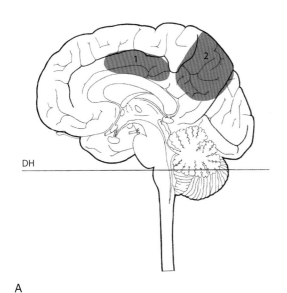

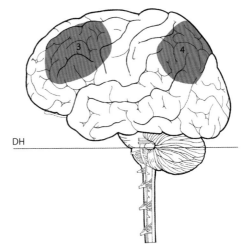

1. 扣带回皮质中部（MCC）
2. 楔前叶
3. 背外侧前额叶皮质（DLPFC）
4. 顶下小叶 / 顶内沟（IPL/IPS）和顶上小叶（SPL）

A

B

图 10.47　执行控制网络。DH = German 平面
图 10.47A　大脑和脊髓上段内侧视图
图 10.47B　大脑和脊髓上段外侧视图

1. MT 复合区，梭状回
2. 额叶眼动区（FEF）
3. 后顶叶皮质
4. 颞中回（MTG），颞上
   回（STG）

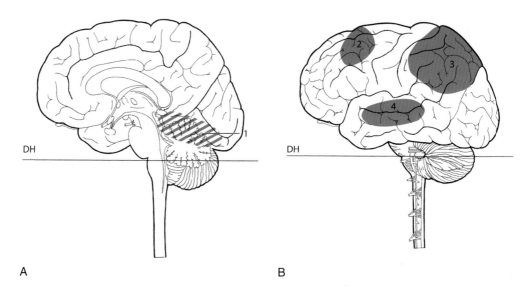

A   B

图 10.48　**背面注意力网络。**DH = German 平面
图 10.48A　大脑和脊髓上段内侧视图
图 10.48B　大脑和脊髓上段外侧视图

1. 扣带回皮质
   旁扣带回皮质前部（ACC）
2. 额岛盖
3. 前脑岛

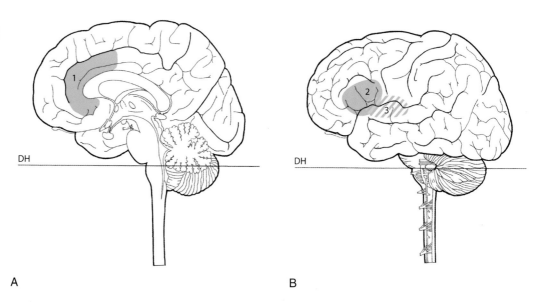

A   B

图 10.49　**腹侧注意力网络。**DH = German 平面
图 10.49A　大脑和脊髓上段内侧视图
图 10.49B　大脑和脊髓上段外侧视图

取重要信息、抑制不重要的内容来建立统一的意识水平 [361,471,538,633]。

注意力

除了额顶叶网络之外，背侧注意力网络还可以在内在网络功能的框架之内与外部感觉区域的活动调节相联系。该网络包括额叶眼动区（frontal eye field, FEF）、后顶叶皮质、梭状回和 MT 复合区（中上内侧颞叶皮层），主要与视觉 - 空间注意过程相关（▶图 10.48）[361,538,633]。

被称为腹侧注意力网络或显著网络的网络组件（▶图 10.49；心理学中的"显著"一词是指刺激的任何方面，由于其特性而突出，例如图形 - 背景对比度）是由额叶内侧区持续活动 [前皮质（anterior cortex, ACC）和扣带回旁皮质（paracingulate cortex, pACC）] 以及前岛叶和额叶盖的连续激活而产生的。这些区域形成身体导向的注意力，而这种注意力依赖于身体状态的表现来引导注意和行为 [361,549]。

10.13.5 记忆、情绪和感知功能

对空间、颜色、运动或形态这些基本属性的感知完全不受个人经历的影响，而精神活动在很大程度上受到由外感受器、内感受器和本体感受信号组成特质或特定关联的影响，使其成为个人独特的感受。

单向性联络皮质区和中转区域的所有成分参与人类大脑中特定区域的联想学习。对环境的感知和适应与个体的辨别差异密不可分，而这种差异是由于记忆系统和情感网络的空间邻近且部分重叠。注意力的执行过程起重要作用，为行为相关信息提供初始过滤。情感、情绪和动机也会影响感官印象的处理方式。在神经功能上，这些过程与下丘脑、杏仁体和副交感神经

区的功能密切相关 [118,362]。边缘系统很快就能学习到行为内容，对于重要事件会将其作为永久记忆内容存储起来。在不断变化的环境中，使用学习到的相关内容和情感激励内容进行行为调试需要可靠的记忆存储和信息提取。这个过程在记忆动态处理中进行，这些记忆处理网络错综复杂，但能层次分明地被识别。纤维联系越广泛、稳定，随着时间的推移，它们就越能得到巩固，其信息提取效率也就越高 [24,391]。

Phineas Gage 是一个著名的案例，它突出了行动能力、个性和情感功能之间的关系，并证明了功能性脑解剖的典范。在爆炸后，一根铁棒穿过他的头骨，这名铁路工人的眶前额和腹内侧前额皮质受到严重损伤。他在这种严重的伤害中幸存了几年，但由于随之而来的额叶综合征导致性格发生戏剧性变化，社会功能极度衰退 [120]。事故发生后，John D. Harlow 医生对 P. Gage 进行了几次检查，发现他的记忆、智力、运动功能、感知和语言能力等基本功能没有受到影响，但 Gage 的行为与以前的性格相反，幼稚、冲动、不可靠，从而得出结论，轮廓清晰的损伤与不同功能的复杂作用有关，而不是单一的精神功能。因此，支配个性的不同功能受到了影响，例如计划、自我意识、情感（dys）调节和社会能力。鉴于杏仁体和（眶）额叶区域之间高度发达的解剖学联系，这一发现不足为奇。这些区域之间的连接中断会导致情绪状态信息提取的严重障碍，从而严重影响判断力、洞察力和行为能力 [118]。

前额叶皮质腹内侧部分的病变中也可以观察到类似的缺陷。Bechara、Damasio 和其同事 [41] 让那些此处有病变的患者玩纸牌游戏，这个游戏最好的策略是忽略直

接利益，而倾向于后期收益。

学习这个游戏规则是潜移默化的，不需要有意识的努力。健康对照组的参与者表示，他们的成功策略主要是归因于他们的"直觉"。因此，随着时间的推移患者无法在学习上取得任何成功，因为他们缺乏一个关键的大脑区域来整合躯体信息从而控制行为。这一发现表明，对于经验信息的处理和**一些重要印象的编码**是在由前额叶皮层腹内侧区、眶额叶皮质和杏仁体组成的网络中进行的。**层次分明的神经构筑记忆功能**有助于获取新学的内容以及情感激励功能。

10.13.6　记　忆

记忆通常分为短期记忆和长期记忆，后者又细分为外显（或陈述性）记忆和或内隐（非陈述性）记忆。

● **外显记忆**包括情景记忆（是对某个时间、地点、经历和特定事件的记忆）和语义记忆（对有关外部世界的事实、含义、概念和知识更有条理的记忆）。情景记忆的神经元主要存在于海马、内侧颞叶皮质及各种新皮质区域，如额叶下部皮质。颞叶前部、内侧颞叶及前额叶皮质与语义记忆相关 [554]（▶图 10.50）。

● **内隐记忆**包括程序性记忆，启动和感知学习，经典条件反射，以及非联想学习。程序性记忆包括运动技能和习惯的学习，并伴有纹状体、运动皮质和小脑神经的激活。杏仁核和小脑在经典条件反射中发挥重要作用，而启动（主要是适当的刺激导致无意识的特殊内容的内隐记忆的激活）和感知学习主要与新皮质相关。非联想学习主要与反射通路相关，更高的皮质并没有被募集 [33]。

由于大脑的处理能力有限，因此必须暂时保留信息以确保有序的处理。该功能通过所谓的**短期记忆**来实现，其内容可以保留几秒至几分钟 [25,391]。所谓的**工作记忆**是由语音回路、视 – 空间记忆和中枢执行组成。语音性工作记忆的神经元主要位于左半球，具体是在 BA 40 和 Broca 区（BA 6/44）（▶图 7.53），视 – 空间工作记忆主要与大脑右半球神经元激活有关，下顶叶皮质（BA 40）、右侧前运动皮质（BA 6）和下额叶皮质（BA 47）也起一定的作用，视 – 空间工作记忆的大量研究表明，存在**与物体信息相关的背侧通路**以及**与空间信息相关的腹侧通路**。

像其他执行功能一样，中枢执行记忆也与（前）额叶区域密切相关。激活发生在双侧背外侧前额叶皮质（BA 9/46）、下额叶皮质（BA 6/44）和顶叶皮层（BA 7/44）中。在这些区域中，激活的强度与任务难度呈正相关 [24,471]。

杏仁体在**记忆内容的巩固**中也起着核心作用。

研究表明，在健康大脑的情绪刺激编码过程中，杏仁体的葡萄糖代谢可预测其恢复长达数周 [97,218]。

1995 年，L. Cahill 及其同事在一项具有里程碑意义的研究 [96] 中表明，与健康个体相比，选择性杏仁核病变患者相对于故事的非情绪化方面，没有表现出对情绪更好的记忆。此外，当杏仁核的病变消除了与记忆有关的自主反应时，可以保留记忆的详细检索功能 [43]。在临床实践中经常会见到情绪和记忆障碍共同出现（如抑郁和痴呆）可以通过情绪和记忆系统之间的紧密相互作用和部分重叠来解释。

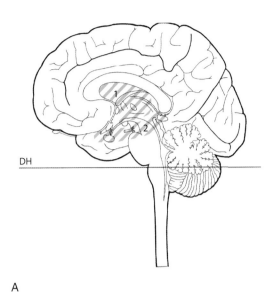

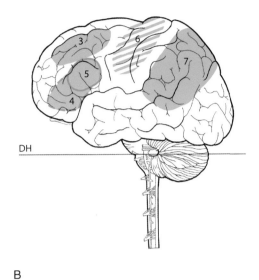

1. 纹状体
2. 海马
3. 部分：背外侧前额叶皮质（DLPFC）
4. 额下回（IFG）
5. Broca 区（IFG 的一部分）

部分：
6. 运动前皮质
   初级运动皮质下顶叶（IPL，仅右侧）
7. 顶叶皮质和颞顶交界处（仅左侧）

A

B

图 10.50　记忆网络。DH = German 平面
图 10.50A　大脑和脊髓上段内侧视图
图 10.50B　大脑和脊髓上段外侧视图

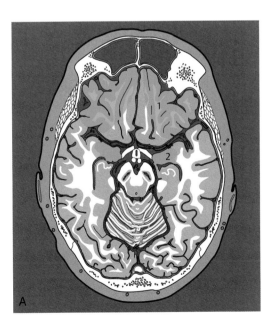

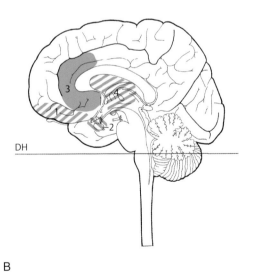

1. 内侧：
   眶额皮质（OFC）
   外侧：
   腹外侧前额叶皮质（VLPFC）
2. 杏仁体
3. 扣带回皮质前部（ACC）
   包括扣带回膝下部（sACC）、扣带回吻部（rACC）、扣带回膝周部（pgACC）
4. 纹状体

A

B

图 10.51　情绪网络。DH = German 平面
图 10.51A　第 6 个前后连合线切面
图 10.51B　大脑和脊髓上段外侧视图

10.13.7　情　绪

边缘系统和新皮质区一直以来都参与到了检查情绪和（或）动机功能的激活研究中。情绪处理主要发生在属于边缘系统的区域（参见 ▶ 第 10.11 节），如杏仁体、岛叶皮层、前额叶皮层（主要是背内侧和眶 – 腹内侧部分）、前扣带回皮质、纹状体区域，如苍白球、伏隔核和尾状核，以及下丘脑（▶图 10.51）[118,348,362]。

这些边缘结构中的一些区域主要负责产生核心影响 [不同程度的舒适或不适的刺激（表示中枢神经系统的激活程度，例如警觉性、注意力和反应性）]，在休息条件下也是功能性连接的。先前在运动系统（参见 ▶ 第 10.8 节）中描述的基底神经节的运动成分也属于这个网络。例如，在休息时观察到杏仁体、颞叶内侧、颞极、扣带回膝下部、纹状体 / 豆状核、丘脑和小脑的激活[403]。

杏仁体和颞上区 – 颞下区单向感觉联络皮层之间有相互联系，可以使其根据内在的显著刺激来选择性地调节感觉反应[434]。

因此**杏仁体**的功能看起来像一个在初级和二级放大器以及情绪和动机之间的神经中继站[391]。

然而，杏仁体在社会情绪刺激的处理中也起着重要的作用，尤其是面部表情的表达，而激活杏仁体出现的面部表情的表达甚至在意识感知之外[181, 180, 235, 621]。例如，选择性杏仁体损伤导致情绪处理的特征性缺陷，尤其是焦虑面容[5, 635]。杏仁体影响注意力和记忆加工能力是通过选择性加强情绪刺激的处理能力实现的[15, 97, 458, 600]。然而，注意力和控制过程也影响杏仁体的激活：更多的注意力可以导致更多的认知控制[457, 458]，从而减少杏仁体的激活[431,515,605]。

其他主要与一级、二级处理相关的区域是腹侧纹状体（尤其是伏隔核）、下丘脑和腹侧苍白球[317,492]。

10.13.8　内感受

内感受被定义为对身体生理状况的感官感知[110,518]，其过程不同于外部感受、本体感受和伤害感受过程。从生理学意义上说，内感受结合了来自内部机械和化学受体以及迷走神经传入感觉信号的信息。一些在感觉过程中起作用的身体信号包括呼吸频率，盐、糖、激素水平，温度，或者血管舒张。在感觉过程中，内脏和躯体的传入信息被传递到下丘脑和边缘系统的结构。感觉信息通过脊髓 – 丘脑 – 皮层通路从身体传递到大脑皮层。它们从迷走神经通过三叉神经的脊束核、三叉神经的感觉主核和孤束核传递（▶图 6.2）。迷走神经携带的信息被传递到皮层结构，特别是岛叶皮层、扣带回（旁）皮层（BA 24/32）、扣带回后部（BA 23/30/31）和楔前叶基底内侧（BA 7）。这些区域监测内脏和自主稳态信息以及情绪和社交刺激，起到**感觉投射和区域联系**的作用，并将本体感觉与记忆内容结合起来[111]。

在神经元刺激过程中显示出内感受和情感信号的密切联系，如在实验影像生理的神经心理行为（基于神经元、心理和行为因素的相互作用）效应中。例如，在经鼻给缩宫素的实验中发现边缘区激活受影响，如杏仁体[39,144,145]和苍白球[627]，取决于效价（刺激行为相关评估）和社会突显（social salience），减少社交场合的压力和皮质醇反应[143,241,393]，影响情绪和依恋相关内容的记忆过程[34,242,485]，并导致神经经济信托游戏的更高投资[39,304]。早在

1962 年 Schachter 和 Singer[513] 就假设类似的身体兴奋模式不仅可以被说成是愤怒，也可以被说成是快乐，这取决于社会和认知环境。一种**自我感觉**是通过情感色彩的外部感官知觉和内部身体知觉的结合而产生的。Antonio Damasio 在他的**躯体标志理论**中扩展了 Schachter 和 Singer 的方法，并将躯体标志描述为生理反应（如自主神经系统活动的变化），这些反应标志了某些先前具有情感意义的事件。因此，躯体标志为那些在过去产生情绪后果的当前事件或刺激提供了信号[120,121]。最重要的是，**Damasio 认为腹内侧前额叶皮质**是负责处理这些躯体细胞代码的区域，并使个体能够基于刺激的情绪特征在不确定的条件下做出决定。因此，包含在"躯体标志（somatic markers）"概念下的过程特征性包含了一个人身体状态的感知[118]。

情绪处理和内在感受意识的重叠在**脑岛**的神经元群中被清楚地观察到[114,643]。除了内在感受过程之外，与脑岛皮层相关的功能还包括与实际适应的"自我感觉"相关的各种其他成分，例如对身体运动和情绪的感知，对自身形象的识别，发声和音乐感知，对时间的感知，或者对决定和行动的监控。这个区域被认为是代表身体和情绪的会聚区[112]。**扣带回前部皮质**是另一个会聚区，由于 lamina-I 层神经元的上升投射，它与内脏、情绪和注意力信息的整合相关联，因此可以调节影响、决定和动作[118,591,592,596,597]。功能上，**前岛叶和扣带回皮质的后"认知"和前"情感"网络**，以及后岛叶及初级和次级运动 [primary motor（PMA），secondary motor（SMA）]

和躯体感觉（S1，S2）皮质的另一个网络可能有所区别[89,131]。这些网络的功能是监测机体功能状态和具有潜在情感或动机后果的新信息之间可能的冲突。如果检测到冲突，冲突会被转移到**前额叶区域**，而前额叶区域又可以通过反馈投射来调节情感和行为反应[118]。

10.13.9　默认网络

如上所述，内在网络是指边缘网络、突显网络和腹侧注意网络，由岛叶、额叶、颞叶皮质的岛盖部及内侧部组成，承担产生核心情感和身体导向注意力的功能[361,538,633]。尽管皮层中线结构与各种不同的任务相关联，但由于它们在静止时有明显的激活反应，所以也属于所谓的默认网络。

默认网络是研究最频繁的静息网络，指的是人清醒和休息时表现出激活的大脑区域[83,207]。前额叶内侧皮质（medial prefrontal cortex，MPFC）、压后皮质、扣带回后部皮质（posterior cingnlate cortex，PCC）或楔前叶、内侧颞叶结构（如海马）以及双侧颞上沟（superior temporal sulci，STS）和角回（►图 10.52）都属于默认网络。这些大脑区域的共同点是它们参与了不同的概念化编码过程。范围包括物体感知和复杂的语言功能到自传体记忆再到情感体验[361]。相互联系存在于解剖学定义的区域内，这些区域主要在严格的内部编码发生时被激活，例如在白日做梦、回忆记忆或一个人与另一个人产生共鸣时。默认网络的一个关键特征是参与区域与负责处理外部视觉刺激的其他区域呈负相关[428]。

1. 前额叶内侧皮质（MPFC）
2. 扣带回皮质后部（PCC），
   楔前叶，压后皮质
3. 前额叶外侧皮质
4. 顶叶外侧皮质
5. 颞上沟
6. 海马

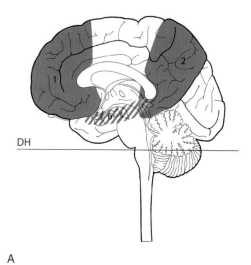

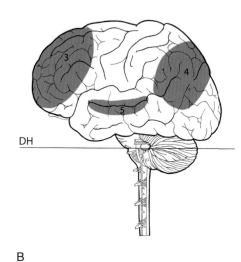

A

B

图 10.52　**默认网络。**DH = German 平面

图 10.52A　大脑和脊髓上段内侧视图

图 10.52B　大脑和脊髓上段外侧视图

神经递质是神经元之间或神经元和效应器官（肌肉细胞、腺细胞）之间的突触传递信号。突触前的**神经调质**影响神经递质的释放量或其被重新摄入神经细胞内。**神经调质**也调节**突触后**递质受体的敏感性。递质受体是神经或神经胶质细胞膜中的蛋白质；受体的一端位于细胞外，另一端位于细胞内。神经调质可调节突触的兴奋程度并改变神经递质的作用。因此，由于不同的调节机制，突触处的神经元信息处理比先前假设的要复杂得多。神经递质和神经调质被归为**神经活性物质**。

许多神经元含有 1 种以上的神经活性物质[252, 370]。含有多种神经递质的神经细胞在刺激时只释放一种递质。例如，单一的神经递质乙酰胆碱可能具有兴奋或抑制作用，这取决于突触后神经元的递质受体。多巴胺已被证明既是神经递质又是神经调质[422]。这些不同的递质效应表明它们在中枢神经系统中的功能。许多神经活性物质通常与神经功能有关；有人推论，一种神经活性物质通常会影响多种神经功能系统，这可以通过如多巴胺能神经元群的不同作用位点来说明。黑质纹状体神经元靶向基底神经节的运动系统（参见 ▶ 第 10.8.2 节），中脑边缘神经元靶向边缘系统（参见 ▶ 第 10.11 节），漏斗结节神经元靶向下丘脑 - 垂体系统，一小组神经元（A15）靶向嗅觉系统。这些神经元群只是不同神经功能系统的一部分，这对于解释药理作用和副作用很重要。

Nieuwenhuys[422] 提供了大脑化学结构的有趣概述。他提出了以下 3 个新的术语来描述下面几章中提到的一些神经元群的局部排列。

● 所谓的**核心区**（core）是脑干和前脑的脑室周围区域，它们的神经细胞富含神经调质。活性物质从这些神经细胞分泌释放，通过细胞间隙（不是突触）将活性物质释放到它们的相邻细胞。

功能性连接最有可能存在于没有血脑屏障的脑室周围器官，因此似乎特别适合神经内分泌调节。以下区域属于核心：迷走神经后（背）核（▶图 6.5B），三叉神经脊束核浅层（▶图 6.4B、▶图 6.5B），臂旁核，中脑中央灰质（▶图 3.10A、▶图 6.12C），下丘脑室周核，隔核（▶图 10.39、▶图 10.42B），以及部分边缘系统（▶图 10.11）。

● **内侧辅助核心区**（median paracore），邻近脑干被盖的中心，由一系列中缝核组成，其中包括血清素能神经细胞（参见 ▶ 第 11.2 节）。

● **外侧辅助核心区**（lateral paracore），邻近脑干被盖前外侧部分的核心周围，包含儿茶酚胺能神经元（见下文）和一些胆碱能神经元（参见 ▶ 第 11.4 节）。

11.1　儿茶酚胺能神经元

儿茶酚胺能神经元的细胞体和胞突包含多巴胺、去甲肾上腺素和肾上腺素递质。这些分子来自氨基酸酪氨酸。二羟基苯是在这些递质合成过程中产生的，是邻苯二酚的中心部分，与侧链和氨基一起形成儿茶酚胺。多巴胺、去甲肾上腺素和肾上腺素是相对较小的分子，因此在细胞死后不久就会扩散出神经细胞及其轴突。因此，传统的组织学技术不能可靠地描记这些化合物的生产和储存地点。

1962 年，学者采用组织化学技术证明了发绿色荧光的多巴胺和去甲肾上腺素的存在。高度灵敏的免疫荧光方法能够更准确地检测儿茶酚胺能神经元。**去甲肾上腺素能和多巴胺能神经元**被标记为A1~A15，肾上腺素能神经细胞被标记为C1~C3。脑干选择了一个升序编号序列，即从下到上。

儿茶酚胺能神经元的定位至今仍是研究主题。迄今为止从老鼠和低等灵长类动物大脑中获得的结果还需在人类大脑中被证明。

多巴胺能、去甲肾上腺素能和肾上腺素能神经细胞群在成人大脑中与含有神经黑色素的神经细胞紧密对应[61,509]，提供了关于神经病理学标本中含有儿茶酚胺的细胞群的一线信息。黑质纹状体多巴胺能系统对帕金森病及其治疗很有意义。

11.1.1 多巴胺能神经元

中脑、间脑和端脑中发现了合成多巴胺的神经细胞。多巴胺能神经细胞中最大和最引人注目的一组是**黑质致密部**（A9；▶图 3.9A、▶图 4.3A、▶图 5.7、▶图 6.12B、▶图 6.13B、▶图 7.45、▶图10.24）。它们的轴突形成一条上升路径，穿过下丘脑的外侧部分，并穿过内部包膜，然后黑质纹状体纤维延伸到纹状体（尾状核，▶图 3.6A、▶图 3.6B、▶图 3.8A、▶图 3.8B、▶图 3.10A、▶图 3.10B、▶图 4.3A、▶图 4.3B、▶图 4.4A、▶图 4.4B、▶图 4.5A、▶图 4.5B、▶图 5.9A、▶图 5.9B、▶图

5.24；以及壳核，▶图 3.7A、▶图 3.7B、▶图 3.9A、▶图 3.9B、▶图 4.4A、▶图4.4B、▶图 4.5A、▶图 4.5B、▶图 5.8、▶图 5.23）。A9 神经细胞群与中脑网状结构中的一小组 A8 神经细胞一起形成黑质纹状体系统。黑质属于基底神经节，与其突触联系一致（参见▶第 10.8.2 节）。

第二个多巴胺能神经细胞群从中脑的A10 细胞群延伸到边缘系统的一部分，因此被称为"中脑边缘"。影响这一系统的药物被认为会产生精神效应[373]。A10 群以前"帽"的形式存在于中脑被盖的脚间核上。轴突在内侧前脑束中延伸至边缘系统的下列结构（▶图 10.39）。

- 终纹的内核；
- 嗅结节；
- 伏隔核；
- 隔核；
- 前额、扣带和内嗅皮层。

某些物质如鸦片、可卡因和酒精，被中脑边缘系统视为"奖赏"，可能触发"奖赏机制"。因此，这种机制可以被视为吸毒成瘾的神经生物学基础。

第三个多巴胺能系统被称为**结节漏斗核**，位于间脑。A12 细胞群位于灰质结节中（▶图 4.2D），并向漏斗突出（▶图 3.1C、▶图 4.2A、▶图 4.2B、▶图5.1C、▶图 5.6A、▶图 5.6B、▶图 5.21、▶图 6.3、▶图 6.11B）。该系统被认为具有神经内分泌功能。其他间脑神经细胞组 A11、A13 和 A14 及其靶细胞也位于下丘脑。

一小群 A15 分散在嗅球内（▶图3.1C、▶图 3.3A、▶图 3.3B、▶图 5.1C、▶图 5.1D、▶图 5.6A、▶图 6.11A），是唯一的端脑多巴胺能神经元组。

临床要点

多巴胺缺乏，尤其是对黑质，具有临床意义，因为替代法对帕金森病是有治疗效果的（参见 ▶ 第 10.8.2 节）。

多巴胺及其激动剂溴隐亭作为腺垂体催乳素抑制因子发挥作用。这解释了溴隐亭除了用于治疗帕金森病之外，还用于催乳素瘤保守治疗的作用。

11.1.2　去甲肾上腺素能神经元

去甲肾上腺素能神经细胞仅见于延髓和脑桥被盖的前外侧区。虽然 A1~A7 细胞群最初是在大鼠中描述的[116,117]，但在灵长类动物中也观察到类似的排列[163,188,261,262,373,427]。离开这些神经细胞群的纤维部分向中脑上升，部分向脊髓区域下降。去甲肾上腺素能细胞也与小脑相连。去甲肾上腺素能纤维的分支比多巴胺能纤维更广泛。值得注意的是，去甲肾上腺素能纤维接近脑小动脉和毛细血管，目前认为这些纤维在脑血流的调节中起作用[228,477]。

最大的去甲肾上腺素能细胞群 A6 位于蓝斑核中，几乎包含所有去甲肾上腺素能细胞的一半[567]。成年人的蓝斑核含有神经色素，它在第脑室底的脑桥区形成 1cm 的深蓝色长条带（▶ 图 5.6A、▶ 图 5.6B、▶ 图 5.7、▶ 图 6.10B、▶ 图 6.11B、▶ 图 6.12B），止于下丘区（▶ 图 6.12B）。后去甲肾上腺素能纤维束来源于 A6 神经细胞群。它穿过中脑被盖向前外侧至中央导水管周围灰质，进入下丘脑，到达隔核，然后进入扣带回。在此过程中，去甲肾上腺素能纤维与下列结构相连。

● **中脑**至中缝后核、下丘和上丘（▶ 图 3.1C、▶ 图 4.2A、▶ 图 4.2B、▶ 图 6.12B、

▶ 图 6.13B）。

● 丘脑前核、**间脑**内侧和外侧膝状体（▶ 图 3.10、▶ 图 3.10B、▶ 图 4.4A、▶ 图 4.4B、▶ 图 5.8）。

● 在具有杏仁体的端脑中（▶ 图 3.8A、▶ 图 3.8B、▶ 图 4.5A、▶ 图 4.5B、▶ 图 5.6A、▶ 图 5.6B、▶ 图 5.21），海马结构（▶ 图 3.8A、▶ 图 3.8B、▶ 图 3.9A、▶ 图 3.9B、▶ 图 3.11A、▶ 图 3.11B、▶ 图 4.5A、▶ 图 4.5B、▶ 图 5.6A、▶ 图 5.6B、▶ 图 5.24）、扣带回、压后皮质、内嗅皮质和整个新皮质。

来自 A6 细胞群的其他传出纤维通过小脑上脚到达小脑（▶ 图 5.6A、▶ 图 5.6B、▶ 图 6.1、▶ 图 6.10B、▶ 图 6.10C、▶ 图 6.11B、▶ 图 7.55、▶ 图 10.36A、▶ 图 10.36B）。蓝斑核的下降纤维与邻近的 A7 细胞群的纤维连接在一起，支配迷走神经的后（背）核（▶ 图 6.2、▶ 图 6.5B、▶ 图 6.6B）、下橄榄核（▶ 图 3.10A、▶ 图 3.10B、▶ 图 6.5B、▶ 图 6.6B、▶ 图 6.7B、▶ 图 6.7C）和脊髓。前外侧蓝斑核向脊髓的腹侧和背侧灰质投射去甲肾上腺素能纤维[430]。总之，蓝斑核的少数去甲肾上腺素能细胞广泛投射，可到达脑干、前脑、小脑和脊髓的区域。

位于延髓的 A1 和 A2 神经细胞群体和脑桥单元组 A5 和 A7 一起形成肾上腺素能神经元上行纤维。它们在中脑中投射到导水管周围灰质（▶ 图 3.10A）并进入网状结构，在中脑进入整个下丘脑（▶ 图 5.7、▶ 图 5.8、▶ 图 6.3、▶ 图 6.12B、▶ 图 6.13B），并在端脑中投射入嗅球。延髓纤维也从这些细胞群（A1、A2、A5 和 A7）进入脊髓。

11.1.3 肾上腺素能神经元

肾上腺素能神经元仅被发现存在于一小部分延髓前外侧区域（外侧副核[422]）中。最大的细胞群 C1 位于下橄榄核的后方（►图 3.10、►图 5.3、►图 6.5B、►图 6.6B、►图 6.7B），而中间细胞群 C2 位于孤束核附近（►图 6.2、►图 6.5B、►图 6.6B），C3 细胞群位于脑室周围灰质的下方。C1~C3 的传出纤维投射到迷走神经的后（背）核、孤束核、小脑核、脑桥周围灰质、中脑导水管周围灰质、下丘脑和脑室旁核。生理实验表明[124,200]，细胞群 C1 是高度敏感的血管升压素中心。

11.2 血清素能神经元

通过荧光显微镜检查发现血清素能神经细胞与儿茶酚胺能神经细胞同时出现**黄色荧光**[160]。血清素来自氨基酸色氨酸。

在延髓、脑桥和中脑（根据命名法[116,117]）中发现了 5-羟色胺能神经细胞 B1~B9。这些细胞群中的大多数位于脑干的中间区域（融合区域 = 缝），因此被称为**中缝核**。B1（中缝苍白核）和 B2（中缝隐核）位于延髓，B3（中缝大核）在延髓和脑桥之间的边界区域中，B5（脑桥中缝核）位于脑桥，B7（中缝前核）位于中脑。在脑桥和中脑的后盖中发现了 B6 和 B8 细胞群（Bechterew 的中央核上位细胞）。中缝核中也存在含有其他神经递质的神经细胞，如多巴胺、去甲肾上腺素、GABA、脑啡肽和 P 物质，P 物质也在 5-羟色胺能神经细胞中被证实存在，因此，中缝核也被称为**多中心投射站**。

5-羟色胺能神经细胞的投射以与去甲肾上腺素能纤维相似的方式上升和下降，主要投射至**边缘系统**以及网状结构和脊髓。与小脑核密切相关，小脑核是**去甲肾上腺素能神经细胞的最大中心**。

大的前部上升纤维投射来自细胞群 B6、B8 和 B7。它向前穿过中脑的后盖，横向穿过下丘脑，然后分为穹隆和扣带的纤维束。沿着这条线路，细胞群 B6、B8 和 B7 与以下内容突触连接。

● **大脑中部**的椎间孔间核和黑质（►图 3.9A、►图 4.3A、►图 5.7、►图 6.12B、►图 6.13B）。

● **间脑**中的缰核（►图 5.9A、►图 5.9B、►图 10.39）、丘脑亚核和下丘脑核。

● **端脑**中的隔核（►图 10.40A、►图 10.42B）和嗅球（►图 3.1C、►图 3.3A、►图 3.3B、►图 4.2、►图 5.1、►图 5.6A、►图 6.11A）。

其他边缘区域也存在许多投射，包括海马（►图 3.8A、►图 3.8B、►图 3.9A、►图 3.9B、►图 3.11A、►图 3.11B、►图 4.5A、►图 4.5B、►图 5.7、►图 5.23）、下丘脑、扣带回和内嗅皮层，以及与纹状体和额叶新皮层的连接。较短的后部上升纤维通过后纵束与导水管周围灰质和下丘脑后部区域连接细胞群 B3、B5 和 B7。在小脑（来自 B6 和 B7）和脊髓（来自 B1~B3）中还存在血清素能投射，以及与网状结构的大量纤维连接。

上升的 5-羟色胺能纤维可能参与睡眠调节。生理学实验已经证明了下降的 5-羟色胺能纤维对脊髓中第一级交感神经元的抑制作用。人们还认为，延髓中的中缝核可以控制前外侧系统中疼痛的传导[422]。

11.3 组胺能神经元

组胺能神经细胞位于下丘脑的下部，靠近漏斗，并通过组氨酸脱羧酶由氨基酸组氨酸形成组胺。神经化学、神经生理学和神经药理学发现并确定组胺为神经递质。针对组氨酸脱羧酶的抗体已用于免疫细胞化学研究中，以定位组胺能神经细胞。

下丘脑下部的组胺能神经细胞的短而长的分支纤维流向如下：

● **间脑**，位于下丘脑的后部、外侧和前部。乳头体（▶图 3.1C、▶图 3.8A、▶图 3.8B、▶图 4.2A、▶图 4.2B、▶图 5.1C、▶图 6.3、▶图 6.12 B、▶图 6.12C）富含组胺能纤维。丘脑中的组胺能纤维分支进入室周核和外侧膝状体。

● **端脑**，位于 Broca 区、伏隔核、杏仁体的对角带（▶图 3.8A、▶图 3.8B、▶图 4.5A、▶图 4.5B、▶图 5.6A、▶图 5.6B、▶图 5.21）及大脑皮层。

● **脑干**，在其后部和脑室周围区域内，组胺能纤维到达导水管周围灰质，中缝核后部，前庭内侧核，孤束核（▶图 6.2、▶图 6.5B、▶图 6.6B），迷走神经背核（▶图 6.2、▶图 6.5B、▶图 6.6B），面神经核（▶图 6.2、▶图 6.8B、▶图 6.9B），前耳蜗和后耳蜗核（▶图 6.2A、▶图 6.7B、▶图 10.14），外侧丘系（▶图 6.9B、▶图 6.10B、▶图 6.11B、▶图 6.12B），以及下丘（▶图 3.1C、▶图 4.2A、▶图 4.2B、▶图 5.23、▶图 6.12B）。这些结果是从大鼠大脑中获得的[607]。

11.4 胆碱能神经元

乙酰胆碱自 1914 年以来就被认为是一种神经递质。胆碱能细胞体的第一个证据是借助乙酰胆碱酯酶获得的，但结果并不可靠。仅在最近 20 年，才有可能通过使用针对胆碱乙酰基转移酶的抗体免疫组化来准确鉴定胆碱能神经细胞。第 Ⅲ、Ⅳ、Ⅴ、Ⅵ、Ⅶ、Ⅸ、Ⅹ、Ⅺ和Ⅻ对脑神经的 α 和 γ 运动神经元（▶图 6.2）以及脊神经的胆碱能神经纤维的轴突形成运动系统的共同末端（参见 ▶第 10.8 节、▶第 10.13.3 节），其中的乙酰胆碱促进骨骼肌收缩[651]。自主神经系统的神经节前神经元是胆碱能的，可刺激该系统的神经节后神经元（参见 ▶第 10.12 节）[651]。已为其他胆碱能神经细胞分配了字母数字标识符，从上到下（与儿茶酚胺能和 5- 羟色胺能细胞群相反）分别为，胆碱能神经元 Ch1 形成了内侧隔核细胞的 10%，而 Ch2 神经元占 Broca 斜角带核垂直支的 70%，Ch3 神经元占 Broca 斜角带核垂直支的 1%。这三组神经元均向下投射到内侧缰核和脚间核。如边缘系统中所述，Ch1 神经元通过上行纤维经穹隆与海马相连（参见 ▶ 第 10.11 节）。Ch3 细胞群与嗅球的神经细胞突触相连（▶图 3.1C、▶图 3.3A、▶图 3.3B、▶图 5.1C、▶图 5.1D、▶图 5.6A、▶图 6.11A）。

Ch4 细胞群在人脑中相对较大，相当于**基底核**（▶图 3.8A），位于苍白球下方（▶图 3.8A）。该核的所有细胞中约 90% 是胆碱能的。该核接收来自皮质下间脑或端脑区以及边缘系统皮质的传入和传入信号。基底核的前细胞将其传出信号投射到额叶和顶叶新皮质，而后细胞则投射到枕骨和颞叶新皮质。因此，该核是边缘系统和新皮质之间的中继站。这些发现很有意义，因为老年痴呆症患者（如**阿尔**

茨海默病）显示出基底核中胆碱乙酰转移酶降低的证据，并伴有明显的神经元变性[615,626]。然而，尚不清楚这种变性是原发性的还是继发于新皮层神经细胞丧失后[392]。在年轻阿尔茨海默病患者中，观察到**丘脑核（A6）**的细胞损失比基底核更大[382]。

两个小胆碱能细胞群 Ch5 和 Ch6 位于脑桥中，并被视为上行网状系统的一部分[422]。

一小部分由胆碱能细胞组成的细胞（橄榄核）位于脑桥下部斜方体的边缘。其传出纤维到达听觉系统的感觉感受器（参见 ▶ 第 10.5 节）。该胆碱能子系统影响听觉信号的传递。

11.5 GABA 能神经元

GABA 能神经元包含氨基酸 GABA，其作为神经递质起作用。它是通过谷氨酸脱羧酶的作用从谷氨酸衍生的，并可用针对该酶的抗体进行免疫组织化学检测。GABA 是中枢神经系统中最重要的**抑制性神经递质**[651]。

它在脊髓神经元中被发现，可以抑制突触前后的传入系统。单个下丘脑 – 皮质连接是 GABA 能纤维。在嗅觉系统和边缘系统（海马篮状细胞）中发现了局部互连的 GABA 能神经细胞。以下基底节的运动系统包含 GABA 能神经细胞：

- 纹状体带；
- 苍白球带；
- 下丘脑苍白球回路。

小脑的浦肯野细胞含有 GABA 能神经细胞（▶图 10.36B），它们的传出纤维终结于小脑核和前庭外侧核中。小脑皮层的皮质内 GABA 能神经细胞包括高尔基细胞、星状细胞和篮状细胞。

11.6 谷氨酸和天冬氨酸神经元

谷氨酸和天冬氨酸是相似的氨基酸，在电生理上已被归类为兴奋性神经递质，通常通过免疫组织化学和放射自显影的方法鉴定，因此，在本章中将它们分组在一起。在听觉系统中已经鉴定出具有谷氨酸和（或）天冬氨酸递质的神经细胞。这些神经元可能代表了听觉系统的一级神经元（▶ 图 10.14）。嗅觉系统中具有谷氨酸和天冬氨酸递质的神经元是将嗅球与梨状前皮质连接的神经细胞。在边缘系统中，海马内含有谷氨酸或天冬氨酸的锥体细胞轴突延伸到中隔核。新皮质的锥体细胞含有谷氨酸。在由锥体细胞组成的以下途径中也检测到了谷氨酸，分别为皮质、皮质丘脑、皮质顶盖束、皮质脑桥束和皮质脊髓束[422]。

11.7 肽能神经元

肽能神经元包括：
- 下丘脑神经垂体神经细胞与催产素和血管升压素（参见 ▶ 第 7.7.4 节）。
- 具有促营养肽的神经细胞，例如生长抑素、糖皮质激素、甲状腺素和黄体生成素释放激素（参见 ▶ 第 7.7.4 节）。
- 具有脑 – 肠肽的神经细胞，如 P 物质、血管活性肠多肽（vasoactive intestinal polypeptide, VIP）和缩胆囊素。
- 神经细胞，其肽源于前阿片促皮质激素原，如促肾上腺皮质激素和 β – 内啡肽。

许多肽的神经递质和（或）神经调质的功能仍存在争议[422]。下面将仅对几种物质进行实例讨论。

11.7.1　P 物质

大约 45 年前发现的 P 物质的化学结构是一种由 11 个氨基酸组成的肽。它被发现后不久，就证明了 P 物质在神经元上有起效缓慢但持久的**兴奋作用**。

脊神经节和三叉神经节(Gasserian) 中约有 1/5 的神经细胞（▶图 3.7A、▶图 3.7B、▶图 4.4A、▶图 4.4B、▶图 6.8B、▶图 10.6）由含有 P 物质的神经细胞组成，这些细胞很小，没有或只有很薄的髓鞘，可能传导疼痛信号。

嗅球中的刷状细胞已被证明含有 P 物质。在脑干中，尤其是在脑室周围灰质中，存在许多含有这种神经递质的神经细胞。传出的连接纤维从以下三个中心进入脊髓：中缝大核、导水管周围灰质（▶图 3.10A）和副动眼神经核（E-W 核；▶图 6.2、▶图 10.43A）。

缰核含 P 物质的神经元从间脑延伸到脚间核。纹状体具有含 P 物质的黑质纹状体纤维，被认为是基底神经节运动系统的一部分。此外，已经在狒狒的新皮质某些部分的小细胞内检测到 P 物质，主要是在第Ⅴ、Ⅵ层。

11.7.2　血管活性肠多肽

血管活性肠多肽（VIP）是由 28 个氨基酸组成的肽。它会导致胃肠道血管明显扩张，并刺激糖原转化为葡萄糖，同时被认为是神经系统中的一种**兴奋性神经递质 / 神经调质**[422]。在脑干中，含 VIP 的神经细胞存在于孤束核中（▶图 6.2、▶图 6.5B、▶图 6.6B），并在该核区域中局部互连。**导水管周围灰质**（▶图 3.10A）包含上升至下丘脑、纹状体间质核和杏仁体的含 VIP 的神经元（▶图 3.8A、▶图 3.8B、▶

图 4.5A、▶图 4.5B、▶图 5.6A、▶图 5.6B、▶图 5.21），从而与边缘系统相连。在视交叉上核中存在几个含有 VIP 的神经细胞，并与下丘脑核相连。这些可能参与了昼夜节律的调节。在**新皮质**中发现的 VIP 浓度最高，大部分出现在皮层内连接的双极细胞中。VIP 可能调节**新皮质**的能量代谢。

11.7.3　β - 内啡肽

β - 内啡肽是一种由 31 个氨基酸组成的肽，在大脑中起**抑制**神经调质的作用。在下丘脑内侧基底部和延髓的孤束核下半部发现内啡肽能细胞体（▶图 6.2、▶图 6.5B）。下丘脑内啡肽能神经细胞的上行传出纤维到达室旁核、视前区、中隔核（▶图 7.45）和杏仁体的一部分（▶图 3.8A、▶图 3.8B、▶图 4.5A、▶图 4.5B、▶图 5.6A、▶图 5.6B、▶图 6.11B）；下行传出纤维途经中脑导水管周围灰质（▶图 3.10A、▶图 6.12C），到达小脑核（▶图 5.6A、▶图 5.6B、▶图 5.7、▶图 6.10B、▶图 6.11B），以及脑桥和延髓的网状结构。脑室内给予 β - 内啡肽或将该物质注射到中脑导水管周围灰质中会起镇痛作用，因此认为内啡肽能神经细胞在**应激性镇痛的中枢调节**中起作用。此外，已经证明内啡肽能神经细胞刺激生长激素、催乳素和血管升压素的释放。

11.7.4　脑啡肽能神经元

脑啡肽是由 5 个氨基酸组成的肽，在电生理学上已被鉴定为**抑制性神经递质**。已使用免疫组织化学方法在短投射纤维和长投射纤维的中间神经元中得到证实。脑啡肽充当**阿片受体**的内源性**配体**。脊髓灰质的浅表背层和三叉神经的脊束核含有密集的**脑啡肽**能神经丛，并富含阿片受体。在这一层中还存在许多小的脑啡肽能神经元，它们可能在疼痛传导系统中抑制 P 物质从初级神经元的突触末端释放。在背内侧橄榄旁核（听觉系统）和嗅球中也发现了含有脑啡肽的神经细胞（▶图 3.1C、▶图 3.3A、▶图 3.3B、▶图 5.1C、▶图 5.1C、▶图 5.1D、▶图 5.6A、▶图 6.11A；参见▶第 10.7 节）。此外，在中缝核中，尤其是在中缝大核和后核中，有大量含有脑

啡肽的神经细胞。导水管周围灰质（▶图 3.10A）具有最高浓度的阿片受体。在该区域进行电刺激或鸦片微注射可产生镇痛作用。脑啡肽能神经细胞作用于催产素和降压素的下丘脑 – 垂体调节，以及对几种释放素和他汀类药物的调节作用。无名质是脑中富含脑啡肽的区域。纹状体具有投射到苍白球的含有脑啡肽的神经细胞。含有脑啡肽的神经细胞也存在于新皮质和异行皮质中，并具有皮质内连接。

第五部分

附　录

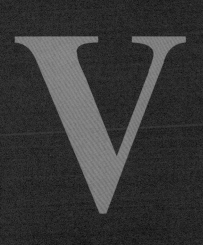

利用汉诺威医学院收集的神经解剖学标本，我们已经获得了头部断面解剖和神经解剖结构变异性方面有价值的信息。这些标本来自 35 名死者的大脑，他们将自己捐赠给汉诺威医学院解剖中心用于教学和研究，包含 34 个大脑的连续神经组织切片，这些切片被切除并进行了固定。

本**解剖图谱**中的插图基本都是根据原始标本绘制的，除脑干系列外，轴向插图均基于相应的 MR 和 CT 图像。插图的原始标本来自 3 名死者，轴向成像标本来自 1 名受试者，这 4 名人员的年龄、性别、身高、头部测量值和可能的死亡原因见 ▶ 表 12.1，其中头部最大宽度的测量位置为外耳道上方，最大长度测量位置为眉弓和枕骨之间。面高测量为从鼻根顶点至颏点的距离，颧骨的最外侧点之间的距离为颧弓的宽度。连续颅底 CT 图像来自一名 32 岁的男性患者的诊断性检查，但是没有详细的颅骨参数。眶上 – 枕下平面的 CT 图像来自一名 64 岁的女性患者的诊断性检查。

经枕下和腰椎穿刺引流尸体脑脊液，向蛛网膜下腔注射等量 37% 的福尔马林（Merck 公司）。通过股动脉灌注含有 86% 的酒精（96%）、8% 的福尔马林（37%）、3% 的甘油 DAB 7 和 3% 的饱和苯酚溶液 DAB 8 的混合固定液。

受试者的 MRI 图像与冠状面、矢状面和脑干切面序列图一致，与绘制的插图几乎一样。**根据立体定向原则确定了切面平面**。第 1.2 节中已经描述了面向冠状位、矢状位和轴位的坐标系，包括在脑干系列坐标系中使用的 Meynert 平面。

相应的**坐标平面**必须在单个颅面上可见，这样切面就可以在坐标系中具有空间方向。因此，用深的圆形切口在头部标记相应的坐标平面如中间平面、Reid 基线、垂直平面和 Meynert 平面，之后作为单个颅切片的方向，从而使这些部分在坐标系内正确对齐。

然后将这些头颅在 –26℃下冷冻 6d，再使用 KS 400 带锯 (Reich，Nürtingen) 切割。先设定特定的厚度，一般切片厚度为 10mm，脑干的切片厚度设置为 5mm，需

表 12.1 检查样本

图像序列	编号（岁）	年龄	性别	身高 (cm)	头颅宽度 (cm)	头颅长度 (cm)	宽 – 长指数	面部高度 (cm)	颧弓宽度 (cm)	面指数	死亡原因
冠状位序列	S 63/86	65	女	163	15.5	18.9	82%	11.0	13.7	80%	胃癌
矢状位序列	S 58/86	70	男	175	17.0	20.2	84%	12.6	16.6	76%	心肌梗死
脑干序列	S 66/87	62	男	170	16.0	19.8	81%	13.4	15.0	89%	胃癌
横断面序列		33	男	196	13.5	15.5	74%	11.5	12.0	95%	无（受试者）

要注意，锯本身的厚度使每张切片的厚度减少了 1mm。

下一步是对这些**切片的切面**拍照，并按 1：1 的比例打印照片。插图是直接在照片上用醋酸透明覆盖片和永久墨水制作而成，并将其与原始照片进行比较。使用蔡司立体显微镜和 Volpi 冷光源 Intralux 150H 来识别单个结构。因此，在酒精 – 福尔马林固定的脑切片上，初级视皮质的詹纳里带（Gennari's band）、辐射冠和海马神经纤维很容易识别。小血管在组织学上被区分为动脉或静脉。采用汉诺威医学中心拍摄的神经解剖学标本的连续切片进行组织学比较。此外，一位作者（H.-J.K）研究了华盛顿沃尔特里德医院的 Yakovlev 收集的大脑，并与德国研究协会（German Research Society；Kr 289/15) 进行了比较。利用数字绘图板，根据各自的切面制作沿双连合平面的轴位切面示意图。

只有在精细制作的 1：1 的大脑模型或有机玻璃重建上，并将其与其他大脑和头颅的一系列宏观切片进行比较后，才能确定个体大脑半球的**脑回和脑沟**。重建 T1 和 T2 加权 3D 数据集以及静脉和动脉 MRA 用于 **MRI 图像**的解剖定位。

在研究的最后阶段，作者 (H.-J.K.，W.W) 组装了颅骨切片，以便在 X 线片上精确定位切面平面。

为了校正锯片宽度造成的切片厚度减少的 1mm(14 个切片约为 14mm)，将 X 线片切割成与切片对应的条带，并在每个切片之间重新安装 1mm 的空间，例如►图 3.1C、►图 4.1B、►图 5.1B。大脑的内侧和侧视图（►图 3.1C、►图 3.1D、►图 4.1C、►图 4.1D、►图 5.1C、►图 5.1D）是通过大脑部分的中线切口，与剩余的一半被

组装成一个完整的半球或大脑获得的。这些都需要拍照，并对缺失的 1mm 间隔进行校正。使用这些切片 (由 B.Sauer 博士编写程序) 进行脑室系统侧视图的计算机图形重建 (►图 7.8B、►图 7.11B)，并与颅骨的放射学图像轮廓进行外形叠加 (►图 3.1C、►图 5.1B)。

大脑脑沟内的**小动脉**通常非常曲折，有许多分支，很难将这些细小的动脉在 1cm 厚的切片上准确地全程重建。因此，当提到大脑前动脉的这些分支时，通常指楔前叶动脉，一般不区分楔前叶上动脉和楔前叶下动脉。与此类似，大脑中动脉的颞支和顶支也没有进一步细分。完全在平行于切片平面的一个切片内走形的小动脉由于没有被切片，因此插图中没有描述。

为了方便打印，所以将插图尺寸缩小：冠状面系列 (►图 3.2~►图 5.15) 缩小至 82%，矢状面系列 (►图 4.2~►图 4.7) 缩小至 71%，脑干系列的整体视图 (►图 6.4A~►图 6.13A) 缩小至 79%。以厘米(cm) 为单位的刻度可以从冠状面、矢状面和脑干系列插图中相应的坐标系中读取。

位于冠状面和矢状面的脑干 MRI 和 CT 图像与插图几乎一致。将用于数字成像的切面与解剖切片小心地对齐，并将一些最具代表性的 MRI 和 CT 图像放置在插图旁边，其中 **MRI 图片**来自一名 33 岁的男性。采用磁共振断层扫描仪（Siemens, Erlange）进行 MRI 检查，并使用 32 通道的磁头线圈。在获得和描述大脑解剖结构时选择性使用 MRI 图像的测量参数。单个结构与同一切片上的相邻解剖结构以及相邻切片上的空间关系可能有助于描绘大脑解剖结构的形态。

对选择的检查序列和窗口设置的神经

解剖学结构的最佳描述可以良好地区分灰质和白质，这也是本图谱所依托的思想主线，而且骨骼、肌肉、肌腱和脂肪不能在图片上显影。

图谱中所有 T1 加权 MRI 图像均采用 T1 加权梯度回波 – 闪光序列获得。采用 T1 加权 SE 序列进行脑成熟的阶段成像（测量参数见 ▶ 表 12.2）。使用 TSE 序列获得脑实质的 T2 加权图像。▶ 表 12.2 中列出了针对不同区域的其他特殊序列图像（DTI、QSM、岩骨的高分辨率图像）。

QSM 方法是 SWI 技术的进步，计算 MR 信号的相移信息（phase-shift information）并将其纳入图像；具有顺磁特性的物质呈现亮，而具有抗磁特性的物质呈现暗。采用 MEDI 方法计算 QSM 图像[660,661]。▶ 图 7.45 展示了使用具有不同回波时间的 SWI 图像。7T-MRA 采用了 3D 飞行时间序列（▶ 图 7.27），来自 Wrede 博士（Essen）提供的 26 岁健康志愿者（像素大小：

0.22mm × 0.22mm × 0.41mm[276]）。海马 7T 图像（▶ 图 3.9F）来自 Theysohn 博士提供的 38 岁健康志愿者，获得了一个分辨率为 0.25mm × 0.25mm × 3.0mm 的 T2 加权 TSE 序列图像（回波时间为 95ms，重复时间为 5 000ms，翻转角度为 150°，平行成像因子为 2）。深静脉和基底静脉的 7T-SWI 图像（▶ 图 7.36E）由 Deisting 博士（Jena）提供，是一个 2cm 宽的最小强度投影（MinIP）的 SWI 测量，具有 3D 通量补偿（回波时间为 10.5ms，重复时间为 17ms，翻转角度为 8°，矩阵为 576mm × 414mm × 256mm，像素大小为 0.4mm × 0.4mm × 0.4mm）。在相对于 B0 场方向的三个不同的头部角度位置进行数据采集，并将信息合并成一幅图像。这种技术中的图像对比度是基于其明显的灵敏度磁场扰动序列，静脉中的信号丢失是由脱氧血红蛋白的顺磁效应引起的。

7T 纤维束造影图像（▶图 7.54D、▶

表 12.2　所用标准序列和特殊序列的测量参数

图像序列	序列	矩阵	视场角	切片厚度 (mm)	回波时间 (ms)	重复时间 (ms)
脑干	T1W* Flash	320	240	3	2.48	293
脑干	T2W Medic	320	180	3	17	497
轴 – 眦耳线	T2W TSE	384	240	4	79	8 420
冠状位	T1W Flash	320	240	4	2.48	293
冠状位	T2W TSE	384	240	4	79	8 420
矢状位	T2W TSE	448	240	4	84	8 900
矢状位	T1W Flash	320	240	4	2.5	310
内耳	T2W 序列	384	200	0.3	139	3 000
纤维束	DTI（30 个方向）	110	220	2	101	10 300
核区域	以 SWI 作为基础序列的 QSM	256	214	1	8TE; 3.6~45	55
MRA 动脉	3D-TOF	384	200	0.4	4.16	24
MRA 静脉	2D-TOF	256	250	2	5	20

*W: 加权

图 7.54F、▶图 7.54G）来自健康志愿者，使用 7T Magnetom MR 扫 描 仪（Siemens Helathineers, Erlangen, Germany），具 有强梯度系统 [Siemens SC72，梯度振幅 70mT/m，旋转率 200T/（m·s）]，24 通道头 线（Nova Medical, Massachusetts, USA）和单一重聚焦自旋回波 EPI 序列（体素尺寸 1mm×1mm×1mm，b=1 000, 60 扩散方向，TE=67ms，TR11, 2s，平行成像因子 3，波段为每像素 1 089Hz；测量 4 次）。对扩散数据进行运动伪影和噪声校正，使用确定性纤维束造影算法计算图像。

读者需要注意的是，额叶、矢状面和脑干序列的**图像样本**来自三个不同的个体（▶表 12.1）。沿冠状面、矢状面和双斜面排列的 MRI 图像以及脑干系列的图像都来自同一个体。本书中的其他 MRI 和 CT 图像来自不同的个体。这些个体间的解剖结构差异与在常规临床实践中看到的差异相对应。由于本书的目的是描述"正常的"的神经解剖学，从而能够帮助识别病理变化，因此忽略了较大的解剖变异和颅内肿块移位。

[1] Acevedo BP, Aron A, Fisher HE, et al. Neural correlates of long-term intense romantic love. Soc Cogn Affect Ne urosci, 2012, 7(2):145-159.

[2]Ackermann H, Mathiak K. Symptomatologie, pathologisch-anatomische Grundlagen und Pathomechanismus zentraler Hörstörungen (reine Worttaubheit, auditive Agnosie, Rindentaubheit). Fortschr Neurol Psychiatr, 1999, 67:509-523.

[3] Ackermann H, Wildgruber D, Grodd W. Neuroradiologische Aktivierungsstudien zur zerebralen Organisation sprachlicher Leistungen. Eine Literaturübersicht. Fortschr Neurol Psychiatr, 1997, 65(4):182-194.

[4] Adams RD, Victor M, Ropper AH. Principles of neurology. New York: McGraw-Hill, 1997.

[5] Adolphs R, Tranel D, Damasio H, et al. Impaired recognition of emotion in facial expressions following bilateral damage to the human amygdala. Nature, 1994, 372(6507):669-672.

[6] Afshar F, Watkins ES, Yap JC. Stereotaxic atlas of the human brainstem and cerebellar nuclei. A variability study. New York: Raven Press, 1978.

[7] Alexander K, Daniel WG, Diener HC, et al. Thiemes Innere Medizin TIM. Stuttgart: Thieme, 1999.

[8] Alexander MP, LoVerme SR Jr. Aphasia after left hemispheric intracerebral hemorrhage. Neurology, 1980, 30(11):1193-1202.

[9] Alkadhi H, Kollias SS, Crelier GR, et al. Plasticity of the human motor cortex in patients with arteriovenous malformations: a functional MR imaging study. Am J Neuroradiol, 2000, 21(8):1423-1433.

[10] Allon N, Yeshurun Y, Wollberg Z. Responses of single cells in the medial geniculate body of awake squirrel monkeys. Exp Brain Res, 1981, 41(3-4):222-232.

[11] Alper F, Kantarci M, Dane S, et al. Importance of anatomical asymmetries of transverse sinuses: an MR venographic study. Cerebrovasc Dis, 2004, 18(3):236-239.

[12] Alpers BJ, Berry RG. Circle of Willis in cerebral vascular disorders. The anatomical structure. Arch Neurol, 1963, 8:398-402.

[13] Ambrose J. Computerized transverse axial scanning (tomography). 2. Clinical application:Br J Radiol, 1973, 46(552):1023-1047.

[14] Amunts K, Zilles K. Advances in cytoarchitectonic mapping of the human cerebral cortex. Neuroimaging Clin N Am, 2001, 11(2):151-169, vii.

[15] Anderson AK, Phelps EA. Lesions of the human amygdala impair enhanced perception of emotionally salient events. Nature, 2001, 411(6835):305-309.

[16] Andrew J, Watkins ES. A stereotaxic atlas of the human thalamus and adjacent structures. Baltimore: Williams and Wilkins, 1969.

[17] Angevine JB Jr, Mancall EL, Yakovlev PI. The human cerebellum. An atlas of cross topography in serial sections. Boston: Little Brown & Co, 1961.

[18] Arlart IP, Bongartz GM, Marchal G, et al. Magnetic resonance angiography. Berlin: Springer, 1996.

[19] Armington WG, Harnsberger HR, Smoker WRK, et al. Normal and diseased acoustic pathway: evaluation with MR imaging. Radiology, 1988, 167(2):509-515.

[20] Arning C. Farbkodierte Duplexsonographie der hirnversorgenden Arterien. Stuttgart: Thieme, 1999.

[21] Atlas SW. Pocket atlas of cranial magnetic resonance imaging. Philadelphia: Lippincott, Williams & Wilkins, 2001.

[22] Atlas SW. Magnetic resonance imaging of the brain and spine. Vol. 1, 2. Philadelphia: Lippincott Williams & Wilkins, 2008.

[23] Babb TL, Wilson CL, Crandall PH. Asymmetry and ventral course of the human

geniculostriate pathway as determined by hippocampal visual evoked potentials and subsequent visual field defects after temporal lobectomy. Exp Brain Res, 1982, 47(3):317-328.

[24] Baddeley A. Working memory: looking back and looking forward. Nat Rev Neurosci, 2003, 4(10):829-839.

[25] Baddeley A. Working memory. Science, 1992, 255(5044):556- 559.

[26] Baloh RW, Furman JM, Yee RD. Dorsal midbrain syndrome: clinical and oculographic findings. Neurology, 1985, 35(1):54-60.

[27] Bancaud J, Talairach J. Organisation fonctionnelle de l'aire motrice supplémentaire. Enseignements apportés par la stéréo E.E.G. Neurochirurgie, 1967, 13(3):343-356.

[28] Barkovich AJ. Pediatric neuroimaging. New York: Raven Press, 1997.

[29] Barkovich AJ. MR of the normal neonatal brain: assessment of deep structures. Am J Neuroradiol, 1998, 19(8):1397-1403.

[30] Barkovich AJ. Normal development of the neonatal and infant brain, skull, and spine In: Barkovich AJ. Pediatric neuroimaging. Philadelphia: Lippincott Williams & Wilkins, 2012:20-80.

[31] Barkovich AJ, Kjos BO, Jackson DE Jr, et al. Normal maturation of the neonatal and infant brain: MR imaging at 1.5 T. Radiology, 1988, 166(1 Pt 1):173-180.

[32] Bartels A, Zeki S. The neural correlates of maternal and romantic love. Neuroimage, 2004, 21(3):1155-1166.

[33] Bartsch T, Butler C. Transient amnesic syndromes. Nat Rev Neurol, 2013, 9(2):86-97.

[34] Bartz JA, Zaki J, Ochsner KN, et al. Effects of oxytocin on recollections of maternal care and closeness. Proc Natl Acad Sci USA, 2010, 107(50):21371-21375.

[35] Bauer A, de Langen-Müller U, Glindemann R, et al. Qualitätskriterien und Standards für die Therapie von Patienten mit erworbenen neurogenen Störungen der Sprache (Aphasie) und des Sprechens (Dysarthrie). Akt Neurol, 2002, 29:63-75.

[36] Bauer BL, Hellwig D. Minimal invasive endoskopische Neurochirurgie (MIEN). Dtsch Arztebl, 1995, 92:A2816-A2835.

[37] Bauer R. v. de Flierdt E, Mörike K. MR Tomography of the central nervous system. Stuttgart: Urban und Fischer, 1993.

[38] Baumgartner G. Funktion und Symptomatik einzelner Hirnregionen//Hopf HC, Poeck K, Schliack H II, Hrsg. Neurologie in Praxis und Klinik. Bd. 1. Stuttgart: Thieme, 1983:1.77-1.112.

[39] Baumgartner T, Heinrichs M, Vonlanthen A, et al. Oxytocin shapes the neural circuitry of trust and trust adaptation in humans. Neuron. 2008, 58(4):639-650.

[40] Bear MF, Connors BW, Paradiso MA. Neuroscience: exploring the brain. Baltimore: Williams and Wilkins, 1996.

[41] Bechara A, Damasio AR, Damasio H, et al. Insensitivity to future consequences following damage to human prefrontal cortex. Cognition, 1994, 50(1-3):7-15.

[42] Bechara A, Damasio H, Tranel D, et al. Deciding advantageously before knowing the advantageous strategy. Science, 1997, 275(5304):1293-1295.

[43] Bechara A, Tranel D, Damasio H, et al. Double dissociation of conditioning and declarative knowledge relative to the amygdala and hippocampus in humans. Science, 1995, 269(5227):1115-1118.

[44]Becker G, Berg D. Neuroimaging in basal ganglia disorders: perspectives for transcranial ultrasound. Mov Disord, 2001, 16(1):23-32.

[45] Becker G, Naumann M, Scheubeck M, et al. Comparison of transcranial sonography, magnetic resonance imaging, and single photon emission computed tomography findings in idiopathic spasmodic torticollis. Mov Disord, 1997, 12(1):79-88.

[46]Becker H, Vonofakos D.Diagnostische Bedeutung von Hirntumorverkalkungen im Computertomogramm. Radiologe, 1983, 23(10):459-462.

[47] Beevor CE. On the distribution of the different arteries supplying the human brain. Phil Trans, 1909, 200:1-55.

[48] Benjamin RM, Burton H. Projection of taste nerve afferents to anterior opercular-insular cortex in squirrel monkey (Saimiri sciureus). Brain Res, 1968, 7(2):221-231.

[49] Benson DF. Neurological correlates of aphasia and apraxia//Matthews WB, Glaser GH. Recent advances in clinical neurology. Edinburgh: Churchill Livingstone, 1981:163-175.

[50] Bentivoglio M. The anatomical organization of corticospinal connections//Rossini PM, Marsden CD. Non-invasive Stimulation of Brain and Spinal Cord: Fundamentals and Clinical Applications. New York: A. R. Liss, 1988:1-22.

[51] Bergstrand G, Bergström M, Nordell B, et al. Cardiac gated MR imaging of cerebrospinal fluid flow. J Comput Assist Tomogr, 1985, 9(6):1003-1006.

[52] Berlit P. Klinische Neurologie. Berlin: Springer, 1999.

[53] Berman SA, Hayman LA, Hinck VC. Correlation of CT cerebral vascular territories with function: I. Anterior cerebral artery. Am J Roentgenol, 1980, 135(2):253-257.

[54] Berman SA, Hayman LA, Hinck VC. Correlation of CT cerebral vascular territories with function: 3. Middle cerebral artery. Am J Roentgenol, 1984, 142(5):1035-1040.

[55] Berns TF, Daniels DL, Williams AL, et al. Mesencephalic anatomy: demonstration by computed tomography. Am J Neuroradiol, 1981, 2(1):65-67.

[56] Bierny J-P, Komar NN. The sylvian cistern on computed tomography scanning. J Comput Assist Tomogr, 1977, 1(2):227-230.

[57] Binder JR, Frost JA, Hammeke TA, et al. Human brain language areas identified by functional magnetic resonance imaging. J Neurosci, 1997, 17(1):353-362.

[58] Biswal BB. Resting state fMRI: a personal history. Neuroimage, 2012, 62(2):938-944.

[59] Blunk R, De Bleser R, Willmes K, et al. A refined method to relate morphological and functional aspects of aphasia. Eur Neurol, 1981, 20(2):69-79.

[60] Bo WJ, Wolfman N. Basic atlas of sectional anatomy with correlated imaging. Philadelphia: Saunders, 1998.

[61] Bogerts B. A brainstem atlas of cate-cholaminergic neurons in man, using melanin as a natural marker. J Comp Neurol, 1981, 197(1):63-80.

[62] Bonneville J-F, Cattin F, Dietemann J-L. Computed tomography of the pituitary gland. Berlin: Springer, 1986.

[63] Bosch DA. Stereotactic techniques in clinical neurosurgery. Wien: Springer, 1986.

[64] Bouthillier A, van Loveren HR, Keller JT. Segments of the internal carotid artery: a new classification. Neurosurgery, 1996, 38(3):425-432, discussion 432-433.

[65] Bowsher D. Diencephalic projections from the midbrain reticular formation. Brain Res, 1975, 95(2-3):211-220.

[66] Braak H. Uber die Kerngebiete des menschlichen Hirnstammes. I. Oliva inferior, Nucleus conterminalis und Nucleus vermiformis corporis restiformis. Z Zellforsch Mikrosk Anat, 1970, 105(3):442-456.

[67] Braak H. Uber die Kerngebiete des menschlichen Hirnstammes. II. Die Raphekerne. Z Zellforsch Mikrosk Anat, 1970, 107(1):123-141.

[68] Braak H. The pigment architecture of the human temporal lobe. Anat Embryol (Berl), 1978, 154(2):213-240.

[69] Braak H. Architectonics of the human telencephalic cortex. Berlin: Springer, 1980.

[70] Bradley WG Jr. MR of the brain stem: a practical approach. Radiology, 1991, 179(2):319-332.

[71] Brandt T, Dichgans J, Diener HC, et al. Therapie und Verlauf neurologischer Erkrankungen. Stuttgart: Kohlmeyer, 2000.

[72] Brassow F, Baumann K. Volume of brain ventricles in man determined by computer tomography. Neuroradiology, 1978, 16:187-189.

[73] Bredberg G. Innervation of the auditory system. Scand Audiol Suppl, 1981, 13(Suppl.):1-10 .

[74] Broca P. Anatomie comparée circonvolutions cerebrales. Le grande lobe limbique et la scissure limbique dans la serie des mammiferes. Rev Antropol, 1878, 1:384-498.

[75] Brodal A. Neurological anatomy in relation to clinical medicine. New York: Oxford University Press, 1981.

[76] Brodmann K. Vergleichende Lokalisation-slehre der Großhirnrinde-in ihren Prinzipien dargestellt auf Grund des Zellenbaues. Leipzig:

Barth, 1909.

[77] Bron AJ, Tripathi RC, Tripathi BJ. Wolff's anatomy of the eye and orbit. London: Chapman & Hall, 1997.

[78] Bruhn H. Untersuchungen physiologischer und pathophysiologischer Stoffwechselzustände und Hirnfunktionen des Menschen mit Hilfe neuer methodischer Entwicklungen zur ortsaufgelösten Magnetresonanzspektroskopie und funktionellen Magnetresonanztomographie. Habilitationsschrift der Medizinischen Fakultät der Humboldt-Universität Berlin, 2001.

[79] Brust JCM. Stroke. Diagnostic, anatomical, and physiological considerations//Kandel ER, Schwartz JH. Principles of neural science. New York: Elsevier, 1985:853-861.

[80] Bruyn RPM. Thalamic aphasia. A conceptional critique. J Neurol, 1989, 236(1):21-25.

[81] Bucher O, Wartenberg H. Cytologie, Histologie und mikroskopische Anatomie des Menschen. Bern: Huber, 1997.

[82] Buchner H, Adams L, Müller A, et al. Somatotopy of human hand somatosensory cortex revealed by dipole source analysis of early somatosensory evoked potentials and 3D-NMR tomography. Electroencephalogr Clin Neurophysiol, 1995, 96(2):121-134.

[83] Buckner RL. The serendipitous discovery of the brain's default network. Neuroimage, 2012, 62(2):1137-1145.

[84] Buhmann C. Computergestützte 3D- Rekonstruktion des corticospinalen Systems als Referenz für die bildgebenden Verfahren CT, MRT und PET. Medizinische Dissertation der Medizinischen Hochschule Hannover, 1994.

[85] Buhmann C, Kretschmann H-J. Computer-assisted three-dimensional reconstruction of the corticospinal system as a reference for CT and MRI. Neuroradiology, 1998, 40(9):549-557.

[86] Büll U, Schicha H, Biersack H-J, et al. Nuklearmedizin. Stuttgart: Thieme, 1999.

[87] Burgener FA, Meyers SP, Tan RK, et al. Differenzialdiagnostik in der MRT. Stuttgart: Thieme, 2003.

[88] Burton H, Benjamin RM. Central projections of the gustatory system//Autrum H, Jung R, Loewenstein WR. Handbook of sensory physiology. Vol. 4: Chemical senses, part 2. Berlin: Springer, 1971:148-164.

[89] Bush G, Luu P, Posner MI. Cognitive and emotional influences in anterior cingulate cortex. Trends Cogn Sci, 2000, 4(6):215-222.

[90] Butler P. Imaging of the nervous system. Berlin: Springer, 1990.

[91] Butler P, Mitchel AWM, Ellis H, et al. Applied radiological anatomy. Cambridge: Cambridge University Press, 1999.

[92] Büttner-Ennever JA. Neuroanatomy of the oculomotor system//Robinson DA, Collewijn H. Reviews of Oculomotor Research. Vol. 2. Amsterdam: Elsevier, 1988.

[93] Büttner-Ennever JA. A review of otolith pathways to brainstem and cerebellum. Ann N Y Acad Sci, 1999, 871:51-64.

[94] Büttner-Ennever JA. Overview of the vestibular system: Anatomy//Anderson JH, Beitz AJ. Neurochemistry of the Vestibular System. Boca Raton, FL: CRC Press, 2000:3-24.

[95] Büttner-Ennever JA, Büttner U, Cohen B, et al. Vertical glaze paralysis and the rostral interstitial nucleus of the medial longitudinal fasciculus. Brain, 1982, 105(Pt 1): 125-149.

[96] Cahill L, Babinsky R, Markowitsch HJ, et al. The amygdala and emotional memory. Nature, 1995, 377(6547):295-296.

[97] Cahill L, Haier RJ, Fallon J, et al. Amygdala activity at encoding correlated with long-term, free recall of emotional information. USA: Proc Natl Acad Sci, 1996, 93(15):8016-8021.

[98] Calautti C, Baron JC. Functional neuroimaging studies of motor recovery after stroke in adults: a review. Stroke, 2003, 34(6):1553-1566.

[99] Carpenter MB. Anatomy and physiology of the basal ganglia//Schaltenbrand G, Walker AE. Stereotaxy of the Human Brain. 2nd. Stuttgart: Thieme, 1982:233-268.

[100] Carpenter MB. Core Text of Neuroanatomy. Baltimore: Williams and Wilkins, 1991.

[101] Casselman JW, Francke J-P, Dehaene I. Imaging of the Upper Cranial Nerves. CD-ROM. München: Nycomed Amersham Buchler GmbH, 1999.

[102] Celesia GG. Organization of auditory cortical areas in man. Brain, 1976, 99(3):403-414.

[103] Chaheres DW, Schmalbrock P. Fundamentals of Magnetic Resonance Imaging. Baltimore: Williams and Wilkins, 1992.

[104] Chee MWL, Tan EWL, Thiel T. Mandarin and English single word processing studied with functional magnetic resonance imaging. J Neurosci, 1999, 19(8):3050-3056.

[105] Chollet F. Pharmacologic modulation of human cerebral activity: contribution of functional neuroimaging. Neuroimaging Clin N Am,2001, 11(2):375-380, x.

[106] Citrin CM, Alper MG. Computed tomography of the visual pathways. Comput Tomogr, 1979, 3(4):305-331.

[107] Citrin CM, Alper MG. Computed tomography of the visual pathways. Int Ophthalmol Clin, 1982, 22(4):155-180.

[108] Claus D. Die transkranielle motorische Stimulation. Stuttgart: Fischer, 1989.

[109] Cole DM, Smith SM, Beckmann CF. Advances and pitfalls in the analysis and interpretation of resting-state FMRI data. Front Syst Neurosci, 2010, 4:8.

[110] Craig AD. How do you feel? Interoception: the sense of the physiological condition of the body. Nat Rev Neurosci, 2002, 3(8):655-666.

[111] Craig AD. Interoception: the sense of the physiological condition of the body. Curr Opin Neurobiol, 2003, 13(4):500-505.

[112] Craig AD. How do you feel now? The anterior insula and human awareness. Nat Rev Neurosci, 2009, 10(1):59-70.

[113] Crammond DJ, Kalaska JF. Prior information in motor and premotor cortex: activity during the delay period and effect on pre-movement activity. J Neurophysiol, 2000, 84(2):986-1005.

[114] Critchley HD, Wiens S, Rotshtein P, et al. Neural systems supporting interoceptive awareness. Nat Neurosci, 2004, 7(2):189-195.

[115] Crosby EC, Humphrey T, Lauer EW. Correlative Anatomy of the Nervous System. New York: Macmillan, 1962.

[116] Dahlström A, Fuxe K. Evidence for the existence of monoamine-containing neurons in the central nervous system. I. Demonstration of monoamines in the cell bodies of brainstem neurons. Acta Physiol Scand, 1964, 62(Suppl. 232):1-55.

[117] Dahlström A, Fuxe K. Evidence for the existence of monoamine neurons in the central nervous system. II. Experimentally induced changes in the intraneuronal amine levels of bulbospinal neuron systems. Acta Physiol Scand, 1965, 64(Suppl. 247):1-36.

[118] Dalgleish T. The emotional brain. Nat Rev Neurosci, 2004, 5(7):583-589.

[119]Dallel R, Raboisson P, Auroy P, et al. The rostral part of the trigeminal sensory complex is involved in orofacial nociception. Brain Res, 1988, 448(1):7-19.

[120]Damasio AR. Descartes' error and the future of human life. Sci Am, 1994, 271(4):144.

[121]Damasio AR. The somatic marker hypothesis and the possible functions of the prefrontal cortex. Philos Trans R Soc Lond B Biol Sci, 1996, 351(1346):1413-1420.

[122]Damasio H. A computed tomographic guide to the identification of cerebral vascular territories. Arch Neurol, 1983, 40(3):138-142.

[123]Damasio H. Neuroimaging contributions to the understanding of aphasia//Boller F, Grafman J. Handbook of Neuropsychology. Vol. 2. Amsterdam: Elsevier, 1989.

[124] Dampney RAL, Moon EA. Role of ventrolateral medulla in vasomotor response to cerebral ischemia. Am J Physiol, 1980, 239(3):H349-H358.

[125] Dani SU, Hori A, Walter GF. Principles of Neural Aging. Amsterdam: Elsevier, 1997.

[126] Danielsen ER, Ross B. Magnetic Resonance Spectroscopy Diagnosis of Neurological Diseases. New York: Marcel Dekker, 1999.

[127] Davidoff RA. The pyramidal tract. Neurology, 1990, 40(2): 332-339.

[128] De Armond SJ, Fusco MM, Dewey MM. Structure of the Human Brain. A Photographic Atlas. New York: Oxford University Press, 1989.

[129] Dechent P, Frahm J. Direct mapping of ocular dominance columns in human primary visual cortex. Neuroreport, 2000, 11(14):3247-3249.

[130] De Coene B, Hajnal JV, Pennock JM, et al. MRI of the brain stem using fluid attenuated inversion recivery pulse sequences. Neuroradiology, 1993,

35(5):327-331.

[131] Deen B, Pitskel NB, Pelphrey KA. Three systems of insular functional connectivity identified with cluster analysis. Cereb Cortex, 2011, 21(7):1498-1506.

[132] Dejerine J. Anatomie des centres nerveux. Tome 1, 2. Paris: Masson, 1980.

[133] Delank H-W, Gehlen W. Neurologie. Stuttgart: Enke, 1999.

[134] Demaerel P. Recent advances in diagnostic neuroradiology. Berlin: Springer, 2001.

[135] Denny-Brown D. Relations and functions of the pyramidal tract//Schaltenbrand G, Walker AE. Stereotaxy of the Human Brain. 2nd. Stuttgart: Thieme, 1982:131-139.

[136] Deschauer M, Georgiadis D, Lindner A. Hörverlust als Leitsymptom von Arteria cerebelli inferior anterior-Infarkten. Fortschr Neurol Psychiatr, 1998, 66(3):109-112.

[137] Dettmers C, Fink G, Rijntjes M, et al. Kortikale Kontrolle der Willkürmotorik: funktionelle Bildgebung der motorischen Exekutive des ZNS. Neurol Rehabil, 1997, 1:15-27.

[138] Dhermain FG, Hau P, Lanfermann H, et al. Advanced MRI and PET imaging for assessment of treatment response in patients with gliomas. Lancet Neurol, 2010, 9(9):906-920.

[139] Diehl RR, Berlit P. Funktionelle Dopplersono-graphie in der Neurologie. Berlin: Springer, 1996.

[140] Dieterich M. Ocular motor system: anatomy and functional magnetic resonance imaging. Neuroimaging Clin N Am, 2001, 11(2):251-261, viii-ix.

[141] Dieterich M, Brandt T. Vestibular system: anatomy and functional magnetic resonance imaging. Neuroimaging Clin N Am, 2001, 11(2):263-273, ix.

[142] Ding XQ, Maudsley AA, Sabati M, et al. Reproducibility and reliability of short-TE whole-brain MR spectroscopic imaging of human brain at 3T. Magn Reson Med, 2014.

[143] Ditzen B, Schaer M, Gabriel B, et al. Intranasal oxytocin increases positive communication and reduces cortisol levels during couple conflict. Biol Psychiatry,2009, 65(9):728-731.

[144] Domes G, Heinrichs M, Gläscher J, et al. Oxytocin attenuates amygdala responses to emotional faces regardless of valence. Biol Psychiatry, 2007, 62(10):1187-1190.

[145] Domes G, Lischke A, Berger C, et al. Effects of intranasal oxytocin on emotional face processing in women. Psychoneuroendocrinology, 2010, 35(1):83-93.

[146] Donaghy M. Brain's Diseases of the Nervous System. Oxford: Oxford University Press, 2001.

[147] Drenckhahn D, Zenker W, et al. Benninghoff: Makroskopische Anatomie, Embryologie und Histologie des Menschen. Bd. 2: Niere, Reproduktionsorgane, Nervensystem, Sinnesorgane, Haut. München: Urban und Schwarzenberg, 1994.

[148] Dudel J, Menzel R, Schmidt RF. Neurowissenschaft. Vom Mokekül zur Kognition. Berlin: Springer, 2001.

[149] Duus P. Neurologisch-topische Diagnostik. Anatomie, Physiologie, Klinik. Stuttgart: Thieme, 1995.

[150] Duvernoy HM. The Human Brain Stem and Cerebellum. Wien: Springer, 1995.

[151] Duvernoy HM. The human hippocampus. Berlin: Springer, 1998.

[152] Duvernoy HM. Human Brain Stem Vessels. Berlin: Springer, 1999.

[153] Ebeling U, Reulen HJ. Subcortical topography and proportions of the pyramidal tract. Acta Neurochir (Wien), 1992, 118(3-4): 164-171.

[154] Ebeling U, Huber P, Reulen HJ. Localization of the precentral gyrus in the computed tomogram and its clinical application. J Neurol, 1986, 233(2):73-76.

[155] von Economo C, Koskinas GN. Die Cytoarchitektonik der Hirnrinde des erwachsenen Menschen. Textband und Atlas. Wien: Springer, 1925.

[156] Edelman RR, Hesselink JR, Zlatkin MB. Clinical Magnetic Resonance Imaging. Philadelphia: Saunders, 2006.

[157] Engelke C. Ganzkörper-Computer-tomographie: Spiral- und Multislice-CT. Stuttgart: Thieme, 2007.

[158] Englander RN, Netsky MG, Adelman LS. Location of human pyramidal tract in the internal capsule: anatomic evidence. Neurology, 1975, 25(9):823-826.

[159] Faerber EN. Cranial computed tomography in infants and children. Clinics in development medicine no. 93. Spastics International Medical

Publications (SIMP). Oxford: Blackwell Scientific, 1991.

[160] Falck B, Hillarp N-A, Thieme G, et al. Fluorescence of catecholamines and related compounds condensed with formaldehyde. J Histochem Cytochem, 1962, 10:348-354.

[161] Farruggia S, Babcock DS. The cavum septi pellucidi: its appearance and incidence with cranial ultrasonography in infancy. Radiology, 1981, 139(1):147-150.

[162]Federative Committee on Anatomical Terminology (FCAT). Terminologia anatomica. International anatomical terminology. Stuttgart: Thieme, 1998.

[163] Felten DL, Laties AM, Carpenter MB. Monoamine-containing cell bodies in the squirrel monkey brain. Am J Anat, 1974, 139(2):153-165.

[164] Feneis H. Anatomisches Bildwörterbuch der internationalen Nomenklatur. Stuttgart: Thieme, 1998.

[165] Feneis H, Dauber W, et al. Anatomisches Bildwörterbuch. 8. Aufl. Stuttgart: Thieme, 2005.

[166] Fishman EK, Jeffrey BR. Spiral-CT. Stuttgart: Thieme, 2000.

[167]Fitschen J, Helus F, Jordan K, et al. Emissions-Computertomographie mit kurzlebigen zyklotron-produzierten Radiopharmaka// Hundeshagen H, Hrsg. Handbuch der medizinischen Radiologie. Bd. 15, Teil 1 B. Berlin: Springer, 1988.

[168] FitzGerald MJT, Folan-Curan J. Clinical Neuroanatomy and Related Neuroscience. Edinburgh: Saunders, 2002.

[169] Flechsig P. Zur Anatomie und Entwicklungsgeschichte der Leitungsbahnen im Grosshirn des Menschen. Arch Anat Entwicklungsgesch, Anat Abt, 1881:12-75.

[170] Foerster O. Motorische Felder und Bahnen. Sensible corticale Felder//Bumke O, Foerster O, Hrsg. Handbuch der Neurologie. Bd. 6. Berlin: Springer, 1936:1-488.

[171] Fox MD, Raichle ME. Spontaneous fluctuations in brain activity observed with functional magnetic resonance imaging. Nat Rev Neurosci, 2007, 8(9):700-711.

[172] Fox PT, Fox JM, Raichle ME, et al. The role of cerebral cortex in the generation of voluntary saccades: a positron emission tomographic study. J Neurophysiol, 1985, 54(2):348-369.

[173] Frackowiak R, Friston KJ, Frith CD, et al. Human Brain Function. San Diego: Academic Press, 1997.

[174] Freund H-J. Premotor area and preparation of movement. Rev Neurol (Paris), 1990, 146(10):543-547.

[175] Freund H-J. Motorische Störungen bei kortikalen Läsionen. Klin Neurophysiol, 1999, 30:113-119.

[176] Frick H, Leonhardt H, Starck D. Spezielle Anatomie. Bd. 2: Eingeweide, Nervensystem, Systematik der Muskeln und Leitungsbahnen. Stuttgart: Thieme, 1992.

[177] Fritsch R, Hitzig E. Über die elektrische Erregbarkeit des Großhirns. Arch Anat Physiol Wissenschaftl Med, 1870, 37:300-332.

[178] Fritz P, Lenarz T, Haels J, et al. Feinstrukturanalyse des Felsenbeines mittels hochauflösender DünnschichtComputertomographie. Teil 1: Sensitivität der Strukturdarstellung bei einer standardisierten Untersuchungstechnik. Fortschr Röntgenstr, 1987, 147:266-271.

[179] Froriep A. Die Lagebeziehungen zwischen Großhirn und Schädeldach. Leipzig: Veit, 1897.

[180] Fusar-Poli P, Placentino A, Carletti F, et al. Functional atlas of emotional faces processing: a voxel-based meta-analysis of 105 functional magnetic resonance imaging studies. J Psychiatry Neurosci, 2009, 34(6):418-432.

[181]Gaa J, Lehmann K-J, Georgi M, et al. MR-Angiographie und Elektronenstrahl-CT-Angiographie. Stuttgart: Thieme, 2000.

[182] Galaburda A, Sanides F. Cytoarchitectonic organization of the human auditory cortex. J Comp Neurol, 1980, 190(3):597-610.

[183] Galaburda AM, LeMay M, Kemper TL, et al. Right-left asymmetrics in the brain. Science, 1978, 199(4331):852-856.

[184]Galaburda AM, Sanides F, Geschwind N. Human brain. Cytoarchitectonic left-right asymmetries in the temporal speech region. Arch

Neurol, 1978, 35(12):812-817.

[185]Galanski M, Dickob M, Wittkowski W. CT-Zisternographie der basalen Zisternen. Fortschr Röntgenstr, 1986, 145:149-157.

[186]Gallen CC, Sobel DF, Waltz T, et al. Noninvasive presurgical neuromagnetic mapping of somatosensory cortex. Neurosurgery, 1993, 33(2):260-268, discussion 268.

[187]Garnett ES, Nahmias C, Firnau G. Central dopaminergic pathways in hemiparkinsonism examined by positron emission tomography. Can J Neurol Sci, 1984, 11(1, Suppl):174-179.

[188]Garver DL, Sladek JR Jr. Monoamine distribution in primate brain. I Catecholamine-containing perikarya in the brain stem of Macaca speciosa. J Comp Neurol, 1975, 159(3):289-304.

[189] Gauba V, Saleh GM, Dua G, et al. Radiological classification of anterior skull base anatomy prior to performing medial orbital wall decompression. Orbit, 2006, 25(2):93-96.

[190]George B, Laurian C. The Vertebral Artery. Wien: Springer, 1987.

[191] Gerke M. Computerunterstützte dreidimensionale Rekonstruktion des limbischen Systems als Referenz für die bildgebenden Verfahren (Computertomographie, Magnetische Resonanztomographie und Positronen-Emissionstomographie). Medizinische Dissertation der Medizinischen Hochschule Hannover, 1988.

[192]Geschwind N. Die Großhirnrinde//Gehirn und Nervensystem. Heidelberg: Spektrum der Wissenschaft, 1979:127-136.

[193] Giesemann AM, Raab P, Lyutenski S, et al. Improved imaging of cochlear nerve hypoplasia using a 3-Tesla variable flip-angle turbo spin-echo sequence and a 7-cm surface coil. Laryngoscope, 2014, 124(3):751-754.

[194] Gillilan LA. The correlations of the blood supply of the human brain stem with clinical brain stem lesions. J Neuropathol Exp Neurol, 1964, 23:78-108.

[195] Gloger A, Gloger S. Dreidimensionale Computerrekonstruktion der terminalen Äste der drei Großhirnarterien des Menschen als Referenz für die Magnetresonanztomographie (MRT), die Computertomographie (CT) und die Positronen-Emissionstomographie (PET). Medizinische Dissertation der Medizinischen Hochschule Hannover, 1993.

[196] Gloger S, Gloger A, Vogt H, et al. Computer-assisted 3D reconstruction of the terminal branches of the cerebral arteries. I. Anterior cerebral artery. Neuroradiology, 1994, 36(3):173-180.

[197] Gloger S, Gloger A, Vogt H, et al. Computer-assisted 3D reconstruction of the terminal branches of the cerebral arteries. II. Middle cerebral artery. Neuroradiology, 1994, 36(3):181-187.

[198] Gloger S, Gloger A, Vogt H, et al. Computer-assisted 3D reconstruction of the terminal branches of the cerebral arteries. III. Posterior cerebral artery and circle of Willis. Neuroradiology, 1994, 36(4):251-257.

[199] Gobel S, Binck JM. Degenerative changes in primary trigeminal axons and in neurons in nucleus caudalis following tooth pulp extirpations in the cat. Brain Res, 1977, 132(2):347-354.

[200] Goodchild AK, Moon EA, Dampney RAL, et al. Evidence that adrenaline neurons in the rostral ventrolateral medulla have a vasopressor function. Neurosci Lett, 1984, 45(3):267-272.

[201] Gouaze A, Salamon G, et al. Brain Anatomy and Magnetic Resonance Imaging. Berlin: Springer, 1988.

[202] Graham DI, Lantos PL, et al. Greenfield's Neuropathology. London: Arnold Publishers, 2002.

[203] Grand W, Hopkins LN. Vasculature of the Brain and Cranial Base. New York: Thieme, 1999.

[204] Greenberg JO. Neuroimaging. New York: McGraw-Hill, 1995.

[205] Grefkes C, Fink GR. Connectivity-based approaches in stroke and recovery of function. Lancet Neurol, 2014, 13(2):206-216.

[206] Grehl H, Reinhardt F. Checkliste Neurologie. Stuttgart: Thieme, 2000.

[207] Greicius MD, Krasnow B, Reiss AL, et al. Functional connectivity in the resting brain: a network analysis of the default mode hypothesis. Proc Natl Acad Sci USA, 2003, 100(1):253-258.

[208] de Groot J. Correlative Neuroanatomy of Computed Tomography and Magnetic Resonance

Imaging. Philadelphia: Lea and Febiger, 1991.

[209]Gruber O, Arendt T, von Cramon DY. Neurobiologische Grundlagen//Förstl H. Frontalhirn: Funktionen und Erkrankungen. Heidelberg: Springer, 2002:16-40.

[210]Guillain G, Mollaret P. Deux cas de myoclonies synchrones et rhythmées vélo-pharyngo-laryngo-oculo-diaphragmatiques. Rev Neurol, 1931, 12:545-566.

[211]Guleria S, Kelly TG. Myelin, myelination, and corresponding magnetic resonance imaging changes. Radiol Clin North Am, 2014, 52(2):227-239.

[212]Haaga JR, Alfidi RJ, et al. Computed Tomography and Magnetic Resonance Imaging of the Whole Body. St. Louis: Mosby, 1994.

[213] Habas C, Guillevin R, Abanou A. In vivo structural and functional imaging of the human rubral and inferior olivary nuclei: a mini-review. Cerebellum, 2010, 9(2):167-173.

[214]Habel U, Posse S, Schneider F. Funktionelle Kernspintomographie in der klinischen Psychologie und Psychiatrie. Fortschr Neurol Psychiatr, 2002, 70(2):61-70.

[215]Hacke W, Hennerici M, Gelmers HJ, et al. Cerebral Ischemia. Berlin: Springer, 1991.

[216]Hacker H, Kühner G. Die Brückenvenen. Radiologe, 1972, 12:45-48.

[217]von Hagens G, Whalley A, Machke R, et al. Schnittanatomie des menschlichen Gehirns. Darmstadt: Steinkopff, 1990.

[218]Hamann SB, Ely TD, Grafton ST, et al. Amygdala activity related to enhanced memory for pleasant and aversive stimuli. Nat Neurosci, 1999, 2(3):289-293.

[219]Hanaway J. The Brain Atlas. A Visual Guide to the Human Central Nervous System. Bethesda: Fitzgerald, 1998.

[220]Hanaway J, Young RR. Localization of the pyramidal tract in the internal capsule of man. J Neurol Sci, 1977, 34(1):63-70.

[221]Hanaway J, Woolsey TA, Gado MH. The Brain Atlas. Bethesda: Fitzgerald Science Press, 1998.

[222]Hanaway J, Young R, Netsky M, et al. Localization of the pyramidal tract in the internal capsule. Neurology, 1981, 31(3):365-367.

[223]Hardy TL, Bertrand G, Thompson CJ. The position and organization of motor fibers in the internal capsule found during stereotactic surgery. Appl Neurophysiol, 1979, 42(3):160-170.

[224]Harnsberger HR, Osborn AG, Macdonald AJ, et al. Diagnostic and surgical imaging anatomy: brain, head and neck, spine. Amirsys, 2006, I:49-62.

[225]Harrison JM, Howe ME. Anatomy of the afferent auditory nervous system of mammals//Autrum H, Jung R, Loewenstein WR. Handbook of Sensory Physiology. Vol. 5: Auditory System, part 1. Berlin: Springer, 1974:283-336.

[226]van Hartevelt TJ, Cabral J, Deco G, et al. Neural plasticity in human brain connectivity: the effects of long term deep brain stimulation of the subthalamic nucleus in Parkinson's disease. PLoS One, 2014, 9(1):e86496.

[227]Hartje W, Poeck K. Klinische Neuro-psychologie. Stuttgart: Thieme, 2002.

[228]Hartman BK. The innervation of cerebral blood vessels by central noradrenergic neurons//Usdin E, Snyder SH. Frontiers in Catecholamine Research. Oxford: Pergamon Press, 1973:91-96.

[229]Hassler R. Architectonic organization of the thalamic nuclei//Schaltenbrand G, Walker AE. Stereotaxy of the Human Brain. 2nd. Stuttgart: Thieme, 1982:140-180.

[230]Hattingen E, Delic O, Franz K, et al. (1)H MRSI and progression free survival in patients with WHO grades II and III gliomas. Neurol Res, 2010, 32(6):593-602.

[231]Hattingen E, Good C, Weidauer S, et al. Brain surface reformatted images for fast and easy localization of perirolandic lesions. J Neurosurg, 2005, 102(2):302-310.

[232]Hattingen E, Raab P, Franz K, et al. Prognostic value of choline and creatine in WHO grade II gliomas. Neuroradiology, 2008, 50(9):759-767.

[233]Haug H. The significance of quantitative stereologic experimental procedures in pathology. Pathol Res Pract, 1980, 166(2-3):144-164.

[234]Haverling M. The tortuous basilar artery.

Acta Radiol Diagn (Stockh), 1974, 15(3):241-249.

[235]Haxby JV, Hoffman EA, Gobbini MI. Human neural systems for face recognition and social communication. Biol Psychiatry, 2002, 51(1):59-67.

[236]Hayman LA, Berman SA, Hinck VC. Correlation of CT cerebral vascular territories with function: II. Posterior cerebral artery. Am J Roentgenol, 1981, 137(1):13-19.

[237]Heidary H, Tomasch J. Neuron numbers and perikaryon areas in the human cerebellar nuclei. Acta Anat (Basel), 1969, 74(2):290-296.

[238]Heimer L. The Human Brain and Spinal cord. Functional Neuroanatomy and Dissection Guide. New York: Springer, 1995.

[239] Heimer L, Robards MJ, et al. Neuroanatomical Tract-Tracing Methods. New York: Plenum, 1989.

[240] Heindel W, Kugel H, Lackner K, et al. Rationelle MR-Untersuchungstechniken. Stuttgart: Thieme, 1997.

[241] Heinrichs M, Baumgartner T, Kirschbaum C, et al. Social support and oxytocin interact to suppress cortisol and subjective responses to psychosocial stress. Biol Psychiatry, 2003, 54(12):1389-1398.

[242]Heinrichs M, Meinlschmidt G, Wippich W, et al. Selective amnesic effects of oxytocin on human memory. Physiol Behav, 2004, 83(1):31-38.

[243]Heiss WD, Raab P, Lanfermann H. Multimodality assessment of brain tumors and tumor recurrence. J Nucl Med, 2011, 52(10):1585-1600.

[244]Henry JM. Anatomy of the brainstem// Schaltenbrand G, Walker AE. Stereotaxy of the Human Brain. 2nd. Stuttgart: Thieme, 1982:37-59.

[245]Hentschel F, Heuck F, Vogt K, et al. Schädel-Gehirn Wirbelsäule-Rückenmark. Stuttgart: Thieme, 1999.

[246] Heym C. Histochemistry and Cell Biology of Autonomic Neurons and Paraganglia. Berlin: Springer, 1987.

[247]Hirayama K, Tsubaki T, Toyokura Y, et al. The representation of the pyramidal tract in the internal capsula and basis pedunculi. Neurology, 1962, 12:337-342.

[248] Hobson JA, Brazier MAB, et al. The Reticular Formation Revisited. Specifying Function for a Nonspecific System. New York: Raven Press, 1980.

[249] Hofer M. Sono-Grundkurs. Stuttgart: Thieme, 2012.

[250] Hofer M, Antoch G. CT-Kursbuch. Düsseldorf: Hofer Verlag Didamed, 2014.

[251]Hökfelt T, Fuxe K, Goldstein M, et al. Immunohistochemical evidence for the existence of adrenaline neurons in the rat brain. Brain Res, 1974, 66:235-251.

[252]Hökfelt T, Johansson O, Ljungdahl A, et al. Peptidergic neurones. Nature, 1980, 284(5756):515-521.

[253] Holman BL, Hill TC, Magistretti PL. Brain imaging with emission computed tomography and radiolabeled amines. Invest Radiol, 1982, 17(3):206-215.

[254] Honda H, Watanabe K, Kusumoto S, et al. Optimal positioning for CT examinations of the skull base. Experimental and clinical studies. Eur J Radiol, 1987, 7(4):225-228.

[255] Hopf HC, Deuschl G, Diener HC, et al. Neurologie in Praxis und Klinik. Bd. 1 und 2. Stuttgart: Thieme, 1999.

[256]Horn A, Büttner-Ennever JA. Neuroanatomie der okulomotorischen Kerne, Hirnstammzentren und -bahnen//Huber A, Kömpf A. Klinische Neuroroophthalmologie. Stuttgart: Thieme, 1998:34-47.

[257]Horn AK, Büttner-Ennever JA. Premotor neurons for vertical eye movements in the rostral mesencephalon of monkey and human: histologic identification by parvalbumin immunostaining. J Comp Neurol, 1998, 392(4):413-427.

[258]Hosten N, Liebig T. Computertomographie von Kopf und Wirbelsäule. Stuttgart: Thieme, 2011.

[259]Hounsfield GN. Computerized transverse axial scanning (tomography). Description of system. Br J Radiol, 1973, 46(552):1016-1022.

[260]Howe PRC, Costa M, Furness JB, et al. Simultaneous demonstration of phenylethanolamine

N-methyltransferase immunofluorescent and catecholamine fluorescent nerve cell bodies in the rat medulla oblongata. Neuroscience, 1980, 5(12):2229-2238.

[261]Hubbard JE, Di Carlo V. Fluorescence histochemistry of monoamine-containing cell bodies in the brain stem of the squirrel monkey (Saimiri sciureus). Catecholamine-containing groups. J Comp Neurol, 1974, 153(4):369-384.

[262] Hubbard JE, Di Carlo V. Fluorescence histochemistry of monoamine-containing cell bodies in the brain stem of the squirrel monkey (Saimiri sciureus). Serotonin-containing groups. J Comp Neurol, 1974, 153(4):385-398.

[263] Huber A, Kömpf D. Klinische Neuroophthalmologie. Stuttgart: Thieme, 1998.

[264]Hufschmidt A, Lücking CH. Neurologie Compact. Stuttgart: Thieme, 1999.

[265]Huk WJ, Gademann G, Friedmann G. Magnetic Resonance Imaging of Central Nervous System Diseases. Berlin: Springer, 1990.

[266]Isaacson RL. The Limbic System. New York: Plenum, 1982.

[267]Iversen SD. Do hippocampal lesions produce amnesia in animals? Int Rev Neurobiol, 1976, 19:1-49.

[268]Jamieson D, Alavi A, Jolles P, et al. Positron emission tomography in the investigation of central nervous system disorders. Radiol Clin North Am, 1988, 26(5):1075-1088.

[269] Jannetta PJ. Observations on the etiology of trigeminal neuralgia, hemifacial spasm, acoustic nerve dysfunction and glossopharyngeal neuralgia. Definitive microsurgical treatment and results in 117 patients. Neurochirurgia (Stuttg), 1977, 20(5):145-154.

[270] Jannetta PJ. Hemifacial spasm//Samii M, Jannetta PJ. The Cranial Nerves. Berlin: Springer, 1981:484-493.

[271] Jannetta PJ, Bennett MH. The pathophysiology of trigeminal neuralgia//Samii M, Jannetta PJ. The Cranial Nerves. Berlin: Springer, 1981:312-315.

[272] Jansen O, Forsting M, Sartor K, et al. Neuroradiologie, 4th. Stuttgart: Thieme, 2008.

[273] Jansen O, Schellinger PD, Fiebach JB, et al. Magnetresonanztomographie beim akuten Schlaganfall. Dtsch Arztebl, 2002, 99:1065-1070.

[274] Jelgersma G. Atlas Anatomicum Cerebri Humani. Amsterdam: Scheltema and Holkema N.V., 1931.

[275]Jinkins JR. Encephalopathic cerebrovascular steal: dynamic CT of arteriovenous malformations. Neuroradiology, 1988, 30(3): 201-210.

[276] Johst S, Wrede KH, Ladd ME, et al. Time-of-flight magnetic resonance angiography at 7 T using venous saturation pulses with reduced flip angles. Invest Radiol, 2012, 47(8):445- 450.

[277] Jolesz FA, Kikinis R. Intraoperative imaging revolutionizes therapy. Diagn Imaging (San Franc), 1995, 17(9):62-68.

[278] Jones EG. The Thalamus. New York: Plenum, 1985.

[279] Joseph J-P. Communications: le role fonctionnel du cortex auditif: comparaison home-animal. Rev Laryngol, 1980, 101:327-334.

[280]Jueptner M, Krukenberg M. Motor system: cortex, basal ganglia, and cerebellum. Neuroimaging Clin N Am, 2001, 11(2):203-219, viii.

[281] Kahle W, Frotscher M. Taschenatlas der Anatomie. Bd. 3: Nervensystem und Sinnesorgane. Stuttgart: Thieme, 2001.

[282] Kalender WA, Wedding K, Polacin A, et al. Grundlagen der Gefäßdarstellung mit Spiral-CT. Akt Radiol, 1994, 4:287-297.

[283] Kandel ER, Schwartz JH, Jessel TM, et al. Principles of Neural Science. New York: McGraw-Hill, Health Professions, 2000.

[284] Kanski JJ, Spitznas M. Lehrbuch der klinischen Ophthalmologie. Stuttgart: Thieme, 1996.

[285] Kantarci M, Karasen RM, Alper F, et al. Remarkable anatomic variations in paranasal sinus region and their clinical importance. Eur J Radiol, 2004, 50(3):296-302.

[286] Karus M, Blaess S, Brüstle O. Self-organization of neural tissue architectures from pluripotent stem cells. J Comp Neurol, 2014, 522(12):2831-2844.

[287]Bundesvereinigung K. Richtlinien über Kriterien zur Qualitätsbeurteilung der Kernspintomographie. Dtsch Arztebl, 2001, 98:634-643.

[288] Kelter S. Aphasien. Hirnorganisch bedingte Sprachstörungen und kognitive Wissenschaft. Psychiatrie, Neurologie, Klinische Psychologie. Grundlagen-Methoden-Ergebnisse//Baumgartner G, Cohen R, Grüsser O-J. Stuttgart: Kohlhammer, 1990.

[289] Keros P. Über die praktische Bedeutung der Niveauunterschiede der Lamina cribrosa des Ethmoids. Laryngol Rhinol Otol (Stuttg), 1965, 41:808-813.

[290] von Keyserlingk DG, Niemann K, Wasel J. A quantitative approach to spatial variation of human cerebral sulci. Acta Anat (Basel), 1988, 131(2):127-131.

[291] Kido DK, LeMay M, Levinson AW, et al. Computed tomographic localization of the precentral gyrus. Radiology, 1980, 135(2):373-377.

[292] Kim JS, Lee JH, Choi CG. Patterns of lateral medullary infarction: vascular lesion-magnetic resonance imaging correlation of 34 cases. Stroke, 1998, 29(3):645-652.

[293] Kim KHS, Relkin NR, Lee KM, et al. Distinct cortical areas associated with native and second languages. Nature, 1997, 388(6638):171-174.

[294] Kleinschmidt A, Nitschke MF, Frahm J. Somatotopy in the human motor cortex hand area. A high-resolution functional MRI study. Eur J Neurosci, 1997, 9(10):2178-2186.

[295]Klingler J. Die makroskopische Anatomie der Ammonsformation. Denkschriften der Schweizerischen Naturforschenden Gesellschaft. Bd. 78, Teil 1. Zürich: Fretz, 1948.

[296] van der Knaap MS, Valk J. MR imaging of the various stages of normal myelination during the first year of life. Neuroradiology, 1990, 31(6):459-470.

[297] van der Knaap MS, Valk J. Magnetic Resonance of Myelin, Myelination and Myelin Disorders. Berlin: Springer, 2011.

[298] Knecht S, Ringelstein E-B. Neuronale Plastizität am Beispiel des somatosensorischen

Systems. Nervenarzt, 1999, 70(10):889- 898.

[299]Knudsen PA. Ventriklernes storrelseforhold i anatomisk normale hjerner fra voksne mennesker. Odense: Andelsbogtrykkeriet, 1958.

[300] Knutson B, Taylor J, Kaufman M, et al. Distributed neural representation of expected value. J Neurosci, 2005, 25(19):4806-4812.

[301] Koenig M, Klotz E, Luka B, et al. Perfusion CT of the brain: diagnostic approach for early detection of ischemic stroke. Radiology, 1998, 209(1):85-93.

[302] Kömpf D, Heide W. Zentralnervöse Strukturen-two goals, two modes, six systems//Huber A, Kömpf D. Klinische Neuroroophthalmologie. Stuttgart: Thieme, 1998:48-57.

[303] Konitzer M. Pathologie und Klinik des posterioren Thalamus. Vier Eigenbeobachtungen und eine Ubersicht zum Thalamussyndrom nach Dejerine and Roussy. Nervenarzt, 1987, 58(7):413-423.

[304] Kosfeld M, Heinrichs M, Zak PJ, et al. Oxytocin increases trust in humans. Nature, 2005, 435(7042):673-676.

[305] Koesling S, Kunkel P, Schul T. Vascular anomalies, sutures and small canals of the temporal bone on axial CT. Eur J Radiol, 2005, 54(3):335-343.

[306] Köster O. Computertomographie des Felsenbeines. Stuttgart: Thieme, 2004.

[307]Krayenbühl H, Yasargil MG. Cerebral Angiography. Stuttgart: Thieme, 1982.

[308] Kretschmann H-J. Localisation of the corticospinal fibres in the internal capsule in man. J Anat, 1988, 160:219-225.

[309] Kretschmann H-J, Kammradt G, Krauthausen I, et al. Growth of the hippocampal formation in man. Bibliotheca anatomica. Basel Karger Band, 1986, 28:27-52.

[310] Kretschmann H-J, Schleicher A, Grottschreiber J-F, et al. The Yakovlev Collection. A pilot study of its suitability for the morphometric documentation of the human brain. J Neurol Sci, 1979, 43(1):111-126.

[311] Kretschmann H-J, Tafesse U, Herrmann A. Different volume changes of cerebral cortex and white matter during histological preparation.

Microsc Acta, 1982, 86(1):13-24.

[312]Kretschmann H-J, Weinrich W, Fiekert W, et al. Dreidimensionale Computergraphik neurofunktioneller Systeme. Stuttgart: Thieme, 1996.

[313]Kretschmann H-J, Weinrich W, Gerke M, et al. Dreidimensionale Computergraphik neurofunktioneller Systeme. CD-ROM. Stuttgart: Thieme, 1998.

[314] Kretschmann H-J, Weinrich W, Gerke M, et al. Neurofunctional Systems. CD-ROM. Stuttgart: Thieme, 1999.

[315] Krieg WJS. Functional Neuroanatomy. Bloomington: Pantagraph Printing, 1966.

[316] Krieg WJS. Architectonics of human Cerebral Fiber Systems. Evanston: Brain Books, 1973.

[317] Kringelbach ML, Rolls ET. The functional neuroanatomy of the human orbitofrontal cortex: evidence from neuroimaging and neuropsychology. Prog Neurobiol, 2004, 72(5):341-372.

[318] Krings T, Coenen VA, Axer H, et al. Three-dimensional visualization of motor cortex and pyramidal tracts employing functional and diffusion weighted MRI. Klin Neuroradiol, 2001, 11:105-121.

[319] Krönauer A. Computerunterstützte dreidimensionale Rekonstruktion der Basalganglien als Referenz für die bildgebenden Verfahren (Computertomographie, Magnetische Resonanztomographie und Positronen-Emissionstomographie). Medizinische Dissertation der Medizinische Hochschule Hannover, 1987.

[320] Kuhn MJ. Atlas der Neuroradiologie. Weinheim: Chapman & Hall, 1994.

[321] von Kummer R, Bozzao L, Manelfe C. Early CT Diagnosis of Hemispheric Infarction. Berlin: Springer, 1995.

[322] Kuni CC, DuCret RP. Manual of Nuclear Medicine Imaging. Stuttgart: Thieme, 1997.

[323] Kunze K. Praxis der Neurologie. Stuttgart: Thieme, 1999.

[324] Kunze K, Zangemeister WH, Arlt A, et al. Clinical Problems of Brainstem Disorders. Stuttgart: Thieme, 1986.

[325] Künzle H, Akert K. Efferent connections of cortical, area 8 (frontal eye field) in Macaca fascicularis. A reinvestigation using the autoradiographic technique. J Comp Neurol, 1977, 173(1):147- 164.

[326] Kuypers HGJM. Corticobulbar connexions to the pons and lower brain-stem in man. Brain, 1958, 81:364-388.

[327] Kuypers HGJM. Central cortical projections to motor and somatosensory cell groups. Brain, 1960, 83:161-184.

[328]Kuypers HGJM. Anatomy of the descending pathways//Brooks VB. Handbook of physiology. Sec. 1: The Nervous System. Vol. 2: Motor Control, part 2. (American physiological society. ser.) Baltimore: Williams and Wilkins, 1981:597-666.

[329] Kwon HG, Kim OL, Kim SH, et al. Cortical reorganization of hand motor function to face somatotopy in a patient with brain injury: a functional MRI study. NeuroRehabilitation, 2011, 29(3):271-274.

[330]Lanfermann H, Herminghaus S, Pilatus U, et al. Grundlagen der 1H-MR-Spektroskopie intrakranieller Tumoren. Klin Neuroradiol, 2002, 12:1-17.

[331] Lanfermann H, Herminghaus S, Pilatus U, et al. Bedeutung der 1 H-MR-Spektroskopie bei der Differenzialdiagnose und Graduierung intrakranieller Tumoren. Dtsch Arztebl, 2004, 101:64.

[332]Lang J. Kopf, Gehirn- und Augenschädel// von Lanz T, Wachsmuth W, Hrsg. Praktische Anatomie. Bd. 1, Teil 1B. Berlin: Springer, 1979.

[333] Lang J. Klinische Anatomie des Kopfes. Neurokranium, Orbita, kraniozervikaler Übergang. Berlin: Springer, 1981.

[334] Lang J. Klinische Anatomie der Nase, Nasenhöhle und Nebenhöhlen. Stuttgart: Thieme, 1988.

[335] Lang J, Reiter U. Uber die intrazisternale Länge der Hirnnerven VII-XII. Neurochirurgia (Stuttg), 1985, 28(4):153-157.

[336] Lang J, Jensen H-P, Schröder F. Praktische Anatomie//von Lanz T, Wachsmuth W, Hrsg. Bd. 1, Teil 1: Kopf, Teil A: Übergeordnete Systeme.

Berlin: Springer, 1985.

[337] Lang J, Stefanec P, Breitenbach W. Uber Form und Masse des Ventriculus tertius, von Sehbahnteilen und des N. oculomotorius. Neurochirurgia (Stuttg), 1983, 26(1):1-5.

[338] Langer T, Fuchs AF, Scudder CA, et al. Afferents to the flocculus of the cerebellum in the rhesus macaque as revealed by retrograde transport of horseradish peroxidase. J Comp Neurol, 1985, 235(1):1-25.

[339] von Lanz T, Wachsmuth W. Praktische Anatomie. Bd. 1, Teil 2: Hals. Berlin: Springer, 1955.

[340] Larsell O. The Comparative Anatomy and Histology of the Cerebellum. Minneapolis, MN: University of Minnesota Press, 1970.

[341] Lasjaunias P, Berenstein A, ter Brugge KG. Surgial Neuroangiography. Berlin: Springer, 2001.

[342] Lassek AM. The Pyramidal Tract. Springfield: Thomas, 1954.

[343] Last RJ, Tompsett DH. Casts of the cerebral ventricles. Br J Surg, 1953, 40(164):525-543.

[344] Laubenberger T, Laubenberger J. Technik der medizinischen Radiologie. Köln: Deutscher Ärzteverlag, 1999.

[345] Lazzaro NA, Wright B, Castillo M, et al. Artery of percheron infarction: imaging patterns and clinical spectrum. Am J Neuroradiol, 2010, 31(7):1283-1289.

[346] Leblanc A. The Cranial Nerves. Anatomy, Imaging, Vascularisation. Berlin: Springer, 1995 .

[347] Leblanc A. Encephalo-Peripheral Nervous System. Berlin: Springer, 2001.

[348] LeDoux JE. Emotion circuits in the brain. Annu Rev Neurosci, 2000, 23:155-184

[349] Lee MH, Hacker CD, Snyder AZ, et al. Clustering of resting state networks. PLoS One, 2012, 7(7):e40370

[350] Lee SH, Rao KCVG, Zimmerman RA. Cranial MRI and CT. 4th. New York: McGraw-Hill, 1998.

[351] Leigh RJ, Zee DS. The Neurology of Eye Movements. Philadelphia: Davis, 1999 .

[352] Leischner A. Aphasien und Sprachentwicklungsstörungen. Klinik und Behandlung. Stuttgart: Thieme, 1987.

[353] LeMay M. Asymmetries of the skull and handedness. Phrenology revisited. J Neurol Sci, 1977, 32(2):243-253.

[354]Lemke B. Validierung eines Matching-Verfahrens zur Projektion anatomischer 3D-Modelle von zentralen Gehirnstrukturen auf MR-Bilder. Medizinische Dissertation der Medizinischen Hochschule Hannover, 1996.

[355] Leonard CM, Martinez P, Weintraub Bd, et al. Magnetic resonance imaging of cerebral anomalies in subjects with resistance to thyroid hormone. Am J Med Genet, 1995, 60(3):238-243.

[356] Leonhardt H. Ependym und circum-ventriculäre Organe//von Möllendorff W, Bargmann W, Oksche A. Hrsg. Handbuch der mikroskopischen Anatomie des Menschen. Bd. 4: Nervensystem, Teil 10. Berlin: Springer, 1980:177-666.

[357] Levin DN, Pelizzari CA, Chen GTY, et al. Retrospective geometric correlation of MR, CT, and PET images. Radiology, 1988, 169(3):817-823.

[358] Liegeois-Chauvel C, Musolino A, Chauvel P. Localization of the primary auditory area in man. Brain, 1991, 114 (Pt 1A):139-151.

[359] Liepert J, Bauder H, Miltner WHR, et al. Therapie-induzierte kortikale Reorganisation bei Schlaganfallpatienten. Neurol Rehabil, 2000, 6:177-183.

[360]Lindenberg R. Die Gefäßversorgung und ihre Bedeutung für Art und Ort von kreislaufbedingten Gewebsschäden und Gefäßprozessen//Lubarsch O, Henke F, Rössle R. Hrsg. Handbuch der speziellen pathologischen Anatomie und Histologie. Bd. 13: Nervensystem, Teil 1/B. Berlin: Springer, 1957:1071-1164.

[361] Lindquist KA, Barrett LF. A functional architecture of the human brain: emerging insights from the science of emotion. Trends Cogn Sci, 2012, 16(11):533-540.

[362] Lindquist KA, Wager TD, Kober H, et al. The brain basis of emotion: a meta-analytic review. Behav Brain Sci, 2012, 35(3):121-143.

[363] Lippert H. Lehrbuch Anatomie. München: Urban und Schwarzenberg, 2000.

[364] Lissner J, Seiderer M, et al. Klinische Kernspintomographie. Stuttgart: Enke, 1990.

[365] Lloyd GAS. Diagnostic Imaging of the Nose and Paranasal Sinuses. London: Springer, 1988.

[366] Lowitzsch K, Hopf HC, Buchner H, et al. Das EP-Buch. Stuttgart: Thieme, 2000.

[367] Lübke WT. Computerunterstützte dreidimensionale Rekonstruktion des Kleinhirns als Referenz für die bildgebenden Verfahren (Computertomographie, Magnetische Resonanztomographie und Positronen-Emissionstomographie). Medizinische Dissertation der Medizinischen Hochschule Hannover, 1994.

[368] Ludwig E, Klingler J. Atlas Cerebri Humani. Basel: Karger, 1956.

[369] Lund VJ, Stammberger H, Fokkens WJ, et al. European position paper on the anatomical terminology of the internal nose and paranasal sinuses. Rhinol Suppl, 2014, 24 (Suppl. 24):1-34.

[370] Lundberg JM, Hökfelt T. Coexistence of peptides and classical neurotransmitters. Trends Neurosci, 1983, 6:325-333.

[371] Lurito JT, Dzemidzic M. Determination of cerebral hemisphere language dominance with functional magnetic resonance imaging. Neuroimaging Clin N Am, 2001, 11(2):355-363, x.

[372] McClure SM, Berns GS, Montague PR. Temporal prediction errors in a passive learning task activate human striatum. Neuron, 2003, 38(2):339-346.

[373] McGeer PL, Eccles JC, McGeer EG. Molecular Neurobiology of the Mammalian Brain. New York: Plenum, 1987.

[374] McGraw P, Mathews VP, Wang Y, et al. Approach to functional magnetic resonance imaging of language based on models of language organization. Neuroimaging Clin N Am, 2001, 11(2):343-353, x.

[375] Macht S, Turowski B. Neuroradiologische Diagnostik und Interventionen bei Prozessen an der Schädelbasis. HNO, 2011, 59(4):340-349.

[376] Madeline LA, Elster AD. Suture closure in the human chondrocranium: CT assessment. Radiology, 1995, 196(3):747-756.

[377] Mai JK, Assheuer JK, Paxinos G. Atlas of the Human Brain. San Diego: Academic Press, 1997.

[378] Mai JK, Stephens PH, Hopf A, et al. Substance P in the human brain. Neuroscience, 1986, 17(3):709-739.

[379] Mai JK, Triepel J, Metz J. Neurotensin in the human brain. Neuroscience, 1987, 22(2):499-524.

[380] Maiden-Tilsen M. Computergestützte 3D-Rekonstruktion des 3. Neurons des intrakraniellen somatosensorischen Trigeminussystems als Referenz für die bildgebenden Verfahren (unveröffentlicht).

[381] Malach R, Reppas JB, Benson RR, et al. Object-related activity revealed by functional magnetic resonance imaging in human occipital cortex. Proc Natl Acad Sci U S A, 1995, 92(18):8135-8139.

[382] Mann DMA, Yates PO, Marcyniuk B. A comparison of changes in the nucleus basalis and locus caeruleus in Alzheimer's disease. J Neurol Neurosurg Psychiatry, 1984, 47(2):201-203.

[383] Marino R Jr, Rasmussen T. Visual field changes after temporal lobectomy in man. Neurology, 1968, 18(9):825-835.

[384] Martin E, Kikinis R, Zuerrer M, et al. Developmental stages of human brain: an MR study. J Comput Assist Tomogr, 1988, 12(6):917-922.

[385] Martin JH. Neuroanatomy. Text and Atlas. New York: Elsevier, 1996.

[386] Martin WRW, Beckman JH, Calne DB, et al. Cerebral glucose metabolism in Parkinson's disease. Can J Neurol Sci, 1984, 11(1, Suppl):169-173.

[387] Maurer J. Neurootologie. Stuttgart: Thieme, 1999.

[388] Mawad ME, Silver AJ, Hilal SK, et al. Computed tomography of the brain stem with intrathecal metrizamide. Part I: the normal brain stem. Am J Roentgenol, 1983, 140(3):553-563.

[389] Meese W, Kluge W, Grumme T, et al. CT evaluation of the CSF spaces of healthy persons. Neuroradiology, 1980, 19(3):131-136.

[390] Meisenzahl EM, Schlösser R. Functional

magnetic resonance imaging research in psychiatry. Neuroimaging Clin N Am,2001, 11(2):365-374, x.

[391] Mesulam MM. From sensation to cognition. Brain, 1998, 121(Pt 6):1013-1052.

[392] Mesulam MM, Mufson EJ, Levey AI, et al. Cholinergic innervation of cortex by the basal forebrain: cytochemistry and cortical connections of the septal area, diagonal band nuclei, nucleus basalis (substantia innominata), and hypothalamus in the rhesus monkey. J Comp Neurol, 1983, 214(2):170-197.

[393] Meyer-Lindenberg A, Domes G, Kirsch P, et al. Oxytocin and vasopressin in the human brain: social neuropeptides for translational medicine. Nat Rev Neurosci, 2011, 12(9):524-538.

[394] Miller DH, Kesselring J, McDonald WI, et al. Magnetresonanz bei Multipler Sklerose. Stuttgart: Kohlhammer, 1998.

[395]Möller TB, Reif E. Taschenatlas der Schnittbildanatomie. Bd. 1 Computer-tomographie, Kernspintomographie Kopf, Hals, Wirbelsäule, Gelenke. Stuttgart: Thieme, 2005.

[396] Möller TB, Reif E. Taschenatlas Einstelltechnik Röntgendiagnostik, Angiographie, CT, MRT. Stuttgart: Thieme, 2009.

[397] Möller-Hartmann W, Herminghaus S, Krings T, et al. Clinical application of proton magnetic resonance spectroscopy in the diagnosis of intracranial mass lesions. Neuroradiology, 2002, 44(5):371-381.

[398] Moonen CTW, Bandettini PA, et al. Functional MRI. Berlin: Springer, 2000.

[399] Moore JK, Karapas F, Moore RY. Projections of the inferior colliculus in insectivores and primates. Brain Behav Evol, 1977, 14(5):301-327.

[400] Moore RY, Bloom FE. Central catecholamine neuron systems: anatomy and physiology of the dopamine systems. Annu Rev Neurosci, 1978, 1:129-169.

[401] Moore RY, Bloom FE. Central catecholamine neuron systems: anatomy and physiology of the norepinephrine and epinephrine systems. Annu Rev Neurosci, 1979, 2:113-168.

[402]Mori K. Anomalies of the central nervous system//Nadjmi M, Harwood-Nash DE, et al. Stuttgart: Thieme, 1985.

[403] Moussa MN, Steen MR, Laurienti PJ, et al. Consistency of network modules in resting-state FMRI connectome data. PLoS One, 2012, 7(8):e44428.

[404] Mugler JP III, Kiefer B, Brookeman JR. Three-dimensional T2-weighted imaging of the brain using very long spin-echo trains. Proceedings of the International Society for Magnetic Resonance in medicine 2000 Eighth meeting, Denver Abstract 687.

[405]Müller D. unveröffentlichtes manuskript, 1996.

[406]Müller-Forell W. Bildgebende Diagnostik von Orbitaerkrankungen. Klin Neuroradiol, 2002, 12:101-126.

[407] Mumenthaler M. Neurologische Differentialdiagnostik. Stuttgart: Thieme, 1997.

[408] Mumenthaler M, Mattle H. Neurologie. Stuttgart: Thieme, 1997.

[409] Muramoto O, Kuru Y, Sugishita M, et al. Pure memory loss with hippocampal lesions: a pneumoencephalographic study. Arch Neurol, 1979, 36(1):54-56.

[410] Nadjmi M, Piepgras U, Vogelsang H. Kranielle Computertomographie. Stuttgart: Thieme, 1986.

[411] Naidich TP, Valavanis AG, Kubik S. Anatomic relationships along the low-middle convexity: part I—normal specimens and magnetic resonance imaging. Neurosurgery, 1995, 36(3):517-532.

[412] Naidich T, Brightbill TC. Systems for localizing frontoparietal gyri and sulci on axial CT and MRI. Int J Neuroradiol, 1996, 4:313-338.

[413] Naidich TP, Daniels DL, Haughton VM, et al. Hippocampal formation and related structures of the limbic lobe: anatomic-MR correlation. Part I. Surface features and coronal sections. Radiology, 1987, 162(3):747-754.

[414] Naidich TP, Daniels DL, Haughton VM, et al. Hippocampal formation and related structures of the limbic lobe: anatomic-MR correlation. Part II. Sagittal sections. Radiology, 1987, 162(3): 755-761.

[415] Naidich TP, Daniels DL, Pech P, et al. Anterior commissure: anatomic-MR correlation and use as a landmark in three orthogonal planes. Radiology, 1986, 158(2):421-429.

[416]Naidich TP, Hof PR, Gannon PJ, et al. Anatomic substrates of language: emphasizing speech. Neuroimaging Clin N Am, 2001, 11(2):305-341, ix.

[417] Naidich TP, Hof PR, Yousry TA, et al. The motor cortex: anatomic substrates of function. Neuroimaging Clin N Am, 2001, 11(2):171-193, vii-viii .

[418] Naidich TP, Leet al NE, Kricheff II, et al. The tentorium in axial section. I. Normal CT appearance and non-neoplastic pathology. Radiology, 1977, 123(3):631-638.

[419] Nelson SJ. Multivoxel magnetic resonance spectroscopy of brain tumors. Mol Cancer Ther, 2003, 2(5):497-507.

[420] Nelson SJ, Vigneron DB, Dillon WP. Serial evaluation of patients with brain tumors using volume MRI and 3D 1H MRSI. NMR Biomed, 1999, 12(3):123-138.

[421] Neuerburg-Heusler D, Hennerici MG. Gefäßdiagnostik mit Ultraschall. Stuttgart: Thieme, 1999.

[422] Nieuwenhuys R. Chemoarchitecture of the Brain. Berlin: Springer, 1985.

[423] Nieuwenhuys R, Voogd J, van Huijzen C. Das Zentralnervensystem des Menschen. Ein Atlas mit Begleittext. Berlin: Springer, 1980.

[424] Nieuwenhuys R, Voogd J, van Huijzen C. Das Zentralnervensystem des Menschen. Berlin: Springer, 1991.

[425] Nitschke MF, Kleinschmidt A, Wessel K, et al. Somatotopic motor representation in the human anterior cerebellum. A high-resolution functional MRI study. Brain, 1996, 119(Pt 3):1023-1029.

[426] Noback CR, Strominger NJ, Demarest RJ. The Nervous System. Baltimore: Williams and Wilkins, 1996.

[427] Nobin A, Björklund A. Topography of the monoamine neuron systems in the human brain as revealed in fetuses. Acta Physiol Scand Suppl, 1973, 388(Suppl. 388):1-40.

[428] Northoff G, Qin P, Nakao T. Rest-stimulus interaction in the brain: a review. Trends Neurosci, 2010, 33(6):277-284.

[429] Novelline RA, Rhea JT, Rao PM, et al. Helical CT in emergency radiology. Radiology, 1999, 213(2):321-339.

[430] Nygrèn L-G, Olson L. A new major projection from locus coeruleus: the main source of noradrenergic nerve terminals in the ventral and dorsal columns of the spinal cord. Brain Res, 1977, 132(1):85-93.

[431] Ochsner KN, Gross JJ. The cognitive control of emotion. Trends Cogn Sci, 2005, 9(5):242-249.

[432] Ojemann GA. The intrahemispheric organization of human language, derived with electrical stimulation techniques. Trends Neurosci, 1983, 6:184-189.

[433] Oldendorf WH. Isolated flying spot detection of radiodensity discontinuities-displaying the internal structural pattern of a complex object. Ire Trans Biomed Electron, 1961, BME-8:68-72.

[434] Olson IR, Plotzker A, Ezzyat Y. The Enigmatic temporal pole: a review of findings on social and emotional processing. Brain, 2007, 130(Pt7):1718-1731.

[435] Olszewski J, Baxter D. Cytoarchitecture of the Human Brain Stem. Basel: Karger, 1982.

[436] Ono M, Kubik S, Abernathey CD. Atlas of the Cerebral Sulci. Stuttgart: Thieme, 1990.

[437]Onodi A. Des rapports entre le nerf optique et le sinus sphenoid. La cellule ethmoidale posterieure en particulier. Revue Hebd Laryng d'Otol Rhinol, 1903, 25:72-140.

[438] Oosterwijk S, Lindquist KA, Anderson E, et al. States of mind: emotions, body feelings, and thoughts share distributed neural networks. Neuroimage, 2012, 62(3):2110-2128.

[439]Osborn AG. The medial tentorium and incisura: normal and pathological anatomy. Neuroradiology, 1977, 13(2):109-113.

[440] Osborn AG. Diagnostic Cerebral Angiography. Philadelphia: Lippincott Williams & Wilkins, 1999.

[441] Osborn AG. Osborn's Brain: Imaging Pathology, and Anatomy. Salt Lake City, UT: Amirsys, 2012.

[442] Palacios E, Fine M, Haughton VM. Multiplanar Anatomy of the Head and Neck for Computed Tomography. New York: Wiley, 1980.

[443] Palay L, Chan-Palay V. Cerebellar Cortex. Cytology and Organization. Berlin: Springer, 1974.

[444] Panofsky W, Staemmler M. Untersuchungen über Hirngewicht und Schädelkapazität nach der Reichardtschen Methode. Frankf Z Pathol, 1922, 26:519-549.

[445] Papeschi R. Dopamine, extrapyramidal system, and psychomotor function. Psychiatr Neurol Neurochir, 1972, 75(1):13-48.

[446] Parent A. Carpenter's Human Neuro-anatomy. Baltimore: Williams and Wilkins, 1996.

[447] Passingham RE. Premotor cortex and preparation for movement. Exp Brain Res, 1988, 70(3):590-596.

[448] Patay Z, Enterkin J, Harreld JH, et al. MR imaging evaluation of inferior olivary nuclei: comparison of postoperative subjects with and without posterior fossa syndrome. Am J Neuroradiol, 2014, 35(4):797-802.

[449] Patten JP. Neurologische Differen-tialdiagnose. Berlin: Springer, 1998.

[450] Paulig M. Funktionelle Anatomie des Zentralnervensystems//Sturm W, Herrmann M, Münte TF. Lehrbuch der Klinischen Neuropsychologie. Grundlagen-Methoden-Diagnostik-Therapie. Vol. 11. Heidelberg: Spektrum, 2009:58-67.

[451] Paxinos G. The Human Nervous System. New York: Academic Press, 1990.

[452] Paxinos G, Huang X-F. Atlas of the Human Brainstem. San Diego: Academic Press, 1995.

[453] Penfield W, Rasmussen T. The Cerebral Cortex of Man. A Clinical Study of Localization of Function. New York: Hafner, 1968.

[454] Penfield W, Welch K. The supplementary motor area of the cerebral cortex: a clinical and experimental study. AMA Arch Neurol Psychiatry, 1951, 66(3):289-317.

[455] Percheron G. The anatomy of the arterial supply of the human thalamus and its use for the interpretation of the thalamic vascular pathology. Z Neurol, 1973, 205(1):1-13.

[456] Perenin MT, Jeannerod M. Subcortical vision in man. Trends Neurosci, 1979, 2:204-207.

[457] Pessoa L, Kastner S, Ungerleider LG. Attentional control of the processing of neural and emotional stimuli. Brain Res Cogn Brain Res, 2002, 15(1):31-45.

[458]Pessoa L, Padmala S, Morland T. Fate of unattended fearful faces in the amygdala is determined by both attentional resources and cognitive modulation. Neuroimage,2005, 28(1):249-255.

[459] Peters A, Palay SL, de Webster HF. The Fine Structure of the Nervous System: The Neurons and Supporting Cells. Philadelphia: Saunders, 1991.

[460]Petit L, Clark VP, Ingeholm J, et al. Dissociation of saccade-related and pursuit-related activation in human frontal eye fields as revealed by fMRI. J Neurophysiol, 1997, 77(6):3386- 3390 .

[461]Pfeifer RA. Myelogenetisch-anatomische Untersuchungen über das kortikale Ende der Hörleitung. Leipzig: Teubner, 1920.

[462] Pfeifer RA. Myelogenetisch-anatomische Untersuchungen über den zentralen Abschnitt der Sehleitung. Berlin: Springer, 1925.

[463] Pfeifer RA. Myelogenetisch-anatomische Untersuchungen über den zentralen Abschnitt der Taststrahlung, der Pyramidenbahn, der Hirnnerven und zusätzlicher motorischer Bahnen. Nova Acta Leopold, 1934, 1:341-473-(Neue Folge).

[464]Phillips DP. Introduction to anatomy and physiology of the central auditory nervous system//Jahn AF, Santos-Sacchi J. Physiology of the Ear. New York: Raven Press, 1988:407-427.

[465]Piepgras U. Neuroradiologie. Stuttgart: Thieme, 1977.

[466] Platzer W. Atlas der topographischen Anatomie. Stuttgart: Thieme, 1982.

[467] Platzer W. Atlas der topographischen und angewandten Anatomie des Menschen. Stuttgart: Thieme, 1994.

[468]Poeck K, Hacke W. Neurologie. Berlin: Springer, 2001.

[469]Pompeiano O. Reticular formation// Autrum H, Jung R, Loewenstein WR. Handbook of Sensory Physiology. Somatosensory System. Berlin: Springer, 1973, 2:381-488.

[470]Pöppel E, Held R, Dowling JE. Neuronal mechanisms in visual perception. Neurosci Res Program Bull, 1977, 15(3):313-319, 323-553.

[471] Power JD, Cohen AL, Nelson SM, et al. Functional network organization of the human brain. Neuron, 2011, 72(4):665-678.

[472] Putz R, Pabst R. Sobotta Atlas der Anatomie des Menschen. Bd. 1: Kopf, Hals, obere Extremität. München: Urban und Fischer, 2000.

[473] Quaknine GE. Microsurgical anatomy of the arterial loops in the ponto-cerebellar angle and the internal acoustic meatus//Samii M, Jannetta PJ. The Cranial Nerves. Berlin: Springer, 1981:378-390.

[474] Raab P, Hattingen E, Franz K, et al. Cerebral gliomas: diffusional kurtosis imaging analysis of microstructural differences. Radiology, 2010, 254(3):876-881.

[475]Raab P, Pilatus U, Lanfermann H, et al. Grundlagen und klinische Anwendung der MR-Spektroskopie des Gehirns. Akt Neurol, 2002, 29:53-62.

[476] Radü EW, Kendall BE, Moseley IF. Computertomographie des Kopfes. Stuttgart: Thieme, 1994 .

[477]Raichle ME, Hartman BK, Eichling JO, et al. Central noradrenergic regulation of cerebral blood flow and vascular permeability. Proc Natl Acad Sci U S A, 1975, 72(9):3726-3730.

[478] Ramsey R. Neuroradiology. Philadelphia: Saunders, 1994.

[479] Ramsey R. Teaching Atlas of Spine Imaging. Stuttgart: Thieme, 1999.

[480] Rauber A, Kopsch F, Leonhardt H, et al. Anatomie des Menschen Band III. Stuttgart: Thieme, 1988.

[481] Reither M. Magnetresonanztomographie in der Pädiatrie. Berlin: Springer, 2000.

[482]Retzius G. Das Menschenhirn. Studien in der makroskopischen Morphologie. Bd. 1. Stockholm: Norstedt, 1896.

[483] Reynolds AF Jr, Harris AB, Ojemann GA, et al. Aphasia and left thalamic hemorrhage. J Neurosurg, 1978, 48(4):570-574.

[484] Riley HA. An Atlas of the Basal Ganglia, Brain Stem, and Spinal Cord. New York: Hafner, 1960.

[485] Rimmele U, Hediger K, Heinrichs M, et al. Oxytocin makes a face in memory familiar. J Neurosci, 2009, 29(1):38-42.

[486] Ring BA, Waddington MM. Roentgenographic anatomy of the pericallosal arteries. Am J Roentgenol Radium Ther Nucl Med, 1968, 104(1):109-118.

[487] Rohen JW, Yokochi C. Anatomie des Menschen. Photographischer Atlas der systematischen und topographischen Anatomie. Stuttgart: Schattauer, 1993.

[488] Rohkamm R. Taschenatlas Neurologie. Stuttgart: Thieme, 2000.

[489] Roland PE. Metabolic measurement of the working frontal cortex in man. Trends Neurosci, 1984, 7:430-435.

[490]Roland PE. Cortical organization of voluntary behavior in man. Hum Neurobiol, 1985, 4(3):155-167.

[491] Roland PE, Skinhøj E, Lassen NA,et al. Different cortical areas in man in organization of voluntary movements in extrapersonal space. J Neurophysiol, 1980, 43(1):137-150.

[492] Rolls ET, Grabenhorst F. The orbitofrontal cortex and beyond: from affect to decision-making. Prog Neurobiol, 2008, 86(3):216-244.

[493] Rorden C, Karnath H-O. Using human brain lesions to infer function: a relic from a past era in the fMRI age? Nat Rev Neurosci. 2004, 5(10):813-819.

[494] Rosazza C, Minati L. Resting-state brain networks: literature review and clinical applications. Neurol Sci, 2011, 32(5): 773-785.

[495] Rosene DL, Van Hoesen GW. Hippocampal efferents reach widespread areas of cerebral cortex and amygdala in the rhesus monkey. Science, 1977, 198(4314):315-317.

[496] Ross ED. Localization of the pyramidal tract in the internal capsule by whole brain dissection. Neurology, 1980, 30(1): 59-64.

[497]Röther J, Gass A, Busch E. Diffusions- und perfusionsgewichtete Magnetreso-

nanztomographie bei der zerebralen Ischämie. Akt Neurol, 1999, 26:300-308.

[498] Röthig W. Korrelationen zwischen Gesamthirn-und Kleinhirngewicht des Menschen im Laufe der Ontogenese. J Hirnforsch, 1974, 15(3):203-209.

[499]Rubin GD, Shiau MC, Schmidt AJ, et al. Computed tomographic angiography: historical perspective and new state-of-the- art using multi detector-row helical computed tomography. J Comput Assist Tomogr, 1999, 23(Suppl 1):S83-S90.

[500]Rumeau C, Tzourio N, Murayama N, et al. Location of hand function in the sensorimotor cortex: MR and functional correlation. Am J Neuroradiol, 1994, 15(3):567-572.

[501] Rutherford M. MRI of the Neonatal Brain. London: Saunders, 2002.

[502] Sabattini L. Evaluation and measurement of the normal ventricular and subarachnoid spaces by CT. Neuroradiology, 1982, 23(1):1-5.

[503] Sadler TW. Medizinische Embryologie. Stuttgart: Thieme, 1998.

[504] Salvolini U, Cabanis EA, Rodallec A, et al. Computed tomography of the optic nerve: part I. Normal results. J Comput Assist Tomogr, 1978, 2(2):141-149.

[505] Samii M, Draf W. Surgery of the Skull Base. Berlin: Springer, 1989.

[506] Samii M, Jannetta PJ, et al. The Cranial Nerves. Berlin: Springer, 1981.

[507] Sanides F. Representation in the cerebral cortex and its areal lamination patterns//Bourne GH. The Structure and Function of Nervous Tissue. New York: Academic Press, 1972:329-453.

[508] Sanides F, Vitzthum H. Zur Architektonik der menschlichen Sehrinde und dem Prinzip ihrer Entwicklung. Dtsch Z Nervenheilkd, 1965, 187:680-707.

[509] Saper CB, Petito CK. Correspondence of melanin-pigmented neurons in human brain with A1-A14 catecholamine cell groups. Brain, 1982, 105(Pt 1):87-101.

[510] Sarkisoff SA, Filimonoff IN. Atlas du cerveau de l'homme et des animaux. Moscou: Institut du Cerveau de C.C.E. de-LURSS, 1937.

[511] Sartor KMR. Imaging of the Skull and Brain. Berlin: Springer, 1992.

[512] Savoiardo M, Bracchi M, Passerini A, et al. The vascular territories in the cerebellum and brainstem: CT and MR study. Am J Neuroradiol, 1987, 8(2):199-209.

[513] Schachter S, Singer JE. Cognitive, social, and physiological determinants of emotional state. Psychol Rev, 1962, 69:379-399.

[514] Schaltenbrand G, Walker AE, et al. Stereotaxy of the Human Brain. Anatomical, Physiological and Clinical Applications. Stuttgart: Thieme, 1982.

[515] Schardt DM, Erk S, Nüsser C, et al. Volition diminishes genetically mediated amygdala hyperreactivity. Neuroimage, 2010, 53(3):943-951.

[516] Schering. Lexikon der Radiologie. Bearbeitet von der Lexikonre-daktion des Verlages. Berlin: Blackwell Wissenschaftsverlag, 2005.

[517] Schiebler TH, Schmidt W, Zilles K, et al. Anatomie. Berlin: Springer, 1999.

[518]Schild H. RRR Angiographie. 2. Aufl. Stuttgart: Thieme, 2003.

[519] Schirmer M. Neurochirurgie. München: Urban und Schwarzenberg, 1998.

[520] Schlegel U, Westphal M. Neuroonkologie. Stuttgart: Thieme, 1998.

[521] Schliack H, Hopf HC, et al. Diagnostik in der Neurologie. Stuttgart: Thieme, 1988.

[522] Schmahmann JD. Cerebellum and brainstem//Toga AW, Mazziotta JC. Brain Mapping. San Diego: Academic Press, 2000:207-259.

[523] Schmahmann JD, Doyon J, McDonald D, et al. Three-dimensional MRI atlas of the human cerebellum in proportional stereotaxic space. Neuroimage, 1999, 10(3 Pt 1):233-260.

[524] Schmahmann JD, Loeber RT, Marjani J, et al. Topographic organization of cognitive functions in the human cerebellum. A meta-analysis of functional imaging studies. Neuroimage, 1998, 7:5721.

[525] Schmalstieg H, Becker H. 3D-CT der Schädelbasis. Klin Neuroradiol, 1995, 5:71-81.

[526] Schmid HM. Über Größe, Form und

Lage von Bulbus und Tractus olfactorius des Menschen. Gegenbaurs Morph Jb (Lpzg.), 1973, 119:227-237.

[527]Schmidt AM. Computergestützte 3D-Rekonstuktion des trigeminalen Systems—vom Hirnstamm bis zum Eintritt in den Thalamus—als Referenz für die bildgebenden Verfahren CT, MRT und PET. Dissertation der Medizinischen Hochschule Hannover, 2002.

[528] Schmidt AM, Weber BP, Becker H. Functional magnetic resonance imaging of the auditory cortex as a diagnostic tool in cochlear implant candidates. Neuroimaging Clin N Am, 2001, 11(2):297-304, ix.

[529] Schmidt D, Malin J-P, et al. Erkrankungen der Hirnnerven. Stuttgart: Thieme, 1995.

[530] Schmidt RF, Schaible H-G, et al. Neuro- und Sinnesphysiologie. Berlin: Springer, 2001.

[531] Schneider JS, Lidsky TL, et al. Basal Ganglia and Behavior: Sensory Aspects of Motor Functioning. Toronto: Huber, 1987.

[532] Schnitzlein HN, Murtagh FR. Imaging Anatomy of the Head and Spine. Baltimore: Urban und Schwarzenberg, 1990.

[533] Schnyder H, Reisine H, Hepp K, et al. Frontal eye field projection to the paramedian pontine reticular formation traced with wheat germ agglutinin in the monkey. Brain Res, 1985, 329(1-2):151-160.

[534]Schultze WH. Über Messungen und Untersuchungen des Liquor cerebrospinalis an der Leiche//Schmidt MB, Berblinger W, Hrsg. Centralblatt für allgemeine Pathologie und pathologische Anatomie. Ergänzungsheft zum Bd. 33. Jena: Fischer, 1923:291-296.

[535] Schünke M, Schulte E, Schumacher U. Prometheus: LernAtlas der Anatomie. Bd. Kopf, Hals und Neuroanatomie. Illustrationen von M. Voll/K. Wesker. 2. Aufl. Stuttgart: Thieme, 2009.

[536] Schünke M, Schulte E, Schumacher U. Prometheus: LernAtlas der Anatomie. Bd. Kopf, Hals und Neuroanatomie. Illustrationen von M. Voll/K. Wesker. Aufl. Stuttgart: Thieme, 2012.

[537] Seeger W. Atlas of Topographical Anatomy of the Brain and Surrounding Structures for Neurosurgeons, Neuroradiologists, and Neuropathologists. Wien: Springer, 1985.

[538] Seeley WW, Menon V, Schatzberg AF, et al. Dissociable intrinsic connectivity networks for salience processing and executive control. J Neurosci, 2007, 27(9):2349-2356.

[539] Seifritz E, Di Salle F, Bilecen D, et al. Auditory system: functional magnetic resonance imaging. Neuroimaging Clin N Am, 2001, 11(2):275-296, ix.

[540] Senft C, Hattingen E, Pilatus U, et al. Diagnostic value of proton magnetic resonance spectroscopy in the noninvasive grading of solid gliomas: comparison of maximum and mean choline values. Neurosurgery, 2009, 65(5):908-913, discussion 913.

[541] Silverman SG, Collick BD, Figueira MR, et al. Interactive MR-guided biopsy in an open-configuration MR imaging system. Radiology, 1995, 197(1):175-181.

[542] Singer M, Yakovlev PI. The Human Brain in Sagittal Section. Springfield: Thomas, 1964.

[543] Singer W. Control of thalamic transmission by corticofugal and ascending reticular pathways in the visual system. Physiol Rev, 1977, 57(3):386-420.

[544] Skalej M, Schiefer U, Nägele T, et al. Funktionelle Bildgebung des visuellen Kortex mit der MRT. Klin Neuroradiol, 1995, 5:176-183.

[545] de Slegte RGM, Valk J, Lohman AHM, et al. Cisternographic Anatomy of the Posterior Cranial Fossa. Assen/Maastricht: Van Gorcum, 1986.

[546] Smith CG, Richardson WFG. The course and distribution of the arteries supplying the visual (striate) cortex. Am J Ophthalmol, 1966, 61(6):1391-1396.

[547] Smith EE, Jonides J. Storage and executive processes in the frontal lobes. Science, 1999, 283(5408):1657-1661.

[548] Smith RL. Axonal projections and connections of the principal sensory trigeminal nucleus in the monkey. J Comp Neurol, 1975, 163(3):347-375.

[549]Smith SM, Fox PT, Miller KL, et al. Correspondence of the brain's functional architecture during activation and rest. Proc Natl

Acad Sci USA, 2009, 106(31):13040-13045.

[550]Snyder EY. Neural stem-like cells: developmental lessons with therapeutic potential. Neuroscientist, 1998, 4:408-425.

[551] Soininen HS, Partanen K, Pitkänen A, et al. Volumetric MRI analysis of the amygdala and the hippocampus in subjects with age-associated memory impairment: correlation to visual and verbal memory. Neurology, 1994, 44(9):1660-1668.

[552] Som P, Curtin H. Head and Neck Imaging. 2nd. Oxford: Elsevier, 2011.

[553] Spreer J, Ziyeh S, Wohlfahrt R, et al. Vergleich verschiedener Paradigmen für die fMRT zur Bestimmung der Hemisphären-dominanz für sprachliche Funktionen. Klin Neuroradiol, 1998, 8:173-181.

[554] Squire LR. Memory systems of the brain: a brief history and current perspective. Neurobiol Learn Mem, 2004, 82(3):171-177.

[555] Starck D. Die Evolution des Säugetier-Gehirns. Wiesbaden: Steiner, 1962.

[556] Starck D. Vergleichende Anatomie der Wirbeltiere. Bd. 3. Berlin: Springer, 1982.

[557] Stark D, Bradley WG. Magnetic Resonance Imaging. St. Louis: Mosby, 1999.

[558] Steen RG, Ogg RJ, Reddick WE, et al. Age-related changes in the pediatric brain: quantitative MR evidence of maturational changes during adolescence. Am J Neuroradiol, 1997, 18(5):819-828.

[559] Steinmetz H, Fürst G, Freund HJ. Cerebral cortical localization: application and validation of the proportional grid system in MR imaging. J Comput Assist Tomogr, 1989, 13(1):10-19.

[560] Stensaas SS, Eddington DK, Dobelle WH. The topography and variability of the primary visual cortex in man. J Neurosurg, 1974, 40(6):747-755.

[561] Stephan H. Allocortex//von Möllendorff W, Bargmann W, Oksche A. Hrsg. Handbuch der mikroskopischen Anatomie des Menschen. Bd. 4: Nervensystem, Teil 9. Berlin: Springer, 1975.

[562] Stephan H, Andy OJ. Anatomy of the limbic system//Schaltenbrand G, Walker AE. Stereotaxy of the Human Brain. Stuttgart: Thieme, 1982:269-292.

[563]Stoeter P, Schumacher M, Huk W, et al. Magnetresonanztomo-graphie in der Neuroradiologie. Leitlinien herausgegeben von der Deutschen Gesellschaft für Neuroradiologie. Klin Neuroradiol, 2001, 11:1-5.

[564] Stöhr M, Dichgans J, Diener HC, et al. Evozierte Potentiale SEP- VEP-AEP-EKP-MEP. Berlin: Springer, 1996.

[565] Stoppe G, Hentschel F, Munz DL, et al. Bildgebende Verfahren in der Psychiatrie. Stuttgart: Thieme, 2000.

[566] Sunaert S, Yousry TA. Clinical applications of functional magnetic resonance imaging. Neuroimaging Clin N Am, 2001, 11(2):221-236, viii.

[567] Swanson LW. The locus coeruleus: a cytoarchitectonic, Golgi and immunohistochemical study in the albino rat. Brain Res, 1976, 110(1):39-56.

[568] Swartz JD, Harnsberger HR. Imaging of the Temporal Bone. Stuttgart: Thieme, 1998.

[569] Swobodnik W, Herrmann M, Altwein JE, et al. Atlas der internistischen Ultraschallanatomie. Stuttgart: Thieme, 1999.

[570] Tailor J, Andreska T, Kittappa R. From stem cells to dopamine neurons: developmental biology meets neurodegeneration. CNS Neurol Disord Drug Targets, 2012, 11(7):893-896.

[571] Tailor J, Kittappa R, Leto K, et al. Stem cells expanded from the human embryonic hindbrain stably retain regional specification and high neurogenic potency. J Neurosci, 2013, 33(30):12407- 12422.

[572] Takahashi S. Illustrated Computer Tomography. Berlin: Springer, 1983.

[573] Talairach J, Tournoux P. Co-Planar Stereotaxic Atlas of the Human Brain. Stuttgart: Thieme, 1988.

[574] Talairach J, Szikla G, Tournoux P, et al. Atlas d'anatomie stéréotaxique du télencéphale. Paris: Masson, 1967.

[575] Tamraz JC, Comair YG. Atlas of Regional Anatomy of the Brain Using MRI. Berlin: Springer, 2000.

[576] Tatu L, Moulin T, Bogousslavsky J, et al. Arterial territories of human brain: brainstem and cerebellum. Neurology, 1996, 47(5):1125-

1135.

[577] Taveras JM. Radiology. Phila-delphia: Lippincott/ Raven Press, 1996, 3.

[578] Tei H. Monoparesis of the right hand following a localised infarct in the left "precentral knob." Neuroradiology, 1999, 41(1):269- 270.

[579] Terr LI, Edgerton BJ. Surface topography of the cochlear nuclei in humans: two- and three-dimensional analysis. Hear Res, 1985, 17(1):51-59.

[580] Thier P. Das System der langsamen Augenfolgebewegungen//Huber A, Kömpf D. Klinische Neuroroophthalmologie. Stuttgart: Thieme, 1998:65-74.

[581]Thier P. Die funktionelle Architektur des präfrontalen Kortex//Karnath H, Thier P. Neuropsychologie.Heidelberg:Springer,2003:495-504.

[582] Thömke F. Augenbewegungsstörungen. Stuttgart: Thieme, 2001.

[583] Thurn P, Bücheler E. Einführung in die radiologische Diagnostik. Stuttgart: Thieme, 1998.

[584]Tiedemann K. Anatomy of the Head and Neck: A Multiplanar Atlas for Radiologists and Surgeons. Weinheim: VCH, 1993.

[585] Timmann D, Kolb FP, Diener HC. Klinische Pathophysiologie der Ataxie. Klin Neurophysiol, 1999, 30:128-144.

[586] Toga AW, Mazziotta JC, et al. Brain Mapping. The Systems. San Diego: Academic Press, 2000.

[587] Toole JF. Cerebrovascular Disorders. Philadelphia: Lippincott, Williams & Wilkins, 1999.

[588] Tranel D, Damasio H, Damasio AR. A neural basis for the retrieval of conceptual knowledge. Neuropsychologia, 1997, 35(10):1319-1327.

[589] Truwit C. High Resolution Atlas of Cranial Neuroanatomy. Philadelphia: Lippincott, 1994.

[590] Uhlenbrock D. MRT und MRA des Kopfes. Stuttgart: Thieme, 2007.

[591] Ullsperger M, von Cramon DY. Subprocesses of performance monitoring: a dissociation of error processing and response

competition revealed by event-related fMRI and ERPs. Neuroimage, 2001, 14(6):1387-1401.

[592] Ullsperger M, von Cramon DY. The role of intact frontostriatal circuits in error processing. J Cogn Neurosci, 2006, 18(4):651-664.

[593] Unterharnscheidt F, Jachnik D, Gött H. Der Balkenmangel. Berlin: Springer, 1968.

[594] Valvassori GE, Mafee MF, Carter BL. Imaging of the Head and Neck. Stuttgart: Thieme, 1995.

[595]Vanier M, Lecours AR, Ethier R, et al. Proportional localization system for anatomical interpretation of cerebral computed tomograms. J Comput Assist Tomogr, 1985, 9(4):715-724.

[596] Vogt BA. Pain and emotion interactions in subregions of the cingulate gyrus. Nat Rev Neurosci, 2005, 6(7):533-544.

[597] Vogt BA, Vogt L, Laureys S. Cytology and functionally correlated circuits of human posterior cingulate areas. Neuroimage, 2006, 29(2):452-466.

[598] Vogt H. Ein Algorithmus zur Ober-flächenrekonstrukton von Großhirnarterien. Dissertation der Medizinischen Hochschule Hannover, 1997.

[599] Voogd J. The Cerebellum of the Cat. Assen: Van Gorcum, 1964.

[600] Vuilleumier P. How brains beware: neural mechanisms of emotional attention. Trends Cogn Sci, 2005, 9(12):585-594.

[601] Waddington MM. Atlas of cerebral angiography with Anatomic Correlations. Boston: Little Brown & Co, 1974.

[602] Wagner M, Jurcoane A, Hattingen E. The U sign: tenth landmark to the central region on brain surface reformatted MR imaging. Am J Neuroradiol, 2013, 34(2):323-326.

[603] Wahler-Lück M, Schütz T, Kretschmann H-J. A new anatomical representation of the human visual pathways. Graefes Arch Clin Exp Ophthalmol, 1991, 229(3):201-205.

[604] Walker AE. Normal and pathological physiology of the thalamus//Schaltenbrand G, Walker AE. Stereotaxy of the Human Brain. 2nd. Stuttgart: Thieme, 1982:181-217.

[605] Walter H, von Kalckreuth A, Schardt D, et al. The temporal dynamics of voluntary emotion

regulation. PLoS One, 2009, 4(8):e6726.

[606] Warabi T, Miyasaka K, Inoue K, et al. Computed tomographic studies of the basis pedunculi in chronic hemiplegic patients: topographic correlation between cerebral lesion and midbrain shrinkage. Neuroradiology, 1987, 29(5):409-415.

[607] Watanabe T, Taguchi Y, Shiosaka S, et al. Distribution of the histaminergic neuron system in the central nervous system of rats: a fluorescent immunohistochemical analysis with histidine decarboxylase as a marker. Brain Res, 1984, 295(1):13-25.

[608] Weirich D. Computergestützte 3D-Rekonstruktion des medialen Lemniscussystems als Referenz für die bildgebenden Verfahren CT, MRT and PET. Medizinische Dissertation der Medizinischen Hochschule Hannover, 1994.

[609] Weismann M, Yousry I, Heuberger E, et al. Functional magnetic resonance imaging of human olfaction. Neuroimaging Clin N Am, 2001, 11(2):237-250, viii.

[610] Wellhöner H-H. Allgemeine und systematische Pharmakologie und Toxikologie. Berlin: Springer, 1997.

[611] Wessely W. Biometrische Analyse der Frischvolumina des Rhombencephalon, des Cerebellum und der Ventrikel von 31 adulten menschlichen Gehirnen. J Hirnforsch, 1970, 12(1):11-28.

[612] Westheimer G, Blair SM. Oculomotor defects in cerebellectomized monkeys. Invest Ophthalmol, 1973, 12(8):618-621.

[613] Westrum LE, Canfield RC, Black RG. Transganglionic degeneration in the spinal trigeminal nucleus following removal of tooth pulps in adult cats. Brain Res, 1976, 101(1):137-140.

[614] White JG, Southgate E, Thomson JN, et al. The structure of the nervous system of the nematode Caenorhabditis elegans. Philos Trans R Soc Lond B Biol Sci, 1986, 314(1165):1-340.

[615] Whitehouse PJ, Price DL, Clark AW, et al. Alzheimer disease: evidence for selective loss of cholinergic neurons in the nucleus basalis. Ann Neurol, 1981, 10(2):122-126.

[616] Whitehouse PJ, Price DL, Struble RG, et al. Alzheimer's disease and senile dementia: loss of neurons in the basal forebrain. Science, 1982, 215(4537):1237-1239.

[617] Wicke L. Atlas der Röntgenanatomie. München: Urban und Fischer, 2001.

[618] Widder B. Doppler- und Duplexsonographie der hirnversorgenden Arterien. Berlin: Springer, 2004.

[619] Wienhard K, Wagner R, Heiss W-D. PET Grundlagen und Anwendungen der Positronen-Emissions-Tomographie. Berlin: Springer, 1989.

[620] Wiesendanger M. The pyramidal tract: recent investigations on its morphology and function. Ergeb Physiol, 1969, 61:72-136.

[621] Wieser MJ, Brosch T. Faces in context: a review and systematization of contextual influences on affective face processing. Front Psychol, 2012, 3:471.

[622] Wilkins RH, Rengachary SS, et al. Neurosurgery. New York: McGraw-Hill, 1995.

[623] Williams PL, Bannister LH. Gray's Anatomy. New York: Churchill Livingstone, 1995.

[624] Williams TH, Gluhbegovic N, Jew JY. The Human Brain. Iowa City: University of Iowa, 2000.

[625] Willis WD Jr. The Pain System. Basel: Karger, 1985.

[626] Wise SP. Frontal cortex activity and motor set//Ito M. Neural Programming. Basel: Karger, 1989:25-38.

[627] Wittfoth-Schardt D, Gründing J, Wittfoth M, et al. Oxytocin modulates neural reactivity to children's faces as a function of social salience. Neuropsychopharmacology, 2012, 37(8):1799-1807.

[628] Wolf G. Epiphysen und Plexusverkalkungen in der Computertomographie. Medizinische Dissertation der Medizinischen Hochschule Hannover, 1980.

[629] Wolf KJ, Fobbe F. Farbkodierte Duplexsonographie. Stuttgart: Thieme, 2000.

[630] Woolsey CN, Erickson TC, Gilson WE. Localization in somatic sensory and motor areas of human cerebral cortex as determined by direct recording of evoked potentials and electrical

stimulation. J Neurosurg, 1979, 51(4):476-506.

[631] Yagishita A, Nakano I, Oda M, et al. Location of the corticospinal tract in the internal capsule at MR imaging. Radiology, 1994, 191(2):455-460.

[632] Yasargil MG, Smith RD, Young PH, et al. Microneurosurgery. Stuttgart: Thieme-Stratton, 1984, 1.

[633] Yeo BT, Krienen FM, Sepulcre J, et al. The organization of the human cerebral cortex estimated by intrinsic functional connectivity. J Neurophysiol, 2011, 106(3):1125-1165.

[634] Youmans JR. Neurological Surgery: A Comprehensive Reference Guide to the Diagnosis and Management of Neurosurgical Problems. Philadelphia: Saunders, 1996.

[635]Young AW, Aggleton JP, Hellawell DJ, et al. Face processing impairments after amygdalotomy. Brain, 1995, 118(Pt 1):15-24.

[636] Young RJ, Shatzkes DR, Babb JS, et al. The cochlear-carotid interval: anatomic variation and potential clinical implications. Am J Neuroradiol, 2006, 27(7):1486-1490.

[637] Yousry I, Naidich TP, Yousry TA. Functional magnetic resonance imaging: factors modulating the cortical activation pattern of the motor system. Neuroimaging Clin N Am, 2001, 11(2):195-202, viii.

[638] Yousry T, Schmidt D, Alkadhi H, et al. New anatomic landmark for the identification of the precentral gyrus: validation and characterization. Radiology, 1995, 197:373.

[639] Yousry TA, Fesl G, Büttner A, et al. Heschl's gyrus: anatomic description and methods of identification in MRI. Int J Neurorad, 1997, 3:2-12.

[640] Yousry TA, Schmid UD, Schmidt D, et al. The central sulcal vein: a landmark for identification of the central sulcus using functional magnetic resonance imaging. J Neurosurg, 1996, 85(4):608-617.

[641] Yousry TA, Yousry I, Naidich TP. Progress in neuroanatomy//Demaerel P. Recent Advances in Diagnostic Neuroradiology. Berlin: Springer, 2001.

[642] Zaki J, Davis JI, Ochsner KN. Overlapping activity in anterior insula during interoception and emotional experience. Neuroimage, 2012, 62(1):493-499.

[643] Zanella FE. Bildgebung//Schlegel U, Westphal M, Hrsg. Neuroonkologie. Stuttgart: Thieme, 1998.

[644] Zatorre RJ, Evans AC, Meyer E. Neural mechanisms underlying melodic perception and memory for pitch. J Neurosci, 1994, 14(4):1908-1919.

[645] Zeumèr H, Hacke W, Hartwich P. A quantitative approach to measuring the cerebrospinal fluid space with CT. Neuroradiology, 1982, 22(4):193-197.

[646] Zhang D, Snyder AZ, Fox MD, et al. Intrinsic functional relations between human cerebral cortex and thalamus. J Neurophysiol, 2008, 100(4):1740-1748.

[647] Zihl J. Zerebrale Sehstörungen. Akt Neurol, 2000, 27:13-21.

[648] Zihl J, von Cramon D. Zerebrale Sehstörungen//Baumgartner G, Cohen R, Grüsser O-J. Hrsg. Psychiatrie, Neurologie, Klinische Psychologie. Grundlagen-Methoden-Ergebnisse. Stuttgart: Kohlhammer, 1986.

[649] Zilles K. The cortex//Paxinos G. The Human Nervous System. San Diego: Academic Press, 1990:757-802.

[650]Zilles K, Rehkämper G. Funktionelle Neuroanatomie. Berlin: Thieme, 1998.

[651] Zimmermann K, Heider C, Kösling S. Anatomy and normal variations of paranasal sinuses in radiological imaging Radiologe,2007, 47(7):584-590.

[652] Linn J, Wiesmann M, Brückmann H. Atlas Klinische Neuroradiologie des Gehirns. Heidelberg: Springer, 2011.

[653] Forsting M, Jansen O. MRT des Zentralnervensystems, 2. Aufl. Stuttgart: Thieme, 2014.

[654] Naidich TP, Castillo M, Cha S, et al. Imaging of the Brain. Philadelphia: Elsevier, 2013.

[655] Duden-Wörterbuch medizinischer Fachbegriffe. Aufl. Mannheim: Bibliografisches Institut, 2011.

[656] McRobbie DW, Moore EA, Graves MJ, et al. MRI—From Picture to Proton. Cambridge:

Cambridge University Press, 2007.

[657] Hattingen E, Pilatus K. Brain Tumor Imaging. Heidelberg: Springer, 2015.

[658]Wolf S, Wolf-Schnurrbusch U. Spectral-domain optical coherence tomography use in macular diseases: a review. Ophthalmologica, 2010, 224(6):333-340.

[659]Liu J, Liu T, de Rochefort L, et al. Morphology enabled dipole inversion for quantitative susceptibility mapping using structural consistency between the magnitude image and the susceptibility map. Neuroimage, 2012, 59(3):2560-2568.

[660] Liu T, Wisnieff C, Lou M, et al. Nonlinear formulation of the magnetic field to source relationship for robust quantitative susceptibility mapping. Magn Reson Med, 2013, 69(2):467-476.